全国护士执业资格考试同步指导
国家示范性职业院校推荐用书

基础护理学

（第2版）

主　编　王冬梅　　温贤秀

副主编　张义辉　吕　彧　李　莉

编　者　（按姓氏汉语拼音排序）

陈　英　　段均平　　黄　坚

蒋文春　　廖　静　　石晓玲

孙晓燕　　王　佳　　肖丹娣

张　蝶　　张　蒙　　朱以菊

西南交通大学出版社
·成都·

图书在版编目（CIP）数据

基础护理学 / 王冬梅主编. —2版. — 成都：西南交通大学出版社，2014.7（2020.9重印）
全国护士执业资格考试同步指导　国家示范性职业院校推荐用书
ISBN 978-7-5643-3194-8

Ⅰ. ①基… Ⅱ. ①王… Ⅲ. ①护理学－护士－资格考试－自学参考资料　Ⅳ. ①R47

中国版本图书馆 CIP 数据核字（2014）第 151155 号

全国护士执业资格考试同步指导
国家示范性职业院校推荐用书

基础护理学

（第 2 版）

主编　王冬梅

责 任 编 辑	张华敏
特 邀 编 辑	唐建明　蒋雨杉　鲁世钊
封 面 设 计	何东琳设计工作室
出 版 发 行	西南交通大学出版社
	（四川省成都市二环路北一段 111 号 西南交通大学创新大厦 21 楼）
发 行 部 电 话	028-87600564　028-87600533
邮 政 编 码	610031
网　　　　址	http://www.xnjdcbs.com
印　　　　刷	成都勤德印务有限公司
成 品 尺 寸	185 mm × 260 mm
印　　　　张	23
字　　　　数	602 千字
版　　　　次	2014 年 7 月第 2 版
印　　　　次	2020 年 9 月第 6 次
书　　　　号	ISBN 978-7-5643-3194-8
定　　　　价	46.00 元

全国护士执业资格考试同步指导
国家示范性职业院校推荐用书 **教材编写委员会**

顾　　　问　巴桑邓珠（四川省甘孜州人民医院　南丁格尔奖获得者）

　　　　　　张仁芳（上海市公共卫生临床中心　复旦大学硕士生导师）

主 任 委 员　谭崇杭（成都铁路卫生学校　高级讲师）

　　　　　　温贤秀（四川省人民医院　主任护师）

副主任委员　李　勇*（成都铁路卫生学校　高级讲师）

（*为常务）　张义辉（四川省人民医院　副主任护师）

　　　　　　蒋连芬（成都铁路卫生学校　高级讲师）

委　　　员　（以姓氏汉语拼音排序）

　　　　　　白晓霞　　陈　堃　　陈先云　　邓　颖

　　　　　　符　莹　　黄树高　　蒋蔡滨　　蒋　蓉

　　　　　　雷玉彬　　李　莉　　刘素碧　　卢　佳

　　　　　　吕　彧　　罗艳艳　　马青华　　闵丽华

　　　　　　彭斌莎　　邱琳兰　　王冬梅　　王晓敏

　　　　　　肖静蓉　　熊　英　　叶　忠　　曾龙英

　　　　　　张维娜　　郑海珊

第二版前言

为实现学历证书与职业资格证书对接的目标，建立健全"双证书"制度，让学生在取得毕业证书的同时，顺利获得护理专业的执业资格证书，我们依据卫生部2014年新考试大纲，紧紧围绕我国护士执业资格考试的考核目标，贴近应试要求，深入总结历年考试命题规律后，由在学校从事多年"基础护理学"教学实践的专业教师和在医院从事多年护理实践的护理管理和临床护理专家合作，精心编写了这本补充性、更新性和延伸性配套用书。本书可作为全国护士执业资格考试同步指导丛书及国家示范性职业院校推荐用书，适用于卫生职业学校护理专业学生在校学习专业课程时同步学习及考前培训。

全书分为上篇和下篇两部分，共19章，内容简明扼要、重点突出、实用性强。上篇为"基础护理知识与技能"，共16章，内容主要涵盖了《基础护理学》教材中需要学生掌握的重点知识，同时融合了《2014年全国护士执业资格考试大纲》的考试要求，在一版的基础上增加了护理职业防护内容。下篇为"护理相关社会人文知识"，共3章，依据新考试大纲的要求完善了护理法规与护理管理、护理伦理、人际沟通知识等内容。本书在〔知识结构图〕部分主要以框架体系呈现出各章节重点内容；〔知识精编〕部分提炼教材精华，紧紧围绕应试需求，准确把握考试精髓，内容取舍恰当，对需要重点记忆的知识点采用波浪线标注，凸显高频考点；〔模拟练习题〕部分题型全面，题量丰富，仿真度高，紧扣教学进度随学随测，强化记忆，便于有效提升应试能力。本书还特设了〔临床链接〕部分，旨在拓宽相关章节的临床实践知识点，以帮助学生在应对考试/考证的同时，又能尽快适应临床实习这一重要的教学环节，有助于学生毕业后能尽快胜任临床护理工作岗位。

本书编者来自于在学校从事多年"基础护理学"教育实践的资深专业教师，以及在医院从事多年护理实践的护理管理和临床护理专家。本书编写中既体现了"以人为本"的编写理念，又践行了我国现行卫生职业教育"以岗位为需求、以就业为导向"、"校企结合、工学结合"的职业教育办学方针。在编写过程中，编者们不仅运用了自己多年的教学经验、从业经验和专业学识，同时也吸纳了国内现阶段护理专业中职、高职和本科的"基础护理学"相关教材、学习指导以及最新护士执业资格考试指导丛书中的相关内容。在此一并向相关编者致谢。

限于编者水平，书中疏漏与不当之处在所难免，敬请读者与同行指正。

编　者
2014 年 5 月

目　　录

上篇　基础护理知识与技能

下篇　护理相关社会人文知识

上篇　基础护理知识与技能

第一章　护理程序

知识结构图

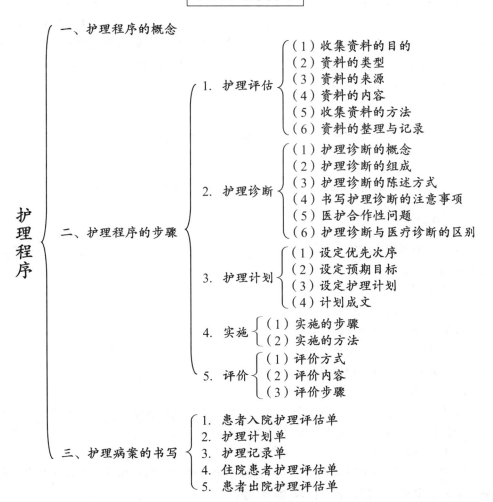

护理程序
- 一、护理程序的概念
- 二、护理程序的步骤
  - 1. 护理评估
    - （1）收集资料的目的
    - （2）资料的类型
    - （3）资料的来源
    - （4）资料的内容
    - （5）收集资料的方法
    - （6）资料的整理与记录
  - 2. 护理诊断
    - （1）护理诊断的概念
    - （2）护理诊断的组成
    - （3）护理诊断的陈述方式
    - （4）书写护理诊断的注意事项
    - （5）医护合作性问题
    - （6）护理诊断与医疗诊断的区别
  - 3. 护理计划
    - （1）设定优先次序
    - （2）设定预期目标
    - （3）设定护理计划
    - （4）计划成文
  - 4. 实施
    - （1）实施的步骤
    - （2）实施的方法
  - 5. 评价
    - （1）评价方式
    - （2）评价内容
    - （3）评价步骤
- 三、护理病案的书写
  - 1. 患者入院护理评估单
  - 2. 护理计划单
  - 3. 护理记录单
  - 4. 住院患者护理评估单
  - 5. 患者出院护理评估单

知识精编

第一节　护理程序的概念

护理程序是以促进和恢复患者的健康为目标所进行的一系列有目的、有计划的护理活动，是一个综合的、动态的、具有决策和反馈功能的过程，对护理对象进行主动、全面的整体护理，使其达到最佳健康状态。护理程序是一种科学的确认问题、解决问题的工作方法和思想方法。

护理程序的理论基础来源于系统论、需要层次论、信息论、解决问题论等。各种理论相互联系、相互支持，其中，系统论构成了护理程序的框架；人的需要层次论为评估护理对象的健康状况、预见其护理需求提供了理论基础；信息论赋予了护士与患者交流能力和技巧的知识，从而确保护理程序的最佳运行；解决问题论为确认患者的健康问题、寻求解决问题的最佳方案及评价效果奠定了方法论的基础。

第二节　护理程序的步骤

护理程序分为五个步骤，即：护理评估、护理诊断、护理计划、实施、评价。

一、护理评估

护理评估是护理程序的第一步，始终贯穿于护理程序的每一个阶段。包括：收集资料、整理分析资料和记录资料。

1. 收集资料的目的

（1）为做出正确的护理诊断提供依据。

（2）为制订合理的护理计划提供依据。

（3）为评价护理效果提供依据。

（4）为护理教学与科研积累资料。

2. 资料的类型

（1）主观资料：即患者的主诉，包括患者对其健康状况所感觉的、所经历的以及所看到、听到和想到的描述，如头晕、心慌、麻木、乏力、瘙痒、疼痛、恶心等，是通过与患者、患者亲属及有关人员交谈而获得。

（2）客观资料：是护士通过观察、护理体检、借助医疗仪器或实验室检查所获得的资料，如水肿、黄疸、发绀、心脏杂音、体温 39 ℃ 等。

3. 资料的来源

（1）直接来源：患者本人。患者是资料的主要来源。

（2）间接来源：

① 与患者有关的人员，如亲属、朋友、同事等。

② 其他卫生保健人员，如与患者有关的医师、营养师、理疗师等。

③ 患者目前或既往的健康状况记录或病历。

④ 医疗、护理的有关文献记录。

4. 资料的内容

（1）一般资料。

（2）现在健康状况，包括现病史、主要病情、生活状况和自理程度等。

（3）既往健康状况，包括既往病史、住院史、过敏史、手术及外伤史、家族史、婚育史等。

（4）护理体检，包括生命体征、身高、体重、意识、瞳孔、皮肤、口腔黏膜、四肢活动度、营养状况，以及心、肺、肝、肾等脏器的主要阳性体征。

（5）心理社会状况。

5. 收集资料的方法

（1）观察：护士运用感官或借助简单诊疗器械进行系统的护理体检而获取资料的方法。包括：视觉观察、触觉观察、听觉观察和嗅觉观察。

（2）护理体检：护士通过视诊、触诊、叩诊、听诊、嗅诊等方法，按照人体各系统顺序对患者进行全面的体格检查。

（3）交谈：分为正式交谈和非正式交谈两种。

① 安排合适的环境。

② 说明交谈的目的和所需要的时间。

③ 引导患者抓住交谈的主题：交谈时要注意倾听，不要随意打断或提出新的话题，并及时反馈。结束时进行总结，向患者致谢。

（4）查阅：查阅患者的医疗与护理病历、辅助检查结果等。

6. 资料的整理与记录

（1）资料的整理：将收集的资料进行分类整理，并检查有无遗漏。

（2）资料的记录：

① 收集的资料要及时记录。

② 主观资料：尽量用患者的语言，并加引号。

③ 客观资料：使用医学术语，避免护士的主观判断和结论。

二、护理诊断

1. 护理诊断的概念：

护理诊断是关于个人、家庭或社区对现存的或潜在的健康问题或生命过程的反应的一种临床判断，是护士为达到预期目标（预期结果）选择护理措施的基础，而预期目标（预期结果）应由护士负责制订。

2. 护理诊断的组成

（1）名称：是对护理对象健康问题的概括性描述。包括：现存的、危险的和健康的三类。

① 现存的：是指护理对象已经存在的健康问题。

② 危险的：有危险因素存在，用"有……危险"进行描述。

③ 健康的：是个人、家庭、社区由特定的健康水平向更高水平发展的护理诊断，用"潜在的……增强"、"执行……有效"进行描述。

（2）定义：是对护理诊断名称的一种清晰、正确的描述。

（3）诊断依据：是做出护理诊断的临床判断标准，是确定某一护理诊断成立时必须存在的相关的症状、体征和有关病史。诊断依据包括以下 3 种：

① 必要依据：即做出某一护理诊断所必须具备的依据。

② 主要依据，即做出某一诊断时通常需要具备的依据。

③ 次要依据，即对做出某一诊断有支持作用，但每次不一定必须存在的依据。

（4）相关因素：是导致护理对象出现健康问题的直接因素、促发因素或危险因素。包括：病理生理、治疗、情境、年龄等方面。

3. 护理诊断的陈述方式

包括三个结构要素：P —— 健康问题，即护理诊断的名称；E —— 病因，即相关因素，多用"与……有关"来陈述；S —— 症状和体征。简称 PES 公式，其陈述方式主要有以下 3 种：

（1）三部分陈述（PES 公式）：多用于现存的护理诊断。

例如：营养失调，高于机体需要量：肥胖，与摄入量过多有关

　　　　　　　　　　P　　　　　　　　S　　　　　E

（2）两部分陈述（PE 公式）：多用于"有危险的"的护理诊断。

例如：有皮肤完整性受损的危险，与长期卧床有关

　　　　　　P　　　　　　　　　　E

（3）一部分陈述（P 公式）：用于健康的护理诊断。

例如：母乳喂养有效

　　　　　　P

4. 书写护理诊断的注意事项

（1）护理诊断所列问题应简明、准确、陈述规范，需遵循北美护理诊断协会（NANDA）在全球公布的最新的护理诊断分类标准。

（2）一个护理诊断只针对一个健康问题。

（3）避免与护理目标、护理措施、医疗诊断相混淆。

（4）以所收集的资料作为诊断依据。

（5）护理诊断陈述的健康问题必须是护理措施能够解决的。

（6）护理诊断不应有易引起法律纠纷的描述。

5. 医护合作性问题 —— 潜在并发症（PC）

医护合作性问题是指由护士和医生共同合作才能解决的问题，多指由于脏器病理生理改变所致的潜在并发症。但并非所有的并发症都是合作性问题，能够通过护理措施干预和处理的属于护理诊断，不能预防或独立处理的则属于合作性问题。合作性问题的护理重点在于监测病情的发生及发展。合作性问题有其固定的陈述方式，即"潜在并发症：××××"。潜在并发症（potential complication），可简写为 PC。如"潜在并发症：出血"，可简写为："PC：出血"。

6. 护理诊断与医疗诊断的区别（见表 1-2-1）。

表 1-2-1　护理诊断与医疗诊断的区别

区别点	护理诊断	医疗诊断
1. 研究对象	是对个人、家庭或社区现存的或潜在的健康问题或生命过程的反应的一种临床判断	是对个体病理生理改变的判断
2. 描述内容	是个体对健康问题的反应，随患者的反应变化而变化	在病程中保持不变
3. 决策者	护理人员	医疗人员
4. 职责范围	在护理职责范围内进行	在医疗职责范围内进行

三、护理计划

护理计划是针对护理诊断制订具体护理措施的过程,是护理行动的指南,一般分四个步骤进行。

1. 认定优先次序

（1）排序原则：

① 优先解决直接危及患者生命的问题。

② 按马斯洛的需要层次论，优先解决低层次需要，再解决高层次需要。

③ 在不违反治疗、护理原则的前提下，优先解决患者主观上迫切需要解决的问题。

④ 优先解决现存的问题，但不忽视潜在的问题。

（2）排列顺序：

① 首优问题：直接威胁患者生命，需要护士立即解决的问题。例如：清理呼吸道无效、心排出量减少、气体交换受损、体液不足、组织灌注量改变、有窒息的危险等。

② 中优问题：虽不直接威胁患者生命，但可造成其躯体或精神上的损害的问题。

③ 次优问题：人们在应对发展和生活变化时所遇到的问题，可稍后解决。

2. 设定预期目标（预期结果）：是指患者接受护理后，期望其能够达到的健康状态或行为的改变，即最理想的护理效果。

（1）目标的分类：

① 近期目标：指需较短时间就能达到的目标，一般少于 7 天。

② 远期目标：指需较长时间才能实现的目标。

（2）目标的陈述：包括主语、谓语、行为标准、条件状语和评价时间。其中，主语是护理对象时可以省略。

（3）目标陈述的注意事项：

① 目标属于护理工作范畴，应简单明了，切实可行。

② 目标陈述的应该是护理活动的结果，而非护理活动本身。

③ 目标的主语应该是患者或者患者身体的一部分。

④ 目标应具有针对性，一个目标针对一个护理诊断。

⑤ 目标应具体，可观察和测量，有具体日期。

⑥ 目标应与医疗工作相协调。

3. 设定护理计划（制订护理措施）

（1）内容：包括护理级别、基础护理、饮食护理、病情观察、检查及手术前后护理、心理护理、功能锻炼、健康教育、执行医嘱、对症护理等。

（2）类型：

① 依赖性护理措施：需要医嘱才能执行的措施。

② 独立性护理措施：是护士在职责范围内，独立决策并采取的措施。

③ 协作性护理措施：需要护士与其他医务人员合作完成的措施。

（3）注意事项：

① 应充分利用现有的设备、经济实力、人力资源。

② 应针对护理目标。

③ 应明确、具体、全面，切实可行，体现个性化的护理。

④ 应保证患者的安全，使患者乐于接受。

⑤ 应有科学的理论依据。

⑥ 应与医疗工作协调。

4. 计划成文

将护理诊断、护理目标、护理措施等按一定格式书写成文，即构成护理计划。

四、实　施

实施是为达成护理目标而将计划中的内容付诸行动的过程。实施通常在护理计划之后进行，但对急危重症患者则应先采取紧急救护措施，再补充书写完整的计划。

1. 实施的步骤

实施护理计划分为 3 个步骤，即：准备、执行计划、记录。

2. 实施的方法

（1）护士直接为患者提供护理。

（2）与其他医务人员合作完成。

（3）指导患者及家属共同参与完成。

五、评　价

评价是将患者的健康状况与预期目标进行有计划的、系统的比较并作出判断的过程。评价虽然是护理程序的最后一步，但评价实际上贯穿于护理活动的全过程。

1. 评价方式

（1）护士自我评价。

（2）护理查房。

（3）护士长、护理教师、护理专家的检查评定。

2. 评价内容

（1）护理过程的评价。

（2）护理效果的评价：是评价中最重要的部分。

（3）评价目标实现程度：包括三种情况：目标完全实现、目标部分实现、目标未实现。

3. 评价步骤

（1）收集资料。

（2）判断护理效果：将患者的反应与护理目标进行比较。

（3）分析原因。

（4）修订计划。

第三节　护理病案的书写

护理病案包括以下 5 个方面的内容：

1. 患者入院护理评估单。

2. 护理计划单。

3. 护理记录单：采用 PIO 记录方式。

（1）P（problem）：患者的健康问题。

（2）I（intervention）：针对健康问题采取的护理措施。

（3）O（outcome）：护理效果。

4. 住院患者护理评估单。

5. 患者出院护理评估单：包括两大内容，健康教育计划和护理小结。

模拟练习题

一、以下每一道考题下面有 A、B、C、D、E 五个备选答案。请选择一个最佳答案，并在答题卡上将相应题号的相应字母所属方框涂黑。

A1/A2 型题

1. 有关护理程序的解释，不正确的是
   A. 是以系统论为理论框架
   B. 其目标是增进或恢复护理对象的健康
   C. 是有计划、有决策与反馈功能的过程
   D. 是指导护士工作及解决问题的工作方法
   E. 是由评估、诊断、计划、实施四个步骤组成的

2. 在护理程序中，指导护理活动的思想核心是
   A. 以完成的护理工作内容为中心
   B. 以执行医嘱为中心
   C. 以医院管理的重点任务为中心
   D. 以护理对象为中心
   E. 以维护医护人员的利益为中心

3. 以下关于护理程序的描述，正确的是
   A. 是一种规范技术操作的程序
   B. 是一种护理工作的简化形式
   C. 是一种护理工作的分工类型
   D. 是一种系统地解决护理问题的方法
   E. 是一种循环的护理活动过程

4. 赋予护士与患者交流的能力和技巧，并且确保护理程序最佳运行的理论是
   A. 系统论
   B. 方法论
   C. 信息论
   D. 解决问题论
   E. 人的基本需要层次论

5. 组成护理程序的理论框架是
   A. 分析论
   B. 方法论
   C. 系统论
   D. 解决问题论
   E. 需要论

6. 护理程序的初始阶段是
   A. 收集资料
   B. 护理诊断
   C. 护理计划
   D. 预期目标
   E. 实施计划

7. 护理程序的第一步是
   A. 评价
   B. 计划
   C. 诊断
   D. 评估
   E. 实施

8. 护理程序的步骤依次是
   A. 评价、护理诊断、计划、实施、评估
   B. 评估、计划、护理诊断、实施、评价
   C. 评价、计划、实施、护理诊断、评估
   D. 评估、护理诊断、计划、实施、评价
   E. 护理诊断、评估、评价、计划、实施

9. 属于护理程序评估阶段的内容是
   A. 收集分析资料
   B. 确定预期目标
   C. 制定护理计划
   D. 实施护理措施
   E. 评价护理效果

10. 护理程序中直接影响护理诊断的步骤是
    A. 护理评估
    B. 护理计划
    C. 护理实施
    D. 护理评价
    E. 护理过程

11. 护士收集健康资料的目的，不包括
    A. 了解患者的隐私，为确立护理诊断提供依据
    B. 为制订护理计划提供依据
    C. 为了解患者的心理特征，选择护理实施方法提供依据
    D. 为评价护理效果提供依据
    E. 为护理科研积累资料

12. 护士在收集患者的健康资料过程中，做法错误的是
    A. 正式交谈前应做好充分的准备，有目的地引导患者交谈
    B. 正式交谈的内容应贴近患者的病情
    C. 非正式交谈常在为患者提供护理服务的过程中进行
    D. 非正式交谈有助于护士和患者感情的增进及对病情的了解
    E. 所有资料均来自护士与患者的正式与非正式交谈

13. 护士获取客观健康资料的主要途径是
    A. 阅读病历及健康记录
    B. 观察及护理体检
    C. 患者家属的陈述
    D. 患者朋友提供
    E. 患者的主管医生提供

14. 对老年患者进行健康史采集时，应注意
    A. 交谈一般从既往史开始
    B. 以封闭性问题为主
    C. 当老年人主诉远离主题时，不要打断
    D. 一定要耐心倾听，不要催促
    E. 始终保持亲密距离

15. 不能开展有效而切题的交谈的情形是
    A. 安排安静的交谈环境
    B. 事先说明交谈的目的
    C. 交代交谈所需的时间
    D. 交谈中打断患者的表达
    E. 按准备的提纲交谈

16. 采用观察法收集资料不包括
    A. 左下肺听诊有无湿啰音
    B. 阅读患者的查体记录
    C. 观察患者尿液的颜色与性状
    D. 触摸皮肤温度与湿度
    E. 测量患者的体温

17. 应用触觉观察法收集的患者资料是
    A. 舌苔厚腻
    B. 脾脏肋下 2 cm
    C. 叹气样呼吸
    D. 咖啡色胃液
    E. 剪刀步态

18. 不利于患者抓住交谈主题的是
    A. 事先了解患者资料
    B. 准备交谈提纲
    C. 从主诉开始引导话题
    D. 解释患者的提问
    E. 随意提出新话题

19. 资料的来源不包括
    A. 患者
    B. 病历
    C. 患者家属
    D. 其他医务人员
    E. 护士的主观判断

20. 资料的最主要来源是
    A. 患者
    B. 病历
    C. 查阅文献
    D. 患者家属
    E. 其他医务人员

21. 通过观察法收集资料不包括
    A. 尿液的颜色
    B. 呼吸的方式
    C. 触摸皮肤温度
    D. 辨别肺部呼吸音
    E. 沟通获得患者焦虑的信息

22. 下列不属于护理诊断的是

A. 体温过高

B. 急性胃肠炎

C. 体液不足

D. 完全性尿失禁

E. 活动无耐力

23. 下列资料中属于客观资料的是

A. 头部剧痛

B. 咽喉部充血

C. 入睡困难

D. 恶心、不舒适

E. 没有食欲

24. 下列选项中属于主观资料的是

A. 吃不下饭

B. 心脏听诊有杂音

C. 体温 39 ℃

D. 血压 140/95 mmHg

E. 患者的意识丧失

25. 下列属于客观资料的是

A. 切口疼痛

B. 肢端肥大

C. 恶心呕吐

D. 心悸头晕

E. 浑身无力

26. 下列属于主观方面的资料是

A. 头晕

B. 肌张力三级

C. 骶尾部皮肤破损

D. 膝关节红肿、压痛

E. 脉搏 86 次/min

27. 下列不属于客观资料的是

A. 水肿

B. 肝肿大

C. 疼痛剧烈

D. 体重 68 kg

E. 二尖瓣杂音

28. 收集资料的内容不包括

A. 患者的民族、职业、文化程度

B. 患者的生活方式和自理程度

C. 患者的家族史、过敏史

D. 患者的家庭关系、经济状况

E. 患者家庭成员的婚育史

29. 对患者进行心理社会评估采用的主要方法是

A. 体格检查

B. 交谈和观察

C. 阅读相关资料

D. 使用疼痛评估工具

E. 心理社会测试

30. 正确记录患者资料的方法是

A. 收集完毕及时记录

B. 主观资料按患者说的原话记录，不要加以修改

C. 客观资料不要以医学术语记录

D. 主观资料护士可以结合自己的判断

E. 客观资料应结合护士的主观判断

31. 记录资料下述选项不妥的是

A. 资料应及时记录

B. 正确反映患者的问题

C. 主观和客观资料应尽量使用患者语言

D. 避免护士的主观判断和结论

E. 描述的词语应确切

32. 记录资料时，主观资料的记录应尽量用

A. 标准的医学术语

B. 缩写符号

C. 患者的原话

D. 用通俗的语言

E. 用能衡量的词

33. 下列客观资料，记录正确的是

A. 每天排尿 1～2 次，量少

B. 咳嗽剧烈，有大量黏痰

C. 每餐主食 2 碗，一日 3 餐

D. 每天饮水 6 次，每次约 200 ml

E. 持续低热 1 个月，午后明显

34. 护理程序的第二个步骤是

A. 护理评估

B. 护理诊断

C. 护理计划

D. 护理实施

E. 护理评价

35. 下列哪项不属于护理诊断

A. 有感染的危险

B. 发热待查

C. 恐惧

D. 皮肤完整性受损

E. 便秘

36. NANDA 代表

A. 美国护士学会

B. 美国护理诊断协会

C. 北美护理诊断协会

D. 国际红十字会

E. 国际护理诊断协会

37. 目前护理诊断最常使用的分类法是

A. Orem 的自理模式分类法

B. Maslow 的需要层次论分类法

C. Gordon 的健康型态分类法

D. NANDA 分类法 Ⅰ

E. NANDA 分类法 Ⅱ

38. 护理诊断指出护理方向，有利于

A. 收集客观资料

B. 制定护理措施

C. 实施护理措施

D. 进行护理评估

E. 修改护理计划

39. 有关护理诊断是针对下列哪一项内容而确定的

A. 患者的疾病

B. 患者的疾病病理过程

C. 患者疾病的病理变化

D. 患者疾病潜在的病理过程

E. 患者对疾病所作出的反应

40. 下列叙述错误的是

A. 护理诊断是叙述患者由于疾病而引起的健康问题的反应

B. 健康问题包括生理、心理、社会三个方面

C. 护理诊断是说明一个疾病的病理变化

D. 护理诊断是问题、原因、症状与体征的综合表述

E. 护理诊断提供了预期结果的依据

41. 下列描述不属于护理诊断的是

A. 清理呼吸道无效

B. 营养失调

C. 知识缺乏（特定的）

D. 肝性脑病

E. 完全性尿失禁

42. "有皮肤完整性受损的危险"此护理诊断属于

A. 现存的护理诊断

B. 可能的护理诊断

C. 健康的护理诊断

D. 合作性问题

E. 潜在的护理诊断

43. 以下属于患者的首优问题是

A. 生活不能自理

B. 家庭应对效能低

C. 体液不足

D. 自尊紊乱

E. 恐惧

44. 以下属于患者的首优问题是

A. 体温过高：体温 39.5 ℃

B. 舒适的改变：呃逆

C. 营养失调：高于机体需要量

D. 家庭应对无效

E. 组织灌注量不足

45. 以下有关护理诊断排序的描述正确的是

A. 护理诊断的排列顺序常常是固定不变的

B. 只有首优问题解决之后才能解决中优问题

C. 优先解决现存的问题，不忽视潜在的问题

D. 潜在并发症不能成为首优问题

E. 急危重症患者的首优问题只有一个

46. 按马斯洛的基本需要层次论对护理诊断进行排序，优先解决

A. 心理性需要

B. 生理性需要

C. 社会性需要

D. 情感性需要

E. 精神性需要

47. 护理诊断的陈述要素"S"表示

A. 诊断名称

B. 相关因素

C. 疾病分类

D. 实验室检查

E. 症状和体征

48. 护理诊断公式中的"E"代表

A. 健康问题

B. 患者的症状

C. 症状与体征

D. 患者的既往史

E. 相关因素

49. 以下叙述正确的护理诊断是

A. 咳嗽

B. 排泄形态改变：便秘

C. 营养失调：低于机体需要量

D. 发热：与肺炎有关

E. 肺水肿：与短时间内输入大量液体有关

50. 护士发现某患者缺乏预防哮喘复发的知识，

下列陈述正确的是
  A. 知识缺乏
  B. 知识缺乏（特定的）
  C. 知识缺乏：与哮喘发作有关
  D. 知识缺乏：缺乏有关预防哮喘复发的知识
  E. 知识缺乏：与缺乏预防哮喘复发的知识有关

51. 下列有关护理诊断的描述，正确的是
  A. 一个患者只能有一个首优的护理诊断
  B. 护士可参照马斯洛的需要层次论进行排序
  C. 首优的护理诊断解决之后再解决中优问题
  D. 现存的护理诊断应排在"有……危险"的护理诊断之前
  E. 对于某个患者来说，护理诊断的先后次序常常是固定不变的

52. 护理诊断与医护合作性问题区别的关键在于
  A. 是否单纯由医疗完成
  B. 是否能通过护理措施干预和处理
  C. 是否属于潜在的并发症
  D. 诊断名称是否为疾病名称
  E. 诊断名称是否是某种症状

53. 下列不属于护理诊断的是
  A. 潜在并发症：出血
  B. 体温过高：与肺部感染有关
  C. 有受伤的危险：与头晕有关
  D. 便秘：与进食粗纤维食物少有关
  E. 知识缺乏：缺乏冠心病居家自我护理的知识

54. "有……危险"的护理诊断的陈述方式是
  A. PES 公式
  B. PE 公式
  C. ES 公式
  D. PS 公式
  E. P 公式

55. 以下属于医护合作性问题的是
  A. 皮肤完整性受损：压疮，与局部组织长期受压有关
  B. 清理呼吸道无效：与无力咳嗽有关
  C. 潜在的并发症：肠梗阻
  D. 胸痛：与心肌缺血有关
  E. 家庭应对效能低

56. 下列护理诊断描述不正确的是
  A. 活动无耐力：与肝炎有关
  B. 恐惧：与缺乏疾病相关知识有关
  C. 便秘：与饮水过少有关
  D. 清理呼吸道无效：与无力咳嗽有关
  E. 皮肤完整性受损：与长期卧床有关

57. 下列不属于护理诊断书写要求的是
  A. 诊断明确、书写规范、简单易懂
  B. 一个诊断可针对患者多个健康问题
  C. 护理诊断必须以收集的资料为依据
  D. 护理诊断应能指出护理工作的方向
  E. 护理诊断必须是用护理措施可以解决的

58. 书写护理诊断的注意事项，下列不正确的是
  A. 用"与……有关"表达健康问题与相关因素之间的关系
  B. 一项护理诊断只能针对一个问题
  C. 一项护理诊断只有一个预期目标
  D. 不能凭护士的主观感觉和标准判断患者的反应
  E. 护理诊断必须是用护理措施可以解决的

59. 预期目标陈述的对象是
  A. 患者
  B. 患者家属
  C. 护士
  D. 医生
  E. 其他医务人员

60. 下列预期目标中不正确的是
  A. 患者在 7 天内学会注射胰岛素
  B. 患者 2 周内体重增加 0.5 kg
  C. 患者在保健指导后能复述便秘的防治方法
  D. 出院前教会患者进行下肢功能锻炼
  E. 患者 2 周后可以拄着拐杖行走 50 m

61. 以下描述完整准确的护理目标是
  A. 使患者 1 周内下床活动
  B. 2 周内借助支撑物下床活动
  C. 患者在帮助下能下床活动
  D. 护士协助患者下床活动
  E. 患者能下床活动

62. 下列选项中不符合目标特点的是
  A. 患者认可、乐于接受
  B. 属于护理工作范围之内
  C. 一个护理诊断只有一个护理目标
  D. 目标可被观察和测量
  E. 近期目标期限为 7 天

63. 护理目标指的是
  A. 护理人员的行为活动

B. 患者最终的行为表现

C. 护理人员的工作目标

D. 护理部提出的质量要求

E. 患者期望达到的目的

64. 关于护理目标的陈述，下列不正确的是

A. 护理目标应与医疗工作相协调

B. 陈述目标时主语应是护士或患者

C. 每个目标都应有具体时间

D. 一个目标针对一个护理诊断

E. 目标应切实可行，属于护理工作范围

65. 以下属于远期目标的是

A. 住院期间患者不发生感染

B. 1 周内患者体重下降 0.5 kg

C. 24 h 内患者疼痛缓解

D. 5 天内患者能自己行走 200 m

E. 3 天内患者体温恢复正常范围

66. 下列有关目标的陈述方式正确的是

A. 每日测量血压

B. 1 周后患者自理能力增强

C. 住院期间无压疮发生

D. 出院前教会患者注射胰岛素

E. 4 天后教会患者自我护理人工肛门

67. 护理计划制定的主要依据是

A. 检验报告

B. 护理诊断

C. 医疗诊断

D. 护理体检

E. 既往病史

68. 以下属于护理程序计划阶段的内容是

A. 分析资料

B. 提出护理诊断

C. 确定护理目标

D. 实施护理措施

E. 评价患者反应

69. 护理计划阶段的内容不包括

A. 确定护理目标

B. 选择护理措施

C. 列出护理诊断

D. 护理计划成文

E. 排列诊断顺序

70. 制订护理措施时，不正确的是

A. 护理措施应符合实际

B. 护理措施应体现个体差异

C. 护理措施应依据护士的经验制订

D. 护理措施应考虑患者的安全

E. 护理措施应与其他医务人员的措施相协调

71. 执行给药医嘱属于

A. 非护理措施

B. 独立性护理措施

C. 辅助性护理措施

D. 依赖性护理措施

E. 协作性护理措施

72. 实施护理措施时

A. 应该与医疗工作密切配合，保持协调一致

B. 对利于疾病转归的措施无须征求患者及家属的意见

C. 应根据护士的时间安排患者的健康教育

D. 应重点观察患者的心理反应

E. 应教会患者掌握各项护理技术

73. 实施护理计划时不妥的是

A. 实施效果是衡量实施者能力的标准

B. 患者和家属也应积极参与实施

C. 实施过程中应注意随时调整

D. 由计划者执行

E. 其他医务人员不能参与护理计划的实施

74. 下列属于护理程序实施阶段的内容是

A. 提出护理诊断

B. 分析资料

C. 确定护理目标

D. 进行护理记录

E. 评价患者反应

75. 护理活动的记录常采用的方式是

A. PES

B. PIS

C. PlO

D. POS

E. PEO

76. 护理记录常采用 PIO 形式，"O" 是指

A. 健康问题

B. 护理诊断

C. 护理措施

D. 护理目标

E. 实施效果

77. 护理记录单采用记录形式中 "I" 代表的含义是

A. 健康问题

B. 护理诊断

C. 护理目标

D. 护理措施

E. 护理计划实施的效果

78. 护理评价的叙述不正确的是

  A. 患者入院时收集的资料

  B. 分析护理诊断排序的合理性

  C. 检查护理目标的完成情况

  D. 分析护理措施的可行性

  E. 分析目标未完成的原因

79. 在制定护理措施中，下列不妥的是

  A. 护理措施制定应依据医护人员数量

  B. 护理措施要切合实际

  C. 护理措施应依据护理目标而定

  D. 护理措施应与医疗措施相一致

  E. 护理措施的制定允许患者和家属参与

80. 将预期目标与患者现实情况进行比较的过程，称为

  A. 评价

  B. 评估

  C. 诊断

  D. 实施

  E. 计划

81. 评价应用于

  A. 估计阶段

  B. 实施阶段

  C. 贯穿于护理程序每个阶段

  D. 诊断

  E. 计划

82. 贯穿于护理活动全过程的是

  A. 护理评估与护理诊断

  B. 护理诊断与护理计划

  C. 护理计划与护理评价

  D. 护理评估与护理诊断

  E. 护理评估与护理评价

83. 护理评价中最重要的是

  A. 护理目标的评价

  B. 护理措施的评价

  C. 护理过程的评价

  D. 护理效果的评价

  E. 护理内容的评价

84. 护理病案不包括

  A. 患者入院护理评估单

  B. 护理计划单

C. 健康教育计划单

D. 出院小结

E. 护理记录单

85. 属于护理病案的是

  A. 体温单

  B. 医嘱单

  C. 病程记录单

  D. 健康教育单

  E. 出院小结

86. 陆先生，72 岁，因右下肢股骨颈骨折入院，给予患肢持续牵引复位。患者情绪紧张，主诉患肢疼痛，评估患者后，护士应首先解决的健康问题是

  A. 躯体移动障碍

  B. 焦虑

  C. 生活自理缺陷

  D. 疼痛

  E. 有皮肤完整性受损的危险

87. 李先生，75 岁，患"肺源性心脏病"，评估患者确认存在以下健康问题，你认为须优先解决的是

  A. 清理呼吸道无效

  B. 皮肤完整性受损

  C. 语言沟通障碍

  D. 活动无耐力

  E. 便秘

88. 患者，男性，48 岁。手术后第二天，护士通过评估认为目前存在以下问题，属于首要问题的是

  A. 体温 39 ℃

  B. 尿潴留

  C. 气体交换受损

  D. 营养失调：低于机体需要量

  E. 生活自理能力缺乏

89. 患者，女性，70 岁。现胃大部切除术后第 3 天，体温 39.2 ℃。在护理患者的过程中，属于独立性护理措施的是

  A. 遵医嘱发退热药

  B. 开放静脉通道，滴注抗生素

  C. 检查血常规，看白细胞数量

  D. 用温水帮患者擦浴

  E. 通知营养科调整患者饮食

90. 患者，女性，31 岁。测体温 39 ℃，医嘱即刻肌内注射复方氨基比林 2 ml。护士执行此项医嘱属于

A. 非护理措施

B. 独立性护理措施

C. 协作性护理措施

D. 依赖性护理措施

E. 预防性护理措施

91. 患者，女性，70 岁。因"急性心肌梗死"入院，遵医嘱绝对卧床休息，现 4 天未排大便，感到腹胀不适。该患者目前存在的护理问题是

A. 活动减少引起便秘

B. 便秘、腹胀：与活动减少有关

C. 腹胀：与卧床有关

D. 腹胀：由便秘引起

E. 便秘：与卧床有关

92. 患者，男性，70 岁。现术后 8 h 仍未排尿，主诉下腹胀痛。查体见下腹膀胱区隆起，耻骨联合上叩诊呈实音。目前主要的护理问题是

A. 下腹疼痛

B. 潜在呼吸道感染

C. 体液过多

D. 尿潴留

E. 有皮肤完整性受损的危险

93. 吴先生，56 岁，有吸烟史，咳嗽 3 个月，痰中带血 2 周，胸片提示左肺上叶有 2 cm × 2.3 cm 的病灶，患者了解病情后失眠，引起患者睡眠不佳的主要原因是

A. 内分泌变化

B. 环境改变

C. 心情焦虑

D. 年龄变化

E. 病室不允许抽烟

94. 赵女士，女，因患鼻咽癌进行头颈部放疗，自感唾液减少、口干，颈部皮肤出现红斑，放射性皮炎。该患者的护理诊断应确认为

A. 口腔黏膜改变

B. 皮肤完整性受损

C. 营养失调

D. 有白细胞减少可能

E. 体温过高

95. 患儿，男，两岁半，咳嗽，发热两天，体温 37.8 ℃，呼吸困难，口唇发绀，听诊左肺下部有细湿啰音，诊断为支气管肺炎，首选的护理诊断是

A. 体温过高

B. 清理呼吸道无效

C. 营养不足

D. 有感染的危险

E. 气体交换受损

96. 杨某，男，36 岁，发热，咳嗽、咳痰 5 天。查体：体温 38 ℃，呼吸 25 次/min，肺部听诊有少量湿啰音，痰液黏稠，不易咳出，首选的护理诊断是

A. 清理呼吸道无效

B. 气体交换受损

C. 恐惧

D. 发热

E. 皮肤完整性受损

97. 殷小姐，因发热待查入院，医疗诊断迟迟不明，此时患者最易产生的健康问题是

A. 否认

B. 恐惧

C. 愤怒

D. 焦虑

E. 震惊

98. 患者，女性，58 岁。向护士反映病室人员嘈杂，影响休息。最适当的护理措施是

A. 提供安眠药

B. 做好心理护理

C. 把治疗和护理全部集中在早晨进行

D. 病室的桌椅钉上橡皮垫

E. 向其他患者及家属宣教保持病室安静的重要性，共同创造良好的休养环境

99. 患者张某，67 岁，因肺气肿入院治疗，评估患者见面色发绀、呼吸困难，有长久吸烟史，护士应首先实施的护理措施是

A. 热情接待，做好入院介绍

B. 全面收集资料，进行评估

C. 为患者进行氧气吸入

D. 书写护理计划

E. 进行戒烟的健康教育

100. 某癌症患者进行化疗后出现口腔溃疡，护士为其进行口腔护理前首先应

A. 准备操作用物

B. 解释操作目的

C. 评估患者口腔情况

D. 选择合适的漱口溶液

E. 安置患者体位

101. 袁某, 45 岁, 腹痛、腹泻, 近日排水样便 6 ~ 7 次, 食欲不佳, 伴有呕吐, 查体: 体温 37.8 ℃, 皮肤弹性差、无光泽, 下列护理诊断排在首位的是
    A. 营养失调
    B. 自理缺陷
    C. 体液不足
    D. 体温过高
    E. 焦虑

102. 患者, 男性, 67 岁, 因急性心肌梗死住院, 现胸痛难忍, 呼吸急促。此时正确的首优护理诊断是
    A. 冠心病: 与心肌梗死有关
    B. 胸痛: 与心肌缺血缺氧有关
    C. 缺氧: 与心肌梗死有关
    D. 焦虑: 与胸痛有关
    E. 心肌梗死: 与缺血缺氧有关

103. 患者, 男性, 61 岁, 因血糖异常升高住院。入院一周后血糖控制到了正常范围, 近 2 日清晨血糖均高于正常, 经了解患者近日在夜间给自己加餐。此时护士应
    A. 让患者多休息
    B. 心理安慰
    C. 调整患者卧位
    D. 进行保健指导
    E. 请医生增加胰岛素剂量

104. 患者李某, 男性, 昏迷, 评估确认患者存在以下护理问题, 你认为优先应解决的问题是
    A. 便秘
    B. 语言沟通障碍
    C. 清理呼吸道无效
    D. 皮肤完整性受损
    E. 营养失调: 低于机体需要量

105. 患者王某, 女性, 14 岁, 因急性心肌炎入院, 护士进行评估收集资料, 其中属于主观资料的是
    A. 心动过速、发热
    B. 感觉心慌、发热、疲乏
    C. 心悸、疲乏、周身不适
    D. 气促、心动过速、发热
    E. 气促、感觉心慌、心率快

106. 刘某, 入院后责任护士对其进行收集资料, 以下哪一方法不妥
    A. 通过医生病历获得体格检查的健康资料
    B. 通过与患者交谈获得其健康资料
    C. 通过观察患者的非语言行为了解客观资料
    D. 通过与患者家属交谈获得一定的信息
    E. 通过阅读化验报告获得客观的健康指标

107. 某新患者入院, 在值班医生未到达前护士首先应
    A. 测生命体征, 建立静脉通路
    B. 向患者及家属了解病情, 耐心解释
    C. 记录患者来院时间, 病情变化
    D. 抽血标本
    E. 收集资料, 评估患者

108. 患者, 女性, 37 岁, 胆囊结石, 择期手术住院。护士为其提供整体护理, 该护理模式
    A. 以疾病为中心
    B. 以治疗为中心
    C. 以患者为中心
    D. 以家庭为中心
    E. 以人的健康为中心

109. 患者, 女性, 68 岁, 因病情危重入住 ICU。第 2 天病情平稳后, 对护士说 "我想见孩子和老伴, 心里憋得慌。" 该患者存在
    A. 生理需要
    B. 安全需要
    C. 爱与归属的需要
    D. 自尊的需要
    E. 自我实现的需要

110. 患者, 男性, 43 岁, 颅脑外伤。主诉:剧烈头痛、头昏、视物不清。查体:呼吸 10 次/min, 心搏有力、50 次/min, 血压 160/120 mmHg。护士收集资料后为其制订护理计划。计划中应优先解决的健康问题是
    A. 潜在并发症: 脑疝
    B. 潜在并发症: 呼吸性碱中毒
    C. 有感染的危险
    D. 皮肤完整性受损
    E. 睡眠形态改变

111. 患者, 女性, 27 岁, 车祸外伤急诊入院。急诊护士收集资料评估患者后, 确认存在以下健康问题, 其中应优先解决的护理问题是
    A. 皮肤完整性受损
    B. 尿失禁
    C. 呼吸道阻塞
    D. 自理缺陷
    E. 有感染的危险

112. 患者，男性，68岁，持续低热1周，以发热待查收入院。护士为其测量生命体征每天4次，此措施属于
    A. 基础护理
    B. 专科护理
    C. 身体评估
    D. 健康教育
    E. 护理管理

二、以下提供若干个案例，每个案例下设若干个考题。请根据各考题题干所提供的信息，在每题下面A、B、C、D、E五个备选答案中选择一个最佳答案，并在答题卡上将相应题号的相应字母所属方框涂黑。

A3/A4 型题

（1~2题共用题干）

张某，女，30岁，因卵巢恶性肿瘤入院治疗，整日愁眉不展、不思饮食，护士通过交谈，为患者进行心理护理。

1. 通过交谈收集的资料不包括
    A. 患者的生活习惯
    B. 患者的社会关系
    C. 患者的家族史
    D. 患者对疾病的认识
    E. 家庭经济状况

2. 针对张某现实情况，下列应确定的护理诊断是
    A. 体液不足
    B. 营养失调
    C. 生活自理缺陷
    D. 恐惧
    E. 预感性悲哀

（3~4题共用题干）

患者，男性，58岁。因转移性右下腹疼痛20 h 伴发热、恶心、呕吐，以"急性阑尾炎"收入院。入院时患者呈急性面容，扶入病房，查体：体温 38.9 ℃。右下腹压痛、反跳痛。

3. 属于主观资料的是
    A. 右下腹疼痛
    B. 恶心、呕吐
    C. 体温 38.9 ℃
    D. 右下腹压痛、反跳痛
    E. 急性面容

4. 对于该患者，以下陈述正确的护理问题是
    A. 急性阑尾炎

B. 疼痛：炎症引起
C. 恶心、呕吐：疼痛导致
D. 组织灌注量不足：因为呕吐
E. 体温过高：体温 38.9 ℃，与炎症有关

（5~7题共用题干）

患者，男性，76岁。慢性支气管炎24年，主诉发热、咳嗽，咳黄色黏痰5天。自觉咳嗽无力，痰液黏稠不易咳出。吸烟40年，20 支/d，难以戒除。体检：精神萎靡，皮肤干燥，体温38.7 ℃，肺部听诊可闻及干、湿啰音。

5. 属于主观资料的是
    A. 皮肤干燥
    B. 痰液黏稠
    C. 体温 38.7 ℃
    D. 无力咳嗽
    E. 肺部干、湿啰音

6. 根据患者的状况，陈述正确的护理诊断是
    A. 清理呼吸道无效：与呼吸道炎症、痰液黏稠、咳嗽无力有关
    B. 体温过高：体温 38.7 ℃，呼吸道炎症导致
    C. 活动无耐力：呼吸道炎症，氧供应减少引起
    D. 知识缺乏
    E. 组织灌注量不足与发热、皮肤干燥有关

7. 针对你确定的护理诊断，预期目标是
    A. 患者 3 天内体温下降
    B. 患者 3 天内炎症控制，自行咳出痰液
    C. 指导患者叙述有关呼吸道疾病的预防保健知识
    D. 患病期间得到良好休息，体力得以恢复
    E. 遵医嘱静脉输液，增加患者组织灌注

（8~9题共用题干）

患者，女性。68岁。2型糖尿病15年，皮下注射胰岛素控制血糖。入院时大汗淋漓、高热、呼出气体呈烂苹果味。住院治疗1周，血糖控制在正常范围。

8. 患者"呼出气体呈烂苹果味"，收集此资料的方法属于
    A. 视觉观察法
    B. 触觉观察法
    C. 听觉观察法
    D. 嗅觉观察法
    E. 味觉观察法

9. 患者认为出院后不需要监测血糖，此时患者

的主要护理问题是

  A. 感染的危险

  B. 知识缺乏

  B. 潜在的血糖升高

  D. 食欲下降

  E. 不合作

（10～11题共用题干）

  患者，男性，43 岁。因腹痛伴发热、恶心、呕吐，以"急性胃肠炎"收住院。入院时患者呈急性面容，精神委靡，查体：体温 38.1 ℃。粪便呈水样。

10. 属于主观资料的是

  A. 水样粪便

  B. 恶心、呕吐

  C. 体温 38.1 ℃

  D. 腹痛

  E. 急性面容

11. 对该患者首先应解决的护理问题是

  A. 精神委靡

  B. 疼痛

  C. 焦虑

  D. 发热：体温 38.1 ℃

  E. 体液不足

（12～13题共用题干）

  患者，男性，65 岁。高血压病史 30 年，因情绪激动，呼吸急促，左胸部剧烈疼痛，以"急性心肌梗死"收住院。

12. 以下陈述正确的护理诊断是

  A. 胸痛：与心肌缺血缺氧有关

  B. 情绪激动：与心肌梗死有关

  C. 冠心病：与高血压有关

  D. 呼吸急促：疼痛引起

  E. 心肌梗死：与高血压病史、情绪激动有关

13. 对该患者的护理，属于依赖性护理措施的是

  A. 通知营养科调整患者饮食

  B. 遵医嘱应用止痛

  C. 嘱患者卧床休息

  D. 观察吸氧后的病情变化

  E. 安定患者情绪，进行心理护理

（14～15题共用题干）

  患者，女性，10 岁，持续发热 2 天，体温 40.0 ℃。伴胸痛，咳嗽咳痰，右下肺布满湿啰音，皮肤干燥，24 h 饮水量少于 500 ml。

14. 患者住院后，哭闹着要回家，护士发现其头发有头虱，以下不能列为该患者的护理诊断是

  A. 体温过高

  B. 呼吸道清理无效

  C. 体液不足

  D. 焦虑

  E. 卫生自理缺陷

15. 护士在指定计划中，列出"3 天内消除头虱"是

  A. 护理诊断

  B. 护理措施

  C. 护理目标

  D. 护理实施

  E. 护理诊断

（16～17题共用题干）

  某患儿，女，2 岁，以急性泌尿系统感染收入院，有发热、腹痛、尿痛、排尿时哭闹。

16. 护士进行护理评估时应注意下列哪方面

  A. 卫生习惯

  B. 饮食习惯

  C. 居住环境

  D. 活动习惯

  E. 家庭环境

17. 为减少排尿时的不适，护士应当告诉家长采取何种措施

  A. 注意休息

  B. 多喂水

  C. 排便后清洁外阴

  D. 减少排尿

  E. 服止痛剂

（18～19题共用题干）

  患者，女性，35 岁。自述在机关工作，因经常加班、出差和应酬，家人对其不能理解。

18. 该患者的资料内容属于

  A. 患者的一般情况

  B. 患者的生活状况

  C. 患者的心理状况

  D. 患者的社会情况

  E. 患者的自理状况

19. 该患者的资料类型属于

  A. 检查资料

  B. 一般情况资料

  C. 主观资料

  D. 客观资料

  E. 直接资料

三、以下提供若干组考题，每组考题共同使用在考题前列出的 A、B、C、D、E 五个备选

答案。请从中选择一个与考题关系密切的答案，并在答题卡上将相应题号的相应字母所属方框涂黑。每个备选答案可能被选择一次、多次或不被选择。

B 型题

（1~4 题共用备选答案）

A. 每 30min 测量血压 1 次

B. 2 周后患者能拄着拐杖行走

C. 有皮肤完整性受损的危险

D. 腹痛、腹胀

E. 与长期卧床有关

1. 属于相关因素的描述是

2. 属于症状与体征的描述是

3. 属于护理目标的描述是

4. 属于护理诊断的描述是

（5~7 题共用备选答案）

A. 心率、血压、脉搏、呼吸

B. 患病史、婚育史、药物过敏史

C. 姓名、性别、年龄、民族、职业

D. 性格特征、情绪状态、康复信心

E. 家庭关系、经济状况、工作环境

5. 属于患者一般资料的是

6. 属于身体评估的是

7. 属于社会状况的是

（8~10 题共用备选答案）

A. 潜在并发症：心律不齐

B. 低效性呼吸型态：发绀、呼吸急促，与胸部疼痛有关

C. 有受伤的危险：与视物不清有关

D. 母乳喂养有效

E. 体温升高

8. 属于合作性问题的是

9. 符合护理诊断的 PES 公式描述的是

10. 属于潜在的护理诊断的是

（11~12 题共用备选答案）

A. 视觉观察法

B. 触觉观察法

C. 听觉观察法

D. 嗅觉观察法

E. 味觉观察法

11. 评估发现患者呈二尖瓣面容，收集此资料的方法属于

12. 查体：第一心音增强，收集此资料的方法属于

（13~14 题共用备选答案）

A. 完全替代完成

B. 部分替代完成

C. 鼓励自行完成

D. 指导完成

E. 推迟完成

13. 患者，女性，65 岁，因两侧乳房肿瘤行乳房切除术后 2 个月，主诉梳发时手臂不能高举，其生活护理应

14. 患者，女性，49 岁。在全麻下行二尖瓣置换术后第三天，现各导管已经拔除，患者的口腔清洁应

参考答案

一、A1/A2 型题

1. E　2. D　3. D　4. C　5. C　6. A　7. D　8. D
9. A　10. A　11. A　12. E　13. B　14. D　15. D
16. B　17. B　18. E　19. E　20. A　21. E　22. B
23. E　24. A　25. B　26. A　27. C　28. E　29. B
30. A　31. C　32. C　33. D　34. B　35. D　36. C
37. E　38. D　39. E　40. C　41. D　42. E　43. C
44. E　45. C　46. B　47. E　48. E　49. D　50. D
51. B　52. E　53. A　54. B　55. C　56. A　57. B
58. C　59. E　60. D　61. B　62. C　63. B　64. B
65. A　66. C　67. B　68. C　69. E　70. A　71. D
72. A　73. E　74. D　75. C　76. E　77. D　78. A
79. A　80. D　81. C　82. E　83. D　84. D　85. D
86. B　87. A　88. C　89. D　90. D　91. E　92. C
93. C　94. E　95. E　96. A　97. D　98. E　99. C
100. C　101. C　102. B　103. D　104. C　105. D
106. A　107. E　108. E　109. C　110. A　111. C
112. A

二、A3/A4 型题

1. B　2. D　3. A　4. E　5. D　6. A　7. B　8. D
9. B　10. D　11. B　12. A　13. B　14. D　15. C
16. A　17. B　18. D　19. C

三、B 型题

1. E　2. D　3. B　4. C　5. C　6. A　7. E　8. A
9. B　10. C　11. A　12. C　13. C　14. B

（王冬梅）

第二章　医院和住院环境

知识结构图

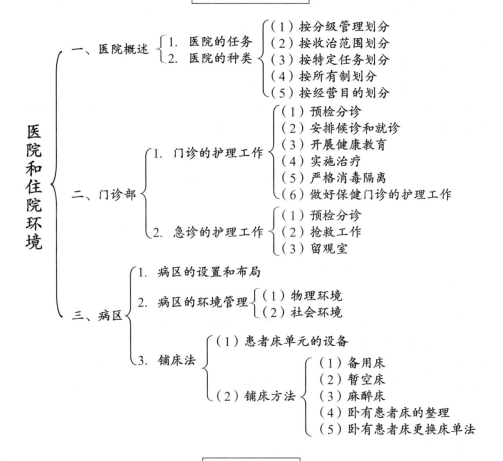

知识精编

第一节　医院概述

一、医院的任务

原卫生部颁发的《全国医院工作条例》提出：医院的任务是"以医疗工作为中心"，在提高医疗质量的基础上，保证教学、科研任务的完成，并不断提高教学质量和科研水平，同时做好扩大预防、指导基层和计划生育的技术工作。

二、医院的种类

1. 按分级管理划分：根据原卫生部 1989 年颁布的《医院分级管理标准》，我国医院分为三级十等。包括：一级医院、二级医院、三级医院，每级医院又分为甲等、乙等、丙等。其中，三级医院增设特等级，为我国最高级别的医院。

（1）一级医院：指向一定人口的社区提供医疗卫生服务的基层医院。包括农村乡镇卫生院，城市街道卫生院等。

（2）二级医院：指向多个社区提供医疗卫生服务并承担一定教学、科研任务的地区性医院。包括一般市、县医院，省、直辖市的区级医院和有一定规模的厂矿、职工医院。

（3）三级医院：指向几个地区甚至全国范围提供医疗卫生服务的医院，指导一二级医院业务工作与相互合作。包括国家、省、市直属的大医院、医学院的附属医院。

2. 按收治范围划分：分为综合性医院、专科医院。

3. 按特定任务划分：分为军队医院、企业医院等。

4. 按所有制划分：分为全民、集体、个体所有制医院，中外合资，股份制医院等。

5. 按经营目的划分：分为非营利性和营利性医院。

第二节　门诊部

一、门诊的护理工作

1. 预检分诊：做到先预检分诊，再挂号就诊。

2. 安排候诊和就诊

（1）开诊前：做好环境准备，备齐检查器械及用物等。

（2）开诊后：按挂号先后顺序安排就诊。收集整理患者的初诊、复诊病案和检验报告。

（3）根据病情测量生命体征，记录于门诊病案上。

（4）随时观察候诊患者的病情并作出相应处理：高热、剧痛、呼吸困难、出血、休克等患者，应立即安排其提前就诊或送急诊室处置；病情较严重、年老体弱者可适当调整其就诊顺序。

（5）门诊工作结束后：回收门诊病案，整理和消毒环境。

3. 开展健康教育。

4. 实施治疗。

5. 严格消毒隔离：对传染病或疑似传染病患者，应分诊到隔离门诊并做好疫情登记报告。

6. 做好保健门诊的护理工作。

二、急诊的护理工作

1. 预检分诊

（1）按照"一问、二看、三检查、四分诊"的顺序，初步判断患者疾病的轻重缓急，并及时分诊到各专科诊断室。

（2）遇到危重患者，立即通知值班医生和抢救室护士。

（3）遇有意外灾害事件，立即通知护士长和有关科室。

（4）遇有法律纠纷、交通事故、刑事案件等，立即报告医院保卫部门或公安部门，并请家属或陪同者留下。

2. 抢救工作

（1）急救物品准备。急救物品应做到"五定"，即定数量品种、定点安置、定人保管、定期消毒灭菌、定期检查维修。急救物品完好率要求达到 100%。

（2）配合抢救

① 实施抢救措施：医生到达前，护士应根据病情给予紧急处理，如测血压、给氧、吸痰、建立静脉通路、止血、胸外心脏按压和人工呼吸等；医生到达后，立即汇报抢救情况，并积极配合抢救、正确执行医嘱。

② 作好抢救记录：内容包括：患者和医生到达的时间、抢救措施落实的时间、执行医嘱的内容和病情的动态变化等。记录要及时（抢救结束后 6 h 内据实补记）、准确、字迹清晰。

③ 严格执行查对制度：凡口头医嘱必须向医生复诵一次，双方确认无误方可执行；抢救完毕，请医生及时（6 h 内）补写医嘱和处方。各种急救药品的空安瓿要经两人查对、记录后再弃去。输液瓶、输血袋等用后要统一放置，以便查对。

3. 留观室：急诊室应设有留观室，收治需要进一步观察、治疗的患者。留观时间一般为 3～7 天。留观室的护理工作包括：

（1）进行入室登记，建立病历，书写病情报告。

（2）主动巡视患者，密切观察病情变化，正确执行医嘱；关注患者心理反应，加强心理护理。

（3）做好患者及家属的管理。

第三节 病 区

一、病区的设置和布局

病区的布局应科学合理，方便治疗和护理工作。每个病区设病床 30～40 张，每间病室设 1～6 张床。两张病床之间的距离应不小于 1 m。

二、病区的环境管理

1. 物理环境

（1）安静：根据世界卫生组织（WHO）的规定，病区应控制好噪声，白天较理想的声音强度为 35～40 dB。当达到 50～60 dB 时，可使患者疲倦不安、影响休息与睡眠；若长时间暴露于 90 dB 以上的环境之中，可引起头痛、耳鸣、失眠、血压升高等症状；达到 120 dB 以上，可造成永久性失聪。为了减少噪声，护士需做到：

① "四轻"，即说话轻、走路轻、操作轻和开关门轻。

② 病室的门、窗、椅脚应钉上橡皮垫。

③ 推车的轴轮应定期润滑。

④ 向患者及家属做好宣传，共同保持病区安静。

（2）整洁：保持护理单元、患者及工作人员的整洁。

（3）温度和湿度：一般病室适宜的温度为 18～22 ℃（婴儿室、手术室、产房等以 22～24 ℃为宜），相对湿度以 50%～60% 为宜。

① 室温过高：影响机体散热，患者感到烦躁，呼吸、消化功能均受到干扰。

② 室温过低：患者肌肉紧张，易受凉。

③ 湿度过高：患者感觉闷热、尿液排出增多，加重肾脏负担，对心肾疾病的患者不利。

④ 湿度过低：可致患者口干舌燥、咽痛、口渴等，对气管切开、呼吸道感染和急性喉炎的患者尤为不利。

（4）通风：病室应定时开窗通风，每次 30 min 左右。

（5）光线：病室采光分为自然光源和人工光源。采用自然光源时，应避免阳光直接照射眼睛。夜间睡眠时可打开有色壁灯或地灯，既不打扰患者睡眠，又可保证巡视工作的进行。

（6）装饰：医院病区的装饰应简洁、美观，根据需求采用不同的色彩。如儿科病区常采用柔和的暖色调，并配卡通图案，儿科护士服装可选用粉红色，手术室选用绿色或蓝色。病室、走廊可适当摆放鲜花和绿色植物，但过敏性疾病病室除外。

（7）安全：

① 避免躯体损伤。包括机械性损伤，如跌倒、坠床，地面应防滑，走廊、厕所、浴室应设置栏杆；温度性损伤，如烫伤，应注意冷热疗法的注意事项，易燃物品的安全使用和保管，有防火措施和紧急疏散措施；生物性损伤，应有灭蚊、蝇措施。

② 预防医院内感染。严格执行医院预防、控制感染的各种制度。

③ 避免医源性损伤。由于医务人员言语及行为不当，责任心不强、违反操作规程等，对患者造成心理、生理上的损伤，称为医源性损伤。应加强医务人员职业道德教育，尊重、关心患者，并严格执行操作规程。

2. 社会环境

（1）建立良好的护患关系。

（2）建立良好的工作群体关系。

三、铺床法

1. 患者床单元的设备：包括固定设备和床头墙壁上的设备。固定设备包括床、床上用品、床旁桌、床旁椅和床上小桌；床头墙壁上的设备包括照明灯、呼叫装置、供氧及负压吸引管道。

2. 铺床方法（见表 2-3-1）

表 2-3-1　铺床方法

铺床法	目　的	操作要点及注意事项
1. 备用床	保持病室整洁、美观，准备接收新患者	(1) 移开床旁桌距床头约 20 cm (2) 移床旁椅到床尾正中，距床尾约 15 cm (3) 枕套开口背门 (4) 注意事项：有患者治疗、护理或进餐时应暂停铺床；动作轻稳，以免尘土飞扬；遵循节力原则：身体尽量靠近床边，上身保持直立，两腿稍弯曲，左右或前后分开，以降低重心，扩大支撑面。使用肘部力量
2. 暂空床	(1) 保持病室整洁，迎接新患者 (2) 供暂时离床的患者使用	(1) 床头盖被向内反折 1/4，再扇形三折于床尾 (2) 根据病情需要铺橡胶单、中单 (3) 橡胶单、中单铺在床的中部时，上端距床头 45 ~ 50 cm

续表 2-3-1

铺床法	目　的	操作要点及注意事项
3. 麻醉床	(1) 便于接受和护理麻醉手术后的患者 (2) 使患者安全、舒适，预防并发症 (3) 保证被褥不被血液或呕吐物等污染	(1) 盖被纵向扇形三折于床边一侧，开口向门 (2) 根据病情在床中、床头或床尾铺橡胶单及中单，中单要遮住橡胶单 (3) 枕头横立于床头，开口背门 (4) 全麻护理盘放于床旁桌上，床旁椅放于盖被折叠侧 (5) 全麻护理盘：无菌盘内放置开口器、舌钳、牙垫、通气导管、治疗碗、输氧导管、吸痰导管、压舌板、镊子、纱布、棉签，无菌盘外放置血压计、听诊器、治疗巾、弯盘、胶布、手电筒、护理记录单及笔。其他：输液架，必要时备引吸器、氧气筒、胃肠减压器等 (6) 注意事项：铺麻醉床时，应全部换为清洁被单
4. 卧有患者床的整理	使病床平整舒适，预防压疮，保持病室整洁、美观	(1) 从床头到床尾扫净渣屑，拍松枕头 (2) 注意事项：一床一巾湿扫法，防止交叉感染；注意观察病情变化
5. 卧有患者床更换床单法	保持病床清洁舒适，预防压疮，保持病室整洁、美观	(1) 侧卧换单法：适用于卧床不起，病情允许翻身侧卧的患者 (2) 松开近侧各层被单，将中单污染面向内卷入患者身下，扫净橡胶单搭于患者身上，再将大单同法卷入身下，扫净床褥 (3) 铺清洁大单，将对侧一半塞于患者身下，按铺床法铺好近侧大单，放平橡胶单，铺好清洁中单 (4) 协助患者移至近侧，转至对侧松开各层被单，撤出污中单，扫净橡胶单，拉出清洁中单一起搭于患者身上，将污大单由床头卷至床尾，放置于治疗车下层或污衣袋内，扫净床褥，顺序将清洁大单、橡胶单、中单逐层拉平铺好 (5) 协助患者平卧，更换清洁被套 (6) 一手托起患者头部，另一手迅速取出枕头，更换清洁枕套 (7) 注意事项：减少过多的翻动和暴露患者，以防疲劳及受凉；必要时使用床挡，防止坠床；注意观察病情变化

模拟练习题

一、以下每一道考题下面有 A、B、C、D、E 五个备选答案。请选择一个最佳答案，并在答题卡上将相应题号的相应字母所属方框涂黑。
A1/A2 型题

1. 医院的任务不包括
　A. 医疗工作
　B. 教学
　C. 科学研究
　D. 预防保健和指导基层

E. 制定卫生政策

2. 对前来门诊就诊的患者，护士首先应进行
   A. 健康教育
   B. 预检分诊
   C. 查阅病案
   D. 心理安慰
   E. 配合医生进行检查

3. 为使患者舒适和便于观察病情，应做到
   A. 病室内光线充足
   B. 病室内放花卉
   C. 提高病室温度
   D. 注意室内通风
   E. 注意室内色调

4. 保持病区环境安静，下列措施哪项不妥
   A. 推平车进门，先开门后推车
   B. 医务人员讲话应附耳细语
   C. 轮椅要定时注润滑油
   D. 医务人员应穿软底鞋
   E. 病室门应钉橡胶垫

5. 医院按收治范围分类，可分为
   A. 部队医院和地方医院
   B. 综合性医院和专科医院
   C. 全民医院、集体医院和民营医院
   D. 非营利性医院和营利性医院
   E. 一级医院、二级医院和三级医院

6. 医院按特定任务分类，可分为
   A. 部队医院和企业医院
   B. 综合性医院和专科医院
   C. 全民医院、集体医院和民营医院
   D. 非营利性医院和营利性医院
   E. 一级医院、二级医院和三级医院

7. 医院按经营目的分类，可分为
   A. 部队医院和企业医院
   B. 综合性医院和专科医院
   C. 全民医院、集体医院和民营医院
   D. 非营利性医院和营利性医院
   E. 一级医院、二级医院和三级医院

8. 属于二级医院的是
   A. 乡卫生院
   B. 镇卫生院
   C. 城市街道卫生院
   D. 县医院
   E. 医学院的附属医院

9. 属于三级医院的是
   A. 镇卫生院
   B. 城市街道卫生院
   C. 县医院
   D. 直辖市的区级医院
   E. 省直属大医院

10. 不属于预检分诊的内容是
    A. 询问病史
    B. 观察病情
    C. 科普宣教
    D. 初步判断
    E. 分诊指导

11. 代表技术质量水平最好的等级医院是
    A. 一级甲等
    B. 二级甲等
    C. 三级特等
    D. 三级甲等
    E. 三级乙等

12. 属于门诊护理工作的是
    A. 准备急救用物
    B. 实施抢救措施
    C. 办理入院手续
    D. 做好抢救记录
    E. 备齐检查器械

13. 门诊开诊前，门诊护士应
    A. 检查候诊、就诊环境
    B. 测量生命体征
    C. 收集初诊病案
    D. 回收门诊病案
    E. 消毒就诊环境

14. 门诊结束后，门诊护士应
    A. 检查候诊、就诊环境
    B. 备齐各种检查器械
    C. 收集初诊病历
    D. 整理检验报告
    E. 回收门诊病案

15. 门诊护士安排候诊和就诊时，下列正确的是
    A. 开诊前，收集初诊病案
    B. 开诊后按病情严重程度安排就诊
    C. 根据医嘱测量生命体征
    D. 呼吸困难者送急诊室处理
    E. 年老体弱者安排立即安排就诊

16. 不属于候诊室护士工作范畴的是

A. 根据病情测量生命体征记录于候诊卡上

B. 收集整理各种检验报告

C. 随时观察候诊者病情变化

D. 候诊者多时，协助医生诊治

E. 按挂号先后顺序安排就诊

17. 门诊护士安排候诊和就诊时，错误的是

　　A. 开诊前，检查候诊环境，备齐各种检查器械

　　B. 开诊后，按挂号顺序安排就诊

　　C. 根据医嘱测量生命体征，并记录于门诊病案上

　　D. 如遇高热可送急诊室处理

　　E. 年老体弱者适当安排提前就诊

18. 在组织就诊中发现传染患者时，最重要的处理是

　　A. 热情接待患者

　　B. 安排优先就诊

　　C. 协助化验检查并指导取药

　　D. 隔离就诊

　　E. 传染病的防治宣传

19. 保健门诊护士虽经过培训，但不可直接参与的工作是

　　A. 健康体检

　　B. 疾病普查

　　C. 开具处方

　　D. 预防接种

　　E. 健康教育

20. 遇有危重患者，急诊预检护士应立即通知

　　A. 家属

　　B. 总值班

　　C. 值班医生和抢救室护士

　　D. 护士长

　　E. 医务科

21. 遇有交通事故，急诊预检护士应立即通知

　　A. 家属

　　B. 总值班

　　C. 医务科

　　D. 护士长

　　E. 医院保卫部门

22. 遇到灾害性事件，急诊预检护士应立即通知

　　A. 家属和陪护者

　　B. 值班医生

　　C. 抢救室护士

D. 护士长和有关科室

E. 医院保卫部门或公安部门

23. 急救物品完好率需达到

　　A. 90%

　　B. 92%

　　C. 96%

　　D. 98%

　　E. 100%

24. 对急诊抢救病员，不属于护士紧急处理的措施是

　　A. 氧气吸入、吸痰、止血

　　B. 人工呼吸

　　C. 胸外心脏按压

　　D. 建立静脉通道

　　E. 详细询问病史

25. 关于抢救时间的记录，不包括

　　A. 患者入院时间

　　B. 医生到达时间

　　C. 抢救措施落实时间

　　D. 家属到达时间

　　E. 病情变化的时间

26. 急诊护士需做好抢救记录，正确的是

　　A. 记录医生和护士到达的时间

　　B. 记录抢救措施落实的时间

　　C. 记录医嘱下达的时间

　　D. 记录后，需经医生签名

　　E. 抢救记录由患者保存

27. 急诊护士在抢救过程中，正确的是

　　A. 不执行口头医嘱

　　B. 口头医嘱向医生复述一遍，经双方确认无误后方可执行

　　C. 抢救完毕，请医生第 2 天补写医嘱与处方

　　D. 急救药品的空安瓿经患者检查后方可丢弃

　　E. 输液瓶、输血袋用后及时丢弃

28. 每间病室两床之间的距离不少于

　　A. 60 cm

　　B. 70 cm

　　C. 80 cm

　　D. 90 cm

　　E. 1 m

29. 维护医院良好社会环境的措施是

　　A. 病室保持适宜的温度和湿度

　　B. 避免噪声，保持安静

C. 医务人员仪表大方，服装整洁

D. 病室摆放绿色植物

E. 建立良好的护患关系

30. 护士对患者一视同仁，有利于建立良好的

A. 工作关系

B. 群体关系

C. 朋友关系

D. 职务关系

E. 护患关系

31. 整理卧有患者床时，正确的做法是

A. 使用床刷和干燥的扫床巾

B. 放平床头及床尾支架，便于彻底清扫

C. 协助患者翻身侧卧，面向护士

D. 取出枕头，扫净拍松后放回患者头下

E. 清理用物，记录

32. 下列措施中，对急诊入院的患者处置不妥的是

A. 酌情将患者安置在抢救室

B. 对昏迷患者或婴幼儿，暂留陪送人员

C. 对需急救的患者按急救护理工作程序进行护理

D. 配合医生实施急救方案

E. 要求医生写出急救措施的医嘱后再执行

33. 下列哪项不属于急诊留观室的护理工作

A. 住院登记，建立病历

B. 填写各种记录单

C. 及时处理医嘱

D. 做好心理护理

E. 做好晨晚间护理

34. 管理急救物品应做到"五定"，其内容不包括

A. 定数量品种

B. 定点安置、定人保管

C. 定期消毒、灭菌

D. 定期检查维修

E. 定时使用

35. 急诊观察室的护理工作不包括

A. 预检分诊

B. 入室登记

C. 建立病历

D. 处理医嘱

E. 观察病情

36. 急诊室被观察的患者一般不超过

A. 1 天

B. 2 天

C. 3 天

D. 3 ~ 7 天

E. 7 ~ 10 天

37. 病室的相对湿度一般以多少为宜

A. 30% ~ 40%

B. 40% ~ 50%

C. 50% ~ 60%

D. 60% ~ 70%

E. 70% ~ 80%

38. 白天病区较理想的声音强度是

A. 35 ~ 40 dB

B. 50 ~ 55 dB

C. 60 ~ 70 dB

D. 75 ~ 80 dB

E. 85 ~ 90 dB

39. 为保持病室安静，采取的护理措施不包括

A. 减少探视

B. 医护人员进行各种操作时做到"四轻"

C. 病室桌椅安装橡胶垫

D. 治疗车轴、门轴应经常润滑

E. 密闭门窗，避免噪声

40. 病室的相对湿度为 70% 时，患者可出现

A. 肌肉紧张

B. 咽干、口渴

C. 闷热、不适

D. 头晕、倦怠

E. 发热、多汗

41. 适宜患者休养的环境是

A. 气管切开患者，室内相对湿度为 30%

B. 中暑患者，室温应保持在 4 ℃ 左右

C. 普通病室，室温以 18 ~ 22 ℃ 为宜

D. 产妇休养室，须保暖不宜开窗

E. 破伤风患者，室内应保持光线充足

42. 手术室最适宜的温度和湿度分别是

A. 15 ~ 16 ℃，30% ~ 40%

B. 16 ~ 18 ℃，40% ~ 50%

C. 18 ~ 20 ℃，40% ~ 50%

D. 20 ~ 22 ℃，50% ~ 60%

E. 22 ~ 24 ℃，50% ~ 60%

43. 病室通风的目的与下列哪项无关

A. 调节室内温度、湿度

B. 增加氧含量

C. 降低空气中微生物的密度

D. 保持空气新鲜

E. 避免噪声的刺激

44. 病室湿度 30% 时，患者可表现为

A. 呼吸道黏膜干燥、咽痛、口渴

B. 闷热、不适

C. 头痛、头晕、耳鸣、失眠

D. 尿液排泄增加

E. 多汗、面色潮红

45. 需备麻醉床的患者是

A. 外科新入院患者

B. 行口服法胆囊造影的患者

C. 腰椎穿刺术后的患者

D. 肠梗阻待手术的患者

E. 腹腔镜术后患者

46. 下列有关铺麻醉床的描述中错误的是

A. 床中部橡胶单上端距床头 45 ~ 50 cm

B. 枕横立于床头，并固定

C. 椅子放于折叠被之对侧

D. 盖被纵向折于门对侧床边

E. 换铺清洁床单

47. 护士应提醒装有心脏起搏器的患者

A. 避免接触 X 线

B. 避免跌倒

C. 避免靠近微波设备

D. 避免接触化学试剂

E. 避免乘坐飞机

48. 属于患者床单元的固定设备的是

A. 呼叫装置

B. 照明灯

C. 床上用品

D. 供氧管道

E. 负压吸引管道

49. 麻醉护理盘无菌巾内不需准备的物品是

A. 张口器

B. 输氧导管

C. 压舌板

D. 弯盘

E. 舌钳

50. 铺床时违背节力原则的是

A. 将用物放在床尾的车上

B. 按使用顺序摆放物品

C. 操作时，身体靠近床边

D. 上身保持一定的弯度

E. 两腿前后分开，稍屈膝

51. 在急救过程中处理口头医嘱，正确的方法是

A. 立即执行

B. 护士复诵一遍，双方确认无误后执行

C. 待护士写到医嘱单上再执行

D. 待和其他护士核对完后执行

E. 以上都不对

52. 医护人员言语及行为不慎可造成

A. 医院内感染

B. 生物性损伤

C. 医源性损伤

D. 躯体损伤

E. 生理损伤

53. 患者王某，下肢水肿，挂号后被安排于诊室外候诊，下列不属于候诊室护士的工作范畴是

A. 随时观察候诊者病情变化

B. 根据病情测量生命体征记录在候诊卡上

C. 候诊者多时，协助医生诊治

D. 收集整理各种检验报告

E. 按先后顺序叫号就诊

54. 患者女性，28 岁。硬膜外麻醉下行剖宫产术，手术过程顺利，将返回病房。铺麻醉床时，除铺床用物外，还需准备

A. 开口器、血压计、体温计

B. 舌钳、输液器、棉签

C. 胃肠减压器、弯盘、纱布

D. 吸痰器、治疗巾、压舌板

E. 血压计、听诊器、护理记录单及笔

55. 某破伤风患者，神志清楚，全身肌肉阵发性痉挛、抽搐，所住病室环境下列哪项不符合病情要求

A. 室温 18 ~ 20 ℃

B. 相对湿度 50% ~ 60%

C. 门、椅脚钉橡皮垫

D. 保持病室光线充足

E. 开门关门动作轻

56. 李先生，70 岁，因呼吸功能减退，行气管切开术，进行人工呼吸，患者的病室环境应特别注意

A. 保持安静

B. 调节适宜的温、湿度

C. 加强通风

D. 合理采光

E. 适当绿化

57. 杜先生，75 岁，保证老人居家安全的照顾方法，正确的是

A. 冬季房间减少通风时间，避免受凉感冒

B. 沐浴时，浴室温度以 20～22℃ 为宜

C. 夜晚入睡点亮地灯，保证夜间如厕安全

D. 家用通道两侧应多摆放家具，便于行走扶持

E. 老年人皮肤感觉下降，保暖热水袋水温提高

58. 产妇，28 岁，顺产一男婴。护士查房时发现病室门窗紧闭，该护士向产妇解释通风的优点，不包括

A. 改善空气质量

B. 减少病室空气细菌数量

C. 减少产道感染的发生

D. 增加病室的氧含量

E. 降低空气的二氧化碳含量

59. 林某，大量呕血，送入急诊室，在医生未到之前，值班护士首先应

A. 注射镇痛剂

B. 止血，测血压，配血、建立静脉通道

C. 给氧

D. 通知病房，准备床位

E. 详细询问呕血的发生过程

60. 李某，6 岁，因溺水，心跳、呼吸骤停，送急诊室，护士不需实施下列哪项措施

A. 开放气道

B. 人工呼吸

C. 配血

D. 做好抢救记录

E. 胸外心脏按压

61. 王护士在候诊室巡视时发现一青年男患者精神不振，询问肝区隐痛，疲乏，食欲差，双眼巩膜黄染。检查：尿胆原（++），尿胆红素（++），HBSAg（+），HBeAb（+），HPcAb（+）。你认为王护士应如何处理

A. 安排提前就诊

B. 转急诊室诊治

C. 将患者转隔离门诊诊治

D. 给患者测量生命体征

E. 安慰患者，不要着急焦虑

62. 李护士在急诊室值班时，同时来了几位急诊患者，她首先应安排急诊处理的患者是

A. 急性胃肠炎

B. 白血病

C. 急性肾炎

D. 肾绞痛

E. 严重颅脑损伤

63. 护生小刘在进行铺床操作，不节力的做法是

A. 身体靠近床边

B. 两膝稍屈

C. 使用肘部力量

D. 动作平稳

E. 两腿并拢

64. 急诊室的护士张某，在处理昏迷患者时，不正确的做法是

A. 在医生来到现场前，先建立静脉通道

B. 医生到达后立即报告处理情况及病情

C. 抢救中使用的药品的空瓶直接丢弃

D. 执行医生的口头医嘱时，向医生复诵一遍，双方确认无误后执行

E. 做好抢救记录

65. 男性，23 岁，因身体不适来院就诊，候诊时，突然感到腹痛难忍，患者面色苍白，出冷汗，两手冰冷，呼吸急促，门诊护士应

A. 与患者沟通并给予安慰

B. 嘱患者平卧休息

C. 安排患者提前就诊

D. 请医生加快诊疗速度

E. 给予解痉镇痛药物

66. 男性，16 岁，因外伤在全麻下行急诊手术，病区接到电话应准备

A. 检查床

B. 备用床

C. 麻醉床

D. 暂空床

E. 抢救床

67. 某护生练习铺备用床操作，带教老师指出其操作错误的步骤

A. 移开床旁桌距离床 20cm

B. 椅放床尾，按顺序置用物

C. 铺大单顺序：先床头，后床尾

D. 枕头开口向门放置

E. 盖被被筒两边与床沿平齐

68. 护生小李为手术患者准备麻醉床,不正确的操作是
    A. 盖被三折于门对侧床边
    B. 枕头横立于床头,开口背门
    C. 床旁桌放于原处
    D. 椅子置于盖被同侧床尾
    E. 输液架于床头正中处

69. 患者戴某,8岁,利用暑假,在全麻下行疝气修补术,以下哪些不属麻醉恢复前需准备的物品
    A. 铺麻醉床
    B. 备氧气
    C. 备注射盘
    D. 备麻醉护理盘
    E. 备输液架、吸引器

70. 王某,外伤,右下肢骨折,大量出血,急诊入院,急诊科护士在医生未到时应立即
    A. 询问事故的原因
    B. 向保卫部门报告
    C. 为患者注射止痛剂
    D. 劝慰患者耐心等待医生
    E. 给患者止血、测BP、建立静脉输液通道

71. 患者,男性,78岁,尿失禁卧床。为其更换床单,操作不正确的是
    A. 固定尿管,将引流袋先移至床的远侧
    B. 使患者靠近护士,协助其翻身侧卧
    C. 清扫床垫,勿遗漏患者的肩下和臀下
    D. 铺好一侧,使患者平卧,再翻身至床的近侧
    E. 包好床单四边,铺橡胶中单和中单

二、以下提供若干个案例,每个案例下设若干个考题。请根据各考题题干所提供的信息,在每题下面A、B、C、D、E五个备选答案中选择一个最佳答案,并在答题卡上将相应题号的相应字母所属方框涂黑。

A3/A4型题

（1~3题共用题干）

患者李先生,65岁,因重症肌无力呼吸肌麻痹行气管切开,护士在护理该患者时应注意

1. 病房温度应保持在
    A. 13~15 °C
    B. 14~16 °C
    C. 18~20 °C
    D. 22~24 °C
    E. 25~27 °C

2. 病房湿度应保持在
    A. 50%~60%
    B. 45%~55%
    C. 35%~45%
    D. 30%~40%
    E. 20%~30%

3. 病房日间噪声应保持在
    A. 120 dB以下
    B. 100 dB以下
    C. 90 dB以下
    D. 70 dB以下
    E. 40 dB以下

（4~6题共用题干）

李某,男,65岁,患有高血压病史20年。1周前因肺炎入院。李某所住病房靠近一个建筑工地,昼夜机器轰鸣。现李某眩晕、恶心、失眠等症状加重,血压波动较大。

4. 该患者出现以上症状可能是因为
    A. 长期噪声的影响
    B. 室内温度过高
    C. 室内通风不佳
    D. 室内湿度过高
    E. 室内采光不佳

5. 护士应该帮助该患者
    A. 经常开窗通风
    B. 调节室内温度
    C. 适时调节室内明暗度
    D. 更换病室
    E. 室内摆满鲜花

6. 在李某住院治疗期间,护士对其病室的要求下列哪项是错误的
    A. 白天较理想的声音强度是35~40 dB
    B. 工作人员执行各项操作时做到"四轻"
    C. 做好患者及家属的宣传教育,共同保持病室安静
    D. 病房门、窗、桌、椅脚应加橡胶垫
    E. 入院后安排在危重病房

（7~8题共用题干）

患者,女性,45岁。卵巢囊肿择期手术。入院第一天,因地滑不慎在洗手间滑倒,肘部表皮有擦伤。

7. 上述情况属于
　　A. 机械性损伤
　　B. 医源性损伤
　　C. 化学性损伤
　　D. 物理性损伤
　　E. 生物性损伤

8. 避免上述情况发生的有效措施有
　　A. 设呼叫系统
　　B. 患者下床时.给予搀扶
　　C. 尊重、关心患者
　　D. 洗手间地面铺设防滑材料,设警示牌
　　E. 加强职业道德教育

（9～10题共用题干）

　　患者吴某,因外伤引起脾破裂急诊入院,患者烦躁不安,面色苍白,四肢厥冷,血压80/50 mmHg,脉搏 120 次/min。

9. 急诊科护士应立即
　　A. 行卫生处置
　　B. 通知医师,并做好术前准备
　　C. 通知病区值班护士
　　D. 介绍医院的规章制度
　　E. 置休克卧位,测生命体征

10. 当患者术后回外科病房前,病区护士应
　　A. 将备用床改为暂空床
　　B. 枕头平放于床头,开口背门
　　C. 移椅子于床尾
　　D. 将备用床改为麻醉床
　　E. 待患者回病房后再备麻醉盘

（11～12题共用题干）

　　患者,男性,60 岁。因上呼吸道感染,支气管炎入院治疗。

11. 病室温度较高,对患者机体功能影响较小的是
　　A. 消化系统功能
　　B. 神经系统功能
　　C. 呼吸系统功能
　　D. 泌尿系统功能
　　E. 运动系统功能

12. 病室湿度过低,患者可出现的表现是
　　A. 血压升高,面色潮红
　　B. 头晕、头痛、眼花
　　C. 呼吸道黏膜干燥、咳嗽
　　D. 呼吸困难、心跳加快

　　E. 面色苍白、盗汗

（13～15题共用题干）

　　患者,男性,42 岁,近日低热,食欲缺乏,住院治疗。

13. 影响护士对患者评估的关键因素是
　　A. 对患者的信任感
　　B. 工作态度
　　C. 观察能力
　　D. 专业技能
　　E. 科研水平

14. 入院评估,收集资料的主要来源是
　　A. 患者
　　B. 患者家属
　　C. 医师
　　D. 护理健康体检
　　E. 辅助检查结果

15. 接到住院通知,病区护士为患者准备的床单元是
　　A. 备用床
　　B. 暂空床
　　C. 暂空床加床档
　　D. 麻醉床
　　E. 专用床

三、以下提供若干组考题,每组考题共同使用在考题前列出的 A、B、C、D、E 五个备选答案。请从中选择一个与考题关系密切的答案,并在答题卡上将相应题号的相应字母所属方框涂黑。每个备选答案可能被选择一次、多次或不被选择。

B 型题

（1～3题共用备选答案）
　　A. 按挂号顺序就诊
　　B. 立即送抢救室抢救
　　C. 送急诊室就诊
　　D. 安排到隔离门诊就诊
　　E. 做疫情报告

1. 李某,女,26 岁,一侧下腹部剧烈疼痛,并伴有恶心、呕吐,门诊护士应

2. 王女士,76 岁,因心前区疼痛前来就诊,门诊护士在巡视候诊患者时发现该患者皮肤苍白、四肢湿冷、发绀,前去询问无应答,对该患者应

3. 张某,6 岁,因发热、皮疹前来就诊,皮疹

呈向心性分布，该护士应

（4～5题共用备选答案）

A. 暂空床

B. 备用床

C. 麻醉床

D. 抢救床

E. 手术床

4. 急性阑尾炎患者手术后需要准备

5. 肺炎患者入院前需要准备

（6～7题共用备选答案）

A. 供暂离床活动的患者使用

B. 迎接新患者入院

C. 保护被褥不被血和呕吐物污染

D. 预防皮肤并发症的发生

E. 准备接受新患者

6. 铺备用床的目的是

7. 铺麻醉床的目的是

（8～9题共用备选答案）

A. 烦躁

B. 闷热，尿液排泄增加

C. 黏膜干燥、咽痛

D. 肌肉紧张

E. 头晕、疲倦

8. 病室通风不良，空气污浊时使患者

9. 病室温度过高时使患者

参考答案

一、A1/A2 型题

1. E　2. B　3. A　4. B　5. B　6. A　7. D　8. D

9. E　10. C　11. C　12. E　13. A　14. E　15. D

16. D　17. C　18. D　19. C　20. C　21. E　22. D

23. E　24. E　25. D　26. B　27. B　28. E　29. E

30. E　31. D　32. E　33. A　34. E　35. A　36. D

37. C　38. A　39. E　40. C　41. C　42. E　43. E

44. A　45. E　46. C　47. C　48. E　49. D　50. D

51. B　52. C　53. C　54. E　55. D　56. B　57. C

58. C　59. B　60. C　61. C　62. E　63. E　64. C

65. C　66. C　67. D　68. E　69. C　70. E　71. E

二、A3/A4 型题

1. D　2. A　3. E　4. A　5. D　6. E　7. A　8. D

9. E　10. D　11. E　12. C　13. C　14. A　15. B

三、B 型题

1. C　2. B　3. D　4. C　5. A　6. E　7. C　8. E

9. A

（王冬梅）

第三章　入院和出院患者的护理

知识结构图

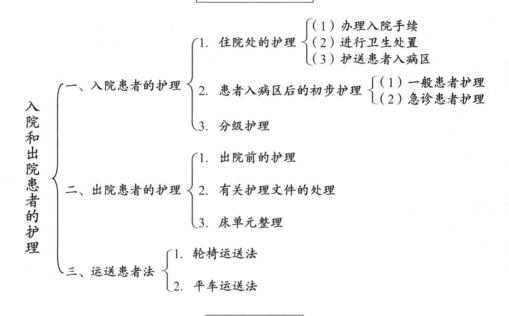

知识精编

第一节　入院患者的护理

一、住院处的护理

1. 办理入院手续
（1）患者或家属：持医生签发的住院证到住院处办理入院手续。
（2）住院处：通知病房做好准备，准备接收新患者。
（3）急危重症患者：先入院后补办手续。

2. 进行卫生处置
（1）根据病情和身体状况：选择相应卫生处置方法。
（2）急、危、重症患者及即将分娩者：酌情免浴。
（3）传染病或疑似传染病患者：送隔离处置，其用物须消毒后存放。
（4）有头虱、虮者，先行灭虱处理，再行卫生处置。
（5）患者换下的衣裤和贵重物品：家属保管或暂存于住院处。

3. 护送患者入病区

（1）根据病情：步行，也可用轮椅、平车或担架护送。

（2）护送过程：注意安全和保暖，不中断吸氧和输液。

（3）外伤患者：注意卧位。

（4）与病房交接：病情、个人卫生情况、物品。

二、患者入病区后的初步护理

1. 一般患者护理

（1）接入院处通知，准备相应床单元，将备用床改为暂空床。传染患者安置于隔离室。

（2）迎接新患者，通知医生，做好入院指导。

（3）测量生命体征及体重并记录。

（4）正确执行各项医嘱，通知配餐室给患者准备膳食。

（5）进行入院护理评估，填写入院护理评估单。

（6）填写相关表格：

① 填写住院病历眉栏和表格（蓝色或黑色水笔）。

② 按顺序排列住院病历。入院病历排列顺序：体温单、医嘱单、入院记录单、病史及体格检查单、病程记录、各种检查报告单、护理记录单、住院病历首页、门诊或急诊病历。

③ 填写入院登记本、床头卡、诊断卡。

④ 填写入院时间（红色水笔，在体温单 40 ~ 42 ℃ 横线之间相应时间栏内，纵向填写）。

2. 急诊患者护理

（1）根据病情选择病室（监护室、抢救室）及准备床单元，急诊手术患者备麻醉床。

（2）做好抢救准备：备好抢救器材和药品，通知并确认医生做好准备。

（3）认真交接：意识不清、语言障碍、烦躁、儿童、老人等需留陪伴。

（4）配合抢救：密切观察病情，积极配合抢救，做好相关记录。

三、分级护理

分级护理（见表 3-1-1）。

表 3-1-1　分级护理

护理级别	适用对象	护理内容
特级护理	病情危重，需随时观察，以便抢救，如器官移植、复杂疑难大手术后的患者等	1. 24 h 专人护理观察病情 2. 制订护理计划 3. 备急救药品及用物 4. 做好基础护理
一级护理	病情危重，需绝对卧床休息，如各种大手术后、休克、昏迷、大出血的患者等	1. 每小时巡视患者，观察病情变化 2. 制订护理计划 3. 备急救药品及用物 4. 做好基础护理
二级护理	病情稳定，需卧床休息，生活部分能自理者，如大手术后病情稳定者，以及年老体弱患者、幼儿等	1. 每 2 h 巡视患者，观察病情变化 2. 按护理常规护理 3. 给予必要的生活、心理支持
三级护理	病情较轻，生活完全自理，病情稳定患者，如慢性患者、疾病恢复期患者、择期手术者等	1. 每 3 h 巡视患者，观察病情变化 2. 按护理常规护理

第二节　出院患者的护理

一、出院前的护理

1. 通知患者及家属

（1）医生开具出院医嘱。

（2）护士通知患者及家属出院日期，协助其做好出院准备。

2. 办理出院手续

（1）护士填写出院通知单，整理病历。

（2）指导患者及家属办理出院手续。

3. 出院指导

（1）填写出院护理评估单。

（2）针对患者情况做好出院指导，如出院用药、休息、饮食、功能锻炼，定期复查及心理调节等方面的注意事项。

4. 征求意见。

5. 护送患者出院。

二、有关护理文件的处理

1. 填写出院时间：用红色水笔，在体温单 40 ~ 42 ℃ 横线之间相应时间栏内纵向填写。

2. 注销卡片：注销各种卡片。

3. 整理出院病历：整理病历交给病案室。出院病历排列顺序：住院病历首页、出院记录单或死亡记录单、入院记录单、病史及体格检查单、病程记录、各种检查报告单、护理记录单、医嘱单、体温单。

4. 填写患者出院登记本。

三、床单元整理

1. 被服：送洗衣房处理。

2. 床垫、床褥、棉胎、枕芯：紫外线灯照射消毒或日光曝晒 6 h。

3. 病床及床旁桌椅：消毒液擦拭消毒。

4. 非一次性痰杯、脸盆，须浸泡消毒。

5. 病室：开窗通风。

6. 铺备用床。

7. 传染病患者的病室及床单元，按传染病终末消毒法处理。

第三节　运送患者的方法

一、轮椅运送法

轮椅运送法（见表 3-3-1）。

表 3-3-1　轮椅运送法

适应证	操作要点	注意事项
运送能坐起但不能行走的患者	1. 轮椅椅背与床尾平齐，翻起脚踏板，面向床头 2. 固定车闸，扶患者坐在轮椅上 3. 翻下踏板，松开车闸，推患者至目的地 4. 协助下轮椅：椅背齐床尾，固定车闸，翻起踏板	1. 使用前：检查性能 2. 推行中：注意保证患者安全，嘱患者抓紧轮椅扶手，身体尽量向后靠，下坡时注意减速 3. 寒冷季节：注意保暖

二、平车运送法

1. 平车运送法（见表 3-3-2）。

表 3-3-2　平车运送法

平车运送法	适应证	操作要点
挪动法	病情允许、能在床上配合的患者	1. 平车紧靠床边，大轮靠床头，固定车闸 2. 上车顺序：上半身、臀部、下肢（移回床时顺序相反） 3. 盖好盖被，运送患者至目的地
单人搬运法	体重较轻或儿科患者，且病情允许的患者	1. 平车至床尾，大轮端与床尾呈钝角，固定车轮 2. 护士屈膝，两脚前后分开，一臂自患者腋下伸至对侧肩部外侧，另一臂伸至患者大腿下 3. 嘱患者双臂交叉于护士颈部，移至平车上 4. 盖好盖被，运送患者至目的地
两人搬运法	病情较轻、体重较重、不能自行活动的患者	1. 平车推至床尾，大轮端与床尾呈钝角，固定车轮 2. 患者双手交叉置于胸腹部 3. 护士甲：一手臂托患者头、颈、肩部，另一手臂托患者腰部 护士乙：一手臂托患者臀部，另一手臂托患者腘窝处 4. 两名护士：同时托起患者，移患者至平车中央 5. 盖好盖被，运送患者至目的地
三人搬运法	病情较轻、体重超重、不能自行活动的患者	1. 平车推至床尾，大轮端与床尾呈钝角，固定车轮 2. 护士甲：托住头、颈、肩及背部 3. 护士乙：托住腰和臀部 4. 护士丙：托住腘窝和小腿 5. 三名护士：同时用力，移患者至平车中央 6. 盖好盖被，运送患者至目的地
四人搬运法	颈、腰椎骨折或病情较重的患者	1. 平车紧靠床边，大轮靠床头，固定车轮 2. 护士甲：站床头，托住头、颈、肩部 3. 护士乙：站床尾，托住患者双腿 4. 护士丙和丁：分别站在病床与平车两侧，抓住患者腰、臀下中单四角 5. 四名护士：同时用力，移患者至平车中央 6. 盖好盖被，运送患者至目的地

2. 注意事项

（1）搬运前要仔细检查平车，确保患者安全。

（2）搬运时注意节力，身体尽量靠近患者，同时两腿分开，以扩大支撑面。搬运动作要轻、稳，多人搬运时要协调一致，确保证患者安全、舒适。

（3）运送过程中的注意事项：

① 患者头部应卧于大轮端，以减轻由于转动过多或颠簸而引起的不适。

② 护士站在患者头侧，有利于观察病情。

③ 平车上、下坡时，患者的头部应在高处，以免引起患者不适。

④ 有引流管以及输液管时，应固定妥当并保持通畅。

⑤ 运送骨折患者，平车上应垫木板，并将骨折部位固定好。

⑥ 运送过程中要保持车速平稳。

⑦ 推车进出门时，不可用车撞门，以免震动患者或损坏建筑物。

⑧ 注意保暖，以免受凉。

临床链接

1. 急危重症患者运送过程中，必要时须医护人员陪同，根据病情配备氧气、监护仪、吸痰器、除颤仪、呼吸机等急救仪器。

2. 接收急危重及外伤患者，注意搬运患者的方法，体位的放置，更换衣物、床单的顺序。

3. 新患者的入院介绍：主管医生、责任护士、病区环境、饮食（告知特殊、禁食的目的和意义）、安全（告知跌倒、坠床、压疮等危险）、便民措施、健康指导。

模拟练习题

一、以下每一道考题下面有 A、B、C、D、E 五个备选答案。请选择一个最佳答案，并在答题卡上将相应题号的相应字母所属方框涂黑。

A1/A2 型题

1. 住院处办理入院手续的依据是
   A. 单位介绍信
   B. 门诊病历
   C. 诊断书
   D. 住院证
   E. 转院证明

2. 急性胃溃疡穿孔患者入院时，住院处的护理人员首先应
   A. 立即护送病员到住院处办入院手续
   B. 通知医师，并立即做术前准备
   C. 卫生处置
   D. 评估病员有何护理问题
   E. 介绍医院的规章制度

3. 入院时，对乙肝患者个人衣服的正确处理方法是
   A. 包好后存放
   B. 消毒后存放
   C. 交给家属带回
   D. 日光曝晒后存放
   E. 消毒后交患者保管

4. 一般患者入院进病房后，护士首先要
   A. 接待患者，自我介绍
   B. 测量生命体征
   C. 通知医生
   D. 介绍医院规章制度
   E. 填写病历中有关眉栏

5. 以下出院护理中错误的是
   A. 通知患者及家属做好出院准备
   B. 凭医生处方领取患者出院后须服药物
   C. 停止给药

D. 介绍出院后注意事项

E. 协助患者整理用物

6. 排列住院病历,首页是

  A. 住院病历首页

  B. 门诊或急诊病历

  C. 体温单

  D. 医嘱单

  E. 护理记录单

7. 排列出院病历,首页是

  A. 住院病历首页

  B. 门诊或急诊病历

  C. 体温单

  D. 医嘱单

  E. 护理记录单

8. 出院患者床单元处理错误的是

  A. 床单、被套等撤下送洗

  B. 床、床旁桌、椅用洗涤剂擦拭

  C. 被褥曝晒 6 h

  D. 脸盆、痰杯用消毒溶液浸泡

  E. 铺备用床

9. 在住院处办理完入院手续后,可免去沐浴的患者是

  A. 慢性支气管炎患者

  B. 胆结石待手术患者

  C. 心力衰竭患者

  D. 胃溃疡患者

  E. 风湿性关节炎患者

10. 出院护理的"健康指导"下列哪项概念的陈述不妥

  A. 必要时给予功能锻炼指导

  B. 包括饮食指导

  C. 单纯普及卫生常识

  D. 包括休息指导

  E. 包括复诊指导

11. 关于轮椅运送法的叙述不正确的是

  A. 接患者时椅背与床尾平齐

  B. 护士站在轮椅一侧

  C. 闸应制动

  D. 患者应抬头向后靠

  E. 身体不平衡者,可系安全带

12. 挪动法运送患者时,上下平车移动顺序分别是

  A. 下肢、臀部、上半身;上半身、臀部、下肢

  B. 上半身、臀部、下肢;下肢、臀部、上半身

  C. 上半身、下肢;下肢,上半身

  D. 臀部直接挪至平车和床

  E. 近侧身体,远侧身体;远侧身体,近侧身体

13. 使用平车一人搬运患者时,应注意使平车头端和床尾呈

  A. 直角

  B. 平行

  C. 钝角

  D. 对接

  E. 锐角

14. 用平车搬运患者时,以下哪种做法不妥

  A. 腰椎骨折患者搬运时,车上垫木板

  B. 下坡时,患者头在平车前端

  C. 输液者不可中断

  D. 患者向平车挪动时,护士应抵住平车

  E. 进门时不可用车撞门

15. 患者入院的时间,应该如何填写在体温单上

  A. 39 ~ 41 °C,相应时间格内用红笔纵向填写

  B. 40 ~ 41 °C,相应时间格内用蓝笔纵向填写

  C. 40 ~ 42 °C,相应时间格内用红笔纵向填写

  D. 39 ~ 42 °C,相应时间格内用蓝笔纵向填写

  E. 38 ~ 42 °C,相应时间格内用红笔纵向填写

16. 护士小刘和小王将不能自理的患者刘某由床上移至平车上外出治疗,护士移动患者时正确的做法是

  A. 两人弯腰抱住患者移动

  B. 两人在同侧托抱起患者,尽量靠近自己的身体后移动

  C. 两人双腿并拢用力抬起患者逐渐移动

  D. 两人手臂伸直,托住患者移动

  E. 两人一人托起头部,一人托起脚部移动

17. 李某因肺炎入院,护士为其安排床位时应

  A. 安排在隔离室内

  B. 根据患者意愿安排

  C. 根据病情需要选择床位

  D. 安排在抢救室内

  E. 安排在护士站旁

18. 患者男性,71 岁,因心力衰竭入院,呼吸困难,入院处护士首先应给予

    A. 介绍医院的规章制度

    B. 先卫生处置再入病区

    C. 了解患者有何护理问题

    D. 立即护送患者入病区

    E. 通知医生，并立即做好术前准备

19. 患者女性，55 岁，因外伤性休克入院，入院后护士首先应

    A. 填写各种卡片

    B. 通知营养室，准备膳食

    C. 询问病史，评估发病过程

    D. 通知医生，配合抢救，测量生命体征

    E. 填写病历中有关眉栏

20. 患者男性，58 岁，因糖尿病酮症酸中毒急诊入院，急诊室已给予输液、吸氧，现准备用平车送入病房，护送途中护士应注意

    A. 暂停护送，酸中毒好转后再送入病房

    B. 拔管暂停输液、吸氧

    C. 暂停吸氧，输液继续

    D. 暂停输液、继续吸氧

    E. 继续输液、吸氧，避免中断

21. 张某，颈椎骨折，现需搬运至平车上，平车与床的位置是

    A. 平车头端与床尾相接

    B. 平车头端与床头呈钝角

    C. 平车头端与床尾呈钝角

    D. 平车头端与床尾呈锐角

    E. 平车头端与床头平齐

22. 患者女性，42 岁，胃溃疡，计划于 3 天后行胃大部切除术，目前应对该患者实施的护理级别是

    A. 一级护理

    B. 二级护理

    C. 不需护理

    D. 特别护理

    E. 三级护理

23. 李某，女性，55 岁，因肺炎球菌性肺炎入院，咳嗽，咳脓痰，体温 39.6 ℃，护理人员巡视患者的时间宜为

    A. 24 h 专人护理

    B. 每小时巡视

    C. 每 2 h 巡视

    D. 每 3 h 巡视

    E. 每日巡视两次

24. 患者女性，27 岁，因重大交通事故急诊入

院，入院时病情危重，呈昏迷状态。入院后，值班护士首先应

    A. 询问病史，评估发病过程

    B. 填写有关表格及各种卡片

    C. 通知医生，积极配合抢救

    D. 通知营养室，准备膳食

    E. 介绍同病室室友

25. 患者男性，因上消化道出血，急诊入院。入院时烦躁不安，面色苍白，四肢厥冷，BP 70/42 mmHg，P 120 次/min，入院护理的首要步骤时是

    A. 热情接待，耐心介绍环境和制度

    B. 询问病史，了解护理问题

    C. 置休克卧位，测生命体征，输液，通知医生

    D. 准备急救物品，等待值班医生

    E. 填写各种表格，完成护理入院评估单

26. 患者男性，40 岁，因车祸身体多处受伤入院。T35℃，P58 次/min，BP60/40mmHg,呕吐呈喷射状，定向力障碍，思维、语言不连贯。此患者应采取的护理级别为

    A. 特级护理

    B. 一级护理

    C. 二级护理

    D. 三级护理

    E. 保护性隔离护理

27. 患者男性，54 岁，因腰椎骨折入院，现需要做 B 超，搬运中不正确的做法是

    A. 动作要轻稳，协调一致

    B. 让患者身体尽量远离搬运者

    C. 平车上要垫木板

    D. 患者的头应卧于平车大轮端

    E. 不可用车撞门，避免震动患者

28. 患者男性，64 岁，因车祸伤入院，一直昏迷不醒，护理工作中需要也别注意的是

    A. 做好基础护理

    B. 保暖

    C. 按时服药

    D. 保持呼吸道通畅

    E. 准确执行医嘱

29. 患者女性，34 岁，工作中因车间起火造成大面积烧伤，护士应提供的护理级别是

    A. 重症监护

B. 特级护理

C. 一级护理

D. 二级护理

E. 三级护理

30. 宫外孕患者，出血性休克住院。现手术后第5天。医嘱给予三级护理。护士在执行医嘱的过程中，下列哪项不正确

A. 每天巡视患者两次

B. 妇科术后护理常规

C. 定时做皮肤护理

D. 与患者保持沟通

E. 给予必要的卫生保健指导

二、以下提供若干个案例，每个案例下设若干个考题。请根据各考题题干所提供的信息，在每题下面 A、B、C、D、E 五个备选答案中选择一个最佳答案，并在答题卡上将相应题号的相应字母所属方框涂黑。

A3/A4 型题

（1～3 题共用题干）

患者女性，32 岁，因外伤急诊入院，烦躁不安，面色苍白，BP 70/40 mmHg，P 115 次/min。

1. 入院护理的首要步骤为

A. 热情接待，介绍环境

B. 安置休克卧位，吸氧，测量生命体征，输液，通知医生

C. 填写各种表格，完成入院护理评估单

D. 了解健康情况

E. 准备急救物品，等待值班医生

2. 患者需用平车送 CT 室检查，下列操作方法不正确的是

A. 输液吸氧不可中断

B. 患者头部卧于平车大轮端

C. 护士在患者头侧

D. 根据体重采用单人搬运法

E. 注意保暖

3. 根据该患者情况，护士选择了三人搬运送患者进行 CT 检查，以下正确的是

A. 平车头端（大轮端）于床头成锐角

B. 护士三人站床同侧，屈膝，两腿并拢

C. 甲托头、颈、肩和背；乙托腰和臀；丙托腘窝和小腿

D. 甲托头、颈、肩；乙托背、腰和臀；丙托腘窝和小腿

E. 甲托头、颈、肩；乙托背、腰；丙托臀和腘窝

（4～5 题共用题干）

患者吴某，因外伤引起脾破裂急诊入院，患者烦躁不安，面色苍白，四肢厥冷，血压80/50 mmHg，脉搏 120 次/min。

4. 急诊科护士应立即

A. 行卫生处置

B. 通知医师，并做好术前准备

C. 通知病区值班护士

D. 介绍医院的规章制度

E. 了解患者有何护理问题

5. 当患者术后回外科病房前，病区护士应

A. 将备用床改为暂空床

B. 枕头平放于床头，开口背门

C. 移椅子置于床尾

D. 将备用床改为麻醉床

E. 待患者回病房后再备麻醉盘

（6～7 题共用题干）

患者男性，53 岁，胃癌。胃大部切除术后第 3 天，伤口无明显渗血，给予禁饮禁食，静脉补充营养。患者诉伤口疼痛，乏力。

6. 根据病情给予，护士应给予患者的护理级别是

A. 一级护理

B. 二级护理

C. 三级护理

D. 特级护理

E. 围手术期护理

7. 根据护理等级，护士巡视病房时应做到

A. 每日巡视患者 3 次

B. 每小时观察一次

C. 每 3 h 观察一次

D. 24 h 特别护理

E. 每日巡视患者 4 次

（8～10 题共用题干）

患者女性，自感全身不适前来就诊。门诊护士巡视时发现她面色苍白，出冷汗，呼吸急促，主诉腹痛剧烈。

8. 门诊护士应采取的措施是

A. 安排该患者提前就诊

B. 让该患者就地平卧休息

C. 安慰患者，仔细观察

D. 让医生加快诊治速度

E. 为该患者测量脉搏血压

9. 医生检查后，建议立即将该患者送至急诊室，用轮椅运送患者，错误的做法是

A. 推轮椅至诊察床旁

B. 使椅背和床头平齐

C. 翻起轮椅的脚踏板

D. 站在轮椅背后固定轮椅

E. 嘱患者靠后坐，手握扶手

10. 急诊医生处理后，该患者留住急诊观察室。在评估患者时，下述哪项是客观资料

A. 腹痛难忍

B. 感到恶心

C. 睡眠不佳

D. 心慌不适

E. 面色苍白

三、以下提供若干组考题，每组考题共同使用在考题前列出的 A、B、C、D、E 五个备选答案。请从中选择一个与考题关系密切的答案，并在答题卡上将相应题号的相应字母所属方框涂黑。每个备选答案可能被选择一次、多次或不被选择。

B 型题

（1~2 题共用备选答案）

A. 平车四人搬运法

B. 平车单人搬运法

C. 轮椅运送法

D. 平车两人或三人搬运法

E. 平车挪动法

1. 贫血患儿，4 岁，搬运时应选择

2. 老年体弱能坐起，但不能行走的患者

（3~4 题共用备选答案）

A. 不需要护理

B. 一级护理

C. 三级护理

D. 二级护理

E. 特别护理

3. 患者，女性，65 岁．因肺炎入院，需对该患者采取

4. 肾移植的患者需采用

（5~6 题共用备选答案）

A. 普通病房

B. 危重病房

C. 治疗室

D. 隔离病房

E. 处置室

5. SARS 疑似患者入院时应安置在

6. 脑出血期伴昏迷患者入院时应安置在

（7~8 题共用备选答案）

A. 肾衰竭患者

B. 肝移植患者

C. 疾病恢复期患者

D. 择期手术患者

E. 年老体弱患者

7. 一级护理适用于

8. 二级护理适用于

参考答案

一、A1/A2 型题

1. D　2. B　3. B　4. A　5. C　6. C 7. A　8. B　9. C　10. C　11. B　12. B　13. C　14. B　15. C　16. B　17. C　18. D　19. D　20. E　21. E　22. E　23. B　24. C　25. C　26. A　27. B　28. D　29. B 30. C

二、A3/A4 型题

1. B　2. D　3. C　4. B　　5. D　6. A　7. B 8. A　9. B　10. E

三、B 型题

1. B　2. C　3. D　4. E　5. D　6. B　7. A　8. E

（肖丹娣）

第四章 卧位和安全的护理

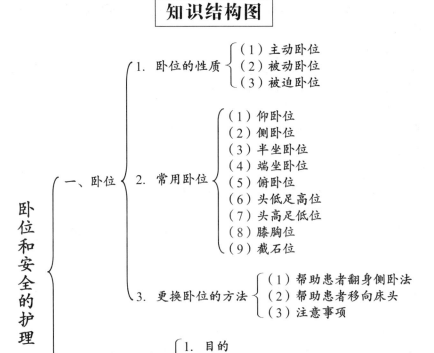

知识精编

第一节 卧 位

一、卧位的性质

根据患者的活动能力，通常分为主动卧位、被动卧位、被迫卧位

1. 主动卧位：患者根据自己习惯自主采取的舒适卧位。见于轻症患者。

2. 被动卧位：患者自身无变换卧位的能力，躺在被安置的卧位。如昏迷、极度衰弱、瘫痪等患者。

3. 被迫卧位：患者意识清晰，也有改变卧位的能力，但由于疾病或治疗的原因，被迫采取的卧位。如哮喘患者发作时，因呼吸困难而采取端坐卧位，膀胱镜检查采取截石位等。

二、常用卧位

1. 仰卧位

（1）去枕仰卧位：

① 要求：去枕仰卧，枕横立于床头，头偏向一侧。

② 适用范围：昏迷或全身麻醉未清醒的患者，防止呕吐物流入气管所致窒息或肺部并发症；椎管麻醉、腰椎穿刺术后 6～8 h 的患者，防止颅内压降低所致的头痛。因为穿刺后，脑脊液可从穿刺点漏出到脊膜腔外，造成颅内压降低，牵张颅内静脉窦及脑膜等组织，引起头痛。

（2）中凹卧位：

① 要求：头胸抬高 10°～20°，下肢抬高 20°～30°。

② 适用范围：休克患者。头胸部抬高，有利于呼吸道通畅，改善缺氧症状；下肢抬高，有利于静脉回流，增加回心血量，缓解休克症状。

（3）屈膝仰卧位：

① 要求：仰卧，两臂置身体两侧，双腿屈膝并向外稍分开。

② 适用范围：腹部检查，腹肌放松，利于检查；导尿及会阴冲洗等。

2. 侧卧位

（1）要求：侧卧，一手放枕旁，一手放胸前，上腿弯曲，下腿伸直；两膝间、胸背部置软枕，扩大支撑面，增进舒适和安全感。

（2）适用范围：灌肠、肛门检查；配合胃镜、肠镜检查；臀部肌内注射（上腿伸直，下腿弯曲）；与仰卧位交替预防压疮。

3. 半坐卧位

（1）要求：先支起床头支架 30°～50°，再摇起膝下支架；放时先放下膝下支架，再放床头支架。

（2）适用范围：

① 心肺疾患引起呼吸困难的患者（重力作用，膈肌下降，胸腔容积增大；回心血量减少，减轻肺瘀血，改善呼吸困难）。

② 胸、腹、盆腔手术后或有炎症的患者（腹腔渗出液流入盆腔，以减少炎症扩散和毒素吸收，使感染局限化；防止感染向上蔓延引起膈下脓肿）。

③ 腹部术后患者（减轻腹部切口缝合处的张力）。

④ 某些面部及颈部手术后患者（减少局部出血）。

⑤ 疾病恢复期体质虚弱的患者（有利于患者向站立过渡）。

4. 端坐卧位

（1）要求：摇起床头支架 70°～80°，膝下放支架 15°～20°，床上放跨床小桌，桌上放软枕，患者可伏在桌上休息，也可向后靠。

（2）适用范围：急性肺水肿、心包积液及支气管哮喘发作，由于极度呼吸困难，患者被迫端坐。

5. 俯卧位

（1）要求：俯卧，两臂屈肘放于头两侧，两腿伸直，在胸、腹、髋部及踝部各放一软枕，头偏向一侧，舒适且利于呼吸。

（2）适用范围：

① 腰、背部检查，配合胰、胆管造影。

② 腰、背、臀部有伤口或脊椎术后，患者不能平卧或侧卧。

③ 胃肠胀气所致腹痛（使腹腔容积增大，以便缓解胃肠胀气）。

6. 头低足高位

（1）要求：患者仰卧，枕头横立于床头，床尾垫高 15～30 cm，避免患者头部损伤。

（2）适用范围：

① 十二指肠引流，有利于胆汁引流。

② 肺部分泌物引流，使痰易于咳出。

③ 妊娠时胎膜早破，防止脐带脱垂。

④ 跟骨、胫骨结节和骨盆骨折牵引，利用人体重力作为反牵引力。

7. 头高足低位

（1）要求：患者仰卧，枕头横立床尾，床头垫高 15～30 cm。

（2）适用范围：

① 颈椎骨折进行颅骨牵引（利用人体重力作为反牵引力）。

② 预防脑水肿，减轻颅内压。

③ 开颅手术后。

8. 膝胸卧位

（1）要求：患者跪卧，小腿平放，稍分开，大腿与床垂直，胸贴床面，腹部悬空，臀部抬起，头偏向一侧，两臂屈肘，置于头两侧。

（2）适用范围：

① 矫正子宫后倾或胎位不正。

② 促进产后子宫复原。

③ 肛门、直肠、乙状结肠的检查和治疗。

④ 法洛四联症患儿缺氧发作。

9. 截石位

（1）要求：患者仰卧于检查台上，两腿分开并放于支腿架上，臀部齐床缘，两手放于胸前或身体两侧。

（2）适用范围：

① 会阴与肛门部位检查、治疗或手术，如膀胱镜检查。

② 产妇分娩时。

三、更换卧位的方法

1. 帮助患者翻身侧卧法

（1）目的：

① 使患者舒适。

② 预防并发症。

③ 满足检查、治疗及护理的需要。

（2）操作方法：解释操作的目的，方法及注意事项，取得患者配合。移动前均应固定床轮，松开盖被。

① 一人法 —— 用于体重较轻的患者。患者仰卧，手放于腹部，两腿屈曲，按肩、臀、双

下肢顺序将患者移向护士侧，一手扶肩，一手扶膝，轻推患者转向对侧，背向护士。

② 两人法 —— 用于体重较重或病情较重的患者。两护士站于患者同侧，一人托住患者的颈肩部及腰部，另一人托住臀部及腘窝，两人同时抬起患者移向自己，并分别扶住患者肩、腰、臀及膝部，同时轻推患者翻转向对侧。

2. 帮助患者移向床头

（1）目的：协助已滑向床尾而自己又不能移动的患者移向床头。

（2）操作方法：解释操作的目的，方法及注意事项，取得患者配合。移动前均应固定床轮，松开盖被。

① 一人法 —— 用于体重较轻的患者。将枕头横立于床头，患者仰卧屈膝，双手握住床头栏杆，护士一手托起患者肩部，另一手托起患者臀部，同时嘱患者两脚蹬床面，挺身上移至床头，移回枕头。

② 两人法 —— 用于体重较重或病情较重的患者。患者仰卧屈膝，两护士分别站在床的两侧，交叉托住患者的颈肩及臀部，同时抬起患者移向床头；也可两位护士站在床的同侧，一人托住颈、肩及腰部，另一人托住臀部及腘窝，同法移向床头，移回枕头。

3. 注意事项

（1）根据病情以及皮肤受压情况，确定翻身间隔时间。

（2）协助患者翻身时，不可拖、拉，防止皮肤擦伤。

（3）患者身上置有多种导管时，协助翻身前应安置妥当，翻身后应检查有无脱落、扭曲等，以保持导管通畅。

（4）特殊患者：① 协助术后患者翻身前，应先换药再翻身；② 颅脑术后患者，头部转动过剧可引起脑疝，压迫脑干，导致突然死亡，所以一般只卧于健侧或平卧，且头高足低；③ 颅骨牵引的患者，翻身时不可放松牵引；④ 石膏固定或伤口较大的患者，翻身时以及翻身后应防止患处受压。

（5）注意节力原则：翻身时护士让患者尽量靠近自己，使重力线通过支撑面而保持平衡，达到节力、安全的目的。

第二节　保护具的应用

一、目　的

1. 防止小儿、高热、谵妄、昏迷、躁动或危重患者等因意识不清等原因而发生坠床、撞伤、抓伤等意外。

2. 确保安全和治疗护理工作的顺利进行。

二、方　法

1. 床挡——主要用于保护患者，预防坠床。

2. 约束带——主要用于躁动或精神病患者，以限制身体或肢体活动。

（1）宽绷带，主要用于固定手腕及踝部。

（2）肩部约束带，主要用于固定肩部，以限制患者坐起。

（3）膝部约束带，主要用于固定膝部，以限制患者下肢活动。

（4）尼龙搭扣约束带，用于手腕、上臂、踝部及膝部等部位的固定。

3. 支被架——主要用于肢体瘫痪、极度虚弱的患者或烧伤患者暴露疗法时保暖。

三、注意事项

1. 严格掌握保护具的使用指征，保护患者自尊。约束带使用前应告知患者及家属解释适用保护具的目的，操作要点，以取得理解和配合。

2. 制动性保护具只能短期使用，须定时松解（一般每 2 h 松解一次），并且使患者肢体处于功能位。

3. 使用约束带时，局部垫衬垫，松紧适宜，且密切观察局部皮肤颜色（一般每 15～30min 观察一次），必要时局部按摩，以促进血液循环。

4. 做好使用记录。

临床链接

1. 对处于端坐卧位、半卧位等急危重患者进行更换床单及变换体位时，应有效评估患者的生命体征、病情状态，如有痰鸣，应有效吸引；血压不稳定，暂停翻身的操作（抓住患者的主要矛盾），并与家属说明需进行相关护理操作的意义及必要性。

2. 轴线翻身法

（1）目的：

① 协助颅骨牵引、脊椎损伤、脊椎手术患者在床上翻身。

② 预防脊椎再损伤及关节脱位。

③ 预防压疮，增加患者舒适感。

（2）操作方法：

① 第一位操作者站于患者头部，第二、三位操作者分别站于病员一侧，第四位操作者站于对侧。

② 第一操作者移开头颈两侧沙袋，双手固定病员头部，沿纵轴方向向上略加牵引。

③ 将病员双手交叉放于胸前，第二操作者双手分别置于病员肩部和髋部。

④ 第三操作者将双手分别置于病员腰部和膝部。

⑤ 第一操作者发口令，三人同步翻转。

⑥ 病员头、颈、胸、腰保持在同一水平线，翻身角度不超过 45°。

⑦ 第四操作者检查病员皮肤情况。

⑧ 固定病员头颈部，背部垫软枕支撑；两膝之间放软枕，双膝呈自然弯曲状。

⑨ 第二操作者调整病员受压侧肢体。

⑩ 病员无颈椎损伤时，可由两位操作者（同上）完成轴线翻身。

（3）注意事项：

① 操作中体现出对患者的人文关怀，沟通合理有效。

② 注意节力原则，卧位稳定，患者舒适。

③ 注意保护病员。

模拟练习题

一、以下每一道考题下面有 A、B、C、D、E 五个备选答案。请选择一个最佳答案，并在答题卡上将相应题号的相应字母所属方框涂黑。

A1/A2 型题

1. 患者自身无改变卧位的能力，躺在被安置的卧位。属于
   - A. 主动卧位
   - B. 被动卧位
   - C. 被迫卧位
   - D. 强迫卧位
   - E. 自主卧位

2. 给一个椎管内麻醉的患者，采取去枕仰卧位的主要目的是
   - A. 预防窒息
   - B. 预防肺部感染
   - C. 预防颅内压升高
   - D. 预防头疼
   - E. 预防患者的脑水肿

3. 昏迷患者采用去枕仰卧位的目的是
   - A. 预防颅内压降低引起的头痛
   - B. 预防呕吐物流入气管引起窒息
   - C. 预防压疮
   - D. 腹肌放松，利于检查
   - E. 使患者保持舒适

4. 采取中凹卧位，不能帮助休克患者的是
   - A. 增加心排血量
   - B. 改善缺氧
   - C. 保持呼吸道通畅
   - D. 利于静脉回流
   - E. 增加尿量

5. 护士一人帮助患者移向床头时，下面做法不妥的是
   - A. 摇起床头支架
   - B. 将枕头横立床头
   - C. 患者仰卧屈膝
   - D. 嘱患者双手握住床头栏杆
   - E. 一手托住患者肩部，一手托住患者臀部，协助患者移向床头

6. 颅骨牵引病员在翻身时应采用的方法是
   - A. 先放松牵引后翻身
   - B. 翻身后放松牵引
   - C. 头侧向一边后再翻身
   - D. 翻身后头侧向一边
   - E. 不能放松牵引

7. 协助患者翻身时下列哪项不妥
   - A. 应将患者稍抬起然后再移动
   - B. 患者体重较重者可由两个护士一起做
   - C. 协助患者翻身时避免拖、拉，可用推的动作
   - D. 翻身后应检查受压处皮肤情况
   - E. 建立床头翻身记录卡

8. 颅内压过低引起头痛的机制是
   - A. 脑细胞缺氧
   - B. 牵张颅内静脉窦
   - C. 脑部充血
   - D. 脑部缺血
   - E. 脑膜炎症

9. 使用约束用具时，患者肢体应保持
   - A. 患者喜欢的体位
   - B. 常易变换的体位
   - C. 治疗的强迫体位
   - D. 功能位置
   - E. 生理运动位置

10. 中凹卧位的基本要求是
    - A. 抬高患者头胸部约 10°，抬高下肢约 10°
    - B. 抬高患者头胸部约 20°，抬高下肢约 15°
    - C. 抬高患者头胸部约 20°，抬高下肢约 30°
    - D. 抬高患者头胸部约 30°，抬高下肢约 20°
    - E. 抬高患者头胸部约 30°，抬高下肢约 35°

11. 患者女性，40 岁，颅脑术后第 3 天，如需更换卧位，以下做法错误的是
    - A. 先换药，再翻身
    - B. 先将导管安置妥当再翻身
    - C. 两人协助患者翻身
    - D. 卧于患侧
    - E. 注意节力原则

12. 患者，女性，56 岁，因肺源性心脏病导致呼吸困难，采用半坐卧位的目的是
    - A. 减少局部出血
    - B. 使患者逐渐适应体位变化，利于向站立

过渡

C. 减轻腹部切口疼痛

D. 防止感染向上蔓延

E. 减轻心脏负担

13. 患者，女，25 岁，无痛性血尿病因不明，准备行膀胱镜检查，指导患者采取

A. 截石位

B. 头低足高位

C. 膝胸位

D. 屈膝仰卧位

E. 头高足低位

14. 王某，男，57 岁，肝硬化食管静脉曲张，大出血后，呼吸急促、出冷汗、脉细速，血压 70/50 mmHg，护士应立即将患者的体位安置为

A. 平卧位

B. 中凹位

C. 侧卧位

D. 屈膝仰卧位

E. 头低足高位

15. 李某，女，45 岁，甲状腺功能亢进，手术治疗后，采取半坐卧位的主要目的是

A. 改善呼吸困难

B. 预防感染

C. 避免疼痛

D. 有利伤口愈合

E. 减轻局部出血

16. 王某，29 岁，行剖宫产术，术前准备做留置导尿，护士在操作时应该为患者安置的体位是

A. 左侧卧位

B. 头高足低位

C. 去枕仰卧位

D. 屈膝仰卧位

E. 膝胸位

17. 张某，女，45 岁，发热、咳嗽，右侧胸痛，患者自诉采取右侧卧位休息时，胸部疼痛减轻，呼吸稍通畅。此时卧位性质属于

A. 主动卧位

B. 被动卧位

C. 被迫卧位

D. 习惯卧位

E. 特异卧位

18. 张女士，昏迷，护士将其安置为去枕仰卧位，头偏向一侧，其目的是

A. 利于观察病情

B. 便于头部固定，避免颈椎骨折

C. 引流分泌物，保持呼吸道通畅

D. 保持颈部活动灵活

E. 减轻对枕骨的压迫防止压疮的发生

19. 李女士，因患破伤风被安置在隔离室。表现为牙关紧闭，四肢抽搐，角弓反张，下列采取的安全措施不妥的是

A. 用床挡，防坠床

B. 取下义齿，防窒息

C. 枕头横立床头，四肢用约束带以防撞伤

D. 纱布包裹压舌板垫于上下门牙之间防咬伤

E. 保持病室安静

20. 患者王某，女，25 岁，患有躁狂型精神病，拟给予保护具，正确的是

A. 如患者患有精神病，不必向其家人介绍使用保护具的必要性

B. 使用床栏，防止坠床

C. 使用约束带，每 4 h 松解 1 次

D. 将患者的两肢伸直，系好尼龙搭扣约束带

E. 记录保护具使用时间

21. 李某，女，67 岁，体重约 42 kg，某护士独自为患者翻身时，下面操作不正确的是

A. 让患者仰卧，两手放于腹部

B. 患者两腿屈曲

C. 将患者两下肢移向护士侧

D. 将患者肩部移向护士侧

E. 一手扶肩一手扶膝，轻推患者，使其面对护士

22. 患者男性，36 岁，烧伤后采用暴露疗法，可选用的保护具是

A. 床挡

B. 宽绷带

C. 支被架

D. 肩部约束带

E. 膝部约束带

23. 王女士，30 岁，颈椎骨折行骨牵引，现需更换卧位，错误的是

A. 做好解释

B. 核对患者

C. 放松牵引后翻身

D. 固定床轮

E. 记录翻身时间及皮肤情况

24. 患者男性，32 岁，全麻下行开颅术，术后已醒，应采取的卧位是
　　A. 头高足低位
　　B. 仰卧位
　　C. 头低足高位
　　D. 半坐卧位
　　E. 侧卧位

25. 患者女性，20 岁，面部有开放性伤口，清创缝合后该患者应采取的体位是
　　A. 半坐卧位
　　B. 膝胸卧位
　　C. 头高足低位
　　D. 仰卧位
　　E. 侧卧位

26. 患者女性，60 岁，患肝硬化 6 年，近半年来胸闷加重，气促，呼吸困难，心脏彩超提示：大量心包积液，立即入院治疗。为缓解呼吸困难，护士应安置患者于
　　A. 端坐位
　　B. 平卧位
　　C. 头高足低位
　　D. 头低足高位
　　E. 屈膝仰卧位

27. 患者女性，30 岁，妊娠 25 周。胎儿臀位，准备采用膝胸卧位予以纠正。护士讲解要点后，观察孕妇操作，提示护士需要予以纠正的操作是
　　A. 头偏向一侧
　　B. 腹部悬空，臀部抬起
　　C. 两腿分开，大腿与床面成 45 度
　　D. 两臂屈肘，放于头的两侧
　　E. 跪卧，胸部贴床面

28. 患者女性，22 岁，入院诊断为慢性细菌性痢疾，需行灌肠治疗，护士应指导患者采取
　　A. 仰卧位
　　B. 膝胸卧位
　　C. 右侧卧位
　　D. 俯卧位
　　E. 左侧卧位

29. 患者女性，60 岁，体重 98 kg，因急性心肌梗死而急性入院。入院查体：神志清楚，心率 120 次/min，律齐。心电图提示前壁广泛性缺血

性改变。此时护士最好给患者安置
　　A. 头低足高位
　　B. 半坐卧位
　　C. 仰卧位
　　D. 俯卧位
　　E. 中凹卧位

30. 患者男性，47 岁，诊断"乙型脑炎"，查体：神志处于深度昏迷状态。该患者应采取的卧位
　　A. 俯卧位
　　B. 头高足低位
　　C. 仰卧位头偏向一侧
　　D. 中凹卧位
　　E. 头低足高位

31. 患者男性，35 岁，椎管麻醉下行胆囊切除术，术后第三天，无头痛等症状，患者体位可取半坐卧位的目的是
　　A. 减轻腹部切口疼痛
　　B. 减少局部出血
　　C. 减轻心脏负担
　　D. 利于向站立过渡
　　E. 增加肺活量

32. 患者男性，20 岁，因车祸致颅脑损伤，出现躁动不安症状，为保证治疗顺利进行，使用约束带约束其手腕，应重点观察
　　A. 约束带是否紧扎
　　B. 卧位是否舒适
　　C. 神智是否清醒
　　D. 局部皮肤颜色
　　E. 衬垫是否垫好

33. 患者男性，35 岁，甲状腺术后，患者血压平稳，护士应指导患者采取
　　A. 去枕仰卧位
　　B. 半坐卧位
　　C. 端坐位
　　D. 头高足低位
　　E. 头低足高位

34. 患者男性，40 岁，颅内手术后，护士嘱患者头部翻转不可过于剧烈，目的是防止可能引起的并发症为
　　A. 脑干损伤
　　B. 脑栓塞
　　C. 休克
　　D. 脑疝

E. 脑出血

35. 患者女性，55 岁，以支气管扩张入院，患者慢性咳嗽，有大量浓痰，在进行体位引流时采取的体位
    A. 俯卧位
    B. 侧卧位
    C. 头低足高位
    D. 头高足低位
    E. 屈膝仰卧位

二、以下提供若干个案例，每个案例下设若干个考题。请根据各考题题干所提供的信息，在每题下面 A、B、C、D、E 五个备选答案中选择一个最佳答案，并在答题卡上将相应题号的相应字母所属方框涂黑。

A3/A4 型题

（1～3 题共用题干）

患者李某，入院时心悸、气促、呼吸困难，口唇发绀，恐惧，烦躁不安，入院诊断为风湿性心脏病合并心力衰竭。

1. 为了缓解症状，应帮助患者采用的体位是
    A. 抬高床头 10°～20°，抬高下肢 20°～30°
    B. 抬高床头 30°～50°，抬起膝下支架 15°～20°
    C. 抬高床头 70°～80°，抬起膝下支架 15°～20°
    D. 抬高床尾 15～30 cm
    E. 抬高床头 15～30 cm

2. 患者烦躁不安，为防止患者受伤，应采取的保护措施是
    A. 使用绷带
    B. 使用肩部约束带防止碰伤
    C. 使用双侧床挡防止坠床
    D. 使用双膝固定防止坠床
    E. 使用双套结固定肢体防自伤

3. 患者恐惧不安，应采取的正确护理措施是
    A. 说服指导，减少恐惧
    B. 嘱家属陪伴
    C. 通知医生前来处理
    D. 加强床旁监护，给予精神安慰和心理支持
    E. 给予镇静剂

（4～5 题共用题干）

患儿，6 岁，突然支气管哮喘发作，持续 10 h 以上，端坐呼吸，大汗淋漓，口唇发绀，显著呼吸困难而急诊入院。

4. 护士应为患儿采取的体位是

A. 仰卧位
B. 侧卧位
C. 半坐卧位
D. 端坐位
E. 头高足低位

5. 该患儿采取的体位性质属于
    A. 主动卧位
    B. 被动卧位
    C. 被迫卧位
    D. 习惯卧位
    E. 特异卧位

（6～8 题共用题干）

患者李某，因急性阑尾炎合并穿孔，急诊入院，在硬膜外麻醉下行阑尾切除术。

6. 患者回病室后应采取的体位是
    A. 屈膝仰卧位 4 h
    B. 去枕平卧位 4 h
    C. 中凹位 6 h
    D. 去枕平卧位 6 h
    E. 去枕平卧位 2 h

7. 患者术后第 2 天，诉伤口疼痛难忍，应采取的体位是
    A. 仰卧屈膝位
    B. 右侧卧位
    C. 头高足低位
    D. 端坐卧位
    E. 半坐卧位

8. 采取此种体位的目的是
    A. 可减少局部出血有利于愈合
    B. 防止炎症扩散和毒素吸收，可减轻疼痛
    C. 有利于减少回心血量，促进血液循环
    D. 有利于减轻肺部淤血，减少并发症
    E. 有利于扩大腹腔容量，防止炎症扩散

（9～13 题共用题干）

患者女性，32 岁。妇科检查发现子宫后倾。

9. 有利于矫正子宫后倾的体位是
    A. 去枕仰卧位
    B. 中凹卧位
    C. 侧卧位
    D. 膝胸位
    E. 截石位

10. 若该女性产前检查，发现胎位不正，为矫正胎位，应采用

A. 截石位

B. 膝胸位

C. 头低足高位

D. 去枕仰卧位

E. 头高足低位

11. 若该女性孕 34 周时发生胎膜早破，为防止脐带脱垂，应采用

A. 截石位

B. 膝胸位

C. 头低足高位

D. 头高足低位

E. 去枕仰卧位

12. 若该女性自然分娩，可采用

A. 去枕仰卧位

B. 头高足低位

C. 头低足高位

D. 膝胸位

E. 截石位

13. 若为促进产后子宫复原，该女性可采用

A. 截石位

B. 膝胸位

C. 头低足高位

D. 头高足低位

E. 去枕仰卧位

（14～16 题共用题干）

患者男性，肝性脑病。患者烦躁，神志不清，经静脉给药

14. 为确保输液顺利，可选择的保护方法

A. 局部用纱布覆盖

B. 使用床档

C. 肢体约束带

D. 支被架保护

E. 家属 24 h 陪伴

15. 使用上述工具，患者肢体的最好位置

A. 生理运动位置

B. 功能位置

C. 舒适的位置

D. 容易变换的位置

E. 便于治疗的位置

16. 使用上述工具应特别注意的问题是

A. 每 2 h 松开 15min

B. 密切观察皮肤颜色

C. 保护患者自尊

D. 约束带要垫衬垫

E. 约束带应系紧，防止脱落

三、以下提供若干组考题，每组考题共同使用在考题前列出的 A、B、C、D、E 五个备选答案。请从中选择一个与考题关系密切的答案，并在答题卡上将相应题号的相应字母所属方框涂黑。每个备选答案可能被选择一次、多次或不被选择。

B 型题

（1～3 题共用备选答案）

A. 产妇胎膜早破时

B. 甲状腺功能亢进手术治疗后

C. 行颅骨牵引时

D. 会阴部检查时

E. 支气管哮喘发作时，极度呼吸困难

1. 端坐位常用于

2. 半坐卧位常用于

3. 头低足高位常用于

（4～6 题共用备选答案）

A. 俯卧位

B. 侧卧位

C. 去枕仰卧位

D. 屈膝仰卧位

E. 半坐卧位

4. 胃大部切除术后 3 天的患者应采用

5. 全麻未清醒患者应采用

6. 灌肠时应采用

（7～9 题共用备选答案）

A. 中凹卧位

B. 去枕仰卧位

C. 俯卧头低足高位

D. 患侧卧位

E. 平卧位，头偏向一侧

7. 结核性胸膜炎胸痛的患者应取

8. 咯血窒息的患者紧急处理时应取

9. 肺结核大咯血患者应取

（10～12 题共用备选答案）

A. 10°～20°

B. 15°～20°

C. 20°～30°

D. 30°～50°

E. 70°～80°

10. 半坐卧位时，床头支架的角度为

11. 端坐位位时，床头支架的角度为

12. 中凹卧位时，抬高下肢的角度为

（13～15 题共用备选答案）

　　A. 头低足高位

　　B. 头高足低位

　　C. 端坐位

　　D. 膝胸位

　　E. 截石位

13. 开颅术后患者采取

14. 肺部分泌物引流采取

15. 跟骨牵引采取

（16～18 题共用备选答案）

　　A. 端坐位

　　B. 仰卧屈膝位

　　C. 截石位

　　D. 头低足高位

　　E. 去枕平卧位

16. 急性心肺功能不全患者应取

17. 十二指肠引流患者应取

18. 昏迷患者最好取

参考答案

一、A1/A2 型题

1. B　2. D　3. B　4. E　5. A　6. E　7. C　8. B　9. D　10. C
11. D　12. E　13. A　14. B　15. E　16. D　17. C
18. C　19. D　20. E　21. E　22. C　23. C　24. A
25. A　26. A　27. C　28. E　29. C　30. C　31. A
32. D　33. B　34. D　35. C

二、A3/A4 型题

1. C　2. C　3. D　4. D　5. C　6. D　7. E　8. B
9. D　10. B　11. C　12. E　13. B　14. C　15. B
16. B

三、B 型题

1. E　2. B　3. A　4. E　5. C　6. B　7. D　8. C
9. D　10. D　11. E　12. C　13. B　14. A　15. A
16. A　17. D　18. E

（石晓玲）

第五章 医院内感染的预防和控制

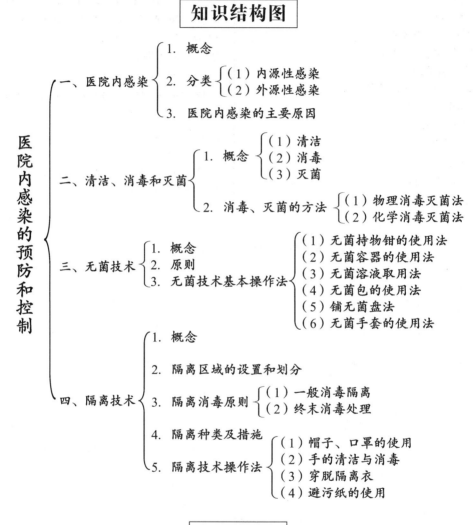

知识结构图

医院内感染的预防和控制

一、医院内感染
1. 概念
2. 分类
　(1) 内源性感染
　(2) 外源性感染
3. 医院内感染的主要原因

二、清洁、消毒和灭菌
1. 概念
　(1) 清洁
　(2) 消毒
　(3) 灭菌
2. 消毒、灭菌的方法
　(1) 物理消毒灭菌法
　(2) 化学消毒灭菌法

三、无菌技术
1. 概念
2. 原则
3. 无菌技术基本操作法
　(1) 无菌持物钳的使用法
　(2) 无菌容器的使用法
　(3) 无菌溶液取用法
　(4) 无菌包的使用法
　(5) 铺无菌盘法
　(6) 无菌手套的使用法

四、隔离技术
1. 概念
2. 隔离区域的设置和划分
3. 隔离消毒原则
　(1) 一般消毒隔离
　(2) 终末消毒处理
4. 隔离种类及措施
5. 隔离技术操作法
　(1) 帽子、口罩的使用
　(2) 手的清洁与消毒
　(3) 穿脱隔离衣
　(4) 避污纸的使用

知识精编

第一节 医院内感染

一、概 念

医院内感染，又称医院获得性感染，是指患者、陪护人员、探视者及医务工作人员在医院内获得的感染，包括在住院期间发生的感染和在医院内获得而出院后才发生的感染，但不包括入院前已经开始或者入院时已经处于潜伏期的感染。医院感染主要对象是住院患者。

二、分　类

医院内感染按病原体的来源不同可分为内源性感染和外源性感染两类。

1. 内源性感染（又称自身感染）：指来自患者自身的病原体引起的感染。患者体内或体表定植、寄生的正常菌群，正常情况下不致病，当个体健康状况不佳、免疫功能受损、正常菌群移位以及抗生素不合理应用时，就成为条件致病菌而引起感染。

2. 外源性感染（又称交叉感染）：指来自患者体外的病原体，通过直接或间接的途径，传播给患者而引起的感染。

三、医院内感染的主要原因

1. 病原体来源广泛，环境污染严重。
2. 易感人群增多。
3. 抗生素的广泛应用。
4. 介入性诊疗手段增多。
5. 医院内感染的管理制度不健全。
6. 医务人员对医院内感染的严重性认识不足。

第二节　清洁、消毒和灭菌

一、概　念

1. 清洁：指清除物体表面的污垢、尘埃及有机物。
2. 消毒：指清除或杀灭物体上除芽孢外的所有病原微生物，使其达到无害化。
3. 灭菌：指杀灭物体上所有微生物，包括致病的和非致病的，也包括细菌芽孢和真菌孢子。

二、消毒、灭菌的方法

1. 物理消毒灭菌法
（1）热力消毒灭菌法：
① 利用热力破坏微生物的蛋白质、核酸、细胞壁、细胞膜，从而导致其死亡的方法。
② 可分为干热法（如燃烧法、干烤法）和湿热法（如煮沸消毒法、压力蒸汽灭菌法等）。干热法由空气导热，传热较慢，所需的温度较高，时间较长；湿热法由水、水蒸气及空气导热，传热较快，穿透力较强，所需温度较低，时间较短。
③ 具体使用法（见表 5-2-1）。
（2）光照消毒法：
① 又称辐射消毒，主要利用紫外线或臭氧的杀菌作用，使菌体蛋白发生光解、变性而导致细菌死亡的方法。
② 具体使用法（表 5-2-2）。
（3）电离辐射灭菌法（又称冷灭菌）：适用于不耐热的物品，如橡胶、塑料、高分子聚合物（一次性注射器、输液输血器等）、生物医学制品、精密医疗仪器、节育用具及金属等的灭菌。

（4）微波消毒灭菌法：微波可杀灭各种微生物，包括细菌繁殖体、细菌芽孢、病毒、真菌和真菌孢子等。主要用于食品及餐具、药杯的处理，化验单据及票证的消毒，医疗药品及耐热非金属材料、器械的消毒灭菌。不能用于金属物品的消毒。

（5）过滤除菌：利用过滤器可除掉空气中 0.5～5 μm 的尘埃，主要用于烧伤病房、器官移植病房及手术室等。

表 5-2-1 热力消毒灭菌法

类 别	用 途	方 法	注意事项
1. 燃烧法	（1）无保留价值的物品，如病理标本、污染的废弃物、特殊感染（破伤风、气性坏疽、铜绿假单胞菌感染）的敷料等 （2）需急用的某些金属器械和搪瓷类物品	（1）无保留价值的物品，可直接焚烧 （2）金属器械可在火焰上烧灼 20 s （3）搪瓷类容器可倒入少量 95% 乙醇，慢慢转动容器使乙醇分布均匀，然后点火燃烧至熄灭	（1）燃烧时须远离易燃、易爆物品 （2）燃烧中途不可添加乙醇，以免发生烧伤或火灾 （3）贵重器械及锐利刀剪（以免锋刃变钝）禁用燃烧法
2. 干烤法	适用于高温下不损坏、不变质、不蒸发的物品，如粉剂、油剂、金属制品、陶瓷制品、玻璃器皿等	（1）消毒：箱温 120～140 ℃，时间 10～20 min （2）灭菌：箱温 160 ℃，时间 2 h；箱温 170 ℃，时间 1 h；箱温 180 ℃，时间 30 min	（1）干烤前，先将物品刷洗干净。玻璃器皿需完全干燥 （2）物品包装不宜过大，放物量不超过箱体高度的 2/3 满，放置时勿与烤箱底部及四壁接触 （3）灭菌中途不宜打开烤箱重新放入物品 （4）灭菌后需待温度降至 40 ℃ 以下再打开烤箱，以防炸裂 （5）干烤法不适用于纤维织物、塑料制品等的灭菌
3. 煮沸消毒法（是应用最早的消毒方法之一，也是家庭常用的消毒方法）	适用于耐高温、耐湿的物品，如金属、搪瓷、玻璃、橡胶类物品，不能用于外科手术器械的灭菌	（1）将物品刷洗干净，全部浸没在水中，加热煮沸。水沸后开始计时，5～10 min 可杀灭细菌繁殖体；15 min 可将多数细菌芽孢杀灭，破伤风杆菌芽孢需煮沸 60 min 才可杀灭 （2）在水中加入碳酸氢钠，配成 1%～2% 的浓度时，沸点可达 105 ℃，既可增强杀菌作用，又可去污防锈 （3）消毒后应及时取出物品，置于无菌容器内	（1）物品放置方法：物品需全部浸没在水中；器械的轴节或物品的盖子应打开；空腔导管需先在腔内灌满水再放入；大小及形状相同的容器不能重叠 （2）物品放置时机：玻璃类物品用纱布包好，在冷水或温水时放入；橡胶类物品用纱布包好，水沸后放入 （3）若中途加入物品则从再次水沸后重新计时 （4）海拔每增高 300 m，煮沸时间延长 2 min （5）消毒后物品应及时使用，4 h 内未用需重煮消毒

续表 5-2-1

类　别	用　途	方　法	注意事项
4. 压力蒸汽灭菌法（是临床使用最广、效果最可靠的首选灭菌方法）	适用于耐高温、耐高压和耐潮湿的物品	(1) 手提式压力蒸汽灭菌器：物品灭菌，压力达 103 ~ 137 kPa，温度达 121 ~ 126 ℃，维持 20 ~ 30 min，即达到灭菌效果 (2) 卧式压力蒸汽灭菌器：操作人员要经过专业培训合格后持证上岗 (3) 预真空压力蒸汽灭菌器：工作参数：压力达 205 kPa，温度达 132 ℃，时间 4 ~ 5 min 即可达到灭菌效果	(1) 清洗干燥：物品灭菌前须洗净擦干或晾干 (2) 灭菌包不宜过大、过紧：卧式压力蒸汽灭菌器物品包体积不得超过 30 cm×30 cm×25 cm；预真空压力蒸汽灭菌器物品包体积不得超过 30 cm×30 cm×50 cm (3) 灭菌物品放置合理：各包之间需留有空隙；布类物品放于金属、搪瓷物品之上，避免蒸汽遇冷凝成水珠而使布类潮湿 (4) 装物品的容器应有孔，灭菌前将孔打开，灭菌后关上 (5) 随时观察压力、温度情况 (6) 灭菌物品干燥后方可取出 (7) 可用物理、化学、生物监测法定期监测灭菌效果。监测方法：① 物理监测法；② 化学监测法（化学指示胶带或指示卡），是临床广泛使用的常规监测手段；③ 生物监测法，是最可靠的监测方法，应每周监测一次

表 5-2-2　光照消毒法

类　别	用　途	方　法	注意事项
1. 日光曝晒法	用于床垫、棉被、毛毯、书籍、衣服等物品的消毒	将物品直接放在日光下曝晒 6 h 即可达消毒效果	注意定时翻动，一般每隔 2 h 翻动 1 次
2. 紫外线灯管消毒法（紫外线灯的最佳杀菌波长为 250 ~ 270 nm）	用于空气、物品表面和液体的消毒	(1) 空气消毒：有效照射距离不超过 2 m，照射时间 30 ~ 60 min (2) 物品消毒：先将物品摊开或挂起并定时翻动，有效照射距离为 25 ~ 60 cm，每个表面照射时间 20 ~ 30 min (3) 消毒时间从灯亮 5 ~ 7 min 后开始计时	(1) 至少每 2 周用无水乙醇擦拭灯管 1 次 (2) 保持室内温度为 20 ~ 40 ℃，相对湿度 40% ~ 60% (3) 保护患者的眼睛及皮肤，可戴墨镜或用纱布遮盖双眼，用被单遮盖肢体 (4) 关灯后需再开启，应间歇 3 ~ 4 min 后再开启 (5) 新灯管照射强度低于 100 μW/cm²，使用中的灯管照射强度低于 70 μW/cm² 或累计使用时间超过 1 000 h 应更换 (6) 定期监测消毒效果，一般每月一次
3. 臭氧灭菌灯消毒法	用于空气、医院污水、诊疗用水、物品表面的消毒	使用时关闭门窗，人员离开现场	人员在消毒结束后 30 min 方可进入

2. 化学消毒灭菌法

(1) 原理：是利用化学药物使菌体蛋白凝固变性，酶蛋白失去活性，抑制微生物代谢、生长，或破坏细菌细胞膜结构，改变其通透性，导致细胞膜破裂、溶解，从而达到消毒灭菌的目的。

(2) 使用原则：

① 待消毒的物品必须先洗净、擦干。

② 根据物品的性能和微生物的特性，选择合适的消毒剂。

③ 严格掌握消毒剂的使用方法、有效浓度、消毒时间。

④ 浸泡时应将物品全部浸没在消毒液中，轴节打开、套盖掀开、管腔灌满消毒液。

⑤ 消毒剂中不能放置纱布、棉花等物，以免降低消毒效力。

⑥ 浸泡消毒后的物品使用前应用无菌等渗盐水冲净，气体消毒后的物品使用前应待气体散发后使用，以免消毒剂刺激组织。

⑦ 消毒剂需定期检测、更换，调整浓度，挥发性消毒剂须加盖。

⑧ 熟悉消毒剂的毒副作用，做好工作人员的防护。

⑨ 坚持合理使用原则，能不用时则不用，必须使用时则尽量少用，能采用物理方法消毒灭菌的则尽量不使用化学消毒灭菌法。

（3）使用方法：

① 浸泡法：是将被消毒的物品洗净擦干后，完全浸没在规定浓度的消毒液内一定时间的消毒方法。常用于耐湿不耐热的物品、器械的消毒，如锐利器械、精密器材（如纤维内镜的消毒灭菌宜用 2% 戊二醛浸泡）等。

② 擦拭法：是用规定浓度的消毒剂擦拭物品的表面或进行皮肤、黏膜消毒的方法。常用于桌椅、墙壁、地面或皮肤、黏膜等的消毒。

③ 喷雾法：用喷雾器将规定浓度的消毒剂均匀地喷洒于空间或物品表面，在有效时间内达到消毒作用的方法。常用于空气、墙壁、地面、物品表面的消毒。

④ 熏蒸法：在密闭空间内将规定浓度的消毒剂加热或加入氧化剂使之汽化，在有效时间内进行消毒的方法。常用于室内空气及不耐湿、不耐高温物品的消毒（见表 5-2-3）。

⑤ 环氧乙烷气体密闭消毒灭菌法：环氧乙烷气体具有穿透力强、高效广谱杀菌作用，为灭菌剂；适用于光学仪器、电子仪器、医疗器械、书籍、化纤织物、皮毛、棉、塑料制品及一次性诊疗用品等的消毒灭菌；环氧乙烷易燃易爆，对人体有害，要存放在阴凉通风、无火源及明火处，储存温度应低于 40 ℃；消毒员需专业培训上岗。

（4）常用化学消毒剂（见表 5-2-4）。

表 5-2-3　熏蒸法

消毒剂	用　　法	用　　途
纯乳酸	0.12 ml/m³ 加等量水，加热熏蒸，密闭门窗 30 ~ 120 min	（手术室、换药室、病室的）空气消毒
1% ~ 2%过氧乙酸	8 ml/m³，加热熏蒸，密闭门窗 30 ~ 120 min	空气消毒
食醋	5 ~ 10 ml/m³ 加热水 1 ~ 2 倍，加热熏蒸，密闭门窗 30 ~ 120 min	流感、流脑病室的空气消毒
37% ~ 40%甲醛	(1) 2 ~ 10 ml/m³ 加水 4 ~ 20 ml，加热熏蒸，密闭门窗 30 ~ 120 min (2) 40 ~ 60 ml/m³ 加高锰酸钾 20 ~ 40 g，柜内熏蒸，密闭 6 ~ 12 h	(1) 室内物品消毒 (2) 熏蒸柜物品消毒

表 5-2-4 常用化学消毒剂

名 称	使用方法	注意事项
戊二醛 （灭菌剂*）	(1) 常用于浸泡法 (2) 2% 戊二醛用于浸泡不耐热的医疗器械和精密仪器，如内镜等 (3) 消毒时间 20~45 min；灭菌时间 10 h	(1) 对手术刀片等碳钢类制品有腐蚀性，浸泡前须加入 0.5% 亚硝酸钠防锈 (2) 消毒液每周过滤一次，每 2~3 周更换一次 (3) 对皮肤、黏膜有刺激性，应注意防护 (4) 容易氧化分解，宜现用现配 (5) 灭菌后物品使用前用无菌蒸馏水冲洗
过氧乙酸 （灭菌剂）	(1) 常用于浸泡法、擦拭法、喷洒法 (2) 0.02% 过氧乙酸用于黏膜冲洗消毒 (3) 0.2% 过氧乙酸用于皮肤消毒 (4) 0.2%~0.4% 过氧乙酸用于环境喷洒消毒 (5) 0.2%~1% 过氧乙酸用于浸泡消毒，时间 30~60 min	(1) 对金属有腐蚀性，对纺织物有漂泊作用，消毒后应及时冲洗干净 (2) 易分解而降低杀菌力，须加盖保存并现用现配 (3) 须存放在阴凉通风处，防高温引起爆炸 (4) 高浓度有刺激性和腐蚀性，配制时需戴口罩及橡胶手套，使用时注意防护
37%~40% 甲醛 （灭菌剂）	(1) 常用于熏蒸法 (2) 适用于物体表面、对湿热敏感、不耐高温及高压且易腐蚀的医疗器械的消毒灭菌 (3) 甲醛用量：按消毒 100 g/L、灭菌 500 g/L 进行计算 (4) 将物品摊开或挂起；调节温度为 52~56 ℃，相对湿度为 70%~80%，加热产生甲醛气体；将消毒箱密闭，时间 3 h 以上	(1) 甲醛有致癌作用，不用于空气消毒 (2) 消毒时需严格控制环境温度及湿度，以免影响消毒效果 (3) 因蒸汽穿透力弱，物品在消毒时应充分暴露 (4) 对人体有一定刺激性和毒性，消毒后需去除残留甲醛气体，使用时注意防护
过氧化氢 （高效消毒剂**）	(1) 可用于浸泡法、擦拭法 (2) 常用于漱口及外科冲洗伤口 (3) 适用于丙烯酸树脂制成的外科埋置物，不耐热的塑料制品及餐具、服装及饮水等的消毒 (4) 3% 过氧化氢消毒时间为 30 min	(1) 应存放在阴凉通风处，使用前测定有效含量 (2) 稀释液不稳定，应现用现配 (3) 对金属有腐蚀性，对有色纺织物有漂白作用 (4) 受有机物影响，消毒被血液或脓液污染的物品时应适当延长消毒时间 (5) 对皮肤、黏膜有刺激性，尤其对眼睛刺激性较大，应注意防护
含氯消毒剂 （高浓度为高效消毒剂，低浓度为中效消毒剂***）	(1) 常用含氯消毒剂：液氯、漂白粉、漂白粉精、次氯酸钠及 84 消毒液 (2) 常用于浸泡法、擦拭法、喷洒法和干粉消毒法 (3) 适用于餐具、便器、水、环境及疫源地等的消毒 (4) 浸泡法或擦拭法：含有效氯 0.02% 的消毒液用于被细菌繁殖体污染的物品，浸泡时物品需浸没，容器要加盖，浸泡 10 min 以上，不能浸泡的物品可进行擦拭；含有效氯 0.2% 的消毒液用于被肝炎病毒、结核杆菌及细菌芽孢污染的物品，浸泡 30 min 以上 (5) 喷洒法：含有效氯 0.05% 的消毒液用	(1) 消毒液需保存在密闭容器内，置于阴凉、干燥、通风处以减少有效氯的丧失 (2) 配制的溶液性质不稳定，应现配现用 (3) 消毒液有腐蚀性和漂白作用，不宜于金属、有色织物和油漆家具的消毒 (4) 消毒后的物品应及时清水冲净 (5) 定期更换消毒液

续表 5-2-4

名　称	使用方法	注意事项
含氯消毒剂 （高浓度为高效消毒剂，低浓度为中效消毒剂***）	于一般物品表面，均匀喷洒，时间 30 min 以上；含有效氯 0.2% 的消毒液用于被肝炎病毒、结核杆菌污染的物品表面，均匀喷洒，时间 60 min 以上 （6）干粉消毒法：按排泄物 5 份加含氯消毒剂 1 份搅拌，放置 2～6 h	
碘酊 （中效消毒剂）	（1）2% 碘酊用于注射部位、手术、创面周围皮肤消毒，涂擦 1 min 后，用 75% 乙醇脱碘 （2）2.5% 碘酊用于新生儿脐带断端的消毒，涂擦待干后，再用 75% 乙醇脱碘	（1）对伤口及黏膜有刺激性，不宜使用 （2）皮肤对碘过敏者禁用 （3）碘对金属有腐蚀性，不能浸泡金属器械 （4）碘酊中的碘在室温下可挥发，保存需加盖 （5）消毒部位有脓、血等有机物会降低消毒效果
乙醇 （中效消毒剂）	（1）适用于皮肤、物品表面及医疗器械的消毒 （2）70%～75% 乙醇用于皮肤、物品表面擦拭消毒或用于医疗器械浸泡消毒，浸泡 5～10 min 以上。	（1）易挥发、易燃，须加盖并避火保存，应定期检测有效浓度 （2）乙醇浓度勿超过 80%，也不低于 70%，浓度过高、过低均会降低消毒效果 （3）有刺激性，不宜用于黏膜和创面消毒 （4）不适于手术器械灭菌，因不能杀灭芽孢 （5）对乙醇过敏者慎用
碘伏 （中效消毒剂）	（1）适用于皮肤、黏膜等的消毒 （2）0.05%～0.1% 碘伏溶液用于浸泡消毒，浸泡时间 30 min （3）0.5%～2% 碘伏溶液用于外科手术及注射部位皮肤消毒，涂擦 2 遍，作用时间 2～3 min （4）0.05% 碘伏溶液用于冲洗伤口黏膜、阴道黏膜，作用时间 3～5 min，即达消毒作用	（1）应避光密闭保存于阴凉、干燥处 （2）对二价金属有腐蚀性，不宜用作相应金属制品的消毒 （3）稀释后稳定性较差，应现用现配 （4）如需消毒物品上存在大量有机物时，应适当增加浓度，延长作用时间 （5）皮肤消毒后不需乙醇脱碘 （6）对碘过敏者慎用
氯己定 （又名洗必泰，低效消毒剂****）	（1）适用于外科洗手、皮肤及黏膜等的消毒 （2）4% 氯己定乙醇溶液用于擦拭手术和注射部位皮肤 2 遍，作用时间 2 min （3）0.05%～0.1% 氯己定水溶液用于冲洗阴道、膀胱及伤口黏膜创面，以预防和控制感染	（1）切勿在肥皂、洗衣粉等阴离子表面活性剂前、后使用或混合使用，因其为阳离子表面活性剂 （2）有机物可降低消毒效果，使用前应先进行消毒部位的清洁，带污垢的不能使用；冲洗消毒时，若创面脓血过多，应先尽量除去脓血并延长冲洗时间
苯扎溴铵 （又名新洁尔灭，低效消毒剂）	（1）适用于皮肤、黏膜、物品、环境等的消毒 （2）0.05% 苯扎溴铵用于黏膜消毒 （3）0.1% 苯扎溴铵用于皮肤消毒或浸泡金属器械（加入 0.5% 亚硝酸钠防锈）	（1）其为阳离子表面活性剂，阴离子表面活性剂如肥皂、洗衣粉、碘、高锰酸钾等和其有拮抗作用，不宜合用 （2）应现用现配 （3）对铝制品有破坏作用，不宜用铝制品盛装 （4）有吸附作用，溶液内不可投入纱布、毛巾

注：*灭菌剂：能杀灭一切微生物，包括细菌芽孢的制剂。

　　**高效消毒剂：能杀灭细菌繁殖体、病毒、真菌及其孢子，并对细菌芽孢有显著杀灭作用的制剂。

　　***中效消毒剂：能杀灭细菌繁殖体、真菌、病毒等除细菌芽孢以外的其他微生物的制剂。

　　****低效消毒剂：只能杀灭细菌繁殖体、亲脂病毒和部分真菌的制剂。

第三节　无菌技术

一、概　念

无菌技术是指在医疗、护理操作过程中，防止一切微生物侵入人体和保持无菌物品、无菌区域不被污染的操作技术。无菌技术是预防医院内感染的一项重要的基本的措施。

二、原　则

1. 环境

（1）宽敞、清洁，定期消毒。

（2）操作前 30 min 停止清扫，减少走动，避免尘土飞扬。

2. 工作人员

（1）衣帽整洁。

（2）修剪指甲、洗手、戴口罩，必要时穿无菌衣、戴无菌手套。

3. 操作

（1）面向无菌区：

① 身体应与无菌区保持一定距离。

② 手臂应保持在腰部水平以上或操作台面以上。

③ 不可跨越无菌区，不可触及无菌物品。

④ 不可面对无菌区说话、咳嗽及打喷嚏。

（2）取用无菌物品：

① 必须使用无菌持物钳（镊）。

② 无菌物品一经取出，即使未用，也不可再放回无菌容器。

③ 无菌物品不可在空气中暴露过久。

④ 无菌物品已被污染或疑有污染时，不可再用，应更换或重新灭菌。

⑤ 一份无菌物品仅供一位患者使用一次，以防交叉感染。

4. 物品管理

（1）无菌物品与非无菌物品须分开放置，并有明显标志。

（2）无菌物品必须存放在无菌包或无菌容器内，不可暴露于空气中。

（3）无菌包或无菌容器外须注明物品名称、灭菌日期，并按灭菌日期先后排放。

（4）无菌物品在未污染的情况下一般可保存 7 天，过期或受潮须重新灭菌。

三、无菌技术的基本操作方法

每项操作前操作者均应着装整齐，洗手、戴口罩，根据操作目的准备环境及用物。

1. 无菌持物钳的使用方法

（1）目的：用于夹取、传递无菌物品。

（2）种类：

① 卵圆钳：用于夹取刀、剪、镊、钳、弯盘及治疗碗等无菌物品。

② 三叉钳：用于夹取盒、盆、罐等较重的无菌物品。

③ 镊子：用于夹取棉球、棉签、纱布、注射器、针头、缝针等较小的无菌物品。

（3）存放：

① 浸泡存放：将无菌持物钳（镊）浸泡在盛消毒液的无菌广口有盖容器内，打开持物钳轴节，液面浸没轴节上 2～3 cm 或镊子 1/2 处。

② 干燥存放：将无菌持物钳（镊）放置于广口有盖的干燥无菌容器内。

③ 每个容器只能存放一把无菌持物钳（镊），以免使用时相互碰撞造成污染。

（4）使用方法：

① 查对：检查并核对名称、有效日期、灭菌标识，确保符合要求方可使用。

② 开盖：一手打开浸泡无菌持物钳的容器盖。

③ 取钳：另一手持无菌持物钳（镊）上 1/3 处，移钳至容器中央，闭合钳端，垂直取出。

④ 使用：始终保持钳端向下，不可倒转向上，保持在使用者胸腹部水平、视线范围内移动。

⑤ 放回：使用后应闭合钳端，快速垂直向下放回容器内，打开轴节浸泡消毒，关闭容器盖。

（5）注意事项：

① 无菌持物钳（镊）只能用于夹取无菌物品，不可夹取油纱布、换药和消毒皮肤。

② 取放无菌持物钳（镊）时，钳端不可触及容器口边缘及液面以上的容器内壁，手不可触及其浸泡部位。

③ 到远处夹取无菌物品时，应将无菌持物钳（镊）连同容器一起搬移至操作处，就地使用。

④ 无菌持物钳（镊）使用后应立即放回容器内。

⑤ 无菌持物钳（镊）一经污染或可疑污染，不可放回容器内，应重新消毒灭菌。

⑥ 无菌持物钳（镊）及其容器须定期消毒：浸泡存放时，一般病房每周更换一次，使用频率较高的部门（如手术室、门诊换药室及注射室等）应每日更换一次；干燥存放时，应每 4～6 h 更换一次。

2. 无菌容器的使用方法

（1）目的：盛放无菌物品并保持无菌状态。

（2）种类：常用的无菌容器有无菌盒、罐、盘及贮槽等。

（3）使用方法：

① 查对：检查无菌容器的名称、有效期、灭菌标识，确保符合要求方可使用。

② 开盖：手持无菌容器盖的外面，打开盖子；手不可触及盖的边缘及内面；如放置在桌面上，盖的内面应朝上。

③ 取物：用无菌持物钳（镊）从无菌容器内夹取无菌物品，无菌持物钳和无菌物品均不可触及容器边缘。

④ 关盖：取物后立即将无菌容器盖盖严，避免容器内无菌物品在空气中暴露过久而被污染。

⑤ 移动：手持无菌容器时应托住容器底部，手不可触及无菌容器内壁和边缘。

（4）注意事项：

① 从无菌容器中取出无菌物品后，虽未使用，也不可再放回无菌容器内。

② 无菌容器应定期灭菌，一般每周一次。

3. 无菌溶液的取用方法

（1）目的：保持无菌溶液的无菌状态，供治疗、护理需要。

（2）操作要点：

① 查对：检查并核对瓶签上的名称、剂量、浓度及有效期；检查瓶盖有无松动；瓶身有无裂痕；倒转瓶体对光检查溶液有无混浊、沉淀、变色、絮状物等；确保符合要求方可使用。

② 开盖取塞：揭开铝盖；用两拇指将瓶塞边缘向上翻起，抽出一手捏住瓶塞边缘将其拉出。

③ 倒液：另一手握住溶液瓶标签侧，先倒出少量溶液冲洗瓶口，再由原处倒出溶液至无菌容器中。

④ 盖瓶塞：若无菌溶液一次未用完，倒出液体后应立即塞好瓶塞，消毒后翻转盖好。

⑤ 记录：在瓶签上注明开瓶日期及时间（未污染可保存 24 h），放回原处。

（3）注意事项：

① 倒溶液时，溶液瓶需与无菌容器保持一定距离；不可将无菌敷料或非无菌物品接触瓶口倒液，更不可直接伸入无菌瓶内蘸取溶液。

② 翻转盖瓶塞时，手不得触及瓶口及瓶塞盖住瓶口的部分。

③ 已经倒出的无菌溶液，即使未用，也不可再倒回瓶内。

4. 无菌包的使用方法

（1）目的：保持无菌包内物品的无菌状态，供无菌操作用。

（2）准备：

① 包布：选择质厚、致密、未脱脂的双层棉布制成。

② 包扎法：将需灭菌的物品放于包布中央，包好扎紧；在包外挂上注明物品名称、灭菌日期的标签、粘贴化学指示胶带；经灭菌处理后即成无菌包。

（3）打开方法：

① 查对：检查并核对无菌包名称、灭菌日期、化学指示胶带、有无潮湿和松散；确保符合要求方可使用。

② 开包取物：

a. 台面开包取物法：在清洁、干燥、平坦的操作台上开包，解开系带卷放于包布角下，按原折叠顺序逐层打开无菌包，手只能接触包布外面，不得触及包布内面，用无菌持物钳夹取所需无菌物品，放在准备好的无菌区域内。

b. 手上开包取物法：适用于取小包内全部物品。将无菌包托在手上打开，另一手将包布四角抓住，准确地将包内物品放入无菌区域内。

③ 包扎：若包内物品一次未用完，则按原折痕包盖，系带以“一”字形扎好；并注明开包日期及时间，有效期为 24 h。

（4）注意事项：

① 用无菌持物钳夹取无菌物品时，手臂勿跨越无菌区。

② 无菌包过期、浸湿或包内物品被污染时，须重新灭菌。

5. 铺无菌盘的方法

（1）目的：将无菌治疗巾铺在清洁干燥的治疗盘内，形成一无菌区域以放置无菌物品，供治疗、护理使用。

（2）操作要点：

① 查对、开包、取巾：按无菌包的使用法进行。

② 铺巾（单层底铺盘法）：双手捏住无菌治疗巾一边外面两角，轻轻抖开，双折铺于治疗盘上，再双手捏住无菌巾上层近端两角外面，将上层无菌巾向远端呈扇形折叠，开口边缘向外。无菌治疗巾内面构成无菌区。

③ 放物：按需取无菌物品放入无菌区内。

④ 覆盖：手持无菌治疗巾的外面覆盖上层无菌巾，使上下两层边缘对齐，开口处边缘向上折两次，两侧边缘分别向下折一次，露出治疗盘边缘。

⑤ 记录：注明铺无菌盘的名称及时间。

（3）注意事项：

① 铺无菌盘的区域和治疗盘须清洁干燥；铺好的无菌盘也应保持干燥，防潮湿污染。

② 操作中不可跨越无菌区，手不可触及无菌巾的内面。

③ 铺好的无菌盘不宜放置过久，有效期不超过 4 h。

6. 无菌手套的使用方法

（1）目的：确保某些医疗护理操作时的无菌效果；保护患者及医护人员免受感染。

（2）戴无菌手套的方法：

① 查对：核对无菌手套包外的手套号码、灭菌日期，检查无菌手套包有无松散、潮湿及破损，确保符合要求方可使用。

② 打开手套包：按打开无菌包的方法开包，取出滑石粉，涂抹双手，注意避开无菌区。

③ 取手套（分次取法）：一手掀开手套袋开口处外层，另一手捏住一只手套的反折部分（手套内面）取出手套，对准五指戴上；未戴手套的手同法掀开另一袋口外层，已戴好手套的手指插入另一只手套的反折面（手套外面）取出手套，同法戴好；取手套也可两只同时取出。

④ 调整：双手推擦使手指与手套贴合。

⑤ 冲洗：必要时用无菌生理盐水冲洗掉手套外面的滑石粉；未操作时双手置于胸前，不可接触工作服等，以免污染。

（3）脱手套的方法：

① 外脱手套：操作完毕，一手捏住另一手套腕部的外口，将其翻转脱下。

② 内脱手套：脱下手套的手，伸入另一手套的内口，将其翻转脱下。

③ 处置：将用过的手套放入医用垃圾袋内按医疗废物处理。

（4）注意事项：

① 手套外面为无菌区，需保持其无菌；未戴手套的手不可触及手套的外面；已戴手套的手不可触及未戴手套的手及另一手套的内面（非无菌面）。

② 戴手套后，发现手套破损或不慎污染，应立即更换。

③ 脱手套时应翻转脱下，不可用力强拉手套边缘或手指部分，以免损坏。

第四节　隔离技术

一、概　念

隔离是将传染源传播者（传染病患者和带菌者）、高度易感人群安置在指定地点或特殊环境中，暂时避免和周围人群接触，以达到控制传染源、切断传播途径、保护易感人群的目的。对前者采取传染源隔离，防止传染病病原体向外传播；对后者采取保护性隔离，保护高度易感人群免受感染。

二、隔离区域的设置和划分

1. 隔离区域的设置

（1）隔离区域设置：

① 隔离区域应与普通病区分开，远离食堂、水源和其他公共场所，相邻病区楼房相隔大约 30 m，侧面防护距离为 10 m，以防止空气对流传播。

② 传染病区应设有多个出入口，使工作人员和患者分道进出。

③ 传染病区应配置必要的卫生、消毒设备及相应的标志。

（2）患者安置：

① 以患者为单位：每位患者有独立的生活环境及用具，与其他患者隔离，适用于未被确诊、发生混合感染、有强烈传染性或危重患者。

② 以病种为单位：同一病种患者可安排在同一病室，但应与其他病种的传染患者相隔离。

2. 隔离区域的划分

（1）清洁区：指未被病原微生物污染的区域，如医务人员的更衣室、值班室、浴室、卫生间，配膳室，库房等。

（2）半污染区：指有可能被病原微生物污染的区域，如医护办公室、治疗室、护士站、化验室、病区内走廊等。

（3）污染区：指患者直接或间接接触，被病原微生物污染的区域，如病室、厕所、浴室、污物间、处置室等。

三、隔离消毒的原则

1. 一般消毒隔离

（1）隔离标志明确，卫生设施齐全：

① 病室门口和病床应根据隔离种类悬挂隔离标志。

② 门口放置消毒液浸湿的脚垫、洗手用具及隔离衣悬挂架或立柜。

（2）工作人员进入隔离区的要求：

① 进入隔离单位必须戴帽子、口罩，穿隔离衣。

② 穿隔离衣前须备齐所有用物，将各项操作有计划的集中进行，以减少穿脱隔离衣及消毒手的次数。

③ 不易消毒的物品可用避污纸或放入塑料袋内避污。

④ 穿隔离衣后不得进入清洁区，只能在规定范围内活动。

（3）每日消毒隔离室环境：

① 病室及空气每日须用紫外线照射或消毒液喷洒消毒一次。

② 每日晨间护理后，用消毒液擦拭病床及床旁桌椅。

（4）污染物品的处理：

① 患者接触过的物品或落地的物品应视为污染。

② 污染物品不得放于清洁区内，任何污染物品必须先经消毒后再处理。

③ 患者接触过的用物，如衣物、信件、票证、书籍等须经消毒处理后才能送出。

④ 患者的排泄物、分泌物、呕吐物等须经消毒处理后方可排放。

⑤ 需送出病区处理的物品，应置于专用污物袋，袋外需有明显标志。

（5）实施隔离教育，加强隔离患者的心理护理：

① 定期对医务人员进行隔离与防护知识培训。

② 开展患者及探陪人员的隔离知识教育，使其能主动协助、自觉执行隔离管理。

③ 尽量解除患者因隔离而产生的恐惧、孤独及自卑等心理反应。

（6）解除隔离的标准：患者的传染性分泌物三次培养结果均为阴性或确已度过隔离期，医生开出医嘱后，方可解除隔离。

2. 终末消毒处理

（1）概念：终末消毒是对转科、出院或死亡的患者及其所住病室、用物、医疗器械等进行的消毒处理。

（2）患者的终末消毒处理：

① 出院或转科：沐浴、更换清洁衣服，个人用物须消毒处理后方可带出。

② 死亡：用消毒液擦拭尸体，并用浸透消毒液的棉球填塞口、鼻、耳、肛门、阴道等孔道，伤口更换敷料，用一次性尸单包裹，送传染科太平间。

（3）患者单位的终末消毒：

① 被服：放入污衣袋，注明隔离用物，先消毒再清洗。

② 病室：关闭门窗、摊开被褥、竖起床垫、打开床旁桌，用紫外线灯照射或用消毒液熏蒸消毒，消毒后打开门窗通风，家具、地面、墙面等用消毒液擦拭。

四、隔离种类及措施

按病原体传播途径不同可分不同的隔离种类，不同隔离种类将采取不同的隔离措施（见表5-4-1）。

表 5-4-1　隔离种类及措施

隔离种类	适用对象	隔离措施
严密隔离	适用于通过飞沫、分泌物、排泄物等直接或间接传播的烈性传染病，如传染性非典型肺炎（简称非典）、鼠疫、霍乱等	(1) 患者应住单间病室，通向走廊的门窗必须关闭；禁止患者出病室并禁止探视和陪护 (2) 病室内的用具应尽可能简单、耐消毒；病室内空气及地面用紫外线照射或消毒液喷洒消毒，每天一次；病室外必须挂有醒目的隔离标志 (3) 接触患者时，必须戴口罩、帽子、手套，穿隔离衣、隔离鞋，消毒措施必须严格；必要时穿连身服，戴防护帽及护目镜 (4) 患者的分泌物、呕吐物、排泄物及用过的所有物品均应严格消毒 (5) 污染敷料装袋标记后送焚烧处理
呼吸道隔离	适用于由患者的飞沫、鼻咽分泌物经空气短距离传播的感染性疾病，如肺结核、流感、流脑、百日咳等	(1) 同种病原菌感染的患者可同住一室，有条件时尽可能使隔离病室远离其他病室；通向走廊的门窗必须关闭；患者离开病室时须戴口罩 (2) 接触患者时，必须戴口罩，并保持口罩干燥，必要时穿隔离衣 (3) 患者的口鼻及呼吸道分泌物须经严格消毒处理方可排放；应为患者准备专用痰盂或痰杯，用后须严格消毒处理 (4) 病室内空气及地面用紫外线照射或消毒液喷洒消毒，每天一次

表 5-4-1 隔离种类及措施

隔离种类	适用对象	隔离措施
消化道隔离	适用于由患者的排泄物直接或间接的污染食物或水源而引起传播的疾病,如细菌性痢疾、伤寒、甲型肝炎等	(1) 不同病种的患者最好能安排不同病室,如果条件受限也可同居一室,但须做好床边隔离,床边应有明显标志,床间距应保持 1 m 以上,患者之间禁止相互交换物品 (2) 接触患者时,须按病种分别穿隔离衣,接触污染物时应戴手套 (3) 患者的食具、便器须各自专用,严格消毒,剩余的食物或排泄物均应按规定消毒或焚烧处理后再排放 (4) 病室应有防蝇及灭蟑螂等设备,做到无蝇、无蟑螂、无鼠
接触隔离	适用于经体表、伤口或物品直接或间接接触而感染的疾病,如破伤风、炭疽、气性坏疽、丹毒等	(1) 患者应住单间病室,禁止接触他人 (2) 接触患者时,必须戴口罩、帽子、手套,穿隔离衣,如手或皮肤有破损者应避免接触患者 (3) 凡患者接触过的一切物品,如衣物、被单、换药器械等均应先进行灭菌处理再行清洁、消毒、灭菌 (4) 伤口换药的敷料须焚烧处理
血液-体液隔离	适用于预防通过直接或间接接触具有传染性的血液或体液而传播的感染性疾病,如艾滋病、梅毒、乙型肝炎等	(1) 同种病原菌感染的患者可同住一室,必要时住单间病室 (2) 工作人员有可能接触或接触血液、体液时必须穿隔离衣,戴手套 (3) 进行容易导致血液、体液、分泌物飞溅的操作如吸痰、内镜检查等时须戴护目镜和口罩,以免传染性物质飞溅到医护人员眼睛、口腔、鼻腔黏膜及身体 (4) 注意洗手:当可能接触患者的血液、体液、分泌物、排泄物、污染的器械后,应立即洗手;当接触血液、体液、排泄物、分泌物及破损的皮肤黏膜时须戴手套,即使操作时戴着手套,脱去手套后也应及时洗手;手被血液和体液污染或可能污染时,应立即用消毒液洗手;在两个患者之间一定要换手套,手套也不能代替洗手 (5) 防止使用后的污染利器(针、刀、其他利器)刺伤,小心处理用过的尖锐物品(针及手术刀等)和设备,如使用后针头不复帽且不复用,不需用手去除针头,若要人为去除针头时,可使用其他技术或使用器械设备除去针头;用过的针头及尖锐物品应弃于耐刺的硬壳、有标记的防水容器内,直接送焚烧处理 (6) 被血液、体液污染或高度怀疑被污染的物品,应装袋标记后送消毒或焚烧;被血液、体液污染的室内物品表面,应立即用消毒擦拭或喷洒消毒
昆虫隔离	适用于以昆虫为媒介而传播的疾病,如流行性乙型脑炎、流行性出血热、疟疾、斑疹伤寒等	(1) 流行性乙型脑炎、疟疾由蚊子传播,病室应有蚊帐及其他防蚊设施,并定期采取灭蚊措施 (2) 斑疹伤寒由虱子传播,患者入院时应经灭虱处理后才能住进同种病室 (3) 流行性出血热由野鼠和螨虫传播,应做好灭鼠和灭螨工作,并向野外作业者宣传,采取必要的防护措施
保护性隔离(也称反向隔离)	适用于抵抗力特别低下或极易感染的患者,如肝硬化、血液病、严重烧伤、早产儿、脏器移植、免疫缺陷等	(1) 在相应病区设置专用隔离室,患者应住单间病室 (2) 凡进入病室者应穿戴灭菌后的隔离衣(外面为清洁面,内面为污染面)、口罩、帽子及消毒拖鞋 (3) 凡患呼吸道疾病或咽部带菌者(包括工作人员)应避免接触患者;接触或护理患者前、后均应洗手;原则上不予探视,探视者需进入病室时也应采取相应的隔离措施 (4) 未经消毒处理的物品不可带入隔离区 (5) 病室内空气、地面、家具等均须严格消毒

五、隔离技术的操作方法

1. 帽子、口罩的使用

（1）目的：

① 戴工作帽可防止工作人员的头发、头屑散落或头发被污染。

② 口罩可保护患者和工作人员，避免交叉感染。

（2）方法：

① 戴工作帽：洗手后戴上清洁、合适的工作帽，帽子应遮住全部头发。

② 戴口罩：用清洁的手戴口罩，口罩应罩住口鼻及下巴，不可用污染的手接触口罩。

③ 脱口罩：洗手、摘下口罩，摘下后将污染面向内折叠放入小袋内，再放入衣服口袋内，不可挂在胸前。

④ 脱工作帽：洗手后取下帽子。

⑤ 更换：口罩应勤换洗，潮湿应立即更换；若接触严密隔离的患者应每次更换；纱布口罩使用 2 ~ 4 h 应更换；一次性口罩使用不超过 4 h。

2. 手的清洁与消毒

（1）洗手

① 目的：清除手上污垢和大部分微生物，切断通过手传播感染的途径。

② 方法：

a. 准备及湿手：取下手上的饰物及手表，调节合适水流和水温，浸湿双手。

b. 取洗手液：取适量洗手液或皂液于手心。

c. 洗手：按"七步洗手法"顺序搓洗双手：a. 掌心相对，手指并拢相互搓擦；b. 掌心对手背，手指交错相互搓擦（交换进行）；c. 掌心相对，手指交叉沿指缝相互搓擦；d. 一手握另一手大拇指旋转搓擦（交换进行）；e. 弯曲一手手指各关节，在另一手掌心旋转搓擦（交换进行）；f. 指尖在掌心转动搓擦（交换进行）；g. 一只手握住另一只手的手腕及腕上 10 cm 旋转搓擦（交换进行）。洗手持续时间不少于 15 s。

d. 冲洗双手：从上到下流水冲净双手，注意避免溅湿工作服。

e. 干手：烘干双手或用纸巾擦干。

（2）消毒手

① 目的：清除手上致病性微生物，预防感染与交叉感染，避免污染无菌物品和清洁物品。

② 刷手法：用刷子蘸洗手液，按前臂、腕关节、手背、手掌、指缝、指甲顺序刷洗，每只手刷 30 s，用流水冲净，再重复一遍，共刷 2 min。

③ 注意事项：a. 刷手范围须超过被污染的范围；b. 刷手时身体勿靠近水池，以免隔离衣污染水池边缘或水溅到身上；c. 流水冲洗时，腕部要低于肘部，使污水流向指尖，防止水流入衣袖内；d. 刷手完毕，刷子要放回治疗碗内。

3. 穿脱隔离衣

（1）目的：保护工作人员和患者，防止病原体的侵袭及传播，避免交叉感染。

（2）穿隔离衣：

① 准备：洗手、戴口罩、帽子，取下手表，卷袖过肘（冬季卷过前臂中部），备齐操作中所需用物。

② 取衣：手持衣领取下隔离衣，将清洁面朝自己并检查隔离衣无破损、潮湿，型号合适，

将衣领两端向外折齐，露出袖内口。

③ 穿衣袖：右手持衣领，左手伸入衣袖内，右手将衣领向上拉，左手举臂、抖袖，使左手露出袖口，左手持衣领，右手伸入衣袖内，同法穿好右袖。

④ 系领口：两手持衣领，由领子中央向后理顺领边，将领口系好（污染的袖口不可触及面部、衣领、工作帽）。

⑤ 扎袖口：扎好两袖口或系上袖带（此时手已被污染）。

⑥ 系腰带：解开腰带活结，将隔离衣一侧衣缝腰带下约 5 cm 处逐渐向前拉，见到边缘后捏住隔离衣外面边缘，同法捏住另一侧边缘（手不可触及隔离衣内面），双手在背后将边缘对齐，向一侧折叠，一手按住折叠处，另一手将腰带拉至背后左右交换，再拉回前面打一活结系好。

（3）脱隔离衣：

① 解袖口：解开两袖口，在肘部将部分衣袖向内塞入工作服袖内。

② 消毒双手：消毒双手并清洗、擦干（隔离衣不可污染洗手设备）。

③ 解领口：用清洁的双手解开领口。

④ 脱衣袖：右手伸入左侧袖口内，拉下袖子过手，再用衣袖遮盖的左手捏住右侧衣袖外面，将右侧袖子拉下过手。

⑤ 解腰带：双手在袖筒内解开腰带，在前面打一活结。

⑥ 脱衣服：双手在袖内轮换拉下衣袖，渐从袖筒退至衣肩。

⑦ 挂衣钩：双手握住衣领，将隔离衣两边对齐折好，挂在衣钩上；如不再穿，脱下后将清洁面向外卷好投入污染袋内。

（4）注意事项：

① 穿隔离衣前应备齐操作中所需用物。

② 隔离衣须长短合适、无破损，能完全覆盖工作服。

③ 保持隔离衣内面及衣领清洁，系领口时衣袖不可触及面部、衣领及工作帽。

④ 穿隔离衣后不得进入清洁区，只能在规定区域内活动。

⑤ 消毒手时不可沾湿隔离衣，隔离衣也不可污染洗手设备等。

⑥ 隔离衣应每日更换，如有潮湿或被污染应立即更换。

⑦ 脱下的隔离衣，如挂在半污染区应清洁面向外，挂在污染区则污染面向外。

4. 避污纸的使用

（1）目的：（避污纸为备用的清洁纸片）做简单隔离操作时，使用避污纸可保持双手或物品不被污染，以省略消毒手程序。

（2）方法：使用避污纸时应从页面中间抓取，不可掀页撕取，用后应弃于污物桶内定时集中焚烧处理。

模拟练习题

一、以下每一道考题下面有 A、B、C、D、E 五个备选答案。请选择一个最佳答案，并在答题卡上将相应题号的相应字母所属方框涂黑

A1/A2 型题

1. 有关医院内感染不正确的是

A. 住院期间发生的感染

B. 医院内获得，出院后发病

C. 感染对象包括探视者

D. 入院时感染已处于潜伏期

E. 感染对象包括医护人员

2. 消毒与灭菌的主要区别在于能否杀灭
   A. 非致病微生物
   B. 繁殖体
   C. 病原微生物
   D. 芽孢
   E. 杆菌

3. 引起医院内感染的主要因素不包括
   A. 严格监控消毒灭菌效果
   B. 介入性诊疗手段增加
   C. 抗生素的广泛应用
   D. 医务人员不重视
   E. 易感人群增加

4. 能杀灭所有微生物以及细菌芽孢的方法是
   A. 清洁
   B. 消毒
   C. 抑菌
   D. 灭菌
   E. 抗菌

5. 不适合用干烤法灭菌的是
   A. 玻璃制品
   B. 橡胶制品
   C. 陶瓷类
   D. 粉剂
   E. 油剂

6. 煮沸消毒金属器械时，为了增强杀菌作用和去污防锈，可加入
   A. 氯化钠
   B. 硫酸镁
   C. 稀盐酸
   D. 碳酸氢钠
   E. 亚硝酸钠

7. 不适合用煮沸消毒法消毒的是
   A. 灌肠筒
   B. 搪瓷药杯
   C. 玻璃量杯
   D. 纤维胃镜
   E. 橡胶管

8. 关于煮沸消毒法，正确的是
   A. 煮沸 10 min 可杀灭多数细菌芽孢
   B. 水中加入亚硝酸钠可提高杀菌效果
   C. 橡胶类物品在冷水中或温水中放入
   D. 中途加入其他物品，需等再次水沸后再开始计时

E. 物品需全部浸入水中，相同的容器应重叠放在一起

9. 不能用于金属物品的消毒的是
   A. 燃烧法
   B. 干烤法
   C. 煮沸消毒法
   D. 微波消毒灭菌法
   E. 压力蒸汽灭菌法

10. 臭氧灭菌灯适合消毒
    A. 橡胶导管
    B. 化验单据
    C. 医院污水
    D. 食品
    E. 被服

11. 不适合电离辐射灭菌的是
    A. 一次性输血器
    B. 宫内节育器
    C. 治疗碗
    D. 橡胶管
    E. 清蛋白

12. 能够杀灭芽孢的化学消毒剂是
    A. 过氧乙酸
    B. 乙醇
    C. 碘酊
    D. 碘伏
    E. 氯已定

13. 使用 2% 戊二醛浸泡手术刀片时，为了防锈，在使用前可加入
    A. 5% 碳酸氢钠
    B. 5% 亚硝酸钠
    C. 0.5% 醋酸钠
    D. 0.5% 亚硝酸钠
    E. 0.5% 碳酸氢钠

14. 关于碘酊和碘伏，以下正确的描述是
    A. 碘酊属于低效消毒剂，碘伏属于中效消毒剂
    B. 碘酊对黏膜刺激性强，碘伏对黏膜无刺激
    C. 碘酊和碘伏都用于皮肤和黏膜等的消毒
    D. 碘酊对金属有腐蚀性，而碘伏没有
    E. 皮肤对碘过敏者禁用碘酊

15. 浸泡消毒金属器械适宜选用
    A. 过氧化氢
    B. 漂白粉

C. 戊二醛

D. 碘酊

E. 碘伏

16. 适宜用于黏膜和创面消毒的是

　　A. 过氧化氢

　　B. 戊二醛

　　C. 碘酊

　　D. 碘伏

　　E. 乙醇

17. 新洁尔灭与肥皂同用,影响其消毒效果的原因是

　　A. 降低浓度

　　B. 拮抗失效

　　C. 引起分解

　　D. 引起污染

　　E. 吸附作用

18. 骨科某护士对本科室油纱条进行灭菌,应该实行的灭菌法是

　　A. 燃烧法

　　B. 干烤法

　　C. 光照法

　　D. 熏蒸法

　　E. 压力蒸汽灭菌法

19. 与干热消毒灭菌法相比,湿热法

　　A. 主要通过空气传导热力

　　B. 灭菌所需时间较长

　　C. 灭菌所需温度较高

　　D. 导热较慢

　　E. 穿透力较强

20. 临床应用最广、效果最为可靠的灭菌法是

　　A. 燃烧法

　　B. 干烤法

　　C. 煮沸消毒法

　　D. 压力蒸汽灭菌法

　　E. 浸泡法

21. 进行无菌技术操作时,正确的是

　　A. 操作环境要清洁,操作前 10 min 禁止人员走动,避免尘土飞扬

　　B. 操作者面向无菌区,两手下垂,身体尽量靠近无菌区. 便于操作

　　C. 无菌物品取出后,未使用,应及时放回原无菌容器内,以免浪费

　　D. 操作时,不可跨越无菌区

E. 一套无菌物品,如使用时确定没有污染,可供另一位患者使用

22. 使用无菌持物钳时,正确方法是

　　A. 可以夹取任何无菌物品

　　B. 使用时保持钳端向上,不可跨越无菌区

　　C. 到远处取物应速去速回

　　D. 持物钳前端不可触及容器口边缘及液面以上的容器内壁

　　E. 门诊换药室的无菌持物钳应每周消毒一次

23. 取用无菌溶液时,错误的是

　　A. 用拇指与食指将瓶塞取出

　　B. 倒无菌溶液时瓶签向上

　　C. 先倒出少许溶液冲洗瓶口

　　D. 将无菌棉签伸入瓶内蘸取溶液

　　E. 已倒出的溶液不可再倒回瓶内

24. 关于传染患者的终末处理,正确的是

　　A. 患者出院前洗澡更衣

　　B. 协助患者整理好个人用物后带出

　　C. 死亡患者用清水擦洗干净尸体

　　D. 用不脱脂棉球填塞尸体七孔

　　E. 用一次性尸单包裹尸体送医院太平间

25. 取无菌溶液瓶时,应首先检查

　　A. 瓶身有无裂缝

　　B. 瓶盖有无松动

　　C. 瓶签是否正确

　　D. 溶液有无变色

　　E. 溶液有无沉淀

26. 脱隔离衣的正确步骤是

　　A. 刷手,解袖扣,解领扣,脱衣袖,解腰带,脱去隔离衣

　　B. 解袖扣,刷手,解领扣,脱衣袖,解腰带,脱去隔离衣

　　C. 解袖扣,刷手,解领扣,解腰带,脱衣袖,脱去隔离衣

　　D. 刷手,解袖扣,解腰带,解领扣,脱衣袖,脱去隔离衣

　　E. 解腰带,解领扣,刷手,解袖扣,脱衣袖,脱去隔离衣

27. 光照消毒法利用紫外线的杀菌作用,使

　　A. 细胞膜结构遭到破坏

　　B. 菌体蛋白及酶变性、凝固

　　C. 菌体蛋白发生光解、变性

　　D. 细菌代谢受抑制

E. 细菌酶失去活性，微生物代谢障碍

28. 紫外线空气消毒时，有效距离与时间的要求是
    A. 1 m，不少于 30 min
    B. 1 m，不少于 45 min
    C. 2 m，不少于 30 min
    D. 3 m，不少于 30 min
    E. 3 m，不少于 45 min

29. 用紫外线消毒物品表面，其有效距离与时间要求是
    A. 1 m，不少于 30 min
    B. 1 m，不少于 45 min
    C. 2 m，不少于 30 min
    D. 3 m，不少于 30 min
    E. 3 m，不少于 45 min

30. 物理消毒灭菌法中，效果最可靠的是
    A. 烤箱烘烤
    B. 煮沸法
    C. 日光暴晒法
    D. 高压蒸汽灭菌法
    E. 紫外线灯管消毒法

31. 目前测定高压蒸汽灭菌效果最可靠的方法是
    A. 温度计监测
    B. 化学指示剂法
    C. 生物测试法
    D. 外科切口感染率
    E. 灭菌后物品细菌培养

32. 剪刀和缝针的消毒宜用
    A. 烤箱烘烤
    B. 煮沸
    C. 燃烧法
    D. 药液浸泡
    E. 高压蒸汽法

33. 可用碘酊消毒的部位是
    A. 手术切口
    B. 会阴部
    C. 颜面部
    D. 颈部
    E. 供皮区

34. 使用化学消毒剂时，不正确的做法是
    A. 洗必泰不能与肥皂合用
    B. 碘酊不能用于黏膜消毒

C. 戊二醛可用于浸泡内镜
D. 消毒用的乙醇浓度勿超过 80%
E. 用过氧乙酸浸泡金属器械

35. 不宜用乙醇浸泡消毒的物品是
    A. 持物钳
    B. 硅胶管
    C. 塑料导管
    D. 体温计
    E. 玻璃杯

36. 需加 0.5% 亚硝酸纳防锈的化学消毒剂是
    A. 苯扎溴铵(新洁尔灭)
    B. 氯己定
    C. 过氧乙酸
    D. 碘伏
    E. 乙醇

37. 对组织刺激性小，可用于深部伤口冲洗的化学消毒剂是
    A. 过氧乙酸
    B. 戊二醛
    C. 乙醇
    D. 苯扎溴铵
    E. 碘伏

38. 对病毒无杀灭作用的消毒剂是
    A. 过氧乙酸
    B. 戊二醛
    C. 苯扎溴铵
    D. 碘伏
    E. 环氧乙烷

39. 微波消毒灭菌法不适用的物品是
    A. 金属物品
    B. 食品
    C. 医疗药品
    D. 化验单据
    E. 玻璃水杯

40. 肺结核患者使用的床头柜消毒方法是
    A. 含有效氯 0.2% 的消毒液擦拭，时间 20 min
    B. 含有效氯 0.2% 的消毒液喷洒，时间 60 min
    C. 84 消毒液擦拭 5 min
    D. 臭氧灭菌灯照射 20 min
    E. 日光暴晒 5 h

41. 换药用过的器械处理应

A. 先清洗后灭菌

B. 先清洗后浸泡再灭菌

C. 先浸泡后清洗再灭菌

D. 先浸泡后清洗

E. 先灭菌再清洗

42. 乙脑的主要传播媒介是

A. 家禽

B. 家猪

C. 水源

D. 跳蚤

E. 蚊虫

43. 乙脑的主要传播途径是

A. 密切接触传播

B. 血液传播

C. 虫媒传播

D. 消化道传播

E. 飞沫传播

44. 属于气体杀菌剂的是

A. 环氧乙烷

B. 戊二醛

C. 过氧乙酸

D. 37%～40% 甲醛

E. 乙醇

45. 麻疹的主要传播途径是

A. 虫媒传播

B. 飞沫传播

C. 血液传播

D. 消化道传播

E. 接触传播

46. 麻疹的传染源是

A. 带菌者

B. 患者

C. 水源

D. 家禽

E. 家畜

47. 对于支气管镜的消毒，正确的化学消毒剂及方法是

A. 碘伏浸泡

B. 0.2% 过氧乙酸的擦拭

C. 甲醛熏蒸

D. 2% 的戊二醛浸泡

E. 含有效氯 0.2% 的消毒液浸泡

48. 手术室和门诊换药室的无菌持物钳的有效

期为

A. 7 天

B. 3 天

C. 1 天

D. 6 h

E. 4 h

49. 铺好的无菌盘应保持干燥、防潮湿污染，有效期不超过

A. 12 h

B. 10 h

C. 8 h

D. 6 h

E. 4 h

50. 无菌镊子浸泡在有消毒液的容器中，镊子长度为 18 cm，浸泡消毒液内的深度应是

A. 4 cm

B. 5 cm

C. 6 cm

D. 8 cm

E. 9 cm

51. 未使用的无菌包受潮后，正确的处理是

A. 2 h 内用完

B. 4 h 内用完

C. 晾干后使用

D. 烘干后使用

E. 重新灭菌

52. 使用无菌容器的操作，不正确的是

A. 手持无菌容器时应托住底部，手只能触及容器边缘

B. 取出物品时不可触及容器的边缘

C. 疑有污染或已被污染时，应更换或重新灭菌

D. 取出的物品未使用，应立即放回

E. 打开容器盖，内面朝上稳妥放好

53. 护理人员在临床工作中感染血源性传染病，最常见的原因是

A. 给传染病患者擦浴

B. 侵袭性操作

C. 针刺伤

D. 为传染病患者的污染伤口换药

E. 接触传染病患者的体液

54. 戴无菌手套时，下列操作不正确的是

A. 未戴手套的手持手套的反折部分取出手套

B. 未戴手套的手未触及手套外面

C. 手套如有破损必须重新更换

D. 戴上手套的手持手套的内面取出手套

E. 戴好手套后，双手置于胸前

55. 护士在准备注射用物时发现治疗盘内有一些碘渍，除去碘渍宜选用的溶液是

A. 过氧乙酸

B. 戊二醛溶液

C. 乙醇

D. 安尔碘液

E. 苯扎溴铵

56. 患者，女性，30 岁。在出差途中患肝炎住院。患者要购买必要的生活用品，其钱款的最佳消毒方法是

A. 日光暴晒

B. 紫外线照射

C. 75% 乙醇擦拭

D. 高压蒸汽灭菌

E. 甲醛熏蒸法

57. 患儿，男，3 岁。因急性细菌性痢疾，高热，每日排脓血样便 8~9 次。现对患者的粪便进行消毒处理，漂白粉与粪便的比例是

A. 1:6

B. 1:5

C. 1:4

D. 1:3

E. 1:2

58. 压力蒸汽灭菌法是应用最广、效果最可靠的首选灭菌方法，某护士采用高压蒸汽灭菌进行灭菌，8:45 am 锅内压力达到 120 kPa，此后压力一直维持在 103~137 kPa，达到灭菌效果的正确时间是

A. 8:55 am

B. 9:15 am

C. 9:35 am

D. 9:55 am

E. 10:15 am

59. 患儿，12 岁，右下肢外伤、铜绿假单胞菌感染。对其换药后的污染敷料，正确的处理是

A. 清洗后，煮沸消毒

B. 过氧乙酸浸泡后清洗

C. 高压灭菌后再清洗

D. 单独放置，送焚烧炉焚烧

E. 丢入污物桶，集中处理

60. 患儿，4 岁，手足口病。护士指导家长用食醋熏蒸法消毒居室。其房间长 3 m，宽 2 m，高 3 m，建议使用的食醋量为

A. 30~40 ml

B. 50~60 ml

C. 45~75 ml

D. 60~90 ml

E. 90~180 ml

61. 护士准备配制皮肤消毒用的苯扎溴铵溶液。现有 5% 苯扎溴铵 10 ml，欲加蒸馏水的容量是

A. 550 ml

B. 490 ml

C. 60 ml

D. 250 ml

E. 150 ml

62. 患者，女性，24 岁，患乙型肝炎住院。对患者的布类衣服，可采用的消毒灭菌法不包括

A. 微波消毒

B. 煮沸消毒

C. 高压蒸汽灭菌

D. 甲醛熏蒸

E. 环氧乙烷

63. 患者，女性，30 岁，痔疮复发需坐浴治疗。欲消毒搪瓷坐浴盆，最简单、有效的方法是

A. 洗必泰溶液擦拭法

B. 紫外线灯照射法

C. 乙醇燃烧法

D. 煮沸法

E. 过氧乙酸浸泡法

64. 患者女性，38 岁。因"乙型肝炎"入院，其餐具的消毒可选择

A. 电离辐射灭菌法

B. 微波消毒法

C. 日光曝晒法

D. 臭氧灭菌灯消毒法

E. 过滤除菌法

65. 患者男性，50 岁。住感染病区，使用避污纸的正确方法是

A. 掀页撕取

B. 戴手套后抓取

C. 用镊子夹取

D. 随便撕取

E. 从页面中间抓取

66. 患者男性，45 岁。诊断为"乙型肝炎"。护士应告诉患者属于污染区的是

A. 病室

B. 值班室

C. 医护办公室

D. 化验室

E. 配膳室

67. 患者男性，30 岁。因"支气管哮喘"入院。现病愈出院，其床垫的消毒可采用

A. 干烤法

B. 日光曝晒法

C. 浸泡消毒法

D. 微波消毒法

E. 压力蒸汽灭菌消毒

68. 患者男性，45 岁。诊断为"乙型肝炎"，住感染病区。护士应告诉患者属于清洁区的是

A. 病房

B. 浴室

C. 值班室

D. 化验室

E. 医护办公室

69. 患者男性，45 岁。诊断为"乙型肝炎"，住感染病区。护士应告诉患者属于半污染区的是

A. 病房

B. 浴室

C. 值班室

D. 配膳室

E. 医护办公室

70. 患者女性，45 岁。上腹部不适，医嘱胃镜检查。胃镜消毒宜选用的化学消毒法是

A. 浸泡法

B. 擦拭法

C. 喷雾法

D. 熏蒸法

E. 干粉搅拌法

71. 患者女性，40 岁。甲型肝炎痊愈出院，护士应对其所用的票证和钱币进行消毒，合适的方法是

A. 液氯喷洒

B. 微波消毒

C. 过滤除菌

D. 过氧乙酸擦拭

E. 压力蒸汽灭菌

72. 患儿男，6 岁。因水痘入院，护士告知其家长隔离区域的划分，属于半污染区的是

A. 药房

B. 治疗室

C. 配膳室

D. 患者浴室

E. 病区内走廊

73. 患者女性，43 岁。诊断为"细菌性痢疾"收住入院。患者的餐具、便器常用的消毒方法是

A. 压力蒸汽灭菌

B. 消毒剂擦拭

C. 紫外线消毒

D. 消毒液浸泡

E. 日光曝晒

74. 患者女性，23 岁。诊断为"甲型肝炎"收住入院。护士护理患者穿过的隔离衣，被视为清洁部位的是

A. 衣领

B. 袖口

C. 腰部以上

D. 腰部以下

E. 胸部以上

75. 患者男性，50 岁。诊断为"直肠癌"，现手术后 2 周。患者拟行化疗，选择经周围静脉的中心静脉穿刺（PICC）。一次性 PICC 穿刺包的消毒灭菌宜选择

A. 煮沸消毒法

B. 紫外线消毒法

C. 微波消毒灭菌法

D. 高效化学消毒剂浸泡法

E. 环氧乙烷气体密闭消毒灭菌法

76. 患者女性，55 岁，上呼吸道感染痊愈出院，其使用的毛毯应

A. 送洗衣房清洗

B. 高压蒸汽消毒

C. 日光曝晒 6 h

D. 乳酸熏蒸法消毒

E. 紫外线照射 1 h

77. 患者男性，40 岁，在出差途中不幸患肝炎住院，他需将自己的生病情况告知家人，信在寄出之前应先

A. 用甲醛熏蒸

B. 高压蒸汽灭菌

C. 用氯胺液喷雾

D. 用紫外线照射

E. 过氧乙酸擦拭

78. 患者男性，19 岁，左下肢外伤后，未得到正确处理，而导致破伤风。为该患者左下肢伤口更换敷料后，其敷料处理方法是

A. 丢入污物桶后再集中处理

B. 过氧乙酸浸泡后清洗

C. 高压灭菌后再清洗

D. 日光下曝晒后清洗

E. 送焚烧炉焚烧

79. 在传染病区工作的某护士，做了如下工作，其中违反了隔离原则的做法是

A. 脚垫要用消毒液浸湿

B. 隔离单位的标记要醒目

C. 穿隔离衣后不进入治疗室

D. 使用过的物品冲洗后立即消毒

E. 患者用过的物品不放于清洁区

80. 患者男性，因感染性腹泻入院，护士在接过患者递过的体温计时，使用避污纸，取用的正确方法是

A. 掀页撕取

B. 由别人代递

C. 在页面抓取

D. 须掀起页面再抓取

E. 随便撕取，无影响

81. 护士小王，为破伤风患者换药时发现手套破裂，正确的处理方法是

A. 立即更换

B. 用胶布将破裂处粘好

C. 用乙醇棉球擦拭手套

D. 用无菌纱布将破裂处缠好

E. 再加套一副手套

82. 护士小黄在进行戴无菌手套的练习，老师应予纠正的步骤是

A. 戴手套前先洗手、戴口罩和帽子

B. 核对标签上的手套号码和灭菌日期

C. 戴好手套的手持另一只手套的内面戴好

D. 戴好手套后两手置腰部水平以上

E. 脱手套时，将手套口翻转脱下

83. 张先生，诊断为病毒性肝炎，其看过的书报宜采取的消毒方法是

A. 熏蒸法

B. 喷雾法

C. 擦拭法

D. 燃烧法

E. 高压蒸汽灭菌法

84. 某患儿，脐带处理不当致感染破伤风，护士为其脐带换药，更换下来的敷料采用燃烧法焚烧，需准备的乙醇浓度是

A. 35%

B. 45%

C. 55%

D. 75%

E. 95%

85. 患者，男性，55 岁。血尿，伴尿频、尿急等不适，医嘱：膀胱镜检查。膀胱镜消毒宜选用的化学消毒法是

A. 浸泡法

B. 擦拭法

C. 喷雾法

D. 熏蒸法

E. 冲洗法

86. 患者，男性，11 岁。体育课跑步摔倒. 膝部皮肤擦伤，护士取用无菌生理盐水为其冲洗伤口，不妥的是

A. 核对瓶签

B. 检查瓶盖无松动,瓶子无裂缝. 溶液无沉淀、浑浊及变色

C. 倒液时标签朝下

D. 先倒出少量溶液冲洗瓶口，再由原处倒出溶液至无菌容器中

E. 如已打开的无菌溶液瓶未污染，可保存 24 h

87. 患者，女性，32 岁。护士为其执行导尿并留置导尿管术，戴无菌手套的正确方法是

A. 戴手套前，不一定要洗手，但一定要修剪指甲

B. 戴手套前，先检查手套的号码和有效期

C. 未戴手套的手可触及手套的外面，已戴手套的手可触及另一手套的内面

D. 戴好手套后两手应置于胸部以上水平

E. 如发现手套破损，应立即加戴一只手套

88. 患者，男性，33 岁。诊断为"乙型肝炎"，住感染病区。护士应告诉患者不能进入

A. 病房

B. 医护值班室

C. 外走廊

D. 化验室

E. 患者卫生间

89. 患者，男性，27 岁。诊断为"肺结核"，护士对其床头柜进行消毒应用

A. 日光曝晒 6 h

B. 臭氧灭菌灯照射 30 min

C. 用 84 消毒液擦拭 5 min

D. 用含有效氯 0.2% 的消毒液浸泡 30 min

E. 用含有效氯 0.2% 的消毒液喷洒 60 min

90. 患者，男性，36 岁。诊断为"乙型肝炎"，住感染病区。对其看过的书，家属要求带回家，合适的消毒方法是

A. 压力蒸汽灭菌

B. 40% 甲醛熏蒸法

C. 过滤除菌

D. 过氧乙酸擦拭

E. 液氯喷洒

91. 患者，女性，43 岁。诊断为"甲型肝炎"，住感染病区。对其使用过的票证和钱币进行消毒，合适的方法是

A. 压力蒸汽灭菌

B. 液氯喷洒

C. 过氧乙酸擦拭

D. 过滤除菌

E. 微波消毒

92. 患者，男性，40 岁。诊断为"肺结核"，住感染病区。护士对其使用的体温计每日进行消毒，正确的消毒方法是

A. 煮沸消毒

B. 2% 碘酊擦拭

C. 环氧乙烷消毒

D. 75% 乙醇浸泡

E. 微波消毒

93. 患者，男性，50 岁。住感染病区，护士为患者关灯，需使用避污纸，正确的方法是

A. 从页面中间抓取

B. 掀页撕取

C. 戴手套后撕取

D. 用镊子夹取

E. 随意撕取

94. 某患儿，脐带处理不当致感染破伤风，护士为其脐带换药，更换下来的敷料，最宜采用的灭菌方法是

A. 燃烧法

B. 干烤法

C. 煮沸消毒法

D. 压力蒸汽灭菌法

E. 浸泡法

95. 患儿，陈某因确诊流脑转入传染病房，其原住病房需用食醋空气消毒，病房高 4 m、宽 4 m、长 5 m，食醋的用量是

A. 50 ml

B. 100 ml

C. 200 ml

D. 300 ml

E. 400 ml

96. 患者王某，急性腹膜炎入院，无其他疾病，手术后康复出院，护士

A. 仅更换清洁的大单、被罩及枕套即可

B. 用消毒剂擦拭患者使用过的家具及地面

C. 用紫外线灯进行空气消毒

D. 将同病室的其他患者转移出病室后对病室空气进行熏蒸消毒

E. 无需处理和更换床垫

97. 护士小刘在练习铺无菌治疗盘，不正确的操作是

A. 用无菌持物钳夹取治疗巾

B. 注意使治疗巾边缘对齐

C. 治疗巾开口部分及两侧反折

D. 避免潮湿和暴露过久

E. 铺好以后注明有效时间为 6 h

98. 护士小李在为患者张某行导尿术时，发现手套破裂，她应该

A. 用无菌纱布将破裂处包裹好

B. 用无菌治疗巾包裹手指操作

C. 立即更换无菌手套

D. 再套上一双新的无菌手套

E. 用酒精棉球擦拭破裂处

99. 张先生，男，32 岁，急性黄疸性肝炎住院，此时进行的护理措施不妥当的是

A. 接触患者应穿隔离衣

B. 患者的排泄物倒入马桶中冲洗

C. 护理患者前后均应洗手

D. 给予低脂肪食物

E. 患者剩余的饭菜可用漂白粉混合搅拌后倒掉

100. 患者，男性，患乙型肝炎住院，他换下的布类衣服不宜采用下列哪种消毒灭菌法

　　A. 煮沸消毒

　　B. 消毒剂浸泡

　　C. 环氧乙烷气体消毒

　　D. 高压蒸汽灭菌

　　E. 微波消毒

101. 患者，男性，28岁，因低热、呼吸困难、胸痛就医，诊断为浸润型肺结核，经住院治疗痊愈准备出院。其带来的随身听应采用何种方法消毒

　　A. 微波消毒

　　B. 高压蒸汽消毒

　　C. 日光曝晒

　　D. 环氧乙烷消毒

　　E. 紫外线消毒

二、以下提供若干个案例，每个案例下设若干个考题。请根据各考题题干所提供的信息，在每题下面A、B、C、D、E五个备选答案中选择一个最佳答案，并在答题卡上将相应题号的相应字母所属方框涂黑。

A3/A4 型题

（1～3题共用题干）

患者男性，30岁。诊断为"肺结核"。

1. 护士对其病室空气消毒时，正确的方法是

　　A. 2% 过氧乙酸喷洒

　　B. 食醋熏蒸

　　C. 臭氧灭菌灯消毒

　　D. 开窗通风

　　E. 甲醛熏蒸

2. 患者使用的体温计应每日消毒，正确的方法是

　　A. 煮沸消毒

　　B. 2% 碘酊擦拭

　　C. 70% 乙醇浸泡

　　D. 0.1% 氯已定浸泡

　　E. 微波消毒

3. 入院指导时告知患者，病区的清洁区是

　　A. 医护办公室

　　B. 配膳室

　　C. 病区走廊

　　D. 化验室

　　E. 患者浴室

（4～5题共用题干）

患者男性，25岁。诊断为"甲型肝炎"收住入院。

4. 消毒患者的餐具、便器常用的方法是

　　A. 臭氧灭菌灯消毒

　　B. 消毒剂擦拭

　　C. 冷灭菌

　　D. 消毒液浸泡

　　E. 日光曝晒

5. 护理患者时穿过的隔离衣，被视为清洁部位的是

　　A. 衣领

　　B. 袖口

　　C. 腰部以上

　　D. 腰部以下

　　E. 胸部以上

（6～7题共用题干）

患者女性，59岁。诊断为"乙型肝炎"。

6. 用漂白粉消毒患者粪便，正确的方法是

　　A. 粪便5份加漂白粉2份，搅拌后放置1 h

　　B. 粪便5份加漂白粉1份，搅拌后放置1 h

　　C. 粪便5份加漂白粉2份，搅拌后放置30 min

　　D. 粪便5份加漂白粉1份，搅拌后放置3 h

　　E. 粪便5份加漂白粉2份，搅拌后放置2 h

7. 消毒患者的工作证，正确的方法是

　　A. 0.5% 含氯消毒液喷洒，30 min

　　B. 0.05% 含氯消毒液喷洒，60 min

　　C. 0.02% 含氯消毒液浸泡，30 min

　　D. 0.02% 含氯消毒液擦拭，30 min

　　E. 0.2% 含氯消毒液擦拭，30 min

（8～9题共用题干）

徐先生，24岁，脚不慎被锈铁钉刺破，继而发热、抽搐、牙关紧闭呈苦笑面容，诊断为破伤风，收入传染病区。

8. 为徐先生换药用过的敷料应

　　A. 先清洗后消毒

　　B. 先清洗后灭菌

　　C. 先消毒后清洗

　　D. 先灭菌后清洗

　　E. 焚烧

9. 护士小王为徐先生输液后，她使用过的隔离

衣清洁处应是

A. 衣的肩部

B. 衣的内面和衣领

C. 两侧腰部

D. 腰以下部分

E. 背部

（10～12题共用题干）

患儿，8岁。诊断"急性阑尾炎"，需急诊行"阑尾切除术"。现采用预真空快速压力蒸汽灭菌法对手术器械进行灭菌。

10. 其灭菌时间需

A. 2 min

B. 3 min

C. 5 min

D. 10 min

E. 15 min

11. 灭菌时应注意

A. 由于时间紧急，物品可不必清洗，直接消毒

B. 灭菌物品体积不可超过 50 cm×50 cm×40 cm

C. 存放灭菌物品的有孔容器，灭菌前应将孔打开，灭菌后关上

D. 灭菌包之间应留有空隙，布类物品应放于金属物品和搪瓷物品之间

E. 灭菌后，物品迅速取出使用

12. 监测灭菌效果，最可靠的方法是

A. 化学指示卡 121 ℃，10 min 后颜色改变表明灭菌合格

B. 化学指示胶带在 126 ℃，4 min 后颜色改变表明灭菌合格

C. 化学指示卡在 126 ℃，4 min 后颜色改变表明灭菌合格

D. 化学指示胶带在 121 ℃，10 min 后颜色改变表明灭菌合格

E. 检测菌株经灭菌后培养，全部菌片均无细菌生长表明灭菌合格

（13～15题共用题干）

患者，女性，52岁。"宫颈癌"根治术后2周。患者拟行化疗，选择经周围静脉的中心静脉穿刺（PICC）。

13. 一次性 PICC 穿刺包的消毒灭菌宜选择

A. 压力蒸汽灭菌法

B. 微波消毒灭菌法

C. 环氧乙烷气体密闭消毒灭菌法

D. 紫外线照射消毒法

E. 化学灭菌剂浸泡法

14. 进行穿刺部位皮肤消毒时应选择

A. 0.2% 过氧乙酸

B. 0.1% 氯已定

C. 95% 乙醇

D. 0.5% 碘伏

E. 2% 碘酊

15. 在穿刺过程中，护士怀疑手套被污染，正确的处理方法是

A. 立即更换手套

B. 加戴一只手套

C. 用无菌纱布包裹被污染处

D. 用 75% 乙醇涂擦被污染处

E. 尽快完成穿刺操作

（16～20题共用题干）

患者，男性，36岁。诊断为"病毒性肝炎"收住入院。

16. 消毒该患者的餐具、便器常用的方法是

A. 煮沸消毒法

B. 压力蒸汽灭菌

C. 紫外线消毒

D. 含氯消毒剂浸泡法

E. 0.2% 过氧乙酸熏蒸法

17. 护士为该患者进行测量生命体征操作后，消毒手的方法正确的是

A. 用"六步洗手法"搓洗双手，持续时间 15 s

B. 用"六步洗手法"搓洗双手后，用流动水冲洗干净

C. 用流动水冲洗双手 2 min，冲洗时腕部应高于肘部

D. 用刷子蘸肥皂液. 按指甲、指缝、手掌、手背、腕关节、前臂顺序刷洗 2 min

E. 用刷子蘸肥皂液，按前臂、腕关节、手背、手掌、指缝、指甲顺序刷洗 2 min

18. 操作后脱下的隔离衣，被视为清洁部位的是

A. 衣领

B. 袖口

C. 腰带

D. 前胸，腰部以上

E. 后背，腰部以上

19. 操作后脱下的隔离衣，处理正确的是
    A. 污染面向内挂于衣橱内
    B. 污染面向内挂于病区走廊
    C. 污染面向外挂于衣橱内
    D. 污染面向外挂于病区走廊
    E. 污染面向外挂于病室内

20. 患者病愈出院后，患者单位的终末消毒不妥的是
    A. 将被服放入污衣袋，先清洗再消毒
    B. 病室消毒时，摊开被褥、打开床旁桌
    C. 病室消毒时，关闭门窗
    D. 病室空气消毒后，开窗通风
    E. 用漂白粉溶液擦拭家具、地面和墙面

（21～23 题共用题干）

患者，男性，20 岁。足底刺伤后发生破伤风。入院时患者频繁抽搐。

21. 在安排病床时应注意
    A. 便于家属探视、交谈
    B. 避免声、光刺激
    C. 靠近监护室
    D. 保持病室清洁
    E. 加强安全防护措施

22. 足底伤口换下的敷料的处理是
    A. 用过氧乙酸浸泡
    B. 放入含有 75% 乙醇的容器内熏蒸
    C. 用甲醛熏蒸
    D. 放到指定地点彻底焚烧
    E. 用紫外线照射

23. 以下对患者的病床单元的终末处理，不妥的是
    A. 用过的物品统一进行高压蒸汽灭菌消毒
    B. 关闭门窗，打开床旁桌，摊开棉被，竖起床垫，用消毒液熏蒸消毒
    C. 用消毒液擦拭家具及地面
    D. 被服类放入污物袋，消毒后再清洗
    E. 床垫、棉被和枕芯等送消毒室进行处理

（24～27 题共用题干）

患者男性，45 岁。诊断为"破伤风"。

24. 护士为其输液后，消毒手的方法正确的是
    A. 用刷子蘸取肥皂液仔细刷洗双手
    B. 流动水冲洗手时，腕部应低于肘部
    C. 按"六步洗手法"顺序搓洗双手，持续 15 s
    D. 按"六步洗手法"顺序搓洗双手后，在流水下彻底冲净
    E. 刷洗的顺序是指甲处、指缝、手掌、手背、腕关节、前臂

25. 护理患者后，穿过的隔离衣处理正确的是
    A. 污染面向外挂于衣橱内
    B. 污染面向外挂于病区走廊
    C. 污染面向内挂于病区走廊
    D. 污染面向内挂于衣橱内
    E. 污染面向内挂于病室内

26. 护理此患者后的敷料处理方法为
    A. 焚烧法
    B. 熏蒸法
    C. 紫外线消毒
    D. 高压蒸汽灭菌
    E. 电离辐射灭菌法

27. 患者出院后，其终末消毒错误的是
    A. 病室消毒后要开窗通风
    B. 病室空气可用紫外线消毒
    C. 将被服类放入污物袋，先清洗再消毒
    D. 用漂白粉溶液擦拭家具、地面和墙面
    E. 病室消毒时，被褥应摊开、床头柜要打开

（28～29 题共用题干）

患者，男性，27 岁，因乏力、厌食、恶心、肝大、血清 ALT 升高就医，诊断为乙型肝炎，进行住院治疗。

28. 护士为患者抽取血标本后，刷洗双手的正确顺序是
    A. 前臂、腕部、手背、手掌、手指、指缝、指甲
    B. 手指、指缝、手背、手掌、腕部、前臂
    C. 前臂、腕部、手背、指甲、手掌、手指
    D. 前臂、腕部、手背、手指、手掌、指缝、指甲
    E. 手掌、腕部、手背、手指、前臂、指甲

29. 患者入院后请你代买洗漱用具，人民币消毒应用
    A. 消毒剂浸泡
    B. 日光曝晒
    C. 甲醛熏蒸
    D. 消毒剂擦拭
    E. 紫外线照射

（30～31 题共用题干）

患者，男性，32 岁，近日出现乏力、纳减、

恶心、厌油、发热及黄疸，到医院就诊，诊断为：急性黄疸性肝炎，住院治疗。

30. 此时的护理措施以下哪项不妥
    - A. 接触患者穿隔离衣
    - B. 患者的剩饭立即倒掉
    - C. 护理患者前后要洗手
    - D. 患者的大便要用漂白粉混合搅拌后倒掉
    - E. 给予低脂饮食

31. 护理患者后，消毒双手最好的方法是
    - A. 70% 乙醇
    - B. 0.01% 新洁尔灭
    - C. 1% 氯胺
    - D. 0.2% 过氧乙酸
    - E. 0.02% 洗必泰

（32～33题共用题干）

患者行上颌窦癌术后，3个月后癌转移，口腔内有脓性分泌物，细菌培养结果为铜绿假单胞菌感染。

32. 口腔护理后，用物的正确处理方法是
    - A. 过氧乙酸浸泡后清洗
    - B. 高压灭菌后再清洗
    - C. 先刷洗干净再消毒
    - D. 日光下曝晒后清洗
    - E. 使用1次性用物及时弃去

33. 擦拭口腔后棉球的处理方法是
    - A. 消毒液浸泡后弃去
    - B. 日光下曝晒后弃去
    - C. 丢入污物桶后再集中处理
    - D. 撒上漂白粉后弃去
    - E. 送焚烧炉焚烧

（34～36题共用题干）

患者，女性，35岁。因腹泻每日10～15次，粪便为米泔水样来院就诊，患者轻度脱水，结合患者症状和医生查体结果，高度怀疑为霍乱。正在等待实验室检查结果以明确诊断。

34. 目前对该患者应采取的正确措施是
    - A. 由家属陪同在医院门诊等待结果
    - B. 在就诊医院指定场所单独隔离
    - C. 要求患者自行转往传染病专科医院
    - D. 请患者先回家，告知指定日期前来取化验结果
    - E. 收住入本院消化科病房

35. 该患者经检查确认为霍乱需隔离治疗。护士应告知其家属，隔离期限是
    - A. 以临床症状消失为准
    - B. 根据科主任对病情的判断来决定
    - C. 根据医学检查结果确定
    - D. 以上级卫生防疫部门确定
    - E. 由公安机关决定

36. 该患者经全力抢救未见好转不幸死亡，护士应对尸体立即进行卫生处理并
    - A. 由家属带回老家土葬
    - B. 征得家属同意后尸检
    - C. 移入太平间
    - D. 石灰池掩埋
    - E. 就近火化

（37～39题共用题干）

患者，女性，25岁，低热、乏力、盗汗2周。近日体重下降明显，伴呼吸困难、胸痛，故来诊。经X线胸部检查诊断为浸润型肺结核，收入院抗结核治疗。

37. 患者治愈出院，对其携带的收音机可采用的消毒方法是
    - A. 电离辐射消毒
    - B. 紫外线照射消毒
    - C. 日光曝晒
    - D. 高压蒸汽灭菌
    - E. 环氧乙烷消毒

38. 对该患者护士应给予的隔离措施是
    - A. 严密隔离
    - B. 一般隔离
    - C. 接触性隔离
    - D. 呼吸道隔离
    - E. 昆虫隔离

39. 关于疾病防治，护士的正确操作应除外
    - A. 患者痰液用漂白粉搅拌，静置2 h后倒掉
    - B. 在病室不与患者直接接触时，护士可不戴口罩
    - C. 病室每日用紫外线进行空气消毒
    - D. 需密切观察患者用药后有无不良反应
    - E. 给予异烟肼、链霉素治疗

（40～41题共用题干）

患者，男性，24岁，因畏寒、发热、食欲缺乏、恶心、呕吐、乏力就诊。以甲型病毒性肝炎收入院治疗。

40. 对该患者宜采用的隔离方法是

A. 不需隔离，注意手卫生

B. 呼吸道隔离

C. 消化道隔离

D. 昆虫媒介传染隔离

E. 血液与体液隔离

41. 采取的隔离措施中，不正确的是

A. 不同病种患者应分室居住

B. 不同病种的患者间允许借阅书报

C. 不同病种患者的食品不能混食

D. 探视患者时须穿隔离衣

E. 病室应设置有蚊帐、灭蝇器等防蝇设备

三、以下提供若干组考题，每组考题共同使用在考题前列出的 A、B、C、D、E 五个备选答案。请从中选择一个与考题关系密切的答案，并在答题卡上将相应题号的相应字母所属方框涂黑。每个备选答案可能被选择一次、多次或不被选择。

B 型题

（1~3 题共用备选答案）

A. 杀灭物体上全部微生物，包括细菌的芽孢

B. 杀灭物体上致病微生物

C. 经过灭菌处理后未被污染的区域

D. 清除物体表面上的一切污秽

E. 清除或杀灭物体上除细菌芽孢外的所有病原微生物

1. 灭菌是指

2. 无菌区域是指

3. 消毒是指

（4~5 题共用备选答案）

A. 燃烧法

B. 干烤法

C. 煮沸法

D. 压力蒸汽灭菌法

E. 光照消毒法

4. 手术器械的消毒常用

5. 床垫、毛毯等的消毒常用

（6~9 题共用备选答案）

A. 浸泡法

B. 擦拭法

C. 喷雾法

D. 熏蒸法

E. 冲洗法

6. 应用 75% 乙醇消毒皮肤时常用

7. 应用 2% 戊二醛消毒内镜时常用

8. 应用 0.1% 氯己定消毒伤口黏膜创面时常用

9. 应用 40% 甲醛消毒物品时常用

（10~13 题共用备选答案）

A. 环氧乙烷

B. 过氧乙酸

C. 碘伏

D. 亚硝酸钠

E. 碳酸氢钠

10. 属于气体灭菌剂的是

11. 适合黏膜消毒的中效消毒剂是

12. 煮沸消毒金属器械时，为增强杀菌作用和去污防锈，可在水中加入

13. 戊二醛浸泡消毒手术刀片时，为防止手术刀片生锈，可在消毒液中加入

（14~15 题共用备选答案）

A. 中心药房

B. 配膳室

C. 病室

D. 病区内走廊

E. 更衣室

14. 属于隔离区域半污染区的是

15. 属于隔离病区污染区的是

（16~18 题共用备选答案）

A. 七步洗手法

B. 涂擦消毒法

C. 刷手法消毒

D. 浸泡消毒法

E. 外科刷手法

16. 给一般患者更换床单后应对双手处理的方法是

17. 在病房给一般患者进行静脉输液前对双手处理的方法是

18. 接触被致病性微生物污染的物品后回治疗室对双手处理的方法是

（19~20 题共用备选答案）

A. 燃烧法

B. 干烤法

C. 煮沸消毒法

D. 压力蒸汽灭菌法

E. 浸泡法

19. 塑料奶瓶及奶嘴的消毒常用

20. 患者烧伤部位铜绿假单胞菌感染，为其换药

后的敷料处理常用

参考答案

一、A1/A2 型题

1. D　2. D　3. A　4. D　5. B　6. D　7. D　8. D
9. D　10. C　11. C　12. A　13. D　14. E　15. C
16. D　17. B　18. B　19. E　20. D　21. D　22. D
23. D　24. A　25. C　26. B　27. C　28. C　29. A
30. D　31. C　32. D　33. D　34. E35. B　36. A
37. D　38. C　39. A　40. B　41. C　42. E　43. C
44. A 45. B　46. B　47. D　48. C　49. E　50. E
51. E 52. D　53. C　54. D　55. C　56. E　57. B
58. B　59. D　60. E　61. B　62. A 63. C 64. B
65. E　66. A　67. B　68. C　69. E　70. A　71. B
72. E　73. D　74. A　75. E　76. C　77. A　78. E
79. D　80. C　81. A　82. C　83. A　84. E　85. A

86. C　87. B　88. B　89. E　90. B　91. E　92. D
93. A　94. A　95. E　96. B　97. E　98. C　99. B
100. E　101. D

二、A3/A4 型题

1. C　2. C　3. B　4. D　5. A　6. D　7. E　8. E
9. B　10. C　11. C　12. E　13. C　14. D　15. A
16. D　17. E　18. A　19. B　20. A　21. B　22. D
23. A　24. B　25. C　26. A　27. C　28. A　29. C
30. B　31. D　32. A　33. E　34.B　35. C　36. E
37. E　38. D　39. B　40. C　41. B

三、B 型题

1. A　2. C　3. E　4. D　5. E　6. B　7. A　8. E
9. D　10. A　11. C　12. E　13. D　14. D　15. C
16. A　17. B　18. C　19. C　20. A

（吕彧）

附：护理职业防护

知识结构图

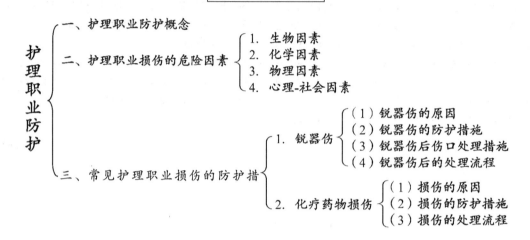

知识精编

一、护理职业防护概念

指在护理工作中针对各种职业性有害因素采取多种有效措施，以保护护士免受相关职业性有害因素的损伤或使其损伤降至最低程度。

二、常见职业损伤的危险因素

1. 生物因素

（1）细菌：广泛存在于患者的各种排泄物、分泌物及用物中。在护理操作时，通过呼吸道、消化道、血液、皮肤等途径感染护士。常见的致病菌有：葡萄球菌、链球菌、大肠杆菌等。

（2）病毒：传播途径以呼吸道和血液传播常见。常见的病毒有：人类免疫缺陷病毒（HIV）、肝炎病毒等。病毒感染疾病中以乙型肝炎、丙型肝炎及艾滋病最常见。

2. 化学因素

（1）常用消毒剂：如含氯消毒剂、戊二醛、过氧乙酸、甲醛等。通过接触，可刺激皮肤、眼、呼吸道，引起皮肤过敏、结膜灼伤、喉头水肿及化学性的气管炎等。

（2）化疗药物：如氟尿嘧啶、环磷酰胺、氮芥等，接触后可导致护士白细胞下降、自然流产等，而且还有致畸、致突变、致癌等危险。

（3）其他：如麻醉废气、汞等。如防护处理不当，也会对人体造成一定的伤害。

3．物理因素

（1）锐器伤：是临床上最常发生的职业损伤因素之一，而针刺伤又是导致血液性疾病传播的主要因素。血液性传播疾病中以乙型肝炎，HIV 危害最大、最常见。

（2）放射性损伤。常见的有：紫外线、激光等对皮肤及眼睛造成的损伤。

（3）温度性损伤。常见的有：红外线烤灯、热水瓶、热水袋等造成的烫伤；易燃易爆物品，如氧气、乙醇等造成的各种烧伤。

（4）负重伤。常见的有：搬运患者过程中用力不当造成的腰部肌肉扭伤；长期走动或站立引起的下肢静脉曲张等。

4．心理-社会因素

护士人力资源缺乏、工作超负荷、护患关系紧张等因素，容易导致护士身心疲惫，产生各种身心疾病。

三、常见护理职业损伤的防护措施

1．锐器伤

（1）锐器伤的原因：

① 护理操作不规范和技术不熟练：如徒手掰安瓿或抽吸药液时操作不规范，直接用手接触锐器，双手回套针帽，随意丢弃注射器针头等。

② 自我防范意识缺乏：护士对锐器损害造成的严重性认识不够，缺乏自我防范意识。

③ 防护用品不到位，医院防护用品不足。

④ 意外损伤:处理操作后的用物时意外被针、玻璃碎屑扎伤；手术过程中传递锐器时不慎被划伤，护士精力不集中导致误伤等。

⑤ 患者因素：患者情绪紧张、躁动、不配合等造成误伤。

（2）锐器伤的防护措施：

① 建立健全锐器伤防护制度。

② 加强培训，规范操作。

③ 正确处理使用后的锐器。

④ 正确戴手套与洗手。

⑤ 规范锐器使用时的防护：操作前保证操作环境光线充足；使用安瓿前先用砂轮划痕后，掰安瓿时垫棉球或纱布；抽吸药液后用单手套针帽；锐器使用后放入符合国际标准的锐器回收器内。

⑥ 纠正容易引起锐器伤的危险行为：禁止双手回套针帽；禁止用手直接接触使用过的锐器 ；禁止直接用手分离污染的针头、注射器和刀片等；禁止直接用手弄直或折弯针头；禁止用手直接传递锐器等。

（3）锐器伤后的伤口处理措施：

① 首先要保持镇静，切忌惊慌。

②"挤"：立即用手从伤口的近心端向伤口的远心端挤压受伤部位，使鲜血排出，避免来回挤压或按压。

③"冲"：用消毒肥皂水并在流动水下反复冲洗。

④"消毒"：冲洗伤口后，用 75% 乙醇或者 0.5% 聚维酮碘（碘伏）消毒并包扎。

（4）锐器伤后的处理流程：

① 保持镇静，正确处理伤口。

② 填写锐器伤登记表。

③ 上报部门负责人，医院感染管理科。

④ 评估锐器伤。

⑤ 采取预防措施。

⑥ 定时随访，咨询。

2. 化疗药物损伤

（1）损伤的原因：

① 直接接触化疗患者的分泌物、排泄物等。

② 配药时与药物发生接触，在稀释化疗药物时震荡过程中，瓶内压力过大，造成药物喷洒或药瓶破裂。

③ 操作中药液外漏，与药物发生接触。

④ 操作后，对化疗药物药瓶及用物处理不当。

（2）损伤的防护措施：

① 做好配药前的个人防护，如：戴好手套、口罩、护目罩、穿好防护衣等。

② 做好配药前环境的准备，如：使用空气净化装置净化环境，用水剂代替粉剂以减少冲配时气雾的外溢等。

③ 正确打开安瓿：打开安瓿时先轻弹瓶颈部，使附着的药粉全部降至瓶底。配药时使用较大的注射器，抽取的药液不超过注射器的 3/4，以防止药液外漏。

④ 如果药液溢出到桌面，应用纱布吸附药液，再用清水冲洗污染桌面。

⑤ 使用后的输液器存放于专用污物袋内封闭后集中处理。

⑥ 正确处理化疗患者的呕吐物、排泄物，在处理患者呕吐物、排泄物时必须穿隔离衣、戴手套、口罩、帽子。处理后彻底洗手。

⑦ 如果操作中不慎将化疗药液溅到眼睛或皮肤上，应立即用生理盐水彻底冲洗。

⑧ 操作后正确洗手。

（3）损伤的处理流程：

① 迅速脱掉手套或隔离衣。

② 立即用清水或肥皂水冲洗污染部位的皮肤。

③ 记录接触情况，必要时就医治疗。

模拟练习题

一、以下每一道考题下面有 A、B、C、D、E 五个备选答案。请选择一个最佳答案，并在答题卡上将相应题号的相应字母所属方框涂黑。

A1/ A2 型题

1. 护士锐器伤的发生率高，由锐器伤引起的血液性传播疾病中最常见，危害最大的是

　　A. 肝炎和艾滋病

　　B. 梅毒

　　C. 弓形虫病

　　D. 伤害

　　E. 淋病

2. 在下列护理职业防护措施中哪项不妥

　　A. 养成操作后正确洗手的习惯

　　B. 血液污染后立即用拖布清理

　　C. 医疗废物分类处理

　　D. 做好各类物品的保管工作

E. 视所有患者的血液、体液具有传染性，充分利用各种防护措施

3. 护理人员职业暴露后要及时采取措施处理，下列措施中错误的是
   A. 戴手套的手被血液污染的针刺伤后迅速脱去、消毒并更换手套
   B. 手被血液污染的针刺伤后立即用健侧手从近心端向远心端挤压受伤部位
   C. 及时上报、登记,评估
   D. 手被血液、体液污染后立即冲洗,消毒并更换手套
   E. 进行暴露后的心理咨询

4. 护理人员发生锐器伤后首先采取下列哪项措施
   A. 消毒伤口
   B. 用流动水和皂液冲洗
   C. 及时向医院感染委员会上报
   D. 从近心端向远心端挤压受伤部位
   E. 检测抗体

5. 配置化疗药物时护士采取以下方法保护自己，其中哪项不恰当
   A. 配药前洗手，穿防渗透防护服，戴口罩、帽子、手套
   B. 操作台面应覆盖一次性防护垫，减少药液污染，一旦污染或操作完毕，应及时更换
   C. 割锯安瓿前应轻弹其颈部使附着的药粉降至瓶底，打开安瓿时应垫以纱布，以防划破手指
   D. 抽取药液时，在瓶内进行排气和排液后再拔针，不使药液排入空气中
   E. 抽取药液可选用一次性注射器，并应注意抽出药液以不超过注射器容积的1/2为宜

6. 导致医务人员发生血液性传播疾病最主要的职业因素是
   A. 使用或清洗医疗器械
   B. 接触血液标本
   C. 为患者查体
   D. 锐器伤
   E. 与患者共餐

7. 通过锐器伤接触传播病原体中，最常见、威胁最大的是
   A. 丙型肝炎病毒
   B. 乙型肝炎病毒
   C. 艾滋病毒
   D. 巨细胞病毒
   E. 流感病毒

8. 护士发生锐器伤集中发生最可能的时间段
   A. 下午 3~5 点
   B. 上午 6~8 点
   C. 上午 9~11 点
   D. 下午 1~3 点
   E. 下午 2~4 点

9. 下列哪一项不是护理职业损伤因素
   A. 生物因素
   B. 心理-社会因素
   C. 化学因素
   D. 物理因素
   E. 感染因素

10. 患者女，26 岁，护士，近一周以来疲倦乏力，食欲不振，恶心，巩膜黄染，追问 2 个月前工作中被污染的针头刺破手指，被污染时应采取的重要措施为
    A. 局部擦碘酒消毒
    B. 过氧乙酸泡手
    C. 肌内注射乙肝疫苗
    D. 肌内注射乙肝免疫球蛋白
    E. 肌内注射丙种球蛋白

二、以下提供若干个案例，每个案例下设若干个考题。请根据各考题题干所提供的信息，在每题下面 A、B、C、D、E 五个备选答案中选择一个最佳答案，并在答题卡上将相应题号的相应字母所属方框涂黑。

A3/A4 型题

（1~3题共用题干）

某医院手术室一名年轻护士在传递手术器械时不慎被手术刀片划破手指，伤口深约 0.3 cm，流血不止，当时手术正在进行，她用碘伏简单消毒压迫止血后更换手套继续进行手术，手术结束后仅用无菌敷料包扎伤口，未作其他处理。手术第二天得知前一天手术患者为乙型肝炎患者。1 年后该护士体检时发现"大三阳"，查阅该护士进院工作以来体检记录，乙肝两对半指标均为阴性。

1. 手术中预防锐器伤的措施，以下哪项是错误的
   A. 手术环境光线充足，防止被针头、刀片等划伤
   B. 用手直接取下刀片

C. 抽吸药液后单手套上针帽

D. 用过的针头或刀片扔进符合国际标准的锐器盒中

E. 严格遵守手术各项操作规程

2. 该护士被刀片刺伤后，应立即做以下哪一项处理

A. 立即从近心端向远心端挤压受伤部位，使部分鲜血排出

B. 来回挤压伤口，使部分鲜血排出

C. 从伤口远心端向近心端挤压，使部分部分鲜血排出

D. 挤压伤口局部，使部分部分鲜血排出

E. 用自来水冲洗伤口

3. 该护士在被刀片划伤后的处理流程中，以下哪项是错误的

A. 立即正确处理伤口

B. 受伤护士 HBsAg 阴性或抗 HBs 阴性且未注射疫苗者应于 48 h 注射 HBIG 及乙肝疫苗

C. 填写锐器伤登记表

D. 上报部门负责人，医院感染管理科

E. 评估锐器伤

参考答案

一、A1/A2 型题

1. A　2. B　3. C　4. D　5. E　6. D　7. B　8. C　9. D　10. E

二、A3/A4 型题

1. B　2. A　3. B

第六章 患者的清洁护理

知识结构图

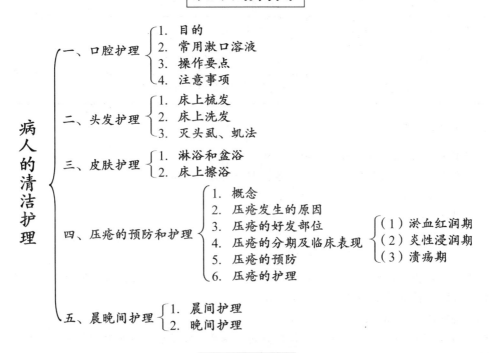

病人的清洁护理

一、口腔护理
  1. 目的
  2. 常用漱口溶液
  3. 操作要点
  4. 注意事项

二、头发护理
  1. 床上梳发
  2. 床上洗发
  3. 灭头虱、虮法

三、皮肤护理
  1. 淋浴和盆浴
  2. 床上擦浴

四、压疮的预防和护理
  1. 概念
  2. 压疮发生的原因
  3. 压疮的好发部位
  4. 压疮的分期及临床表现
    （1）淤血红润期
    （2）炎性浸润期
    （3）溃疡期
  5. 压疮的预防
  6. 压疮的护理

五、晨晚间护理
  1. 晨间护理
  2. 晚间护理

知识精编

第一节 口腔护理

一、目 的

1. 保持口腔清洁、湿润、使患者舒适，预防口腔感染等并发症。

2. 防止口臭、口垢，增进食欲，维持口腔正常功能。

3. 观察口腔黏膜、舌苔变化及有无特殊口腔气味，以提供病情观察的信息，协助诊断。

二、常用漱口溶液

常用漱口溶液（见表 6-1-1）。

表 6-1-1　常用漱口溶液

漱口溶液	作　用	口腔 pH
0.9% 氯化钠溶液（生理盐水）	清洁口腔，预防感染	中性
朵贝尔溶液（复方硼酸溶液）	轻微抑菌，清除口臭	
0.02% 呋喃西林溶液	清洁口腔，广谱抗菌	
1%～3% 过氧化氢溶液	遇有机物时放出新生氧，抗菌防臭	偏酸性
1%～4% 碳酸氢钠溶液	碱性溶液，用于真菌感染	
2%～3% 硼酸溶液	酸性防腐剂，抑菌	偏碱性
0.1% 醋酸溶液	用于铜绿假单胞菌（绿脓杆菌）感染	

三、操作要点

1. 体位：侧卧或仰卧，头偏向护士一侧。

2. 湿润口唇，嘱患者张口，观察口腔情况，并取下义齿。

3. 漱口：擦洗前用温开水或漱口液漱口。

4. 擦洗顺序

（1）嘱患者咬合上、下齿，用压舌板撑开一侧颊部，沿牙缝纵向由上而下，由臼齿到门齿，擦洗左侧牙齿外面。同法擦洗右侧外面。

（2）嘱患者张口，依次擦洗左侧上内、下内侧、咬合面、左侧颊部。同法擦洗右侧。再擦洗上腭及舌面、舌下（勿触及咽喉，以免引起恶心）。

（3）每擦洗一个部位，更换一个棉球。

5. 再次漱口后观察口腔情况：口腔黏膜如有溃疡，擦洗后可涂冰硼散等药物，口唇干裂可涂液状石蜡或唇膏。

四、注意事项

1. 擦洗动作：轻柔，以防止损伤黏膜及牙龈，特别是对凝血功能较差的患者。

2. 昏迷患者

（1）禁忌漱口。

（2）如需用开口器，应从臼齿处放入，对牙关紧闭者不可使用暴力开口。

（3）擦洗时棉球不可过湿，以防溶液误吸入呼吸道。

（4）血管钳夹紧棉球，每次一个，防止棉球遗留在口腔内。必要时清点棉球数量。

3. 长期应用抗生素者：应注意观察口腔黏膜有无真菌感染。

4. 活动义齿

（1）牙刷刷洗各面，冷水冲洗干净，待患者漱口后戴上。

（2）暂时不用的时候，浸于冷水中备用，每日更换一次清水。

（3）不可将义齿浸入乙醇或热水中，以免义齿变色、变形和老化。

5. 为肝功能不全患者做特殊口腔护理时，若患者出现肝臭味，提示肝性昏迷前兆。

第二节　头发护理

一、床上梳发

1. 目的

（1）按摩头皮，促进头皮血液循环。

（2）除去头发污秽，使患者整洁、舒适、美观。

（3）维护患者自尊、自信，建立良好护患关系。

2. 用物

治疗巾、梳子、30% 乙醇、纸 1 张（用于包裹脱落的头发）

3. 操作要点

（1）梳发：从发根梳向发梢，长发避免强行牵拉。

（2）头发打结时：用 30% 乙醇湿润打结处后，再由发梢梳向发根。

（3）脱落的头发收集起来，缠紧包于纸中。

二、床上洗发

1. 操作要点

（1）室温：24 ℃ 左右。

（2）水温：40 ~ 45 ℃。

（3）体位：仰卧，用纱布遮盖患者双眼或嘱患者闭上双眼，不脱脂棉球塞入两耳。

（4）洗发：发际→头顶，用指腹反复揉搓。

2. 注意事项

（1）洗发过程中，随时观察病情变化，如发现患者面色、脉搏、呼吸异常应立即停止操作。

（2）身体极度虚弱的患者不宜床上洗发。

（3）注意保暖，及时擦干头发，防止着凉。

（4）避免污水溅入眼、耳内及沾湿衣服及床单。

（5）洗发时间不宜过长，以免引起头部充血、疲劳，造成患者不适。

三、灭头虱、虮法

1. 常用灭虱药液

30% 含酸百部酊（百部 30 g 加 50% 乙醇 100 ml，再加入 100% 乙酸（纯乙酸）1 ml，装入瓶中加盖密闭，48 h 后即可）。

2. 操作要点

（1）防护：穿隔离衣，戴手套。

（2）方法：用纱布蘸百部酊将头发分层擦拭，反复揉搓 10 min 并戴帽子或用治疗巾严密包裹。

（3）时间：包裹 24 h。

3. 注意事项

（1）防止灭虱药液沾污患者面部及眼部。

（2）用药后注意观察患者局部及全身反应。

（3）严格执行消毒隔离制度，防止感染发生。穿过的隔离衣，患者更换的污衣裤和被服放入布袋内，扎好袋口，按隔离原则处理；去除篦子上的棉花，用火焚烧；梳子和篦子先消毒，再用刷子刷净。

（4）脱落头发用纸包裹焚烧。

第三节　皮肤护理

一、淋浴和盆浴

适用于病情较轻、生活能自理、全身情况良好的患者。

1. 室温调节在 24 ℃ 左右，水温调节至 40～45 ℃，浴室不宜闩门。
2. 沐浴应在饭后 1 h 后进行，以免影响消化。
3. 注意防止患者受凉、晕厥、烫伤、滑倒等意外情况发生，如患者入浴时间过长应及时询问。
4. 妊娠 7 个月以上的孕妇禁止用盆浴，衰弱、创伤、患心脏病需卧床的患者，不宜淋浴和盆浴。
5. 传染患者沐浴，应根据病种、病情按隔离原则进行。

二、床上擦浴

适用于病情较重、长期卧床、活动受限、生活不能自理的患者。

1. 操作要点

（1）室温：24 ℃ 左右；水温：50～52 ℃。

（2）擦洗方法：湿毛巾涂浴皂擦洗→湿毛巾擦净皂液→清洁湿毛巾擦洗→浴巾擦干。

（3）擦洗顺序：脸（擦洗眼部由内眦→外眦）、颈部→上肢→胸腹部→颈、背、臀部→双下肢→踝部→双足→会阴部。

（4）按摩：用 50% 乙醇按摩背部和受压部位。

（5）穿脱衣服

① 脱衣服：先脱近侧，后脱远（对）侧。如有患肢，先脱健侧，后脱患侧。

② 穿衣服：先穿远（对）侧，后穿近侧。如有患肢，先穿患侧，后穿健侧。

2. 注意事项

（1）应遵循节力原则。

（2）注意擦净腋窝、腹股沟等皮肤皱褶处。

（3）防止患者受凉，注意遮挡，保护患者自尊。

（4）观察病情变化及全身皮肤情况，如患者出现寒战、面色苍白等，应立即停止操作，给予适当处理。

第四节　压疮的预防和护理

一、概　念

压疮，又称压力性溃疡，是由于身体局部组织长期受压，血液循环障碍，持续缺血、缺氧、营养不良而导致局部组织溃烂和坏死。

二、压疮发生的原因

1. 力学因素

（1）压力：垂直压力是造成压疮最主要的因素。局部组织持续受压 2 h 以上，即可引起组织发生不可逆的损害。常见于长期卧床的患者。

（2）摩擦力：患者在床上活动或搬运患者时，皮肤受到床单和衣服表面的逆行阻力摩擦，易损伤皮肤角质层。

（3）剪切力：患者半坐卧位时，身体下滑，产生剪切力。

2. 理化因素

皮肤经常受到潮湿、排泄物等因素的刺激，如大小便失禁。

3. 全身营养不良或水肿

营养不良是导致压疮发生的内因，常见于长期发热、年老体弱、水肿、恶病质等患者。

4. 受限制的患者

使用石膏绷带、甲板及牵引时，松紧不适，衬垫不当，都有可能导致局部组织血液循环障碍，致组织缺血坏死。

三、压疮的好发部位

压疮好发于经常受压和缺乏脂肪组织保护、无肌肉包裹或肌层较薄的骨隆突处。

1. 仰卧位：枕骨隆突、肩胛、肘部、脊椎体隆突处、骶尾部、足跟。骶尾部最易发生压疮。

2. 侧卧位：耳廓、肩峰、肋骨、髋部、膝关节内外侧、内外踝等。

3. 俯卧位：面颊、耳廓、肩峰、女性乳房、男性生殖器、髂前上棘、膝前部、足尖等。

4. 坐位：易发生在坐骨结节处。

四、压疮的分期及临床表现

1. 淤血红润期

（1）表现为红、肿、热、麻木或触痛。

（2）皮肤无破损，为可逆性改变。

2. 炎性浸润期

（1）受压部位呈紫红色，皮下产生硬结，表皮可出现水疱。

（2）水疱破溃后，显露出潮湿红润的创面，有痛感。

3. 溃疡期

（1）轻者浅层组织感染，脓液流出，溃疡形成。

（2）重者坏死组织发黑，脓性分泌物增多，有臭味，可深达骨骼，甚至出现败血症。

五、压疮的预防

做到"七勤"：勤观察、勤翻身、勤擦洗、勤按摩、勤整理、勤更换、勤交班。

1. 避免局部组织长期受压

（1）经常更换卧位：根据病情和局部皮肤情况确定翻身间隔时间。一般每 2 h 翻身一次，必要时每 1 h 翻身一次。翻身时应抬起患者，避免拖、拉、推等动作。

（2）身体空隙处垫软枕或海绵垫，不宜使用橡胶气圈和棉圈。有条件的可使用羊皮垫、气垫、水褥、翻身床等。

（3）使用石膏、夹板、牵引固定的患者，衬垫平整、松紧适度、位置合适。

2. 避免局部理化因素的刺激

（1）保持皮肤清洁干燥：有大小便失禁、出汗、呕吐及分泌物多的患者，及时擦洗干净；被服及时更换；不可让患者直接卧于橡胶单上。

（2）保持床单、被褥清洁干燥，平整、无碎屑。

（3）严禁使用破损的便盆，使用时不可强塞硬拉。

3. 增进局部血液循环

（1）温水擦浴。

（2）按摩：用 50% 乙醇进行局部或全背部按摩。

（3）红外线灯照射。

4. 改善营养状况

病情许可应给予患者高蛋白、高维生素膳食，提高机体抵抗力。

六、压疮的护理

1. 淤血红润期

及时去除病因，积极采取各种预防措施，防止局部继续受压。

2. 炎性浸润期：保护皮肤，避免感染。

（1）未破小水疱：用无菌纱布包扎，减少摩擦，防止破裂感染，让其自行吸收。

（2）未破大水疱：不可剪去表皮。先消毒局部皮肤，再用无菌注射器抽出水疱内液体，表面涂消毒液后用无菌纱布包扎。

（3）已破水疱：消毒创面及其周围皮肤，再用无菌纱布包扎。

3. 溃疡期

解除压迫，清洁创面，祛腐生新，促进愈合。

第五节　晨晚间护理

一、晨间护理

1. 目的

（1）使患者清洁、舒适，预防压疮及肺炎等并发症。

（2）保持病室及床单元整洁、舒适、美观。

（3）观察和了解病情，为诊断、治疗和制定护理计划提供依据。

（4）进行心理护理及卫生宣教。

2. 护理内容：一般在每天清晨诊疗工作前完成。

（1）协助患者排便、留取标本，更换引流管。

（2）协助进行口腔护理、洗脸、洗手、梳头、翻身，预防压疮。

（3）整理床单元，需要时更换床单。

（4）观察病情，了解患者睡眠情况，进行心理护理和健康教育。

（5）整理病室，酌情开窗通风。

二、晚间护理

1. 目的

（1）保持病室安静、病房整洁，使患者清洁、舒适，易于入睡。

（2）观察病情，了解患者心理需求。

2. 护理内容

（1）协助排便、口腔护理、洗脸、洗手、梳头、热水泡脚、会阴清洁。

（2）翻身、50% 乙醇按摩背部及骨隆突处、安置舒适卧位。

（3）整理床单元，需要时更换床单或增加毛毯及盖被。

（4）创造良好的睡眠环境。保持病室安静，光线暗淡（关大灯，开地灯）。

（5）经常巡视病房，了解患者睡眠情况，观察病情。

临床链接

1. 2007 NPUAP 压疮的新定义：指皮肤或皮下组织由于压力或复合剪切力或（和）摩擦力作用而发生在骨隆突处的局限性损伤。

2. 难免压疮：难免压疮是指虽经精心护理，但因患者一些自身条件（如严重水肿、恶液质、有医嘱禁翻身等），还是难免要发生的压疮。早期护理人员对压疮的发生存在着模糊认识，认为发生压疮是护理工作的耻辱。护理不当确实能造成压疮，但不能把所有的压疮都归咎于护理不当，绝大多数压疮是能够预防的，但并非全部压疮的发生都是护理不当引起的。

3. 保湿敷料：对压疮溃疡期，传统的伤口处理方式是消毒清洁，自然愈合。而使用保湿敷料比起传统方式更有利于坏死组织和纤维蛋白的溶解，保持创面恒温，利于组织生长，并且无结痂形成，避免新生肉芽组织的再次机械性损伤，而且还保护创面神经末梢，减轻疼痛。

模拟练习题

一、以下每一道考题下面有 A、B、C、D、E 五个备选答案。请选择一个最佳答案，并在答题卡上将相应题号的相应字母所属方框涂黑。

A1/ A2 型题

1. 口腔护理的目的不包括

   A. 保持口腔清洁

   B. 观察口腔黏膜和舌苔

   C. 去除口臭、口垢

   D. 清除口腔内一切微生物

   E. 预防口腔感染

2. 常用的漱口液不包括

   A. 1% ~ 3% 过氧化氢

   B. 5% 碳酸氢钠

   C. 2% ~ 3% 硼酸

   D. 0.02% 呋喃西林

   E. 0.1% 醋酸溶液

3. 口腔被铜绿假单胞菌感染的患者应选用的漱口液是

   A. 2% ~ 3% 硼酸溶液

   B. 0.1% 醋酸溶液

   C. 0.02% 呋喃西林溶液

   D. 1% ~ 4% 碳酸氢钠溶液

   E. 1% ~ 3% 过氧化氢溶液

4. 患者口腔 pH 为偏酸性时，采用的漱口溶液是

   A. 0.9% 氯化钠溶液

   B. 0.02% 呋喃西林溶液

   C. 朵贝尔溶液

D. 0.1% 醋酸溶液

E. 1% ～ 4% 碳酸氢钠溶液

5. 患者口腔 pH 为中性时，采用的漱口溶液是

  A. 复方氯化钠溶液

  B. 0.02% 呋喃西林溶液

  C. 2% ～ 3% 硼酸溶液

  D. 0.1% 醋酸溶液

  E. 1% ～ 4% 碳酸氢钠溶液

6. 为凝血功能较差的患者进行口腔护理时，护士应特别注意

  A. 擦洗动作要轻柔，以免损伤口腔黏膜

  B. 观察口腔黏膜有无真菌感染

  C. 擦洗时棉球不宜过湿，防止溶液误吸入呼吸道

  D. 按消毒隔离原则处理用物

  E. 用止血钳夹紧一块纱布，蘸生理盐水，拧至半干擦洗

7. 为昏迷患者进行口腔护理时，不需准备的用物是

  A. 张口器

  B. 棉球

  C. 吸水管

  D. 血管钳

  E. 手电筒

8. 为昏迷患者做口腔护理，下列不正确的是

  A. 患者侧卧

  B. 棉球不宜过湿

  C. 血管钳夹紧棉球

  D. 擦洗后漱口

  E. 活动义齿应取下

9. 口腔护理时，如发现患者有活动义齿，应

  A. 先取下活动义齿，用冷水冲洗干净

  B. 先取下活动义齿，用热水冲洗干净

  C. 口腔护理结束后，取下活动义齿，冷水冲洗干净

  D. 暂时不用的义齿，可浸于清水中，每周更换 1 次清水

  E. 暂时不用的义齿，可浸于热水或乙醇中，每日更换 1 次热水或乙醇

10. 对长期应用抗生素的患者，应特别注意观察口腔

  A. 口唇有无干裂

  B. 有无牙结石

  C. 牙龈有无肿胀

  D. 有无口臭

  E. 有无真菌感染

11. 为卧床患者进行床上洗发，适宜的水温是

  A. 30 ～ 40 ℃

  B. 40 ～ 45 ℃

  C. 45 ～ 50 ℃

  D. 50 ～ 60 ℃

  E. 60 ～ 70 ℃

12. 长期卧床患者头发打结成团，梳理时可选用

  A. 温水

  B. 油剂

  C. 生理盐水

  D. 30% 乙醇

  E. 百部酊

13. 关于头发护理，下列叙述哪一项是错误的

  A. 给患者床上洗头时，室温应调节在 24 ℃左右，水温调节至 40 ～ 45 ℃

  B. 给患者床上梳发时，如患者头发打结成团，可用 50% 乙醇湿润后再梳顺

  C. 身体虚弱的患者，不宜床上洗头

  D. 有头虱的患者，可选用 30% 的含酸百部酊进行灭虱

  E. 含酸百部酊擦遍头发后，应用治疗巾包裹头发 24 h

14. 不宜在床上洗头的患者是

  A. 感冒初愈

  B. 肺部分切除术后第 2 天

  C. 下肢骨折牵引

  D. 慢性肝炎

  E. 剖宫产术后第 7 天

15. 配置灭头虱药液，下列哪组是正确的

  A. 10 g 百部酊，30% 乙醇 60 ml

  B. 20 g 百部酊，40% 乙醇 80 ml

  C. 30 g 百部酊，50% 乙醇 100 ml

  D. 40 g 百部酊，60% 乙醇 120 ml

  E. 50 g 百部酊，70% 乙醇 140 ml

16. 护士给患者进行灭头虱操作，正确的是

  A. 女患者应动员其剃去头发

  B. 严格无菌操作原则，防止感染

  C. 12 h 后取下包裹头发的帽子

  D. 使用灭虱液后观察患者有无皮肤过敏

  E. 用灭虱液擦遍头发，用手反复揉搓头发 5 min

17. 床上擦浴的目的不包括
    A. 清洁舒适
    B. 增强皮肤排泄
    C. 预防过敏性皮炎
    D. 促进血液循环
    E. 观察病情

18. 护士为患者进行灭头虱操作中，正确的是
    A. 不必穿隔离衣，只需戴口罩
    B. 女患者应剃去全部头发
    C. 被头虱感染的头发剪下后用纸包裹好焚烧
    D. 直接用手蘸灭头虱药液涂抹于头发上
    E. 12 h 候取下包裹头发的帽子

19. 床上擦浴时，按摩骨骼隆突处所用的乙醇浓度为
    A. 25%
    B. 30%
    C. 35%
    D. 50%
    E. 75%

20. 为左上肢骨折的患者脱穿衣服的顺序是
    A. 先脱右肢，先穿左肢
    B. 先脱右肢，先穿右肢
    C. 先脱左肢，先穿右肢
    D. 先脱左肢，先穿左肢
    E. 以上都不是

21. 淋浴和盆浴的注意事项，以下正确的是
    A. 饭后需过半小时才能进行沐浴
    B. 患心脏病需卧床休息的患者不宜盆浴
    C. 妊娠 7 个月以上的孕妇禁止淋浴
    D. 传染患者禁止淋浴
    E. 衰弱、创伤患者，可酌情给予淋浴或盆浴

22. 下列叙述不正确的是
    A. 甲状腺手术前患者可行淋浴或盆浴
    B. 妊娠 7 个月以上的孕妇可淋浴
    C. 脑栓塞后遗症的患者可行床上擦浴
    D. 急性心肌梗死患者可行盆浴
    E. 上消化道出血活动期患者应禁止淋浴

23. 发生压疮最主要的原因是
    A. 局部组织受压过久
    B. 机体营养不良
    C. 皮肤受潮湿、摩擦的刺激
    D. 用夹板时衬垫不当
    E. 病原微生物侵入皮肤

24. 长期卧床患者，为防止压疮，于身体空隙处垫软枕是
    A. 减少压力，减少压强
    B. 架空受压部位
    C. 减少受力面积，减少压强
    D. 减少对皮肤的摩擦刺激
    E. 扩大受力面积，减少压强

25. 造成压疮最主要的力学因素是
    A. 水平压力
    B. 摩擦力
    C. 阻力
    D. 垂直压力
    E. 剪切力

26. 导致压疮发生的内因是
    A. 力学因素
    B. 大小便失禁
    C. 营养不良
    D. 夹板固定
    E. 水肿

27. 为卧床患者更换床单的方法，下列不妥的是
    A. 松开床尾盖被，协助患者侧卧于床的一边
    B. 将枕头和患者一起移向对侧
    C. 松开近侧各层床单及橡胶单一起卷入患者身下
    D. 扫净褥垫上的渣屑，按顺序进行换单
    E. 协助患者仰卧，更换被套和枕套

28. 发生压疮最主要的原因是
    A. 局部组织受压过久
    B. 机体营养不良
    C. 皮肤受潮湿、摩擦的刺激
    D. 用夹板时衬垫不当
    E. 病原微生物侵入皮肤

29. 压疮瘀血红润期的主要特点是
    A. 局部皮肤红、肿、热、痛
    B. 局部皮肤紫红色
    C. 皮下有硬结
    D. 表皮出现水泡
    E. 局部组织坏死

30. 完成晨间护理的时间是
    A. 清晨诊疗工作前
    B. 清晨诊疗工作后
    C. 交接班前
    D. 医生查房时

E. 医生查房后

31. 晨间护理的内容不包括

　　A. 洗脸、洗手、漱口

　　B. 按摩背部

　　C. 热水泡脚

　　D. 进行心理护理和卫生宣教

　　E. 观察病情

32. 晚间护理的目的是

　　A. 提醒陪护人员离开病室

　　B. 保持病室美观、整洁

　　C. 保持患者清洁舒适

　　D. 做好术前准备

　　E. 进行卫生宣教

33. 下列哪项属于晚间护理的内容

　　A. 协助患者排便，收集标本

　　B. 协助患者进食

　　C. 经常巡视病房，了解患者睡眠情况

　　D. 发放口服药物

　　E. 整理病室，开窗通风

34. 预防压疮的护理措施中，能够有效促进局部血液循环的是

　　A. 保持皮肤的清洁、干燥

　　B. 定期按摩受压部位

　　C. 正确使用夹板和绷带，松紧适宜

　　D. 改善患者营养状况

　　E. 使用便器时，应抬起患者腰骶部，避免强塞硬拉

35. 预防压疮的护理措施中，能够有效避免局部理化因素刺激的是

　　A. 根据病情和皮肤情况给予翻身

　　B. 定期按摩受压部位

　　C. 正确使用夹板和绷带，松紧适宜

　　D. 改善患者营养状况

　　E. 使用便器时，应抬起患者腰骶部，避免强塞硬拉

36. 预防压疮的护理措施中，能够增强机体抵抗力，组织修复和促进慢性溃疡愈合的是

　　A. 保持皮肤的清洁、干燥

　　B. 定期按摩受压部位

　　C. 正确使用夹板和绷带，松紧适宜

　　D. 改善患者营养状况

　　E. 使用便器时，应抬起患者腰骶部，避免强塞硬拉

37. 患者男性，77 岁。瘫痪 2 年，为了预防压疮，应该采取的措施是

　　A. 每周一次物理治疗

　　B. 每日更换衣服和被褥

　　C. 睡木质硬床

　　D. 定期更换体位与局部按摩

　　E. 局部置热水袋促进循环

38. 患者男性，72 岁。血小板减少性紫癜入院，护士为其检查口腔时发现口腔黏膜有散在瘀点，右侧下牙龈有瘀斑，在为患者进行口腔护理时，应特别注意

　　A. 动作轻柔，勿损伤黏膜

　　B. 所有物品均无菌

　　C. 棉球不可过湿以防发生呛咳

　　D. 擦拭时勿触及咽部以免发生恶心

　　E. 先擦拭瘀斑处

39. 患者男性，42 岁。拟 2 天后在腹腔镜下行胆囊切除术，护士指导其进行淋浴，操作中不妥的是

　　A. 交代相关事项，如调节水温，呼叫铃使用方法等

　　B. 调节室温 24 ℃左右，水温 40 ~ 45 ℃

　　C. 浴室不宜闩门

　　D. 可饭前半小时淋浴，有利于增进食欲

　　E. 注意保暖，防止着凉

40. 患者，女性，75 岁。采用半坐位，导致其发生压疮的力学因素主要是

　　A. 水平压力

　　B. 垂直压力

　　C. 摩擦力

　　D. 剪切力

　　E. 阻力

41. 患儿，5 岁。护士指导其家属为她洗脸时，擦拭眼睛的方法是

　　A. 由内眦向外眦擦拭

　　B. 由外眦向内眦擦拭

　　C. 由内眦向外眦来回擦拭

　　D. 由内眦向外眦或由外眦向内眦擦拭均可以

　　E. 由上眼睑向下眼睑方向擦拭

42. 患儿，8 岁，牧羊时不慎从山上跌下。入院时发现有头虮，入院卫生处置的重点是

　　A. 床上洗发

　　B. 剃头发，淋浴

C. 百部酊灭头虱、灭头虮

D. 清洁伤口周围的皮肤

E. 乙醇擦拭

43. 王先生，因血小板减少性紫癜住院治疗，护士为其做口腔护理时，发现其舌下有一小血痂，护理方法错误的是

 A. 去除血痂，涂药

 B. 用过氧化氢溶液漱口

 C. 观察口腔黏膜变化

 D. 轻轻擦拭口腔各面

 E. 观察舌苔变化

44. 李女士，右侧股骨骨折手术后 2 周，护士为其床上洗发过程中，患者突然感到心慌、气促、面色苍白、出冷汗，护士应立即

 A. 调整患者卧位

 B. 嘱患者深呼吸，放松

 C. 加快速度完成洗发

 D. 请家属协助完成洗发

 E. 停止操作，通知医生

45. 患者男性，38 岁，在局麻下行左上臂外伤缝合手术，术后护士帮助其更换上衣的步骤是

 A. 先脱右侧，后穿右侧

 B. 先脱左侧，不穿左侧

 C. 先脱左侧，后穿左侧

 D. 先脱左侧，后穿右侧

 E. 先脱右侧，后穿左侧

46. 李先生，因股骨颈骨折，已卧床 2 月，主诉骶骨触痛麻木，检查骶尾部皮肤局部红肿。下列护理措施不妥的是

 A. 红外线照射

 B. 适当增加营养

 C. 减少潮湿的刺激

 D. 定时翻身

 E. 局部可用纱布包扎

47. 张女士，65 岁，双下肢截瘫，长期卧床，为预防压疮发生，正确的护理措施是

 A. 每 4 h 翻身 1 次，必要时每 2 h 翻身 1 次

 B. 翻身时注意节力原则，不要将患者身体抬起

 C. 为避免分泌物污染，可让患者直接卧于橡胶单上

 D. 定时用 30% 乙醇进行局部或全身按摩

 E. 给予高蛋白、高维生素膳食

48. 患者男性，78 岁。患脑血栓致偏瘫。入院时发现其骶尾部有一约 3.5 cm × 3.5 cm 大小的创面，局部呈紫红色、触之较硬，且有一大水疱。护士对局部皮肤采取的护理措施正确的是

 A. 用 50% 的乙醇按摩创面和周围皮肤

 B. 暴露创面，红外线每天照射一次

 C. 无菌技术下减去表皮，敷新鲜鸡蛋内膜

 D. 无菌技术下减去表皮，用纱布包扎创面

 E. 水疱消毒后，用无菌注射器抽出疱内液体后包扎

49. 张女士，重度颅脑外伤手术后第二天，为其进行晨间护理时，应特别注意的是

 A. 整理床铺

 B. 酌情开窗通风

 C. 进行心理护理

 D. 检查皮肤受压情况

 E. 头发是否整齐、美观

50. 赵先生，脊髓损伤后腰部水平以下截瘫，入院时发现其骶尾部有一创面，局部黑色、组织坏死，有脓性分泌物，以下护理措施正确的是

 A. 用 50% 的乙醇按摩创面和周围皮肤

 B. 暴露创面，红外线每天照射一次

 C. 用等渗盐水清洗创面并敷新鲜鸡蛋内膜

 D. 用湿纱布包扎局部创面

 E. 剪去坏死组织，用过氧化氢溶液清洗，置引流条

51. 患者女性，70 岁，因脑中风左侧肢体瘫痪，为预防压疮，最好的护理方法是

 A. 受压部位垫气圈

 B. 让其保持右侧卧位

 C. 鼓励他做肢体功能锻炼

 D. 每 2 h 为他翻身按摩一次

 E. 注意观察皮肤是否有破损

52. 陈先生，65 岁，长期卧床自理困难，最近护理时发现骶尾部皮肤发红，除去压力无法恢复原来肤色，属于压疮的

 A. 淤血红润期

 B. 炎性浸润期

 C. 浅度溃疡期

 D. 深度溃疡期

 E. 局部皮肤感染

53. 张女士，55 岁，因外伤致截瘫，护士告知家属应注意预防压疮，尤其是骶尾部更易发生，

家属在进行局部皮肤按摩的时候，有一些不正确的做法，请指出

 A. 用手鱼际部分按摩

 B. 鱼际部分需紧贴皮肤

 C. 用手蘸 50% 乙醇少许

 D. 由轻至重、由重至轻按摩

 E. 压力均匀，以皮肤变紫红为度

54. 陈女士，60 岁，3 周前因脑血管意外导致左侧肢体瘫痪。患者神志不清，大小便失禁。护士协助患者更换卧位后，在身体空隙处垫软枕的作用是

 A. 减少皮肤受摩擦刺激

 B. 促进局部血液循环

 C. 降低局部组织所承受的压力

 D. 降低空隙处所受压强

 E. 防止排泄物对局部的直接刺激

55. 患者女性，34 岁，现经口气管插管，口腔 pH 中性，护士选用 0.02% 呋喃西林溶液为患者进行口腔护理的作用是

 A. 遇有机物放出氧分子杀菌

 B. 清洁口腔，广谱抗菌

 C. 使蛋白质凝固变性

 D. 防腐生新，促进愈合

 E. 改变细菌生长的酸碱环境

56. 陈小姐，26 岁，患白血病，长期用抗生素，护士在口腔评估的过程中，应特别注意观察口腔黏膜

 A. 有无溃疡

 B. 有无口臭

 C. 口唇是否干裂

 D. 有无真菌感染

 E. 牙龈是否肿胀出血

57. 李女士，60 岁，因脑血栓后遗症，长期卧床，生活不能自理，护士使用 50% 乙醇按摩局部皮肤的作用是

 A. 消毒皮肤

 B. 去除污垢

 C. 润滑皮肤

 D. 降低局部温度

 E. 促进血液循环

58. 患者男性，65 岁，肺癌晚期，放疗治疗后 4 周。护士为其查体时发现其口腔黏膜干燥，右颊黏膜有一 0.3 cm×0.3 cm 溃疡，基底潮红。为该

患者行口腔护理时涂于溃疡面的药物应选用

 A. 锡类散

 B. 藿香散

 C. 制霉菌素粉

 D. 液状石蜡

 E. 地塞米松软膏

59. 赵先生，40 岁，因急性肺炎高热入院。为其做口腔护理时发现口腔内有溃疡，应选择的药物是

 A. 藿香散

 B. 抗生素粉剂

 C. 小苏打粉

 D. 冰硼散

 E. 制霉菌素粉

60. 刘先生，诊断为再生障碍性贫血，检查发现嘴唇和口腔黏膜有散在瘀点，轻触牙龈出血，为其进行口腔护理应特别注意

 A. 动作轻稳

 B. 先取下假牙

 C. 血管钳夹紧棉球

 D. 擦拭时勿触及咽喉壁

 E. 不可漱口

61. 患者男性，24 岁，因工伤致双腿骨折，现行石膏夹板牵引。下列护理措施不妥的是

 A. 观察局部皮肤变化

 B. 认真听取患者主诉

 C. 衬垫松紧适宜

 D. 受压发红处用 50% 酒精行局部按摩

 E. 定时协助患者翻身

62. 患者男性，40 岁，痔疮手术后行热水坐浴，下列做法不正确的是

 A. 浴盆和溶液需无菌

 B. 操作前需排空膀胱

 C. 坐浴时间为 15 ~ 20 min

 D. 水温调节为 60 ~ 70 °C

 E. 有头晕、乏力应停止

二、以下提供若干个案例，每个案例下设若干个考题。请根据各考题题干所提供的信息，在每题下面 A、B、C、D、E 五个备选答案中选择一个最佳答案，并在答题卡上将相应题号的相应字母所属方框涂黑。

A3/A4 型题

 （1 ~ 3 题共用题干）

李女士，72 岁，患大叶性肺炎，高热昏迷 15 天。患病以来一直给予了大量抗生素治疗。近日发现其口腔黏膜破溃，创面上附着白色膜状物，拭去附着物后可见创面轻微出血。

1. 该患者口腔病变的原因可能是
   A. 病毒感染
   B. 绿脓杆菌感染
   C. 真菌感染
   D. 凝血功能障碍
   E. 维生素缺乏

2. 为该患者进行口腔护理时可选用的溶液是
   A. 等渗盐水
   B. 朵贝尔溶液
   C. 1%～4% 碳酸氢钠
   D. 0.02% 呋喃西林
   E. 0.1% 醋酸

3. 为该患者进行口腔护理时，错误的操作是
   A. 漱口
   B. 用物准备齐全
   C. 每次一个棉球
   D. 张口器从白齿放入
   E. 先取下义齿

（4～7 题共用题干）

刘先生，80 岁，COPD，在家卧床 2 周，入院时患者主诉骶尾部疼痛，护士观察后判断为压疮炎性浸润期。

4. 支持护士判断的典型表现是
   A. 患者主诉骶尾部疼痛
   B. 局部皮肤发红、水肿
   C. 骶尾部皮肤呈紫红色，皮下硬结，有水疱
   D. 创面周围发黑，有臭味
   E. 形成溃疡，有脓性分泌物

5. 针对患者压疮表现，护士拟订了以下护理计划，其中不妥的一项是
   A. 定时协助翻身
   B. 无菌操作下抽出水疱内液体
   C. 将水疱表皮剪去充分引流
   D. 平卧时在身体空隙处垫海绵垫或软枕
   E. 创面涂消毒液，用无菌纱布包扎

6. 患者因病程较长，体质虚弱消瘦，护士在进行健康教育时应指导患者选择的饮食是
   A. 高热量、低蛋白、高维生素
   B. 高热量、高蛋白、高维生素

   C. 高脂肪、低蛋白、高维生素
   D. 高脂肪、高蛋白、高维生素
   E. 高热量、低蛋白、低维生素、

7. 该患者发生压疮的最主要原因是
   A. 营养缺乏
   B. 缺少活动
   C. 局部组织长期受压
   D. 年老体弱
   E. 精神紧张

（8～10 题共用题干）

陈女士，65 岁。昏迷，生活不能自理，护士帮助其床上擦浴。

8. 擦洗顺序正确的是
   A. 脸、颈部→上肢→胸腹部→颈、背、臀部→会阴部→下肢→踝部→双足
   B. 脸、颈部→胸腹→上肢→颈、背、臀部→会阴部→下肢→踝部→双足
   C. 脸、颈部→上肢→胸腹部→会阴部→颈、背、臀部→下肢→踝部→双足
   D. 脸、颈部→上肢→胸腹部→颈、背、臀部→下肢→踝部→双足→会阴部
   E. 脸、颈部→会阴部→上肢→胸腹部→颈、背、臀部→下肢→双足→踝部

9. 护士帮助其脱穿衣服的正确顺序是
   A. 先脱近侧，先穿近侧
   B. 先脱远侧，先穿远侧
   C. 先脱近侧，先穿远侧
   D. 先脱远侧，先穿近侧
   E. 无所谓先后

10. 以下操作中的注意事项正确的是
    A. 严禁擦洗腹股沟
    B. 开窗通风，保持病室空气流通
    C. 水盆远离身体，防止污水溅到身上
    D. 操作过程中，两腿并拢，以省力
    E. 如患者出现寒战、面色苍白等变化，立即停止擦洗

（11～15 题共用题干）

患者男性，76 岁。偏瘫，长期卧床。近日发现其骶尾部皮肤出现红、肿、热、麻木，有触痛，但皮肤表面无破损。

11. 该患者骶尾部皮肤症状属于压疮的
    A. 淤血红润期
    B. 炎性浸润期

C. 浅度溃疡期

D. 深度溃疡期

E. 坏死期

12. 此期给予患者的护理措施正确的是

　　A. 每1~2h翻身1次，防止局部长时间受压

　　B. 定时用红外线照射，保持局部干燥

　　C. 定期用生理盐水冲洗受压部位，保持局部清洁

　　D. 定时用乙醇按摩，促进血液循环

　　E. 给予低蛋白质、低脂肪、低盐、低糖饮食

13. 患者卧于左侧位，压疮好发于

　　A. 枕骨粗隆处

　　B. 肩胛部

　　C. 肋骨

　　D. 髂前上棘

　　E. 足跟部

14. 若该患者骶尾部皮肤组织转为紫红色，触摸皮下有硬结，表皮出现小水疱。正确的护理措施是

　　A. 剪破小水疱表皮，引流

　　B. 用呋喃西林溶液冲洗局部皮肤后，用无菌纱布擦干

　　C. 用无菌纱布包裹，减少摩擦，促进小水疱自行吸收

　　D. 外喷抗生素，防止感染

　　E. 用乙醇局部按摩，促进血液循环和炎症吸收

15. 若该患者骶尾部皮肤组织出现坏死，有脓液流出，伴臭味。此时采取的护理措施重点是

　　A. 保护皮肤，避免感染

　　B. 清洁创面，祛腐生新，促进愈合

　　C. 定时用乙醇局部按摩，促进血液循环

　　D. 改善全身营养状况，增进组织修复

　　E. 积极采取各种预防措施，勤翻身，防止局部继续受压

（16~19题共用题干）

　　患者女性，70岁。因脑血管意外右侧下肢瘫痪卧床，护士指导其家人进行预防压疮护理，护士向患者家属讲解发生压疮常见的原因，并要求家属复述其掌握的内容。

16. 家属复述发生压疮的常见原因不正确的是

　　A. 保持床单、被褥干净、平整、干燥

　　B. 定时翻身，避免局部组织长时间受压

　　C. 搬动患者不拖、不拉，并抬起来

D. 控制体重，防止难于搬动

E. 嘱患者进食时，防止碎屑掉在床上

17. 压疮最常发生的部位是

　　A. 足跟部

　　B. 肘部

　　C. 肩峰部

　　D. 坐骨结节

　　E. 骶尾部

18. 2周后该患者家属反映其骶尾部皮肤发红、疼痛。护士检查其卧床受压部位后，出现紫红色、肿胀，皮下硬结，表皮有小水疱。该患者发生的压疮分期属于

　　A. 淤血红润期

　　B. 炎性浸润期

　　C. 溃疡期

　　D. 逆转期

　　E. 坏死期

19. 若该患者骶尾部表皮继续出现大水疱，护士正确的护理措施是

　　A. 用无菌注射器抽出疱内液体，不可剪去表皮

　　B. 剪破水疱表皮，引流

　　C. 用乙醇局部按摩，促进血液循环和水疱吸收

　　D. 用无菌纱布包扎水疱，减少摩擦，等其自行吸收

　　E. 外涂抗生素，防止感染

三、以下提供若干组考题，每组考题共同使用在考题前列出的A、B、C、D、E五个备选答案。请从中选择一个与考题关系密切的答案，并在答题卡上将相应题号的相应字母所属方框涂黑。每个备选答案可能被选择一次、多次或不被选择。

B型题

（1~5题共用备选答案）

　　A. 1%~3% 过氧化氢溶液

　　B. 2%~3% 硼酸溶液

　　C. 1%~4% 碳酸氢钠溶液

　　D. 0.02% 呋喃西林溶液

　　E. 0.1% 醋酸溶液

1. 改变口腔细菌酸碱平衡，抑菌选用的漱口溶液是

2. 清洁口腔，广谱抗菌作用的漱口液是

3. 有抗菌、防臭作用的漱口溶液是

4. 口腔 pH 偏碱性，铜绿假单胞菌感染时选用的漱口溶液是

5. 口腔 pH 偏酸性，用于真菌感染时的漱口溶液是

（6～8 题共用备选答案）

　A. 坐骨结节处

　B. 髂前上棘

　C. 耳廓

　D. 肩胛处

　E. 足尖

6. 侧卧时易发生压疮的部位是

7. 坐位时易发生压疮的部位是

8. 仰卧时易发生压疮的部位是

参考答案

一、A1/A2 型题

1. D　2. B　3. B　4. E　5. B　6. A　7. C　8. D　9.

A　10. E　11. B　12. D　13. B　14. B　15. C
16. D　17. C　18. C　19. D　20. A　21. B　22. D
23. A　24. E　25. D　26. C　27. C　28. A　29. A
30. A　31. C　32. C　33. C　34. B　35. E　36. D
37. D　38. A　39. D　40. D　41. A　42. C　43. A
44. E　45. A　46. E　47. E　48. E　49. D　50. E
51. D　52. A　53. E　54. C　55. B　56. D　57. E
58. A　59. D　60. A　61. D　62. D

二、A3/A4 型题

1. C　2. C　3. A　4. C　5. C　6. B　7. C　8. D
9. C　10. E　11. A　12. A　13. C　14. C　15. B
16. D　17. E　18. B　19. A

三、B 型题

1. B　2. D　3. A　4. E　5. C　6. C　7. A　8. D

（肖丹娣）

第七章　生命体征的评估

知识结构图

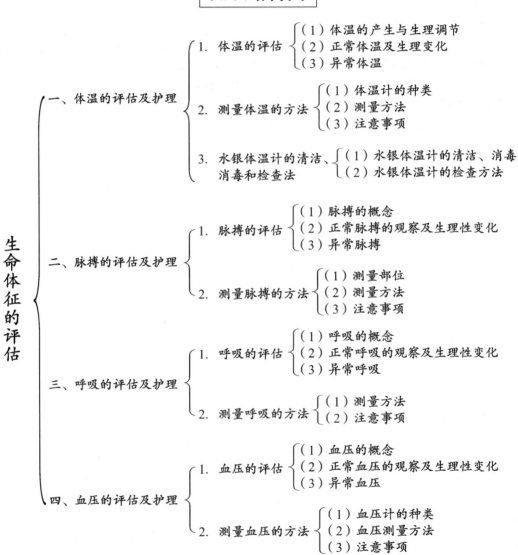

生命体征的评估

一、体温的评估及护理

1. 体温的评估
   - （1）体温的产生与生理调节
   - （2）正常体温及生理变化
   - （3）异常体温

2. 测量体温的方法
   - （1）体温计的种类
   - （2）测量方法
   - （3）注意事项

3. 水银体温计的清洁、消毒和检查法
   - （1）水银体温计的清洁、消毒
   - （2）水银体温计的检查方法

二、脉搏的评估及护理

1. 脉搏的评估
   - （1）脉搏的概念
   - （2）正常脉搏的观察及生理性变化
   - （3）异常脉搏

2. 测量脉搏的方法
   - （1）测量部位
   - （2）测量方法
   - （3）注意事项

三、呼吸的评估及护理

1. 呼吸的评估
   - （1）呼吸的概念
   - （2）正常呼吸的观察及生理性变化
   - （3）异常呼吸

2. 测量呼吸的方法
   - （1）测量方法
   - （2）注意事项

四、血压的评估及护理

1. 血压的评估
   - （1）血压的概念
   - （2）正常血压的观察及生理性变化
   - （3）异常血压

2. 测量血压的方法
   - （1）血压计的种类
   - （2）血压测量方法
   - （3）注意事项

$$\boxed{\textbf{知识精编}}$$

第一节　体温的评估及护理

一、体温的评估

1. 体温的产生与生理调节

（1）体温的生理调节：通过大脑与丘脑下部的体温调节中枢（下丘脑）的调节和神经体液的作用，使产热和散热保持动态平衡。

（2）散热方式：

① 辐射：在安静状态下及低温环境中，辐射是主要散热方式。

② 对流：散热量与气体或液体的流动速度成正比（如室内通风）。

③ 蒸发：环境温度等于或高于皮肤温度时，蒸发是主要散热方式(如乙醇拭浴)。

④ 传导：如高热时用冰袋、冰帽等降温。

2. 正常体温及生理性变化

（1）正常体温：

① 口腔舌下温度：37 ℃（36.3 ~ 37.2 ℃）。

② 腋下温度：36.5 ℃（36 ~ 37 ℃，比口温低 0.3 ~ 0.5 ℃）。

③ 直肠温度：37.5 ℃（36.5 ~ 37.7 ℃，比口温高 0.3 ~ 0.5 ℃）。

（2）生理性变化：

① 年龄：新生儿体温调节功能不完善，体温易受环境温度的影响而改变；老年人代谢率低，体温偏低。

② 性别：女性较男性体温稍高；月经前期和妊娠早期，体温稍升高。

③ 昼夜：一般清晨 2 ~ 6 时体温最低，下午 14 ~ 20 时最高，波动范围一般在 0.5 ~ 1 ℃。

④ 其他：日常生活中情绪激动、运动、沐浴、进食等因素均可使体温升高。安静、睡眠、饥饿可使体温下降。

3. 异常体温

（1）体温过高：

① 发热程度：以口腔温度为标准，发热程度可分为：a. 低热：37.3 ~ 38.0 ℃。b. 中热：38.1 ~ 39.0 ℃。c. 高热：39.1 ~ 41 ℃。d. 超高热：41 ℃ 以上。

② 发热的过程(见表 7-1-1)

表 7-1-1　发热的临床过程特征比较

发热的临床过程	特　点	临床表现	方　式
体温上升期	产热>散热	畏寒、无汗、皮肤苍白发冷、有时伴寒战	骤升（数小时内上升到最高点）渐升（数日内上升到最高点）
高热持续期	产热和散热在较高水平趋于平衡	颜面潮红、皮肤灼热、口唇干燥、呼吸深快、尿量减少	持续数小时、数天至数周
退热期	散热>产热	大量出汗、皮肤温度下降	骤退（急剧下降）渐退（逐渐下降）

注：体温骤退时，年老体弱及患心血管病的患者，易出现虚脱或休克现象，表现为血压下降、脉搏细速、四肢湿冷等。

③ 热型（见表 7-1-2）

表 7-1-2　临床常见热型的特点与常见病

常见热型	特　点	常见病
稽留热	体温持续升高达 39.0 ~ 40 ℃，持续数天或数周，24 h 波动范围不超过 1 ℃	伤寒、肺炎链球菌肺炎大叶性肺炎等
弛张热	体温在 39 ℃ 以上，但波动幅度大，24 h 内体温差达 1 ℃ 以上，最低体温仍超过正常水平	败血症、脓毒症、风湿热等
间歇热	高热与正常体温交替出现，体温可骤升至 39 ℃ 以上，持续数小时或更长，又很快降至正常，经数小时、数天的间歇后，又再次发作	疟疾等
不规则热	体温在 24 h 内变化不规则，持续时间不定	流行性感冒、肿瘤性发热、结核病等

④ 体温过高患者的护理

a. 密切观察：每隔 4 h 测量体温一次，待体温恢复正常 3 天后，改为每日 2 次；小儿高热易出现惊厥，应密切观察。

b. 卧床休息。

c. 降温：方法有物理降温或药物降温。一般优先选用物理降温。体温超过 39.0 ℃，可用冰袋冷敷头部，体温超过 39.5 ℃ 时，可用乙醇或温水擦浴、大动脉冷敷。降温半小时后，应复测体温，并做好记录及交班。

d. 保暖：体温上升期如伴寒战，应及时调节室温，注意保暖，必要时可饮热水和热饮料。

e. 补充营养和水分：给予患者高热量、高蛋白、高维生素、易消化的流质或半流质饮食，鼓励少食多餐、多饮水。不能进食者，遵医嘱给予静脉输液或鼻饲。

f. 口腔护理。

g. 皮肤清洁：及时更换潮湿的衣服、床单和被套，对长期卧床的患者，应预防压疮的发生。

h. 心理护理。

i. 健康教育：教会患者及家属正确测量体温、简易物理降温的方法，并告知休息、营养、饮水、清洁的重要性。

（2）体温过低：

① 概念：体温低于 35 ℃ 以下，称为体温过低。常见于早产儿、新生儿硬肿症及全身衰竭的危重患者。

② 临床表现：患者表现为躁动、嗜睡，甚至昏迷，心跳呼吸减慢，血压降低，皮肤苍白、四肢冰冷等。

③ 护理措施

a. 保暖：对老人、小儿及昏迷患者，注意防止烫伤。

b. 提高室温：维持室温在 24 ~ 26 ℃ 为宜。

c. 观察：密切观察病情及生命体征的变化，至少每小时测量体温一次。

d. 积极配合医生抢救。

二、测量体温的方法

1. 体温计的种类

水银体温计包括口表、腋表、肛表。其他还有如电子体温计、可弃式化学体温、红外线测温仪等。

2. 测量方法（见表 7-1-3）。

表 7-1-3　体温测量方法

测量体温的方法	测量部位及操作要点	时　间
口腔测温法	将口表水银端斜放于舌下热窝，用鼻呼吸，勿用牙咬	3 min
腋下测温法	擦干腋窝汗液，将腋表水银端放于腋窝深处，嘱患者屈臂过胸，夹紧体温计	10 min
直肠测温法	协助患者侧卧、俯卧或屈膝仰卧位，润滑肛表水银端，轻轻插入肛门 3～4 cm	3 min

3. 注意事项

（1）测量体温前后：应清点体温计总数，测量前应检查体温计的完好程度及水银柱是否在 35 ℃以下。

（2）根据患者病情选择合适的测量方法：

① 不宜测口腔温度者：婴幼儿、精神异常、昏迷、口鼻腔手术及呼吸困难、不能合作的患者。

② 不宜测腋下温度者：消瘦不能夹紧体温计、腋下出汗较多、腋下有炎症、创伤或手术的患者。

③ 不宜测直肠温度者：直肠或肛门手术、腹泻及心肌梗死的患者。

（3）排除测量体温的干扰因素：

① 患者若进食、饮水，或进行蒸汽吸入、面颊冷热敷等，需隔 30 min 后方能测量口腔温度。

② 运动或沐浴后、腋窝局部冷热敷后，应隔 30 min 再测量腋下温度。

③ 灌肠或坐浴后，应隔 30 min 方可测直肠温度。

（4）患者不慎咬碎体温计：

① 立即清除玻璃碎屑，以免损伤唇、舌、口腔、食管及胃肠道的黏膜。

② 口服牛奶或蛋清或牛奶以延缓汞的吸收。

③ 如病情许可，可口服大量粗纤维食物（如芹菜），以加速汞的排出。

（5）凡是给婴幼儿、昏迷、危重患者及精神异常者测体温时，应有专人看护，以防意外。

（6）如体温与病情不符，应重新测量，必要时可同时测口温和肛温作对比。

三、水银体温计的清洁、消毒和检查法

1. 水银体温计的清洁、消毒

（1）目的：预防医院内交叉感染。

（2）常用消毒液：70% 乙醇、1% 过氧乙酸、1% 消毒灵等。

（3）消毒方法：

① 不同类型体温计分别消毒。

② 先消毒再清洗，分 2 次浸泡于 2 个不同的消毒液容器内。第一次浸泡 5 min；冷开水冲洗后再浸泡于另一消毒液中 30 min，用冷开水冲净擦干备用。

③ 消毒液和冷开水须每日更换，盛放的容器及离心机应每周消毒一次。

2. 水银体温计的检查方法

将所有体温计的水银柱甩至 35 ℃以下，同时放入 40 ℃以下的温水内，3 min 后取出检视。若读数相差 0.2 ℃以上、玻璃管有裂隙、水银柱自动下降的体温计则不再使用。

第二节　脉搏的评估及护理

一、脉搏的评估

1. 脉搏的概念

随着心脏的节律性收缩和舒张，动脉管壁相应的出现扩张和回缩，动脉的这种有节律的搏动称为脉搏。

2. 正常脉搏的观察及生理性变化

（1）正常脉搏的观察：

① 脉率：安静时，正常成人的脉率为 60~100 次/min，且脉率与心率一致。

② 脉律：正常脉搏的节律均匀、规则，间隔时间相等。

③ 脉搏的强弱：正常情况下脉搏强弱一致。

④ 动脉管壁的弹性：正常的动脉壁光滑、柔软，有一定的弹性。

（2）生理性变化：一般同年龄女性比男性稍快；幼儿比成人快，老人稍慢；运动、情绪变化可暂时增快，休息、睡眠时较慢。

3. 异常脉搏

（1）异常脉搏的观察(见表 7-2-1)。

表 7-2-1　异常脉搏的观察

观察项目	异常变化	常见患者
频率异常	速脉：安静时，成人脉率超过 100 次/min	发热、甲状腺功能亢进、休克、大出血前期等
	缓脉：安静时，成人脉率低于 60 次/min	颅内压增高、房室传导阻滞、甲状腺功能减退等
节律异常	间歇脉（又称过早搏动或期前收缩），其中： 二联律：隔一个正常搏动出现一次期前收缩 三联律：隔两个正常搏动出现一次期前收缩	各种心脏病或洋地黄中毒，偶出现于少数健康人等
	脉搏短绌，又叫细脉，指同一单位时间内，脉率小于心率，心律完全不规则，心率快慢不一，心音强弱不等	心房纤颤
脉搏强弱异常	洪脉：脉搏强大而有力	高热、甲状腺功能亢进等
	丝脉：又叫细脉，脉搏细弱无力	心功能不全、大出血、休克等
	奇脉：平静吸气时，脉搏明显减弱或消失	心包积液、缩窄性心包炎等
	水冲脉：脉搏骤起骤落，如潮水涨落	主动脉瓣关闭不全、先天性动脉导管未闭等
	交替脉：节律正常而强弱交替出现	急性心梗、高血压性心脏病等
动脉管壁弹性异常	管壁呈迂曲或条索状，如按在琴弦上	动脉硬化等

（2）异常脉搏的护理：

① 观察患者脉搏的频率、节律、强弱及动脉管壁的弹性以及其他相关症状。

② 观察药物疗效及不良反应，做好用药指导。

③ 做好心理护理，消除顾虑。

④ 协助进行各项检查。

二、脉搏测量的方法

1. 测量部位：最常用的是桡动脉，其次有颞浅动脉等表浅且靠近骨骼的动脉。

2. 测量方法：触诊法。

（1）诊脉前：患者应稳定情绪，测量前 30 min 无过度活动、紧张、恐惧等。

（2）体位及触诊姿势：患者取坐位或卧位。护士用食指、中指、无名指触诊。

（3）时间：正常脉搏触诊半分钟，所测数值乘以 2。若脉搏异常或危重患者等应测 1 min。若脉搏细弱而触不清时，应用听诊器听心率 1 min 代替触诊。

（4）脉搏短绌的测量：两位护士同时测量。一人听心率并发起止口令，另一人测脉率，测 1 min。记录方法：心率/脉率。

3. 注意事项

（1）诊脉前，患者有剧烈活动或情绪激动时，应休息 30 min 后再测。

（2）不可用拇指诊脉，以防拇指小动脉搏动与患者脉搏相混淆。

（3）为偏瘫患者测脉搏，应测健侧肢体。

第三节　呼吸的评估及护理

一、呼吸的评估

1. 呼吸的概念

机体在新陈代谢过程中，需要不断地从外界吸取氧气，并将二氧化碳排出体外，这种机体和环境之间的气体交换，称为呼吸。

2. 正常呼吸的观察及生理性变化

（1）正常呼吸的观察：安静时，正常成人的呼吸频率为 16～20 次/min，节律规律、均匀。

（2）生理性变化：

① 年龄：年龄越小，呼吸频率越快，老年人稍慢。

② 性别：同龄的女性较男性稍快。

③ 其他：运动或情绪激动时呼吸增快，休息和睡眠时呼吸减慢。

3. 异常呼吸

（1）异常呼吸的观察(见表 7-2-2)。

表 7-2-2　异常呼吸的观察

观察项目	异常变化		常见患者
频率异常	呼吸增快或气促：安静时，成人呼吸>24 次/min（发热时体温每升高 1 ℃，呼吸增加 4 次/min）		高热，缺氧、疼痛
	呼吸缓慢：安静时，成人呼吸频率<10 次/min		颅内压增高、巴比妥药物中毒
节律异常	潮式呼吸：又称陈-施呼吸。特点是呼吸从浅慢开始逐渐加深加快，达到高潮后，又逐渐变浅变慢，然后暂停 5～30 s 后，重复出现以上呼吸。呈潮水涨落样，周而复始		脑炎、颅内压增高、酸中毒、巴比妥药物中毒
	间断呼吸：又称毕奥呼吸。特点是呼吸和呼吸暂停现象交替出现，是呼吸中枢兴奋性显著降低的表现		颅内病变、呼吸中枢衰竭
深浅度异常	深度呼吸：又称库斯莫呼吸，呼吸深长而规则		尿毒症、糖尿病所致代谢性酸中毒
	浮浅性呼吸：浅表而不规则的呼吸，有时呈叹息样		濒死
音响异常	蝉鸣样呼吸：吸气时有一种高音调的音响		喉头水肿、痉挛或喉头有异物
	鼾声呼吸：呼气时发出粗糙的鼾声		深昏迷
呼吸困难	吸气性呼吸困难：上呼吸道部分梗阻，吸气时间显著长于呼气时间，出现三凹征（胸骨上窝、锁骨上窝、肋间隙或腹上角凹陷）		喉头水肿、喉头异物
	呼气性呼吸困难：下呼吸道部分梗阻，呼气时间显著长于吸气时间		支气管哮喘、肺气肿
	混合型呼吸困难：吸气和呼气均感费力		肺部感染
常见异常呼吸气味	烂苹果味		糖尿病酮症酸中毒
	大蒜味		有机磷农药中毒
	肝腥味		肝性脑病

（2）异常呼吸的护理：

① 密切观察：呼吸及相关症状、体征的变化。

② 卧床休息：采取舒适体位卧床休息。

③ 保持呼吸道通畅：及时清除呼吸道分泌物。

④ 吸氧：酌情给予氧气吸入，必要时可用呼吸机辅助呼吸。

⑤ 按医嘱给药：注意观察疗效及不良反应。

⑥ 心理护理：消除患者恐惧与不安，主动配合治疗及护理。

二、呼吸测量的方法

1. 测量方法

（1）诊脉姿势：测量脉搏后，护士手仍按在患者手腕处，保持诊脉的姿势。

（2）测试时间：一般患者观察 30 s，将测得数值乘以 2，呼吸异常患者观察 1 min。

（3）危重或呼吸微弱患者：可观察患者鼻孔前棉花被吹动的次数，计数 1 min。

2. 注意事项

（1）如患者情绪激动或有剧烈运动，应休息 30 min 后再测量。

（2）在测量呼吸频率时，应同时注意观察呼吸的节律、深浅度、音响及气味等变化。

（3）测量呼吸时应注意不要让患者察觉，以免患者紧张影响呼吸。

第四节　血压的评估及护理

一、血压的评估

1. 血压的概念

指在血管内流动的血液对血管壁的侧压力。一般临床上所谓的血压是指动脉压。

2. 正常血压的观察及生理性变化

（1）正常血压的观察。在安静状态下，正常成人：

① 收缩压：90~139 mmHg（12~18.5 kPa）。

② 舒张压：60~89 mmHg（8~11.8 kPa）。

③ 脉压：30~40 mmHg（4~5.3 kPa）。

注：血压值单位换算：1 kPa = 7.5 mmHg，1 mmHg = 0.133 kPa。

（2）生理性变化：

① 年龄：动脉血压随年龄的增长而逐渐增高，儿童血压比成人低。

② 性别：同龄女性血压比男性偏低。更年期后，女性血压与男性差别较小。

③ 昼夜和睡眠：清晨血压一般最低，傍晚血压最高，夜间睡眠时血压降低，过度劳累和睡眠不佳时，血压稍增高。

④ 环境：在寒冷刺激下，血压可略升高；在高温环境中，血压可略下降。

⑤ 部位：一般右上肢血压高于左上肢；下肢血压高于上肢。

⑥ 其他：紧张、恐惧、害怕、兴奋及疼痛等精神状态的改变，均可导致血压升高；吸烟、饮酒、盐摄入过多及药物等也会影响血压值。

3. 异常血压

（1）异常血压的观察：

① 高血压：成人收缩压≥140 mmHg（18.7 kPa）和（或）舒张压≥90 mmHg（12 kPa）。

② 低血压：成人血压＜90/60~50 mmHg（12/8~6.65 kPa）。常见于大失血、休克、急性心力衰竭等。

③ 脉压的变化：脉压增大，主要见于主动脉粥样硬化、主动脉瓣关闭不全、严重贫血、原发性高血压等、甲状腺功能亢进症等；脉压减小，常见于休克、缩窄性心包炎、心包积液、主动脉瓣狭窄等。

（2）异常血压的护理：

① 发现血压异常时，应保持镇静，与患者基础血压对照后给予解释、安慰。

② 密切观察血压及其他病情变化，做好记录。

③ 应卧床休息，作相应处理。

二、血压测量的方法

1. 血压计的种类：包括水银血压计（分为台式、立式两种）、弹簧表式血压计、电子血压计等。

2. 测量方法

（1）测量常用部位：上肢肱动脉、下肢股动脉。

（2）测量前：嘱患者休息 20～30 min 后，取坐位（平第 4 肋软骨）或仰卧位（平腋中线）；检查血压计。

（3）血压计位置：打开盒盖呈垂直位置；血压计"0"点应与肱动脉、心脏位于同一水平；袖带下缘距肘窝 2～3 cm，松紧以能放入一指为宜。

（4）听诊器位置：在袖带下缘将紧贴肱动脉搏动最强点（勿塞在袖带内）。

（5）注气：向袖带内打气至动脉搏动音消失，使水银再上升 20～30 mmHg（2.67～4 kPa）。

（6）放气：放气使汞柱以 4 mmHg/s 速度缓慢均匀下降，注视水银柱所指刻度。

（7）听声：听到第一声搏动声时水银柱所指刻度为收缩压；随后搏动声逐渐增强，当搏动声突然减弱或消失时水银柱所指刻度为舒张压。

（8）整理血压计：测量完毕，将血压计向右倾斜 45°，关闭水银槽开关。

（9）记录方法：收缩压/舒张压。

3. 注意事项

（1）测量前：应检查血压计。

（2）需密切观察血压者，应做到"四定"：定时间、定部位、定体位、定血压计。

（3）重测血压：血压异常或听不清时应将袖带内的气体驱尽，使汞柱降至"0"点，稍过片刻后再进行测量。

（4）为偏瘫患者测血压：应选择健侧。

（5）排除干扰因素（见表 7-4-1）。

表 7-4-1　血压测量值的干扰因素与其变化

干扰因素	血压值变化
袖带过宽	偏低
袖带过窄	偏高
袖带过紧	偏低
袖带过松	偏高
水银不足	偏低
被测肢体位置过高	偏低
被测肢体位置过低	偏高
测试者眼睛视线低于水银柱	偏高
测试者眼睛视线高于水银柱	偏低

临床链接

1. 耳蜗温枪测体温：耳蜗温枪是一种电子红外体温计，即可以经由人的耳道和额头部位轻松测量体温，而且测量时间仅为短短 1 s，即可获得精确结果。现已被广泛应用于公共场合人群体温的测量。

2. 电子血压计：电子血压计有三种形式，一是臂式，二是腕式，三是手指式。这三种形式的电子血压计对于健康人来讲均适用。需要特别说明一点，腕式和手指式的电子血压计不适用于患有血液循环障碍的患者，如糖尿病、高血脂、高血压等病会加速动脉硬化，从而引起末梢循环障碍。这些患者的手腕（手指）同上臂的血压测量值相差很大。

模拟练习题

一、以下每一道考题下面有 A、B、C、D、E 五个备选答案。请选择一个最佳答案，并在答题卡上将相应题号的相应字母所属方框涂黑。

A1/A2 型题

1. 生命体征不包括
   A. 体温
   B. 脉搏
   C. 瞳孔
   D. 呼吸
   E. 血压

2. 体温调节中枢位于
   A. 大脑枕叶
   B. 小脑蝶部
   C. 延髓上部
   D. 丘脑下部
   E. 脊髓颈段

3. 安静或低温状况下的主要散热方式是
   A. 辐射
   B. 对流
   C. 传导
   D. 蒸发
   E. 挥发

4. 高温状况下的主要散热方式是
   A. 辐射
   B. 对流
   C. 传导
   D. 蒸发
   E. 挥发

5. 以口腔温度为标准，下列哪项发热程度属于高热
   A. 37.0 ~ 37.5 ℃
   B. 37.5 ~ 38.0 ℃
   C. 38.1 ~ 39.0 ℃
   D. 39.1 ~ 41.0 ℃
   E. 41 ℃ 以上

6. 有关体温生理性变化的错误描述是
   A. 昼夜中以清晨 2 ~ 6 时最低，下午 2 ~ 8 时最高
   B. 儿童体温略高于成人
   C. 老年人体温为正常范围低值
   D. 女性月经前期和妊娠早期体温略降低
   E. 进食、运动后体温一过性增高

7. 体温过低是指体温
   A. <28.0 ℃
   B. <30.0 ℃
   C. <32.0 ℃
   D. <34.0 ℃
   E. <35.0 ℃

8. 体温过低的患者不常见于
   A. 濒死状态
   B. 全身衰竭
   C. 新生儿硬肿症
   D. 晕厥
   E. 早产儿

9. 以下对体温过低患者的护理措施中不妥的是
   A. 提高室温
   B. 足部放冰袋
   C. 给予热饮料

D. 做好抢救准备

E. 加盖被

10. 体温突然升高多见于

 A. 急性感染

 B. 极度衰竭

 C. 肝癌

 D. 休克

 E. 肺结核

11. 疟疾患者最常见的发热类型是

 A. 稽留热

 B. 不规则热

 C. 弛张热

 D. 间歇热

 E. 波浪热

12. 伤寒患者的体温升降方式为

 A. 体温骤升

 B. 体温骤降

 C. 体温渐升

 D. 体温上升与下降速度一致

 E. 体温不变

13. 为高热患者实施乙醇擦浴的主要散热方式是

 A. 辐射

 B. 对流

 C. 蒸发

 D. 传导

 E. 挥发

14. 为高热患者实施冰袋降温的主要散热方式是

 A. 辐射

 B. 对流

 C. 蒸发

 D. 挥发

 E. 传导

15. 体温上升期的特点是

 A. 产热持续增加

 B. 散热持续减少

 C. 产热大于散热

 D. 散热增加而产热趋于正常

 E. 产热和散热在较高水平趋于平衡

16. 脓毒症患者发热时常见的热型是

 A. 间歇热

 B. 弛张热

 C. 不规则热

 D. 波浪热

E. 稽留热

17. 下列哪种疾病的发热热型为稽留热

 A. 伤寒

 B. 败血症

 C. 疟疾

 D. 流行性感冒

 E. 肿瘤性发热

18. 下列哪种疾病的发热热型为弛张热

 A. 伤寒

 B. 败血症

 C. 疟疾

 D. 流行性感冒

 E. 肿瘤性发热

19. 小儿高热患者易出现下列哪种危险

 A. 惊厥

 B. 出冷汗

 C. 口渴

 D. 食欲不振

 E. 畏寒

20. 体温在 35.0 ℃ 以下的患者常见于

 A. 早产儿

 B. 心力衰竭患者

 C. 肾炎患者

 D. 肺炎患者

 E. 胃溃疡患者

21. 以下不宜由口腔测量体温的患者是

 A. 老年人

 B. 婴幼儿

 C. 消瘦者

 D. 心肌梗死者

 E. 腹泻者

22. 腋下测量体温的时间为

 A. 1 min

 B. 2 min

 C. 3 min

 D. 5 min

 E. 10 min

23. 以下不宜由直肠测量体温的患者是

 A. 小儿

 B. 呼吸困难者

 C. 腹泻者

 D. 口鼻手术者

 E. 昏迷者

24. 体温计检测方法中错误的是
    A. 所有体温计的汞柱甩至 35 ℃ 以下
    B. 同时放入 40 ℃ 温水中
    C. 5 min 后取出检查
    D. 读数相差 0.2 ℃ 以上的体温计不能再使用
    E. 汞柱有裂隙的体温计不能再使用

25. 体温上升期患者的表现为
    A. 畏寒、皮肤潮红、无汗
    B. 畏寒、皮肤苍白、无汗
    C. 畏寒、皮肤苍白、出汗
    D. 畏寒、皮肤潮湿、出汗
    E. 畏寒、皮肤潮红、出汗

26. 高热持续期的特点是
    A. 产热持续增加
    B. 散热持续减少
    C. 产热大于散热
    D. 散热增加而产热趋于正常
    E. 产热和散热在较高水平趋于平衡

27. 发现病情与体温不相符时，首先应
    A. 重测
    B. 检查病室的温度
    C. 检查体温计的准确性
    D. 检查测量方法是否正确
    E. 告诉患者下次再测

28. 消毒体温计的消毒液应多久更换一次
    A. 每小时更换一次
    B. 每日更换一次
    C. 每周更换一次
    D. 隔日更换一次
    E. 每月更换一次

29. 不宜测腋温的患者是
    A. 呼吸困难者
    B. 小儿
    C. 极度瘦弱者
    D. 昏迷者
    E. 口鼻手术者

30. 测量直肠温度时，将肛表插入肛门的深度为
    A. 1～2 cm
    B. 3～4 cm
    C. 5～6 cm
    D. 7～8 cm
    E. 9～10 cm

31. 适宜测量口腔温度的是

    A. 幼儿
    B. 躁狂患者
    C. 呼吸困难患者
    D. 极度消瘦患者
    E. 口鼻手术患者

32. 下列哪种状况的患者需要休息 30 min 后方可经直肠测量温度
    A. 进食、饮水后
    B. 蒸汽吸入后
    C. 面颊冷热敷后
    D. 腋下冰敷后
    E. 灌肠术后

33. 将物理降温后所测得的体温绘制在体温单上，下列选项中表述正确的是
    A. 蓝圈，以蓝虚线与降温前体温相连
    B. 红圈，以红线与降温前体温相连
    C. 红点，以红线与降温前体温相连
    D. 蓝圈，以红虚线与降温前体温相连
    E. 红圈，以红虚线与降温前体温相连

34. 测量脉搏的首选部位是
    A. 颞动脉
    B. 足背动脉
    C. 肱动脉
    D. 桡动脉
    E. 颈动脉

35. 以下对脉搏生理性变化的叙述，错误的是
    A. 幼儿比成人快
    B. 情绪激动时增快
    C. 禁食可使脉率减慢
    D. 同龄男性比女性快
    E. 休息睡眠时减慢

36. 下列关于脉搏的描述，错误的是
    A. 脉搏短绌见于心房纤颤
    B. 速脉见于血容量减少
    C. 奇脉见于心包积液
    D. 交替脉见于室性期前收缩
    E. 水冲脉见于甲状腺功能亢进

37. 同一单位时间内脉率少于心率多见于
    A. 心房纤颤
    B. 颅内压增高
    C. 洋地黄中毒
    D. 高热
    E. 心肌炎

38. 下列测量脉搏的选项中，不正确的是
    A. 异常脉搏应测 30 s
    B. 患者情绪激动时休息 20～30 min 再测
    C. 不可用拇指诊脉
    D. 脉搏细弱者可测心率
    E. 有脉搏短绌者，应两人同时测心率与脉率

39. "绌脉"在体温单上绘制的方法是
    A. 心率红点，脉搏红圈，两者之间蓝直线
       相连
    B. 心率红点，脉搏红圈，两者之间红直线
       相连
    C. 脉搏红点，心率红圈，两者之间红直线
       相连
    D. 脉搏红点，心率红圈，两者之间蓝直线
       相连
    E. 心率红点，脉搏红圈，两者之间红虚线
       相连

40. 奇脉的表现特征是
    A. 吸气时脉搏明显减弱，甚至消失
    B. 脉搏骤起骤落，急促有力
    C. 单位时间内脉率少于心率
    D. 细弱无力，扪之如细丝
    E. 每隔一个正常搏动后，出现一次期前收缩

41. 速脉常见于
    A. 休克患者
    B. 动脉硬化患者
    C. 颅内压增高患者
    D. 房室传导阻滞患者
    E. 甲状腺功能减退患者

42. 每隔一个正常脉搏搏动出现一次期前收缩，
称为
    A. 缓脉
    B. 间歇脉
    C. 二联律
    D. 三联律
    E. 绌脉

43. 间歇脉常见于
    A. 大出血前期
    B. 房室传导阻滞
    C. 洋地黄中毒
    D. 颅内压增高
    E. 甲状腺功能亢进

44. 缓脉常见于
    A. 大出血前期
    B. 房室传导阻滞
    C. 洋地黄中毒
    D. 颅内压降低
    E. 甲状腺功能亢进

45. 可导致脉率减慢的是
    A. 冠心病
    B. 贫血
    C. 休克
    D. 颅内压增高
    E. 急性左心衰

46. 关于呼吸的描述，下列正确的是
    A. 成人每分钟 16～20 次
    B. 小儿、男性呼吸较快
    C. 男性及儿童以胸式呼吸为主，女性以腹
       式呼吸为主
    D. 情绪激动，低温环境可使呼吸增快
    E. 呼吸不受意识控制

47. 库斯莫呼吸多见于
    A. 喉头异物
    B. 肺部感染
    C. 支气管哮喘
    D. 肺气肿
    E. 代谢性酸中毒

48. 毕奥呼吸常见于下列哪种状况
    A. 呼吸中枢衰竭
    B. 尿毒症
    C. 糖尿病
    D. 喉头水肿
    E. 肺气肿

49. 糖尿病引起的代谢性酸中毒患者的呼吸表
现为
    A. 吸气性呼吸困难
    B. 呼气性呼吸困难
    C. 呼吸间断
    D. 呼吸深大而规则
    E. 呼吸浅表而不规则

50. 喉头有异物，呼吸可呈
    A. 库斯莫氏呼吸
    B. 呼气性呼吸困难
    C. 鼾声呼吸
    D. 蝉鸣样呼吸
    E. 比奥呼吸

51. 濒死患者的呼吸表现为
    A. 呼吸间断
    B. 呼气性呼吸困难
    C. 吸气性呼吸困难
    D. 呼吸深大而规则
    E. 呼吸浅表而不规则

52. 吸气性呼吸困难多见于
    A. 喉头水肿患者
    B. 代谢性酸中毒患者
    C. 支气管哮喘患者
    D. 呼吸中枢衰竭患者
    E. 慢性阻塞性肺疾病患者

53. 鼾声呼吸常见于
    A. 慢性阻塞性肺疾病患者
    B. 深昏迷患者
    C. 高热患者
    D. 喉头水肿患者
    E. 喉头异物

54. 属于节律异常的呼吸是
    A. 浮浅性呼吸
    B. 深度呼吸
    C. 潮式呼吸
    D. 蝉鸣样呼吸
    E. 鼾声呼吸

55. 混合性呼吸困难多见于
    A. 喉头水肿
    B. 喉头异物
    C. 肺部感染
    D. 哮喘
    E. 呼吸中枢衰竭

56. 濒死患者的呼吸为
    A. 叹息样呼吸
    B. 蝉鸣样呼吸
    C. 鼾声呼吸
    D. 浅快呼吸
    E. 深大而规则的呼吸

57. 呼吸和呼吸暂停交替出现，称为
    A. 库斯莫氏呼吸
    B. 陈—施呼吸
    C. 鼾声呼吸
    D. 浮浅性呼吸
    E. 毕奥呼吸

58. 可出现三凹征的患者是

A. 肺气肿
B. 气管异物
C. 哮喘
D. 昏迷
E. 肺部感染

59. 潮式呼吸的特点是
    A. 呼吸暂停，呼吸减弱，呼吸增强反复
    B. 呼吸减弱，呼吸增强，呼吸暂停反复出现
    C. 呼吸浅慢，逐渐加快加深再变慢，呼吸暂停后，周而复始
    D. 呼吸深快，呼吸暂停，呼吸浅慢，三者交替出现
    E. 呼吸深快，逐步浅慢，以至暂停，反复出现

60. 当危重患者呼吸微弱，不易观察时，测量呼吸频率的方法是
    A. 手置患者鼻孔前，以感觉气流通过并计数
    B. 测得的脉率乘以 1/4，以推测呼吸次数
    C. 手按胸腹部，根据胸腹部起伏次数计算呼吸频率
    D. 置少许棉絮于患者鼻孔前，计数其被吹动次数，计数半分钟
    E. 置少许棉絮于患者鼻孔前，计数其被吹动次数，计数 1 min

61. 测量呼吸时护士的手仍置于患者脉搏部位是为了
    A. 看表计时
    B. 表示对患者的关心
    C. 将脉率与呼吸频率对照
    D. 转移患者的注意力
    E. 测脉搏估计呼吸频率

62. 当从听诊器中听到第一声搏动时，血压计袖带内压力
    A. 等于心脏舒张压
    B. 小于心脏舒张压
    C. 等于心脏收缩压
    D. 小于心脏收缩压
    E. 大于心脏收缩压

63. 下列哪项不是使血压值升高的生理性因素
    A. 睡眠不佳
    B. 寒冷环境
    C. 高温环境
    D. 兴奋

E. 精神紧张

64. 关于血压下列叙述正确的是
    A. 中年以前女性血压比男性高
    B. 傍晚时血压较清晨低
    C. 右臂血压低于左臂
    D. 下肢血压一般比上肢血压低
    E. 运动、恐惧时血压升高

65. 测量血压，进行放气时，汞柱的下降速度是
    A. 1 mmHg/s
    B. 2 mmHg/s
    C. 4 mmHg/s
    D. 6 mmHg/s
    E. 8 mmHg/s

66. 测量血压时出现测量值偏高的因素有
    A. 血压计袖带宽度太宽
    B. 血压计袖带缠绕过紧
    C. 被测者手臂位置高于心脏
    D. 视线高于血压计刻度
    E. 血压计袖带宽度太窄

67. 脉压增大常见于
    A. 主动脉瓣关闭不全
    B. 缩窄性心包炎
    C. 心包积液
    D. 肺心病
    E. 心肌炎

68. 下列除哪项外均可使血压测量值偏低
    A. 袖带过宽
    B. 袖带过紧
    C. 水银不足
    D. 被测肢体位置过高
    E. 测试者眼睛视线低于水银柱弯月面

69. 下列除哪项外均可使血压测量值偏高
    A. 袖带过窄
    B. 袖带过松
    C. 被测肢体位置过低
    D. 水银不足
    E. 测试者眼睛视线低于水银柱弯月面

70. 测血压时，应注意
    A. 测量前嘱患者先休息几分钟
    B. 固定袖带时，松紧以放入一掌为宜
    C. 听诊器胸件可塞在袖带内便于固定
    D. 测量时血压计"0"点与心脏、肱动脉在同一水平

E. 放气时速度应慢，约 2 mmHg/s

71. 坐位时测量血压，应使肱动脉平
    A. 第一肋
    B. 第二肋
    C. 第三肋
    D. 第四肋
    E. 第六肋

72. 患者张某，男性，25 岁。在高温环境下工作时突然体温上升至 40 ℃ 左右约 4 h，面色潮红，皮肤灼热，无汗，呼吸脉搏增快，判断此时的临床表现属于
    A. 低热上升期
    B. 高热上升期
    C. 高热持续期
    D. 中度热上升期
    E. 过高热持续期

73. 患者李某，男性，50 岁，腹泻，体温时高时正常，持续数日，诊断"细菌性痢疾"。此患者体温热型为
    A. 稽留热
    B. 弛张热
    C. 间歇热
    D. 不规则热
    E. 波浪热

74. 患者张某，以发热待查入院，体温 39 ℃ 以上，高低不一，24 h 内温差在 2 ℃，持续 3 天不退。患者的体温热型属于
    A. 稽留热
    B. 弛张热
    C. 间歇热
    D. 不规则热
    E. 回归热

75. 郭女士，60 岁。结肠癌入院 3 个月，现患者出现大量腹水，全身水肿，呼吸急促，端坐呼吸，近 1 周出现癌性发热。该患者出现的发热热型属于
    A. 稽留热
    B. 弛张热
    C. 回归热
    D. 间歇热
    E. 不规则热

76. 刘先生，32 岁，持续高热 2 周，体温 40 ℃ 左右，日差小于 1 ℃。脉搏 108 次/min，呼吸

26 次/min，患者神志不清，精神萎靡，食欲差。此患者体温热型为

A. 稽留热

B. 间歇热

C. 弛张热

D. 波浪热

E. 不规则热

77. 王先生，40 岁，发热时体温骤升到 39 ℃ 以上，然后很快降至正常，1 天后再次发作，属于

A. 稽留热

B. 弛张热

C. 回归热

D. 间歇热

E. 不规则热

78. 张先生，29 岁，持续高热 3 周，护士在评估过程中，发现患者体温降至 36.6 ℃，患者神志清醒，请分析退热期的特点

A. 产热多于散热

B. 散热大而产热少

C. 产热和散热趋于平衡

D. 散热增加，产热趋于正常

E. 散热和产热在较高水平上平衡

79. 李女士，60 岁，因肺炎入院，体温 39.5 ℃，在退热过程中护士应注意监测患者情况，提示可能发生虚脱的症状是

A. 皮肤苍白、寒战、出汗

B. 头晕、恶心、无汗

C. 脉搏、呼吸渐慢、无汗

D. 脉速、四肢湿冷、出汗

E. 脉速、面部潮红、无汗

80. 王女士，因全身衰竭入院。入院时体温 35 ℃，护士为其提供的护理措施中不当的是

A. 提高室温

B. 增加患者的活动量

C. 密切观察病情

D. 足部放热水袋

E. 加盖被

81. 护士小张在检查体温计时，体温计误差在多少的应该判为不合格

A. 0.1 ℃ 以上

B. 0.2 ℃ 以上

C. 0.3 ℃ 以上

D. 0.4 ℃ 以上

E. 0.5 ℃ 以上

82. 患者李某，男性，35 岁。高热待查，体温 39.5 ℃，遵医嘱予以乙醇擦浴降温。为观察降温效果，复测体温应在擦浴后

A. 10 min

B. 20 min

C. 30 min

D. 40 min

E. 60 min

83. 王女士，60 岁，持续咳嗽、发热入院。入院时诊断为"大叶性肺炎"，护士应多久为患者测量体温一次

A. 每一小时

B. 每四小时

C. 每六小时

D. 每天二次

E. 每天一次

84. 张先生，76 岁，直肠手术后返回病房，护士在为其测量温度时，根据患者实际情况，选择口温的测量，护士应将体温计的水银端放在

A. 舌面

B. 舌根

C. 舌下热窝

D. 颊部

E. 上腭

85. 刘先生，胃溃疡伴小量胃出血，测口温时不慎将体温计咬碎吞下了水银，护士应

A. 口服牛奶

B. 食用大量韭菜

C. 立即催吐

D. 立即洗胃

E. 立即药物导泻

86. 陈女士，患肺炎球菌肺炎，口温 40 ℃，脉搏 120 次/min，口唇干燥，下列护理措施中不妥的是

A. 卧床休息

B. 鼓励多饮水

C. 每日口腔护理 2 ~ 3 次

D. 在头顶、足底处放冰袋降温

E. 每 4 h 测体温 1 次

87. 张先生，入院后测体温低于 35 ℃，护士应维持病室室温在

A. 20 ~ 22 ℃

B. 22 ~ 24 ℃

C. 24 ~ 26 ℃

D. 26 ~ 28 ℃

E. 30 ~ 32 ℃

88. 王女士，入院后测体温为 39.5 ℃，护士在为王女士进行的物理降温中，以下哪个措施是不正确的

　　A. 予以局部冷敷降温

　　B. 温水拭浴

　　C. 物理降温后 1 h 复测体温

　　D. 物理降温后 30 min 复测体温

　　E. 复测后的体温值记录于体温单上

89. 李先生在测口腔温度时不慎咬破体温计，护士首先应采取的措施是

　　A. 了解咬破体温计的原因

　　B. 检查体温计破损程度

　　C. 清除口腔内玻璃碎屑

　　D. 让患者喝 500 ml 牛奶

　　E. 让患者立即进食大量蔬菜水果

90. 王先生，65 岁，患风湿性心脏病 10 年。体检：心率 100 次/min，脉率 76 次/min，强弱不等，极不规则，此脉搏称为

　　A. 缓脉

　　B. 间歇脉

　　C. 丝脉

　　D. 绌脉

　　E. 三联律

91. 患者张某，70 岁，因"冠心病、心房纤颤入院，护士在测量脉搏前，推断患者的脉搏最可能是

　　A. 间歇脉

　　B. 二联律

　　C. 三联律

　　D. 绌脉

　　E. 洪脉

92. 患者陈某，女性，30 岁。因"发热"入院，护理体检时，体温 38.5 ℃，脉率 120 次/min，呼吸 20 次/min，血压 100/70 mmHg。患者脉搏为

　　A. 缓脉

　　B. 速脉

　　C. 绌脉

　　D. 丝脉

　　E. 洪脉

93. 患者女性，27 岁，诊断为甲状腺功能亢进，患者常测到的脉搏为

　　A. 间歇脉

　　B. 二联律

　　C. 三联律

　　D. 绌脉

　　E. 洪脉

94. 田某，男，70 岁，心力衰竭入院，入院后根据医嘱予以口服洋地黄，一日，护士诊脉时发现患者脉搏出现异常变化，最可能的情况是

　　A. 间歇脉

　　B. 速脉

　　C. 缓脉

　　D. 丝脉

　　E. 洪脉

95. 李先生，昏迷，呼吸表浅微弱，不易观察。此时测量呼吸频率的方法是

　　A. 仔细听呼吸声响并计数

　　B. 手置患者鼻孔前，以感觉气流通过并计数

　　C. 测脉率乘以 2，以推测呼吸次数

　　D. 手按胸腹部，以胸腹壁起伏次数计数

　　E. 用少许棉花置于患者鼻孔前观察棉花吹动次数

96. 李女士，呼吸由浅慢逐渐加快加深，后又逐渐变浅变慢，然后暂停数秒，又出现上述状态呼吸，周而复始，该患者呼吸为

　　A. 潮式呼吸

　　B. 间断呼吸

　　C. 深度呼吸

　　D. 浅快呼吸

　　E. 呼气性呼吸

97. 一位 2 岁小儿，不慎将一粒花生米误入气管，出现三凹征，其呼吸困难的类型是

　　A. 浅表性呼吸困难

　　B. 吸气性呼吸困难

　　C. 呼气性呼吸困难

　　D. 混合性呼吸困难

　　E. 浮浅性呼吸困难

98. 郑先生，48 岁，心源性哮喘患者，主诉呼气费力，呼气时间显著长于吸气，该患者最可能出现哪种呼吸异常

　　A. 吸气性呼吸困难

　　B. 呼气性呼吸困难

C. 混合性呼吸困难

D. 深度呼吸

E. 潮式呼吸

99. 患者，男性，48 岁，急性脑膜炎入院，该患者最可能出现的呼吸异常是

A. 深度呼吸

B. 浮浅呼吸

C. 潮式呼吸

D. 吸气性呼吸困难

E. 呼气性呼吸困难

100. 某 5 岁男童，不慎将花生米吸入气管，临床表现不可能出现的是

A. 口唇发绀

B. 呼气费力

C. 吸气费力

D. 胸闷烦躁

E. 鼻翼翕动

101. 张女士，患高血压，右侧肢体偏瘫，医嘱每日测血压 4 次，下列不妥的选项是

A. 固定血压计

B. 固定部位测量

C. 固定体位测量

D. 定时测量血压

E. 坐位测量时，使肱动脉平第二肋

102. 朱女士，高血压病，为其测量血压时正确的做法是

A. 若采取立位测量，手臂应平第六肋间

B. 听到变音时汞柱所指刻度即为舒张压

C. 缓慢放气，速度 4 mmHg/s

D. 放气时听到最强音时汞柱所指刻度即为收缩压

E. 听到舒张压后保持放气速度，直到汞柱回到零位

103. 张先生，40 岁，主诉头晕，测收缩压 158 mmHg，舒张压 90 mmHg，应考虑

A. 高血压

B. 低血压

C. 临界高血压

D. 收缩压偏低，舒张压正常

E. 舒张压偏低，收缩压正常

104. 王先生，35 岁。测量血压，血压值为 132/88 mmHg，属于

A. 理想血压

B. 正常血压

C. 正常高值

D. 收缩压偏低，舒张压偏高

E. 收缩压偏高，舒张压偏低

105. 陈女士，30 岁。连续三天测血压 80/50 mmHg，属于

A. 高血压

B. 低血压

C. 临界低血压

D. 收缩压偏低，舒张压偏高

E. 收缩压偏高，舒张压偏低

106. 朱先生，65 岁，高血压、冠心病史 5 年，入院血压 195/135 mmHg，经治疗后稍有下降，但时有波动，患者精神紧张焦虑，以下护理中不妥的操作是

A. 测得血压值偏高时应保持镇静

B. 安慰患者，保持稳定乐观的情绪

C. 向患者介绍高血压的保健知识

D. 测后与原基础血压对照后做好解释

E. 将血压计刻度面向患者以便患者观察

107. 张女士，42 岁，因头晕头痛待查入院，医嘱测血压每日 4 次。为其测血压时，应该

A. 定部位、定体位、定护士、定血压计

B. 定部位、定体位、定时间、定血压计

C. 定部位、定时间、定护士、定听诊器

D. 定体位、定时间、定部位、定听诊器

E. 定体位、定护士、定时间、定血压计

108. 陈女士，66 岁，因心房纤颤入院。护士为其测血压，因动脉搏动微弱而不易辨清，需重复测量。下列做法错误的是

A. 将袖带内气体驱尽

B. 使汞柱降到"0"点

C. 稍等片刻后重测

D. 连续加压直到听清为止

E. 测量值先读收缩压，后读舒张压

109. 马先生，高血压，左侧肢体偏瘫，医嘱要求每天测血压四次，护士测量时，不妥的是

A. 测血压时间 8—12—4—8（红）

B. 测右上肢血压

C. 固定血压计测量

D. 固定专人测量

E. 卧位测量时，肱动脉平腋中线

110. 护士小张为患者测量血压，在关紧活门充

气时，发现汞柱不能上升，可能为

 A. 袖带太松

 B. 袖带太紧

 C. 袖带太宽

 D. 袖带太窄

 E. 漏气

111. 张某，男，40 岁，上呼吸道感染，测腋下温度 39.1 ℃，脉搏 110 次/min，且强而有力，呼吸 25 次/min，下述判断正确的一组是

 A. 高热，速脉，呼吸增快

 B. 高热，速脉，洪脉，呼吸正常范围内

 C. 高热，速脉，洪脉，呼吸增快

 D. 中度热，速脉，呼吸增快

 E. 中度热，速脉，洪脉，呼吸增快

二、以下提供若干个案例，每个案例下设若干个考题。请根据各考题题干所提供的信息，在每题下面 A、B、C、D、E 五个备选答案中选择一个最佳答案，并在答题卡上将相应题号的相应字母所属方框涂黑。

A3/A4 型题

（1～3 题共用题干）

 患者王某，肺炎，口温 39.5 ℃，脉率 120次/min，颜面潮红、口唇干燥，尿量减少。

1. 该患者发热程度为

 A. 正常体温

 B. 低热

 C. 中度热

 D. 高热

 E. 超高热

2. 该患者目前处于

 A. 体温上升期

 B. 高热持续期

 C. 退热期

 D. 恢复期

 E. 恶化期

3. 对于该患者的护理措施不适当的是

 A. 保持皮肤清洁

 B. 每天 2 次口腔护理

 C. 酌情给予乙醇拭浴

 D. 鼓励患者多饮水

 E. 每 2 h 测量体温一次

（4～6 题共用题干）

 张先生，65 岁，诊断为"流行性感冒"。主

诉怕冷，测体温为 39 ℃，速脉，呼吸深快，皮肤苍白无汗。

4. 护士为该患者测量体温时，下列做法错误的是

 A. 若测量口温，时间为 3 min

 B. 若测量腋温，时间为 5 min

 C. 若测量肛温，时间为 3 min

 D. 测量口温，温度计水银端放于舌下热窝

 E. 若测量肛温，插入肛门 3～4 cm

5. 以下护理措施错误的是

 A. 卧床休息，保持病室安静

 B. 做好皮肤护理

 C. 放置冰袋于前额及枕部

 D. 鼓励患者多饮水

 E. 进食高热量、高蛋白、高维生素、易消化流质饮食

6. 该患者体温特点是：在 24 h 内变化不规则，持续时间不定。其热型为

 A. 稽留热

 B. 弛张热

 C. 间歇热

 D. 不规则热

 E. 波浪热

（7～8 题共用题干）

 张某，女，34 岁，发热待查。查体：体温39 ℃，早晚高低不一，日差达 2 ℃，持续 5 天不退，脉搏 90 次/min，呼吸 20 次/min。口腔干燥，右侧黏膜有一个 0.1 cm 溃疡面。

7. 根据体温曲线，患者的发热类型为

 A. 稽留热

 B. 弛张热

 C. 间歇热

 D. 不规则热

 E. 波浪热

8. 为患者口腔护理，溃疡面可涂

 A. 维生素 C

 B. 锡类散

 C. 藿香散

 D. 碳酸氢钠

 E. 制霉菌素

（9～10 题共用题干）

 张先生，65 岁，心脏病史多年，现因心慌、高热入院。

9. 常规测量体温的时间为

A. qd

B. q4h

C. q6h

D. q8h

E. qn

10. 护士在数脉搏时发现每隔两个正常的搏动后出现一次过早搏动，此脉搏是

　　A. 二联律

　　B. 三联律

　　C. 奔马律

　　D. 间歇脉

　　E. 脉搏短绌

（11～15 题共用题干）

　　李先生，65 岁，以"冠心病、心房纤颤、高血压"收治入院，测血压 150/100 mmHg。

11. 在测量脉搏时，有可能出现

　　A. 二联律

　　B. 三联律

　　C. 细脉

　　D. 奇脉

　　E. 洪脉

12. 此脉搏属于

　　A. 频率异常

　　B. 节律异常

　　C. 强弱异常

　　D. 动脉壁异常

　　E. 次数异常

13. 测量绌脉的正确方法是

　　A. 先测脉率后测心率

　　B. 一人测脉率，另一人计时

　　C. 一人测脉心率，另一人计时

　　D. 一人发起口令，另一人同时测脉率和心率

　　E. 一人听心率发起测量口令，另一人测脉搏，同时测 1 min

14. 测血压时袖带过紧可使

　　A. 血压偏高

　　B. 血压偏低

　　C. 脉压差偏大

　　D. 血压值不变

　　E. 收缩压偏高

15. 护士为患者测量血压时，因搏动微弱而听不清，需重复测量，下列做法错误的是

　　A. 使袖带内气体驱尽

B. 袖带下缘距肘窝 2～3 cm

C. 立即重测直到听清为止

D. 让患者休息片刻后再测量

E. 测量时先读收缩压，后读舒张压

（16～18 题共用题干）

　　刘先生，70 岁，因头痛、头晕入院就诊，在安静状态下测其血压为 170/100 mmHg，其他检查结果完全正常。

16. 该患者最有可能的诊断为

　　A. 脑肿瘤

　　B. 脑膜炎

　　C. 脑出血

　　D. 冠心病

　　E. 高血压

17. 为该患者测量血压时下列哪项不妥

　　A. 每天固定时间测量

　　B. 每次测量使用固定的血压计

　　C. 固定一侧上肢进行测量

　　D. 测量血压时体位固定

　　E. 坐位时保证肱动脉平腋下

18. 为该患者做健康宣教，下列内容不妥的是

　　A. 遵医嘱服用降压药物

　　B. 卧床休息，适度运动

　　C. 多参加运动以保持健康

　　D. 无盐低钠饮食

　　E. 多吃高纤维食物，以预防便秘

（19～20 题共用题干）

　　李女士，70 岁。因服用过量巴比妥药物入院。住院期间，患者呼吸呈周期性变化。呼吸由浅慢逐渐变为深快然后转为变浅变慢。经过一段短时间呼吸暂停，又重复出现以上变化，其形态如潮水起伏。

19. 该患者的呼吸节律称为

　　A. 陈-施呼吸

　　B. 毕奥呼吸

　　C. 浮浅性呼吸

　　D. 鼾声呼吸

　　E. 库斯莫氏呼吸

20. 一段时间后，患者表现为呼吸和呼吸暂停现象交替出现。在有规律的呼吸几次后，突然停止呼吸，间隔一段时间后，又开始呼吸。如此反复交替出现。此呼吸称为

　　A. 陈-施呼吸

　　B. 毕奥呼吸

　　C. 浮浅性呼吸

　　D. 鼾声呼吸

　　E. 库斯莫氏呼吸

三、以下提供若干组考题，每组考题共同使用在考题前列出的 A、B、C、D、E 五个备选答案。请从中选择一个与考题关系密切的答案，并在答题卡上将相应题号的相应字母所属方框涂黑。每个备选答案可能被选择一次、多次或不被选择。

B 型题

（1~2 题共用备选答案）

　　A. 稽留热

　　B. 弛张热

　　C. 间歇热

　　D. 不规则热

　　E. 回归热

1. 流行性感冒呈

2. 肺炎球菌性肺炎呈

　　（3~4 题共用备选答案）

　　A. 速脉

　　B. 缓脉

　　C. 细脉

　　D. 丝脉

　　E. 间歇脉

3. 甲状腺功能亢进患者可出现

4. 大出血患者可出现

　　（5~6 题共用备选答案）

　　A. 潮式呼吸

　　B. 间断呼吸

　　C. 蝉鸣样呼吸

　　D. 鼾声呼吸

　　E. 深度呼吸

5. 喉头水肿患者可出现

6. 尿毒症患者可出现

参考答案

一、A1/A2 型题

1. C　2. D　3. A　4. D　5. D　6. D　7. E　8. D

9. B　10. A　11. D　12. C　13. C　14. E　15. C

16. B　17. A　18. B　19. A　20. A　21. B　22. E

23. C　24. C　25. B　26. E　27. A　28. B　29. C

30. B　31. D　32. E　33. E　34. D　35. D　36. D

37. A　38. A　39. C　40. A　41. A　42. C　43. E

44. B　45. D　46. A　47. E　48. A　49. D　50. D

51. E　52. A　53. B　54. C　55. C　56. A　57. E

58. B　59. C　60. E　61. D　62. C　63. C　64. E

65. C　66. E　67. A　68. E　69. D　70. D　71. B

72. C　73. C　74. E　75. E　76. A　77. D　78. D

79. D　80. B　81. B　82. C　83. B　84. C　85. A

86. D　87. C　88. C　89. C　90. D　91. D　92. B

93. E　94. A　95. E　96. A　97. E　98. B　99. C

100. B　101. E　102. C　103. A　104. C　105. B

106. E　107. B　108. D　109. D　110. E　111. C

二、A3/A4 型题

1. D　2. B　3. E　4. B　5. C　6. D　7. B　8. B

9. B　10. B　11. C　12. B　13. E　14. B　15. C

16. E　17. E　18. C　19. A　20. B

三、B 型题

1. D　2. A　3. A　4. D　5. C　6. E

（段均平）

第八章　　患者的饮食护理

知识结构图

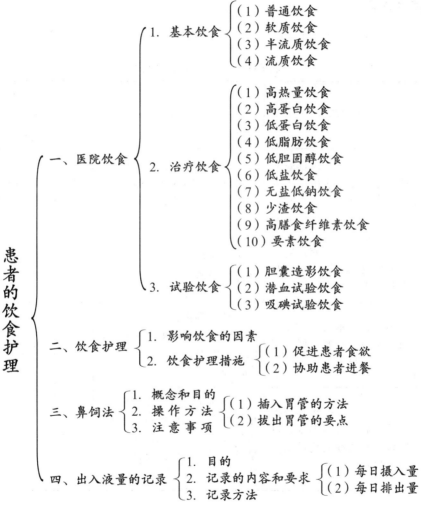

患者的饮食护理

一、医院饮食

　　1. 基本饮食
　　　　（1）普通饮食
　　　　（2）软质饮食
　　　　（3）半流质饮食
　　　　（4）流质饮食

　　2. 治疗饮食
　　　　（1）高热量饮食
　　　　（2）高蛋白饮食
　　　　（3）低蛋白饮食
　　　　（4）低脂肪饮食
　　　　（5）低胆固醇饮食
　　　　（6）低盐饮食
　　　　（7）无盐低钠饮食
　　　　（8）少渣饮食
　　　　（9）高膳食纤维素饮食
　　　　（10）要素饮食

　　3. 试验饮食
　　　　（1）胆囊造影饮食
　　　　（2）潜血试验饮食
　　　　（3）吸碘试验饮食

二、饮食护理
　　1. 影响饮食的因素
　　2. 饮食护理措施
　　　　（1）促进患者食欲
　　　　（2）协助患者进餐

三、鼻饲法
　　1. 概念和目的
　　2. 操作方法
　　　　（1）插入胃管的方法
　　　　（2）拔出胃管的要点
　　3. 注意事项

四、出入液量的记录
　　1. 目的
　　2. 记录的内容和要求
　　　　（1）每日摄入量
　　　　（2）每日排出量
　　3. 记录方法

$$\boxed{\textbf{知识精编}}$$

第一节　医院饮食

医院饮食通常分为三大类，即基本饮食、治疗饮食、试验饮食。

一、基本饮食

医院的基本饮食（见表 8-1-1）。

表 8-1-1　医院的基本饮食

种　类	适用范围	饮食原则	每日用法		
			进餐次数	蛋白质(g)	总热量(MJ)
普通饮食	病情较轻、疾病恢复期、无消化道疾患、无发热及无饮食限制的患者	一般易消化、无刺激性食物均可；限制油煎、强烈调味品及易胀气食物	3	70～90	9.5～11
软质饮食	老、幼患者；术后恢复期阶段、咀嚼不便、肠道疾病恢复期、消化不良和低热的患者	以软烂为主，无刺激、易于咀嚼消化。如面条、软饭、切碎煮烂的肉和菜等	3～4	60～80	8.5～9.5
半流质饮食	体弱、手术后、发热、口腔疾患、咀嚼不便、消化不良等患者	呈半流质状、纤维素少、易于咀嚼吞咽，少食多餐，如面条、肉末、豆腐、蒸鸡蛋、馄饨等	5～6	50～70	6.5～8.5
流质饮食	病情危重、高热和各种大手术后、吞咽困难、口腔疾患和急性消化道疾患等患者	呈液体状，易于吞咽和消化，如米汤、豆浆和肉汁等，用量 200～300 ml/次；因含热量及营养素不足，故只可短期使用	6～7	40～50	3.5～5.0

二、治疗饮食

治疗饮食是指在基本饮食的基础上，适当调节热能和营养素，以达到治疗或辅助治疗的目的，从而促进患者的康复。医院常见的治疗饮食（见表 8-1-2）。

表 8-1-2 医院常见的治疗饮食

饮食种类	适用范围	饮食原则
高热量饮食	用于热能消耗较高的患者，如甲状腺功能亢进、高热、大面积烧伤、产妇、结核及需要增加体重的患者	(1) 在基本饮食基础上加餐 2 次 (2) 可在三餐之间加牛奶、豆浆、巧克力、蛋糕等 (3) 每日总热量约 12.5 MJ（3 000 kcal）
高蛋白饮食	用于高代谢疾病，如结核、大面积烧伤、严重贫血、营养不良、肾病综合征、大手术后及癌症晚期等患者	蛋白质摄入量 1.5～2 g/(kg·d)，但总量不超过 120 g/d，总热量 10.5～12.5 MJ/(kg·d)
低蛋白饮食	用于限制蛋白摄入的患者，如急性肾炎、尿毒症、肝性脑病(肝昏迷)等	(1) 成人蛋白质摄入量＜40 g/d，病情需要时也可＜20～30 g/d (2) 肾功能不全者应摄入动物性蛋白，忌用豆制品；肝昏迷者应以植物性蛋白为主
低脂肪饮食	用于肝、胆、胰疾病；高脂血症、动脉粥样硬化、冠心病、肥胖症和腹泻患者	(1) 饮食清淡、少油，限制脂肪摄入，禁用肥肉、蛋黄、动物脑 (2) 成人脂肪摄入量＜50 g/d，肝、胆、胰疾病患者＜40 g/d (3) 高脂血症、动脉硬化患者不必限植物油(椰子油除外)
低胆固醇饮食	高胆固醇血症、动脉粥样硬化、高血压、胆石症、冠心病等患者	(1) 成人胆固醇摄入量＜300 mg/d (2) 禁用或少用含胆固醇高的食物，如动物内脏、脑、蛋黄、鱼子、肥肉及动物油
低盐饮食	用于急慢性肾炎、心脏病、肝硬化腹水、重度高血压但水肿较轻的患者	(1) 成人摄入食盐不超过 2 g/d（含钠 0.8 g），但不包括食物内自然存在的氯化钠 (2) 禁食一切腌制食物，如咸肉、咸菜、香肠、皮蛋
无盐低钠饮食	同低盐饮食，但水肿较重的患者	(1) 无盐饮食：除食物中自然含钠量外，烹调时不放食盐。低钠饮食：除无盐外，还须控制食物中自然存在的含钠量，摄入钠量＜0.5 g/d (2) 禁食腌制食物，对无盐低钠者，还应禁用含钠多的食物和药物，如挂面、油条、汽水饮料和碳酸氢钠等药物
少渣饮食	用于伤寒、痢疾、腹泻、肠炎、食管胃底静脉曲张等患者	(1) 纤维少，少用油，不用刺激性强的调味品，禁用坚硬及带碎骨的食物 (2) 痢疾患者禁用牛奶、豆浆及过甜食物
高膳食纤维素饮食	用于便秘、肥胖症、高脂血症、糖尿病等患者	选择膳食纤维含量多的食物，如芹菜、韭菜、卷心菜、粗粮、豆类、竹笋等
要素饮食（有称：要素膳、化学膳、元素膳）	用于严重烧伤及创伤、低蛋白血症、大手术后胃肠功能紊乱、胃肠道瘘、短肠综合征、晚期癌症、消化吸收营养不良、急性胰腺炎等患者	(1) 配制时需严格无菌操作；配制好的成品需保存在 4 ℃ 以下，并于 24 h 内用完 (2) 由人工配置，不需消化或很少消化即可吸收，可经口服、鼻饲或造瘘管置管滴注。滴注的温度保持在 38～40 ℃ 左右，滴速 40～60 滴/min，最快不宜超过 150 ml/h (3) 使用时，需从低浓度、少量、慢速开始，逐渐增加；停止时，应逐渐减量，以防骤降引起低血糖反应

三、试验饮食

试验饮食是指在特定的时间内，通过对饮食内容的调整来协助疾病诊断和确保实验室检查结果正确性的一种饮食。医院常见的试验饮食（见表8-1-3）。

表 8-1-3 医院常见的试验饮食

种 类	目 的	方 法
胆囊造影饮食	需要造影检查有无胆囊、胆管及肝胆管疾病	（1）检查前1日午餐：进高脂肪饮食，刺激胆囊收缩、胆汁排空，有助于造影剂进入胆囊 （2）检查前1日晚餐：进无脂肪、低蛋白、高糖类的清淡饮食，以减少胆汁的分泌；晚餐后口服造影剂，禁食、禁烟至次日上午 （3）检查当日：禁食早餐，第一次摄X片检查后，如胆囊显影良好，再让患者进食高脂肪餐（如油煎荷包蛋2只），脂肪量不低于50g，待30min后第二次摄X片，观察胆囊的收缩情况
潜血试验饮食	配合大便隐血试验，协助诊断消化道有无出血	（1）试验前3天起：禁食肉类、动物血、肝脏、绿色蔬菜以及含铁丰富的药物或食物，以免产生假阳性反应 （2）可食用牛奶、豆制品、白菜、冬瓜、土豆、粉丝、米饭、面条及馒头等
吸碘试验饮食（甲状腺^{131}I试验饮食）	甲状腺功能检查，协助放射性核素^{131}I检查，明确诊断	（1）试验期为14天 （2）检查或治疗前7~60天，禁食含碘高的食物 （3）禁食60天的食物：海带、海蜇、紫菜、淡菜、苔菜等 （4）禁食14天的食物：海蜒、毛蚶、干贝、蛏子等 （5）禁食7天的食物：带鱼、鲳鱼、目鱼、黄鱼、虾等 （6）禁用碘做局部消毒
肌酐试验饮食	协助检查测定肾小球的滤过功能	（1）试验期为3天 （2）禁食富含蛋白食物，忌饮茶和咖啡 （3）每日主食<300g，蛋白质<40g，以排除外源肌酐影响

第二节 饮食护理

一、影响饮食的因素

1. 生理因素：年龄、活动、身高和体重。

2. 心理因素。

3. 社会文化因素：饮食习惯、营养知识。

4. 病理因素：疾病、治疗因素。

二、饮食护理措施

1. 促进患者食欲

（1）祛除干扰因素：帮助患者减轻焦虑、抑郁等不良情绪；暂停非急需治疗、检查和护理工作；解除疼痛，必要时于就餐前30min给予止痛剂；高热患者及时降温。

（2）尊重患者的饮食习惯，尽量用患者容易接受的食物代替限制的食物。

（3）提供良好的就餐环境。保持病室整洁、安静、空气流通及温、湿度适宜，去除不良视觉和气味的刺激，鼓励多人共同就餐以分享进餐的乐趣。

2. 协助患者进餐：需根据病情，依据饮食医嘱，合理地安排患者进餐。

（1）进餐前：督促并协助患者行个人卫生护理；协助患者取舒适卧位；护士应着装整洁、洗手；核对饮食种类；检查探视者带来的食物。

（2）进餐时：护士督促和协助配餐员正确配餐，及时分发热饭、热菜并放于易取处；解释特殊饮食的原因，在床头或床尾挂好标识；协助不能自行进餐者进食；每匙量以 1/3 满即可，速度适中，温度适宜；对双目失明者或双眼被遮盖者，应告知其所进食物的名称，可按钟面图放置食物并协助进食；护士应加强巡视，鼓励患者进食，检查和督促试验饮食和治疗饮食的落实情况，并征求患者的意见。

（3）进食后：清理餐具，协助患者洗手、漱口或做口腔护理，整理床单元；做好记录；特殊患者做好交班。

第三节　鼻饲法

一、概念和目的

1. 概念：鼻饲法是将胃管从一侧鼻腔插入胃内，经胃管灌注流质食物、水分及药物的方法。

2. 目的：供给不能经口进食的患者流质食物、水分及药物。

（1）适应证：口腔疾患、食管狭窄、食管气管瘘、某些手术后或肿瘤；昏迷、早产儿、破伤风、病情危重的婴幼儿及拒绝进食的患者。

（2）禁忌证：上消化道出血，食管、胃底静脉曲张，鼻腔、食管手术后，食管癌或食管梗阻。

二、操作要点

1. 插入胃管的方法

（1）操作要点：在评估的基础上备齐用物携至床旁，向患者核对、解释，取得合作→协助患者取坐位、半坐卧位或仰卧位→颌下铺治疗巾，置弯盘，酌情取义齿→选择并清洁通畅侧鼻腔→测量插管长度并作标记（成人插入胃管的长度为 45～55 cm）→液状石蜡润滑胃管前端→插入胃管至咽喉部（10～15 cm）时，嘱患者做吞咽动作，顺势将胃管向前推进至预测长度→证实胃管在胃内→妥善固定胃管，并标记胃管的外露长度。

（2）注意事项：

① 测量胃管插入的长度有两种方法：从前额发际到胸骨剑突的距离，或从鼻尖至耳垂再到胸骨剑突的距离。

② 插管时：动作轻、稳，尤其是当胃管通过食管 3 个狭窄部位——环状软骨水平处、平气管分叉处、食管通过膈肌处时。

③ 插管过程中三种常见故障的排除：a.若出现恶心，应暂停插管，嘱患者做深呼吸或吞咽动作；b.若出现呛咳、呼吸困难和发绀，表示误入气管，应立即拔出，休息片刻后重新插入；c.若出现插管不畅，需检查胃管是否盘在口腔内，可将胃管抽出少许后再小心插入。

当胃管插至咽喉部（10～15 cm）时，嘱患者做吞咽动作，顺势将胃管向前推进。

④ 昏迷患者插管技巧：插管前协助患者去枕平卧，将头后仰，以避免胃管误入气管；当胃管插至会厌部（14～16 cm）时，用左手将患者头部托起，使下颌尽量靠近胸骨柄，以增大咽喉部通道的弧度，使胃管沿后壁滑行顺利通过食管口。

⑤ 证实胃管在胃内的三种方法：将胃管末端接无菌注射器，可抽出胃液。此方法最确切；将导管末端放入有水的碗中，无气泡溢出。如有大量气泡，证明已误入气管；将听诊器放在患者胃部，用无菌注射器迅速注入 10 ml 空气，听到有气过水声。

2. 灌注饮食及药物的方法

（1）操作要点：证实胃管在胃内→注入少量温开水→注入流质食物或药物→注入少量温开水。

（2）注意事项：

① 插管后：必须先证实胃管在胃内，方可灌注食物和药物，药片应先研碎、溶解。

② 鼻饲量每次不超过 200 ml，温度 38～40 ℃，灌注间隔时间不少于 2 h。

③ 鼻饲液注入速度应缓慢，最后注入少量温开水的目的是冲洗胃管，以免食物存积管中变质，造成胃肠炎或管腔堵塞。避免注入空气，以免腹胀，注食后嘱患者保持原卧位 20～30 min，以免食物反流造成误吸的发生。

④ 鼻饲用物应每餐后清洗，每日消毒一次。

⑤ 长期鼻饲者应每日行口腔护理

⑥ 记录内容包括：插胃管时间、患者的反应、鼻饲液种类及每餐饮食量。

3. 拔出胃管的方法

（1）操作要点：

用夹子夹紧胃管末端，以免拔管时，液体反流入呼吸道→嘱患者深呼吸，在患者呼气时拔管→到咽喉部时迅速拔出，以免液体滴入气管→协助患者漱口

（2）注意事项：

①乳胶胃管每周更换，硅胶胃管应每月更换。

②更换胃管的方法：晚上最后一次鼻饲后，拔出胃管，于次日晨再由另一侧鼻孔插入。

③记录内容包括：拔管时间和患者反应。

第四节　出入液量的记录

一、目　的

记录患者 24 h 出入量，可以了解病情，为明确诊断、确定治疗方案、制订护理计划提供依据。适用于休克、大面积烧伤、大手术后、心脏病、肾脏病、肝硬化伴腹水等患者。

二、记录的内容和要求

1. 每日摄入量

（1）内容：包括每日饮水量、输液量、输血量、食物中的含水量等。

（2）要求：患者饮水容器应固定，以便准确计量；固体食物应记录其单位数目及所含水量。如馒头一个 50 g，含水量 25 ml 等。

2. 每日排出量

（1）内容：包括尿量、粪便量、其他排出液（如胃肠减压吸出液、胸腹腔吸出液、痰液、呕吐液、伤口渗出液、胆汁引流液等）。

（2）要求：准确、及时。

三、记录方法

1. 记录：早 7 时至晚 7 时，用蓝笔；晚 7 时至次晨 7 时，用红笔。

2. 总结：晚 7 时，作 12 h 的小结；次晨 7 时，作 24 h 总结，并记录在体温单相应栏内。

3. 要求：准确、及时、具体、字迹清晰。

临床链接

1. 临床上常用的治疗饮食补充

（1）糖尿病饮食：应根据患者的身高、体重、性别、年龄和病情计算总热量，其中，糖类占 60%～70%，蛋白质占 15%～20%，脂肪占 20%～25%；根据早餐占 1/5，午餐、晚餐各占 2/5 计算食谱用量；每一餐均应进食含蛋白质、脂肪的食物，调味宜清淡，多选用含纤维素高的食物，避免饮酒。

（2）溃疡病饮食：应选用能减少胃酸分泌、中和胃酸、维持胃肠上皮细胞抗酸能力的食物，要求无刺激、易消化，避免饮酒、吸烟、摄入辛辣食物及含咖啡因的饮料；应少量多餐，进餐时细嚼慢咽，进餐前后避免剧烈运动。

2. 肠内营养泵

肠内营养泵是一种肠内营养输注系统，是通过鼻胃管或鼻肠管连接泵管及其附件，以微电脑精确控制输注的速度、剂量、温度、输注总量等一套完整、封闭、安全、方便的系统。适用于昏迷或需要准确控制营养输入的管饲饮食患者。该系统可以按照需要定时、定量对患者进行肠道营养液输入，达到维持患者生命、促进疾病及术后康复的目的。为避免管道堵塞，在持续滴注过程中，应每 2～4 h 用 37 ℃ 左右的温开水或生理盐水冲洗管道；加强巡视，发现滴管内液面过高或过低、液体滴空、电源不足等异常时，及时处理。其他注意事项与鼻饲法相同。

模拟练习题

一、以下每一道考题下面有 A、B、C、D、E 五个备选答案。请选择一个最佳答案，并在答题卡上将相应题号的相应字母所属方框涂黑。

A1/A2 型题

1. 下列饮食中属于基本饮食的是
   A. 少渣饮食
   B. 高脂肪饮食
   C. 低蛋白饮食
   D. 忌碘饮食
   E. 半流质饮食

2. 按照医院饮食的分类，不属于基本饮食的是
   A. 普通饮食
   B. 软质饮食
   C. 试验饮食
   D. 半流质饮食
   E. 流质饮食

3. 医院普通饮食的原则是
   A. 易消化无刺激性
   B. 以软烂为主
   C. 以少量多餐为主

D. 膳食纤维含量少

E. 只能短期使用

4. 普通饮食每日进餐的总热量是

A. 3.5 ~ 5.0 MJ

B. 6.5 ~ 8.5 MJ

C. 8.5 ~ 9.5 MJ

D. 9.5 ~ 11 MJ

E. 9.8 ~ 20 MJ

5. 普通饮食的适用范围是

A. 无发热和无消化道疾患者

B. 消化不良，术后恢复期阶段

C. 发热，体弱，消化道疾患

D. 病情严重，吞咽困难，口腔疾患

E. 术后和急性消化道疾患者

6. 普通饮食不适合于哪种患者

A. 病情较轻

B. 疾病恢复期

C. 消化不良

D. 无消化道疾病

E. 无发热

7. 下列饮食中属于治疗饮食的是

A. 普通饮食

B. 高脂肪饮食

C. 低蛋白饮食

D. 忌碘饮食

E. 半流质饮食

8. 供给高热量饮食的患者是

A. 肾上腺皮质功能减退症患者

B. 糖尿病患者

C. 高血压患者

D. 肝昏迷患者

E. 甲状腺功能亢进患者

9. 下列哪种患者不宜选用高热量饮食

A. 肥胖症

B. 高热

C. 大面积烧伤

D. 结核

E. 产妇

10. 各种大手术后患者宜采用的饮食是

A. 高蛋白、高维生素

B. 高蛋白、高脂肪

C. 低蛋白、低脂肪

D. 低蛋白、高热量

E. 低脂肪、高热量

11. 高蛋白饮食每日蛋白的摄入总量不超过

A. 70 g

B. 80 g

C. 90 g

D. 110 g

E. 120 g

12. 以下不需提供高蛋白饮食的是

A. 尿毒症

B. 甲状腺功能亢进

C. 肾病综合征

D. 孕妇

E. 大面积烧伤

13. 需提供低蛋白饮食的是

A. 恶性肿瘤

B. 甲状腺功能亢进

C. 肾病综合征

D. 肝昏迷

E. 手术后

14. 不适用低蛋白饮食的疾病是

A. 尿毒症

B. 肝性脑病

C. 肾衰竭

D. 急性肾炎

E. 肾病综合征

15. 腹泻、肝、胆、胰疾病的患者宜采用的饮食是

A. 高蛋白饮食

B. 低蛋白饮食

C. 高盐饮食

D. 低盐饮食

E. 低脂肪饮食

16. 低脂肪饮食要求成人每天脂肪摄入量少于

A. 20 g

B. 30 g

C. 10 g

D. 50 g

E. 60 g

17. 不适用于低盐饮食的疾病是

A. 肾炎

B. 心脏病

C. 肝硬化腹水

D. 高血压,但水肿较轻

E. 结核

18. 适用于无盐低钠饮食的疾病是
    A. 肥胖症
    B. 腹泻
    C. 高脂血症
    D. 高血压,但水肿较重
    E. 癌症晚期

19. 下列哪种食物是低胆固醇食物
    A. 动物内脏
    B. 脑
    C. 蛋黄
    D. 鱼子
    E. 咸菜

20. 下列疾患不需用少渣饮食进行治疗的是
    A. 肾炎
    B. 疟疾
    C. 腹泻
    D. 肠炎
    E. 伤寒

21. 不需用高膳食纤维素饮食的疾患是
    A. 便秘
    B. 高脂血症
    C. 肥胖症
    D. 糖尿病
    E. 食管胃底静脉曲张

22. 下列不需用要素膳食的是
    A. 严重烧伤
    B. 晚期癌症
    C. 胃肠道瘘
    D. 急性阑尾炎
    E. 大手术后胃肠功能紊乱

23. 试验饮食不包括
    A. 潜血试验饮食
    B. 胆囊造影饮食
    C. 吸碘试验饮食
    D. 肌酐试验饮食
    E. 低胆固醇饮食

24. 鼻饲法禁用的是
    A. 昏迷
    B. 拒绝进食者
    C. 食管静脉曲张
    D. 早产儿
    E. 口腔疾病

25. 下列应给予鼻饲饮食的患者是
    A. 婴幼儿
    B. 拔牙者
    C. 拒绝进食者
    D. 食欲低下者
    E. 经常呕吐者

26. 为患者插胃管出现呛咳、发绀时护士应
    A. 立即拔出胃管,稍停片刻后重新插入
    B. 嘱患者深呼吸,稍停片刻后再继续插入
    C. 指导患者做吞咽动作
    D. 托起患者的头部插管
    E. 请患者坚持一下

27. 关于鼻饲操作,下列叙述不正确的是
    A. 每次鼻饲量不超过 200 ml
    B. 检查胃管是否通畅
    C. 注入少量温开水,证实胃管是否在胃内
    D. 药片研碎溶解后灌入
    E. 拔管应夹紧胃管末端快速拔出

28. 记录每日排出量不包括
    A. 粪便量和尿量
    B. 胃肠减压量
    C. 汗液量
    D. 胸腹腔穿刺放液量
    E. 呕吐物量

29. 出入液量的记录内容下列哪项是正确的
    A. 每日摄入量主要记录饮水量
    B. 固体食物只计单位个数
    C. 患者饮水容器应固定,并测定容量
    D. 每日排出量主要记录尿量粪便量
    E. 伤口渗出液需观察不记录

30. 记录每日进水量不包括
    A. 输血量
    B. 饮食含水量
    C. 输液量
    D. 皮内注射药量
    E. 鼻饲量

31. 下列哪项为每日排出量
    A. 饮水量
    B. 鼻饲量
    C. 输液量
    D. 输血量
    E. 呕吐量

32. 下列关于 24 h 出入液量记录方法的叙述,

不正确的是

 A. 用蓝笔填写眉栏

 B. 晨 7 时至晚 7 时用蓝笔填写

 C. 晚 7 时至晨 7 时用红笔填写

 D. 由夜班护士总结

 E. 总出入量用红笔填写在体温单专栏内

33. 患者，男性，45 岁，结肠癌。行结肠癌根治造口术，患者出院后可以进食的蔬菜是

 A. 芹菜

 B. 菜花

 C. 韭菜

 D. 洋葱

 E. 辣椒

34. 患者，男性，45 岁，痛风病史 8 年。该患者不需要加以限制的食物是

 A. 豆腐、蘑菇

 B. 土豆、鸡汤

 C. 红酒、牛排

 D. 鸡肝、米饭

 E. 水、菠菜

35. 患者，男性，38 岁。因上腹部胀痛、饭后嗳气及反酸明显来诊。胃镜报告示慢性胃炎。下列食物适合患者食用的有

 A. 辣椒

 B. 油炸食品

 C. 脱脂牛奶

 D. 浓茶

 E. 咖啡

36. 患者，女性，31 岁，消化不良、体弱，给予半流质饮食，每天进餐的次数和所需要的蛋白质量为

 A. 6～7 次，40～50 g

 B. 5～6 次，50～70 g

 C. 3～4 次，60～80 g

 D. 3 次，70～90 g

 E. 1～3 次，100～120 g

37. 患者，女性，28 岁，慢性胃炎，该患者可选择下列的食物是

 A. 浓茶

 B. 面条

 C. 纯牛奶

 D. 巧克力

 E. 咖啡

38. 患儿，5 岁，急性扁桃体炎。体温 38.5 ℃，食欲缺乏，护士应为该患儿提供的饮食是

 A. 半流质饮食

 B. 流质饮食

 C. 高蛋白饮食

 D. 高纤维素饮食

 E. 高脂饮食

39. 李先生，36 岁，口腔手术后 1 天，体温 39 ℃，疼痛难忍，根据李先生的病情，给予流质饮食，每餐的量应为

 A. 50～100 ml

 B. 100～200 ml

 C. 200～300 ml

 D. 300～400 ml

 E. 400～500 ml

40. 患者，女性，30 岁，T 39.4 ℃，口腔糜烂、疼痛难忍。根据其病情，应给予的饮食是

 A. 富含营养的软食

 B. 流质饮食

 C. 无刺激性的普通饮食

 D. 胃肠外饮食

 E. 要素饮食

41. 患者，男性，20 岁，患急性肠炎，给予患者流质饮食，医生叮嘱不能长期使用，其原因是

 A. 影响消化和吸收

 B. 影响热量与营养的供给

 C. 影响食欲

 D. 影响休息

 E. 进食次数过多

42. 患者，女性，33 岁，头痛、鼻塞，测 T 40.6 ℃，此患者可以选择的食物是

 A. 软饭

 B. 油条

 C. 馄饨

 D. 肉汁

 E. 豆腐

43. 患者，男性，20 岁，因发热入院，测 T 40.5 ℃，该患者最适宜的饮食是

 A. 低盐半流饮食

 B. 普通饮食

 C. 软质饮食

 D. 流质饮食

 E. 低脂饮食

44. 患者，男性，40 岁，间断发作下腹部疼痛伴腹泻 2 年多，每天排便 6～7 次，常有里急后重感，排便后疼痛能够缓解。该患者的饮食是

　A. 多纤维素

　B. 牛乳

　C. 乳制品

　D. 生、冷食物

　E. 高热量、富营养

45. 患者，男性，46 岁，3 年前诊断慢性肾功能衰竭。1 月前出现餐后上腹饱胀，恶心，呕吐，加重 2 天入院。查体：尿量减少，内生肌酐清除率 20 ml/min。目前正确的饮食方案是

　A. 高钠饮食

　B. 高钾饮食

　C. 高热量饮食

　D. 高蛋白饮食

　E. 高脂饮食

46. 患者，男性，40 岁，慢性肾衰竭 6 年，3 周前出现进餐后恶心、呕吐，加重 3 天入院。查体：24 h 尿量 500 ml，内生肌酐清除率 2 ml/min。目前饮食方案错误的是

　A. 高热量饮食

　B. 高蛋白饮食

　C. 高钙饮食

　D. 低钠饮食

　E. 低磷饮食

47. 患者，女性，69 岁，肺癌晚期，给予高蛋白饮食，按体重每千克计算，每日蛋白质的供给应为

　A. 0.8～1.0 g

　B. 1～1.2 g

　C. 1.2～1.5 g

　D. 1.5～2 g

　E. >120 g

48. 患者，女性，38 岁，自诉心慌、怕热、全身乏力，入院查心率 120 次/min，甲亢的各项指标异常，诊断为甲状腺功能亢进，护士进行饮食指导的主要内容是

　A. 多吃含纤维素的饮食，保持大便通畅

　B. 可以吃一些辛辣食物

　C. 可以喝浓茶

　D. 高蛋白、高热量、高维生素饮食

　E. 限制饮水

49. 患者，女性，35 岁，做饭时不慎被油火大面积烧伤，该患者宜采用的饮食是

　A. 高热量、高蛋白饮食

　B. 高热量、高脂肪饮食

　C. 高热量、低脂肪饮食

　D. 高维生素、高脂肪饮食

　E. 高维生素、低蛋白饮食

50. 患者，男性，50 岁。肝硬化伴门静脉高压，上消化道出血后并发肝性脑病，应给予

　A. 高蛋白饮食

　B. 低蛋白饮食

　C. 高热量饮食

　D. 无盐低钠饮食

　E. 少渣饮食

51. 患者，男性，48 岁。肾功能不全，下列不可选择的食物是

　A. 鸡肉汤

　B. 冬瓜汤

　C. 嫩豆腐

　D. 牛奶

　E. 白菜

52. 患者，男性，50 岁，脚底被锈钉扎伤，第 9 天出现头晕、全身乏力、烦躁不安，继而肌肉阵发性痉挛而入院，经诊断为破伤风，不宜采用的是

　A. 抽搐频繁者，禁止经口进食

　B. 少量多餐

　C. 高热量饮食

　D. 低蛋白饮食

　E. 高维生素

53. 肝性脑病的患者，为了降低血氨浓度，可鼻饲给予是

　A. 牛奶

　B. 豆浆

　C. 蛋汤

　D. 鸡汤

　E. 25% 葡萄糖液

54. 患者，男性，40 岁，因下肢凹性水肿，尿液呈浓茶色而入院，医生诊断为慢性肾小球肾炎，该患者宜采用的饮食是

　A. 高热量饮食

　B. 高蛋白饮食

　C. 低蛋白饮食

D. 高磷饮食

E. 低热量饮食

55. 患者，女性，17 岁。诊断营养失调。护士对该患者护理措施不正确的是

A. 采用增进食欲的食谱

B. 制订合适的饮食营养计划

C. 检测体重变化

D. 给予高蛋白、高热量饮食

E. 给予低蛋白、低脂饮食

56. 患者，男性，54 岁，慢性胆囊炎，护士给患者提供适宜的饮食是

A. 低纤维素饮食

B. 低蛋白饮食

C. 低糖饮食

D. 低脂肪饮食

E. 低盐饮食

57. 患者女，34 岁。大叶性肺炎，高热，其饮食原则不包括

A. 高热量

B. 高蛋白

C. 高脂肪

D. 高维生素

E. 多饮水

58. 患者，男性，肥胖症，给予低脂肪饮食，应遵守下列哪项原则

A. 可用鸡蛋补充脂类的不足

B. 禁食肥肉，可用椰子油代替

C. 肝、胆、胰患者的脂肪总量少于 60 g

D. 成人每日胆固醇控制在 80 g 以下

E. 成人每日脂肪总量在 50 g 以下

59. 患者，女性，42 岁，胆管结石，择期手术，进食低脂肪饮食，每天脂肪摄入量应少于

A. 20 g

B. 30 g

C. 10 g

D. 40 g

E. 50 g

60. 患者，女性，56 岁。诊断胰头癌入院。住院行胰头十二指肠切除术，术后出现高血糖。出院饮食指导原则正确的是

A. 低脂、低糖、低蛋白

B. 高脂、低糖、高蛋白

C. 高脂、低糖、低蛋白

D. 低脂、低糖、高维生素

E. 低脂、高糖、高维生素

61. 患者，男性，25 岁，上腹部疼痛 4 天，今日午餐后疼痛加剧，怀疑为急性胰腺炎，饮食应为

A. 禁食

B. 低糖流质

C. 半流质饮食

D. 要素饮食

E. 软食

62. 患者，男性，60 岁，吸烟 30 余年，最近胸骨后疼痛，憋闷，持续 3 min 左右自行缓解，因经常发作而入院。医生诊断为冠心病，患者宜采用的饮食是

A. 高热量饮食

B. 高蛋白饮食

C. 低蛋白饮食

D. 低盐饮食

E. 低胆固醇饮食

63. 患者，男性，54 岁，肝硬化腹水。该患者应给予

A. 低盐饮食

B. 高热量饮食

C. 低蛋白饮食

D. 低糖饮食

E. 高蛋白饮食

64. 患者，女性，38 岁，患急性肾炎，眼睑及面部水肿，该患者每日饮食中应控制钠盐量不超过

A. 5 g

B. 4 g

C. 3 g

D. 2 g

E. 1 g

65. 患者，男性，75 岁，转移性肝癌，最近出现了肝硬化腹水，该患者宜采用的饮食是

A. 高热量饮食

B. 高蛋白饮食

C. 低脂肪饮食

D. 低盐饮食

E. 少渣饮食

66. 患儿，2 岁，因眼睑、面部水肿，晨起时明显加重，尿少、呈烟灰水样而入院，医生诊断

为慢性肾炎。该患儿宜采用的饮食是

    A. 高热量饮食

    B. 高蛋白饮食

    C. 低脂肪饮食

    D. 低盐饮食

    E. 少渣饮食

67. 患者王某，患慢性肺源性心脏病，为减轻心脏负担。饮食宜采用

    A. 高蛋白

    B. 低脂肪

    C. 低盐

    D. 少渣

    E. 低胆固醇

68. 患者，女性，32 岁，因水肿入院，诊断为"急性肾炎"患者宜采用的饮食是

    A. 要素饮食

    B. 低胆固醇饮食

    C. 低脂肪饮食

    D. 低盐饮食

    E. 少渣饮食

69. 患者，男性，42 岁。诊断高血压 3 年。性情温和，体态匀称。平素面食为主，饮食清淡，喜食咸菜等腌制食品。目前对其最主要的饮食护理指导是

    A. 低脂饮食

    B. 低磷饮食

    C. 低钠饮食

    D. 低蛋白饮食

    E. 低纤维饮食

70. 患者，男性，15 岁，患心脏病，进食低盐饮食，下列可选择的食物是

    A. 虾米

    B. 咸菜

    C. 腊肉

    D. 酱鸭

    E. 鸡蛋

71. 患儿，5 岁，因眼睑、面部水肿，逐渐波及全身，尿液呈酱油色而入院，医生诊断为肾病综合征，该患者宜采用的饮食是

    A. 高热量饮食

    B. 高蛋白饮食

    C. 低蛋白饮食

    D. 正常量优质蛋白、低盐饮食

    E. 必要时，全胃肠外营养

72. 患者，女性，59 岁，因"心力衰竭"引起双下肢水肿，体质虚弱、消瘦。在家卧床 1 天，骶尾部出现压疮，入院后应提供的膳食是

    A. 高热量、高脂肪、高蛋白

    B. 高蛋白、高维生素、低盐

    C. 低蛋白、低脂肪、低盐

    D. 低热量、高蛋白、低盐

    E. 高热量、低蛋白、低盐

73. 患者，男性，67 岁，头痛、疲劳、心悸，测得 BP 188/120 mmHg，经诊断为重度高血压，给予低盐饮食，禁用的食品是

    A. 油条

    B. 火腿

    C. 汽水

    D. 挂面

    E. 馒头

74. 患者，男性，27 岁，与朋友一起聚餐后出现腹泻，该患者宜采用的饮食是

    A. 高蛋白、高纤维素饮食

    B. 低蛋白、高纤维素饮食

    C. 高盐饮食

    D. 低盐饮食

    E. 低脂肪、少渣饮食

75. 患者，男性，50 岁。因严重肝硬化伴门静脉高压，护士在进行预防上消化道出血的健康指导中，最重要的是

    A. 卧床休息

    B. 低蛋白低脂饮食

    C. 服用护肝药物

    D. 选择细软不烫的少渣饮食

    E. 应用维生素 K

76. 王先生，67 岁，高血压，测得数值为 200/100 mmHg。不应选择

    A. 低胆固醇饮食

    B. 少渣饮食

    C. 低盐饮食

    D. 低脂肪饮食

    E. 钙、钾丰富的饮食

77. 患者，男性，70 岁，痢疾，可选食物是

    A. 牛奶

    B. 豆浆

    C. 巧克力

D. 糖果

E. 蒸蛋

78. 患者，男性，28 岁，习惯性便秘，该患者宜采用的饮食是

A. 高蛋白饮食

B. 低蛋白饮食

C. 高纤维素饮食

D. 低纤维素饮食

E. 低脂肪饮食

79. 患者，男性，65 岁，肝硬化。自述乏力，食欲缺乏。体检：神志清楚，消瘦。轻度黄疸，腹部移动性浊音（＋）。X 线钡剂检查提示胃底-食管静脉曲张。护士为患者制定的饮食计划不应包括

A. 多用粗纤维食物，保持大便通畅

B. 富含营养易消化的高热量饮食

C. 优质高蛋白饮食

D. 低盐饮食，适当限水

E. 适量脂肪饮食

80. 患者，女性，58 岁。胃大部切除术后行空肠造瘘，该患者饮食应采取

A. 流质饮食

B. 半流质饮食

C. 少渣饮食

D. 要素饮食

E. 高蛋白饮食

81. 患者，男性，58 岁。糖尿病住院，经过治疗血糖得以控制，病情稳定准备出院。护士在给患病进行出院饮食指导时，应告诉其每日总热量在三餐中的比例为：

A. 早餐 1/6、剩下的中餐、晚餐各半

B. 早餐 1/5、中、晚餐各 2/5

C. 早餐 1/4、剩下的中、晚餐各半

D. 早餐 1/4、中餐 1/2、晚餐 1/4

E. 早餐 1/2、剩下的中、晚餐各半

82. 患者，男性，55 岁。胃溃疡，以下饮食要求错误的是

A. 维持胃上皮细胞抗酸能力的食物

B. 选无刺激易消化的食物

C. 进餐前后增加运动促进胃的排空

D. 避免辛辣食物，戒烟戒酒

E. 进餐时细嚼慢咽，少量多餐

83. 患者，男性，54 岁。1 周前出现尿量减少，约 500～600 ml/d，食欲差、双眼睑水肿就诊。

实验室检查：血肌酐 726 μmol/L，尿素氮 26.8 μmol/L，血钾 6.5 mmol/L，RBC 2.35 × 10^{12}/L，Hb 70 g/L。初步诊断为肾功能衰竭。该患者应避免摄取哪种食物

A. 苹果

B. 芋头

C. 橘子

D. 马铃薯

E. 鸡蛋

84. 患者，男性，65 岁。严重肝脏疾病拟行手术治疗，手术前最需要补充的维生素是

A. 维生素 A

B. 维生素 B

C. 维生素 C

D. 维生素 K

E. 维生素 E

85. 患者，女性，50 岁。肝硬化，上消化道出血后并发肝性脑病。患者禁用的维生素是

A. 维生素 A

B. 维生素 E

C. 维生素 C

D. 维生素 B_1

E. 维生素 B_6

86. 患者，女性，59 岁，肾结石，体外碎石后分析主要成分为草酸盐。护士在饮食指导时，告诉患者可以吃的食物是

A. 肉类

B. 豆制品

C. 竹笋

D. 番茄

E. 菠菜

87. 患儿，4 岁，缺铁性贫血，血红蛋白 75 g/L 为改善贫血症状，最佳的食物是

A. 海带、紫菜

B. 白菜、西红柿

C. 罐头、水果

D. 果汁、米粉

E. 动物肝脏、乳制品

88. 患者，女性，45 岁，因诉肝区疼痛不适，医嘱行胆囊造影，其进食安排错误的是

A. 检查前一日午餐：低脂肪餐

B. 检查前一日晚餐：无脂肪、低蛋白、高糖类的清淡饮食

C. 晚餐后服造影剂，禁饮食、禁烟至次日

上午

D. 检查当日：禁食早餐

E. 首次摄片胆囊显影良好后可进高脂肪餐

89. 患者男，胃溃疡出血，经过治疗黑便消失，为进一步确认是否继续出血，该患者可做

　　A. 胆囊造影

　　B. 隐血试验

　　C. 吸碘试验

　　D. 肌酐试验

　　E. 过敏试验

90. 患者女，50 岁，该患者禁止使用肉类、肝类、含铁丰富的药物和大量绿色蔬菜，以此判断此患者的饮食为

　　A. 隐血试验饮食

　　B. 尿浓缩试验饮食

　　C. 肌酐试验饮食

　　D. 胆囊造影试验饮食

　　E. 甲状腺 ^{131}I 饮食

91. 患者男，50 岁。因怀疑上消化道出血入院，需做粪便隐血试验。护士向其介绍试验前 3 天可进食的是

　　A. 鸭血

　　B. 猪肝

　　C. 牛肉丸

　　D. 菠菜

　　E. 冬瓜

92. 患者，男性，34 岁，胃溃疡 5 年多，因乏力、发热而入院，测 T 38 ℃，给该患者行隐血试验，试验期内不可摄入的食物是

　　A. 白菜

　　B. 土豆

　　C. 豆制品

　　D. 粉丝

　　E. 绿色蔬菜

93. 患者，男性，42 岁。甲状腺功能亢进，该患者不宜进食的食物是

　　A. 高糖的食物

　　B. 高碘的食物

　　C. 高钾的食物

　　D. 高磷的食物

　　E. 高蛋白的食物

94. 患者，女性，28 岁，因甲状腺肿大，眼球突出而入院，医嘱行吸碘试验，需禁食 60 天的食物不包括

　　A. 河虾

　　B. 海带

　　C. 紫菜

　　D. 淡菜

　　E. 苔菜

95. 患者，女性，35 岁，坚信有人在食物中放毒，想将他毒死，虽经他人再三解释，不能被说服。护士在护理患者进食中应

　　A. 强迫进食

　　B. 放弃进食

　　C. 劝其进食

　　D. 其他患者先品尝后再进食

　　E. 与其他患者共同进食

96. 患者，男性，67 岁，病情危重，对其不正确的喂食方法是

　　A. 卧床患者采取侧卧位

　　B. 昏迷患者鼻饲间隔在 2 h 以上

　　C. 一次喂食量不宜超过 200 ml

　　D. 进食流质可用吸管

　　E. 喂食动作应迅速、敏捷

97. 患者，男性，53 岁。急诊以"脑梗塞"收入院。入院后护士经评估判断该患者能够经口进食，但存在吞咽困难。护士采取的措施不妥的是

　　A. 进食前注意休息

　　B. 营造安静、舒适的进餐环境

　　C. 嘱患者使用吸水管喝汤

　　D. 嘱患者进餐时不要讲话

　　E. 进餐后保持坐位半小时以上

98. 患者，女性，20 岁。四肢关节疼痛 7 个月，近 2 月出现面颊部对称性红斑，反复发作口腔溃疡，诊断为"系统性红斑狼疮"。以下护理措施不恰当的是

　　A. 坚持饭后漱口

　　B. 避免辛辣等刺激性食物

　　C. 少食多餐

　　D. 优质低蛋白饮食

　　E. 可以进食蘑菇、芹菜等食物

99. 患者，女性，55 岁，食管烧伤。由于瘢痕导致食管狭窄，不能正常进食，靠鼻饲供给营养。护士应注意每次灌入食量不应超过

　　A. 60 ml

　　B. 120 ml

　　C. 200 ml

D. 300 ml

E. 500 ml

100. 患者，男性，65 岁，脑出血，昏迷 8 个月。提供鼻饲营养时，护理操作不正确的是

A. 鼻饲饮食易滋生细菌，应注意保鲜

B. 注入流食或药物前要确认胃管在胃内

C. 为防止呕吐，灌入流质饮食后嘱患者维持原卧位 20 ~ 30 min

D. 鼻饲用物应每日更换消毒

E. 胃管每日更换，晚上拔出，次晨由另一鼻孔插入

101. 患者，男性，68 岁，高血压脑出血后昏迷。遵医嘱置鼻饲管行鼻饲，在插管过程中，患者出现呛咳、呼吸困难，护士应

A. 嘱患者做吞咽动作

B. 暂停，进行观察

C. 立即拔出鼻饲管

D. 给氧气吸入

E. 迅速插入鼻饲管

102. 患者苟某，因昏迷需插胃管，插管 15 cm 处时，将其头部托起使下颌骨靠近胸骨柄的目的是

A. 防止食管黏膜受损

B. 减轻患者痛苦

C. 使喉部肌肉放松

D. 增加咽喉部通道的弧度

E. 防止胃管盘曲在口中

二、以下提供若干个案例，每个案例下设若干个考题。请根据各考题题干所提供的信息，在每题下面 A、B、C、D、E 五个备选答案中选择一个最佳答案，并在答题卡上将相应题号的相应字母所属方框涂黑。

A3/A4 型题

（1 ~ 3 题共用题干）

患者女，43 岁，胆囊结石 5 年多，晚餐后突然出现右上腹阵发性剧烈疼痛，向右肩、背部放射，伴有腹胀、恶心、呕吐等症状，因疼痛难忍而入院，行腹腔镜胆囊切除术。

1. 该患者入院后应采用

A. 软质饮食

B. 流质饮食

C. 半流质饮食

D. 禁食

E. 低脂肪饮食

2. 该患者术后应忌食的是

A. 高热量食物

B. 高维生素食物

C. 纤维素食物

D. 油腻食物

E. 蛋白食物

3. 出院健康指导患者饮食不正确的是

A. 少量多餐

B. 多喝水

C. 进食易消化食物

D. 低脂肪饮食

E. 高脂肪食物以补充能量

（4 ~ 6 题共用题干）

患者女，60 岁，因"心前区疼痛 2 天"入院，经医生诊断为冠心病，需卧床休息。

4. 患者适宜的饮食是

A. 高热量饮食

B. 高纤维素饮食

C. 低蛋白饮食

D. 低胆固醇饮食

E. 少渣饮食

5. 饮食指导该患者

A. 脂肪摄入量每天应控制在 60 g/d 以下

B. 蛋白质摄入量每天应控制 60 g/d 以下

C. 脂肪摄入量每天应控制在 40 g/d 以下

D. 胆固醇摄入量应在 0.3 g/d 以下

E. 每日摄入食盐 2 g/d 以下

6. 冠心病患者不宜饱餐的原因是

A. 防止胃出血

B. 防止消化不良

C. 防止超重

D. 防止交感神经兴奋

E. 防止心绞痛发作

（7 ~ 11 题共用题干）

患者男，39 岁，因饮酒后急性胃黏膜大出血，经治疗黑便消失，医嘱作隐血试验。

7. 该患者的饮食属于

A. 医院饮食

B. 治疗饮食

C. 基本饮食

D. 试验饮食

E. 普通饮食

8. 护士安排该患者食用隐血试验的时间是

A. 试验前 6 h

B. 试验前 12 h

C. 试验前 1 天

D. 试验前 3 天

E. 试验前 5 天

9. 可以为该患者提供的菜谱是

　　A. 茭白、牛奶

　　B. 青菜、炒猪肝

　　C. 油豆腐、鸡血汤

　　D. 菠菜、红烧青鱼

　　E. 卷心菜、五香牛肉

10. 隐血试验前禁止摄入的食物是

　　A. 面条

　　B. 青菜和水果

　　C. 鸡蛋清

　　D. 马铃薯

　　E. 豆浆

11. 隐血试验后，患者适宜的饮食

　　A. 普通饮食

　　B. 低盐饮食

　　C. 半流质饮食

　　D. 软质饮食

　　E. 要素饮食

（12～15 题共用题干）

　　患者女，50 岁，身高 158 cm，体重 72 kg，因消化性溃疡少量出血而入院。经治疗停止出血。

12. 应选择最适宜的饮食是

　　A. 高蛋白、高纤维素食物

　　B. 低脂、高纤维素食物

　　C. 低脂、低盐饮食

　　D. 低蛋白、低盐饮食

　　E. 高热量、少渣饮食

13. 进一步检查发现其血胆固醇含量明显高于正常，该患者适宜的食谱是

　　A. 咸蛋黄、豆腐、牛肉、青菜

　　B. 皮蛋豆腐、鲫鱼、青椒炒肉丝

　　C. 青椒炒鸡杂、三黄鸡、豆腐

　　D. 土豆炒肉丝、滑炒鱼片、豆腐

　　E. 火腿、鱼、菠菜

14. 为进一步明确治疗效果，需做隐血试验，试验前 1 天患者可进食的是

　　A. 皮蛋

　　B. 豆腐乳

　　C. 香肠

　　D. 虾米

E. 馒头

15. 该患者应给予的适宜饮食是

　　A. 软质饮食

　　B. 流质饮食

　　C. 低脂饮食

　　D. 低蛋白饮食

　　E. 少渣饮食

（16～19 题共用题干）

　　患者女，58 岁，因尿量减少 1 周，每日 350～450 ml，全身高度水肿。查体：血压：180/110 mmHg。实验室检查：血肌酐 717 μmol/L，尿素氮 35.8，血钾 6.9，红细胞计数 2.15×10^{12}/L 血红蛋白 65 g/L。初步诊断为肾衰竭收住入院。

16. 该患者应尽量避免进食的食物是

　　A. 苹果

　　B. 橘子

　　C. 梨

　　D. 草莓

　　E. 芋头

17. 该患者应给予的饮食是

　　A. 高蛋白饮食

　　B. 高纤维素饮食

　　C. 低盐饮食

　　D. 无盐低钠饮食

　　E. 要素饮食

18. 该患者每日控制的食物自然含钠量是

　　A. 3 g

　　B. 1.5 g

　　C. 1 g

　　D. 0.68 g

　　E. <0.5 g

19. 该患者饮食中每日蛋白含量不应超过

　　A. 20 g

　　B. 40 g

　　C. 60 g

　　D. 3%

　　E. 5%

（20～26 题共用题干）

　　患者男，40 岁，消瘦、烦躁，经诊断为甲状腺功能亢进。医嘱行甲状腺 131I 试验

20. 入院后应给予的饮食为

　　A. 高热量饮食

　　B. 低热量饮食

　　C. 低脂肪饮食

　　D. 低蛋白饮食

　　E. 高纤维素饮食

21. 该试验饮食天数为

　　A. 3 天

　　B. 7 天

　　C. 10 天

　　D. 14 天

　　E. 30 天

22. 试验前禁食的食物是

　　A. 动物血

　　B. 肉类

　　C. 海带

　　D. 巧克力及甜食

　　E. 蔬菜

23. 检查前应禁食含碘食物的时间为

　　A. 3 天

　　B. 4~6 天

　　C. 7~14 天

　　D. 20~30 天

　　E. 7~60 天

24. 试验前需禁食 14 天的食物

　　A. 带鱼

　　B. 干贝

　　C. 目鱼

　　D. 黄鱼

　　E. 虾

25. 检查前需禁食 7 天的食物不包括

　　A. 带鱼

　　B. 黄鱼

　　C. 目鱼

　　D. 白菜

　　E. 虾

26. 若患者行甲状腺大部切除术治疗,麻醉清醒后患者的饮食应为

　　A. 禁饮食

　　B. 普通饮食

　　C. 软质饮食

　　D. 半流质饮食

　　E. 流质饮食

（27~36 题共用题干）

　　患者女,70 岁,高血压脑出血术后第 3 天,处于昏迷状态,需要长期鼻饲饮食,以维持其营养需要。

27. 鼻饲插胃管前,患者体位摆放应采取

　　A. 左侧卧位

　　B. 右侧卧位

　　C. 半坐位

　　D. 坐位

　　E. 去枕仰卧位

28. 标记胃管时,插入长度的测量方法为

　　A. 前额发际至胸骨剑突

　　B. 前额发际至胸骨柄

　　C. 鼻尖至胸骨剑突

　　D. 鼻尖至胸骨柄

　　E. 耳垂至胸骨柄

29. 胃管插入 14~16 cm 时,为提高插管成功率,护士应

　　A. 将患者的头向后仰,便于胃管插入

　　B. 快速插管

　　C. 将患者的头托起,使下颌骨靠近胸骨柄

　　D. 给患者变换体位,尝试插入

　　E. 使患者头偏向护士一侧方便胃管插入

30. 插入胃管后,检查胃管是否在胃内的方法,错误的是

　　A. 抽吸出胃液

　　B. 注入少量空气,同时听胃部有无气过水声

　　C. 抽吸出少量胃内容物

　　D. 注入少量温开水,同时听胃部有无气过水声

　　E. 胃管末端放入水杯内无气体溢出

31. 给患者灌注鼻饲液的正确方法是

　　A. 注入少量温开水后进行鼻饲

　　B. 鼻饲后注入少量温开水

　　C. 注入少量温开水后鼻饲,然后再注入少量温开水

　　D. 检查胃管是否在胃内,然后鼻饲

　　E. 检查胃管在胃内后,注入温开水→鼻饲→注入少量温开水

32. 灌注食物时,应注意鼻饲液的温度为

　　A. 26~28 ℃

　　B. 28~32 ℃

　　C. 32~36 ℃

　　D. 38~40 ℃

　　E. 39~41 ℃

33. 灌食后再注入少量温开水的目的是

　　A. 使患者胃内温暖,避免胀气

　　B. 防止鼻饲液反流

C. 防止患者恶心呕吐

D. 便于测量和记录灌食量

E. 冲洗胃管，避免堵塞

34. 留置鼻饲管期间，哪项护理操作是错误的

    A. 每次鼻饲前均应先证实胃管在胃内，方可灌注食物

    B. 如需经胃管给药时，应先将药片研碎、溶解后再灌入

    C. 长期鼻饲者每日进行口腔护理

    D. 鼻饲用物每日消毒一次

    E. 胃管每月更换一次

35. 鼻饲时的注意事项中不妥的是

    A. 间隔时间应不大于 4 h

    B. 药片应研碎溶解后再注入

    C. 新鲜果汁与奶液应分别注入

    D. 每次鼻饲量不超过 200 ml

    E. 每次鼻饲前应用少量温水冲管后再进行喂食

36. 更换胃管时，护士拔管错误的做法是

    A. 夹紧胃管末端

    B. 让患者深呼吸

    C. 轻轻前后移动胃管

    D. 患者呼气时拔管

    E. 到咽喉部时迅速拔出

（37～44 题共用题干）

  患者，男性，50 岁，患贲门癌需手术治疗。术前行胃肠减压。

37. 为该患者插入胃管的长度为

    A. 14～16 cm

    B. 20～30 cm

    C. 45～55 cm

    D. 60～70 cm

    E. 80～90 cm

38. 测量胃管插入的长度相当于患者

    A. 眉心至剑突长度

    B. 眉心至胸骨柄长度

    C. 鼻尖至耳垂再到剑突的长度

    D. 前额发际至胸骨柄长度

    E. 鼻尖至剑突长度

39. 插管过程中，操作不妥的是

    A. 患者取半坐卧位

    B. 患者坐位

    C. 插至 10～15 cm 处嘱患者做吞咽动作

    D. 插管过程中出现恶心，应立即将胃管拔出

    E. 用注射器抽出胃液，证明胃管在胃内

40. 判断胃管是否在胃内的最好方法是

A. 用注射器抽出胃液

B. 将胃管末端放入盛水碗中，观察有无气泡溢出

C. 用注射器向胃内注入 10 ml 空气，听气过水声

D. 用注射器向胃内注入 10 ml 生理盐水，听气过水声

E. 让患者晃动身体，感觉胃内是否有异物存在

41. 患者手术后，肛门已排气，医嘱给予鼻饲饮食，正确的是

    A. 鼻饲前，注盐水 10 ml 听有无气过水声

    B. 为减轻患者不适，注入鼻饲液速度应快

    C. 为增加营养的需要，每次鼻饲间隔时间应不超过 2 h

    D. 为让鼻饲顺利推进，可适当注入少量空气

    E. 鼻饲完后，注入少量温开水冲净胃管

42. 长期鼻饲患者胃管更换的时间为

    A. 硅胶胃管每月更换 1 次，乳胶胃管每周更换 2 次

    B. 硅胶胃管每月更换 2 次，乳胶胃管每周更换 1 次

    C. 硅胶胃管每月更换 1 次，乳胶胃管每周更换 1 次

    D. 硅胶胃管每周更换 1 次，乳胶胃管每月更换 1 次

    E. 硅胶胃管每周更换 1 次，乳胶胃管每天更换 1 次

43. 患者术后恢复良好，可经口进食流质饮食，医嘱停止鼻饲。护士拔胃管时，错误的是

    A. 向患者解释

    B. 胃管末端夹紧并置于弯盘内

    C. 待患者吸气时拔管

    D. 胃管至咽喉部时快速拔出

    E. 及时记录拔管时间和患者的反应

44. 患者术后每日摄入食物的总热量约

    A. 9.5 MJ

    B. 11 MJ

    C. 12.5 MJ

    D. 8.5 MJ

    E. 6.5 MJ

（45～48 题共用题干）

  患者男，42 岁。因火灾全身重度烧伤，不能经口进食，消化功能不良，需补充营养。

45. 该患者适宜下列哪种饮食

    A. 流质饮食

B. 半流质饮食

C. 软质饮食

D. 要素饮食

E. 高蛋白饮食

46. 护士给予患者上述饮食时，下列做法不正确的是

    A. 为了保持管道通畅，护士应每日冲洗管腔1~2次

    B. 该饮食配置好后，可在常温下保存一年

    C. 此种饮食最大浓度不能超过25%

    D. 使用此种饮食期间应定期检查血糖和尿糖

    E. 应保证在无菌条件下配制此种饮食

47. 滴入此种饮食的温度和滴速正确的是

    A. 温度38~40℃，滴速40~60滴/min

    B. 温度38~41℃，滴速50~70滴/min

    C. 温度39~42℃，滴速60~80滴/min

    D. 温度39~43℃，滴速70~90滴/min

    E. 温度40~45℃，滴速80~90滴/min

48. 滴入的此种饮食不正确的是

    A. 不能高温蒸煮

    B. 应保证在无菌条件下配制

    C. 配制好后在4℃以下保存，72h内用完

    D. 低浓度、少量、慢速开始，逐渐增加

    E. 停用时逐渐减量，以防骤降而引起低血糖的反应

三、以下提供若干组考题，每组考题共同使用在考题前列出的A、B、C、D、E五个备选答案。请从中选择一个与考题关系密切的答案，并在答题卡上将相应题号的相应字母所属方框涂黑。每个备选答案可能被选择一次、多次或不被选择。

B型题

（1~3题共用备选答案）

    A. 高热量饮食

    B. 高蛋白饮食

    C. 低蛋白饮食

    D. 高纤维素饮食

    E. 低盐饮食

1. 低蛋白血症患者适宜

2. 急性肾炎患者适宜

3. 肝硬化腹水患者适宜

（4~6题共用备选答案）

    A. 普通饮食

    B. 流质饮食

C. 半流质饮食

D. 软质饮食

E. 要素饮食

4. 急性胰腺炎患者宜采用的饮食是

5. 各种大手术后适宜

6. 消化道疾患适宜

（7~9题共用备选答案）

    A. 普通饮食

    B. 软质饮食

    C. 流质饮食

    D. 高蛋白饮食

    E. 低盐饮食

7. 老幼患者和手术恢复期患者适宜

8. 吞咽困难患者适宜

9. 心脏病患者适宜

参考答案

一、A1/A2型题

1. E　2. C　3. A　4. D　5. A　6. C　7. C　8. E
9. A　10. A　11. E　12. A　13. D　14. E　15. E
16. D　17. E　18. D　19. E　20. A　21. E　22. D
23. E　24. C　25. C　26. A　27. C　28. C　29. C
30. D　31. E　32. E　33. B　34. E　35. C　36. B
37. B　38. A　39. C　40. E　41. B　42. D　43. D
44. E　45. C　46. B　47. D　48. C　49. A　50. B
51. C　52. D　53. E　54. C　55. E　56. C　57. C
58. E　59. C　60. D　61. A　62. E　63. A　64. D
65. D　66. D　67. C　68. D　69. C　70. E　71. D
72. B　73. D　74. E　75. D　76. B　77. E　78. E
79. A　80. D　81. B　82. C　83. C　84. D　85. A
86. A　87. E　88. A　89. B　90. A　91. E　92. E
93. B　94. A　95. D　96. C　97. C　98. E　99. C
100. E　101. C　102. D

二、A3/A4型题

1. D　2. D　3. E　4. D　5. D　6. E　7. D　8. D
9. A　10. B　11. C　12. C　13. D　14. E　15. B
16. E　17. E　18. E　19. B　20. A　21. D　22. C
23. E　24. B　25. E　26. E　27. E　28. A　29. C
30. D　31. E　32. D　33. E　34. E　35. A　36.
C37. C38. C　39. D　40. A　41. E　42. C　43. C
44. C　45. D　46. B　47. A　48. C

三、B型题

1. B　2. C　3. E　4. E　5. B　6. C　7. B　8. C
9. E

（朱以菊）

第九章　冷热疗法

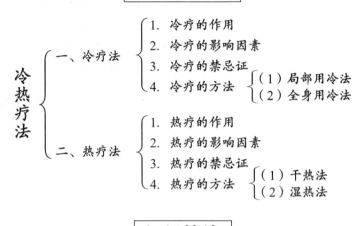

知识结构图

冷热疗法
- 一、冷疗法
  1. 冷疗的作用
  2. 冷疗的影响因素
  3. 冷疗的禁忌证
  4. 冷疗的方法
     - （1）局部用冷法
     - （2）全身用冷法
- 二、热疗法
  1. 热疗的作用
  2. 热疗的影响因素
  3. 热疗的禁忌证
  4. 热疗的方法
     - （1）干热法
     - （2）湿热法

知识精编

第一节　冷疗法

一、冷疗的作用

1. 控制炎症扩散：适用于炎症早期的患者。
（1）冷可以使皮肤血管收缩，局部血流减少、减慢。
（2）冷可降低细胞新陈代谢和微生物的活力，从而限制炎症的扩散。
2. 减轻疼痛：临床上常用于牙痛、烫伤等患者。
（1）冷可以抑制细胞活动，降低神经末梢的敏感性而减轻疼痛。
（2）冷也可以使血管收缩，血管壁的通透性降低，减轻由于组织充血、肿胀而压迫神经末梢所导致的疼痛。
3. 减轻局部充血或出血：常用于扁桃体摘除术后、鼻出血、局部软组织损伤早期的患者。
冷可使毛细血管收缩，血流量减少，血流速减慢，从而减轻局部组织的充血、出血。
4. 降低体温：临床上常用于高热、中暑等患者。
（1）冷直接与皮肤接触，通过传导、蒸发等物理作用，来降低体温。
（2）对脑外伤、脑缺氧患者，可利用局部或全身用冷，降低脑细胞的代谢，减少脑细胞需氧量，以利于脑细胞功能的恢复和预防脑水肿。

二、冷疗的影响因素

1. 冷疗的方式：干冷法和湿冷法，一般湿冷法比干冷法效果好。

2. 冷疗的部位：因皮肤的厚薄不同，不同部位的冷疗，效果也不同。

（1）一般皮肤较薄的部位对冷更为敏感。

（2）血液循环良好的部位冷疗效果更好。如颈部、腋下、腹股沟等体表有较大的血管流经处。因血液循环较好，冷疗效果更好。

3. 冷疗面积：冷疗的效果与用冷面积的大小成正比，如冷疗面积大则反应强，冷疗面积小则反应弱。但是冷疗面积越大，机体的耐受性越差，越易引起全身反应。

4. 冷疗时间：一般用冷时间为 15～30 min。时间过长或反复用冷会引起继发效应，不但抵消治疗效果，还可导致不良反应，如发生冻伤，甚至造成组织细胞死亡。当持续用冷 30～60 min 后，则会发生相反的血管扩张防御反应。因此，冷疗应该有适当的时间，如反复使用，中间必须间隔 60 min。

5. 温度差：冷疗的温度与体表皮肤的温差越大，机体对冷刺激的反应越强，反之则越弱。另外，环境的温度也影响治疗效果，如在冷环境中用冷，冷效应会增强。

6. 个体差异：患者机体状况、精神状态、年龄及性别不同，对冷疗的耐受力和反应均不同。

（1）年老患者，因感觉功能减退，对冷疗的刺激反应比较迟钝。

（2）婴幼儿，因体温调节中枢未发育完善，对冷疗的反应较为强烈。

（3）女性患者，对冷的感受比男性敏感。

三、冷疗的禁忌证

1. 局部血液循环障碍：冷疗可使局部血管收缩，继续加重血液循环障碍，导致局部组织缺血、缺氧而变性坏死。因此，休克、大面积受损、全身微循环明显障碍、周围血管病变、动脉硬化、糖尿病、神经病变、水肿等患者不宜用冷疗。

2. 慢性炎症或深部有化脓病灶：冷疗可使局部血流量减少，影响炎症的吸收。

3. 对冷过敏：对冷过敏的患者冷疗后可出现皮疹、关节疼痛、肌肉痉挛等现象。

4. 禁忌用冷的部位

（1）枕后、耳廓、阴囊处：用冷易引起冻伤。

（2）心前区：用冷可反射性引起心率减慢、心律不齐。

（3）腹部：用冷易引起腹泻。

（4）足底：用冷可反射性引起末梢血管收缩，影响散热；还可引起一过性的冠状动脉收缩。

四、冷疗的方法

1. 局部用冷法

（1）冰袋或冰囊的应用：

① 目的：多用于降低体温、减少出血及减轻局部疼痛。

② 操作要点：

a. 评估病情，解释核对。

b. 用冷水冲去冰块棱角（以免其棱角损坏冰袋而漏水，造成患者不适）。

c. 将冰块装入冰袋或冰囊内约 1/2 满。排尽空气，扎紧袋口后擦干，然后倒提抖动，检查无漏水后装入布套。

d. 将冰袋放于需要部位。

高热患者降温：可放在前额、头顶、颈部、腋下、腹股沟等部位。

扁桃体摘除术后：冰囊可放在颈前颌下，必要时，向患者解释，用三角巾两端在颈后部系好。

鼻部冷敷时：应将冰囊吊起，仅使其底部接触鼻根，以减轻压力。

e. 用冷时间：30 min。

f. 用毕将冰袋倒空，倒挂晾干后，吹入少许空气，拧紧袋口存放于干燥阴凉处，以免两层橡胶粘连。

h. 记录冷疗的部位、时间及冷疗的效果和反应。

③ 注意事项：

a. 注意观察冷疗部位血液循环情况，如局部皮肤出现苍白、青紫、麻木感等，须立即停止用冷。

b. 冷疗过程中，应注意随时观察冰袋有无漏水，冰块是否融化，以便及时更换或添加。

c. 用冷时间最长不超过 30 min，如需再用应间隔 60 min。

d. 用于降温时，应在冰袋使用后 30 min 测体温，并记录。

（2）冰帽或冰槽的使用：

① 目的：用于头部降温，采用以头部降温为主、体表为辅的方法，为防止脑水肿，降低脑细胞的代谢率，减少其耗氧量，提高脑细胞对缺氧的耐受性，从而减轻脑细胞的损害。

② 操作要点：

a. 用冷水冲去棱角。

b. 将患者头部置于冰帽或冰槽内，后颈部和两耳处垫海绵垫，两耳塞不脱脂棉，防止水流入耳内，用凡士林纱布覆盖两眼，保护角膜。

c. 观察患者体温、局部皮肤情况，以及全身反应和病情变化。

d. 冰帽处理同冰袋。将冰槽内冰水倒空，消毒后备用。

e. 记录冷疗的间、效果及反应。

③ 注意事项：

a. 观察头部皮肤的变化，尤其是耳廓部位应注意防止发生青紫、麻木及冻伤。

b. 监测肛温，每 30 min 一次。肛温保持在 33 ℃ 为宜，不低于 30 ℃。

c. 观察患者的心率，防止心房、心室纤颤或房室传导阻滞等的发生。

（3）冷湿敷法

① 目的：多用于降温、止痛、止血及早期扭伤、挫伤的水肿。

② 操作要点：

a. 在冷敷部位下垫橡胶单及治疗巾，局部涂凡士林。上面盖一层纱布。

b. 用长钳拧敷布至不滴水为度。

c. 及时更换敷布，每 3 ~ 5 min 一次，冷敷时间为 15 ~ 20 min。

d. 记录冷敷的部位、时间及冷敷的效果和反应。

③ 注意事项：

a. 观察局部皮肤的变化及患者的全身反应。

b. 敷布浸泡需彻底，拧至不滴水为度，并及时更换敷布。

c. 冷敷部位如为开放性伤口，应按无菌原则处理。

2. 全身用冷法：包括乙醇拭浴和温水拭浴法，通过蒸发和传导作用，来增加机体的散热。多用于高热患者的降温。

（1）乙醇拭浴：

① 用物：治疗碗内盛 25%～35% 乙醇 200～300 ml（温度 32～34 ℃）等。

② 操作要点：

a. 关闭门窗，用屏风遮挡，协助排便。

b. 将冰袋放置于头部，以助降温，并可防止拭浴时全身表皮血管收缩，引起头部充血。

c. 将热水袋放置足底，使患者感觉舒适，并促进足底血管扩张，有利于散热。

d. 拭浴方法：将浸湿并拧至半干的小毛巾缠于手上成手套式，以离心方向拍拭，每侧 3 min，再用大毛巾擦干皮肤。

e. 拭浴顺序：

双侧上肢：先擦拭颈部外侧面、上臂外侧、手背，再擦拭侧胸部、腋窝、上臂内侧、手心；以同法擦拭另一上肢。

背部：患者侧卧，从颈部向下擦拭整个背、腰部。

双侧下肢：先擦拭髋部、大腿外侧、足背，再擦拭腹股沟、大腿内侧、踝部；最后擦拭股下、腘窝、足跟；以同法擦拭另一下肢，穿好裤子。

f. 30 min 后测量体温，并记录在体温单上，如体温降至 39 ℃ 以下，应取下冰袋。

③ 注意事项：

a. 拭浴中应注意观察患者的反应，如有面色苍白、寒战或脉搏、呼吸异常时，应立即停止拭浴，并报告医生。

b. 擦至腋窝、肘部、腹股沟、腘窝等血管丰富处，应稍用力擦拭，并将停留时间延长些，以利于散热。

c. 一般拭浴时间为 15～20 min，以免患者受凉。

d. 禁忌擦拭后颈部、心前区、腹部和足底。

e. 新生儿、血液病患者等禁忌使用。

（2）温水拭浴用于高热患者降温。

方法：盆内盛 32～34 ℃ 的温水 2/3 满，操作要点、注意事项同乙醇拭浴。

第二节　热疗法

一、热疗的作用

1. 促进炎症的消散和局限：适用于炎症早期和后期的患者。

（1）热疗可使局部血管扩张，血流速度加快，利于组织中毒素的排出。

（2）热疗可促进血液循环，增加血流量，加快新陈代谢，增强白细胞的吞噬功能。

（3）在炎症早期用热，可促进炎性渗出物的吸收和消散；在炎症后期用热，可因白细胞释放蛋白溶解酶，溶解坏死组织，从而有助于坏死组织的清除及组织修复，使炎症局限。

2. 缓解疼痛：常用于腰肌劳损、肾绞痛、胃肠痉挛的患者。

（1）热疗能降低痛觉神经的兴奋性，改善血液循环，减轻炎性水肿，加速致痛物质的排出及渗出物的吸收，从而解除局部神经末梢的压力。

（2）热疗能使肌肉、肌腱和韧带等组织松弛，可缓解因肌肉痉挛、关节强直而引起的疼痛。

3. 减轻深部组织充血：热疗可使局部血管扩张，体表血流增加，相对减轻深部组织的充血。

4. 保暖：热疗可促进血液循环，使患者感到温暖舒适。临床上常用于危重、年老体弱、小儿及末梢循环不良的患者。

二、热疗的影响因素

1. 用热方式：干热法和湿热法，湿热法由于水传导热的能力比空气强，且渗透性大，因而湿热法的效果比干热法好。

2. 热疗的部位：因皮肤厚薄不同，不同部位的热疗，效果也不同。

（1）一般皮肤较薄及经常不暴露的部位对热更为敏感。

（2）血液循环良好的部位热疗效果更好。

3. 热疗面积：热疗的效果与用热面积大小成正比，如热疗面积大则反应强，热疗面积小则反应弱。但是热疗面积越大，机体耐受性越差，越易引起全身反应。

4. 热疗时间：用热时间多为 10～30 min。时间过长会引起继发效应，不但抵消治疗效果，还可导致不良反应，引起烫伤等。

5. 温度差：热疗的温度与体表皮肤的温差越大，机体对热刺激的反应越强，反之则越弱；另外，环境温度也会影响热疗效果，如用热时室温过低，散热就快，热效应也会降低。

6. 个体差异：患者机体状况、精神状态、年龄及性别不同，对热疗的耐受力和反应均不同。

（1）老年患者、昏迷、瘫痪、麻醉后、循环不良的患者,因感觉功能减退，对热疗刺激反应比较迟钝。

（2）婴幼儿因体温调节中枢未发育完善，对热疗反应较为强烈。

（3）女性患者对热比男性敏感。

三、热疗的禁忌证

患者对热疗的耐受力、反应因机体状况、精神状态、年龄及性别的不同而异。

1. 急腹症尚未明确诊断前：热疗虽能减轻疼痛，但易掩盖病情真相而贻误诊断和治疗。

2. 面部危险三角区感染化脓时：因该处血管丰富又无静脉瓣，且与颅内海绵窦相通，热使该处血管扩张，血流量增多，导致细菌和毒素进入血液循环，造成严重的颅内感染和败血症。

3. 各种脏器内出血时：热疗可使局部血管扩张，增加脏器的血流量和血管的通透性，而加重出血。

4. 软组织损伤或扭伤早期（48 h 内）：热疗可促进局部血液循环，增加皮下出血、肿胀及疼痛。

四、热疗的方法

热疗的方法有干热法和湿热法两种，干热法包括热水袋、红外线、鹅颈灯等；湿热法包括湿热敷、热水坐浴、温水浸泡法等。

1. 干热法

（1）热水袋的使用：

① 目的：常用于保暖、解痉、镇痛。

② 操作要点：

a. 水温调节至 60~70 ℃。

b. 灌入热水至热水袋的 1/2~2/3 满即可。

c. 排尽袋内空气，旋紧塞子，检查有无漏水，装入布套中。

d. 用热时间：30 min。

e. 用毕将热水袋倒空，倒挂晾干后，吹入少许空气，拧紧袋口存放于干燥阴凉处，以免两层橡胶粘连。

f. 记录热疗的部位、时间及热疗的效果和反应。

③ 注意事项：

a. 对婴幼儿、老年人、昏迷、麻醉未清醒、末梢循环不良、感觉障碍等患者，热水袋的水温应调至 50 ℃ 以内，并用大毛巾包裹，以避免直接接触患者的皮肤而引起烫伤。

b. 热水袋使用过程中，袋口朝患者身体外侧，并经常观察局部皮肤的颜色。如发现皮肤潮红，应立即停止使用，并在局部涂凡士林，可起保护皮肤的作用。

c. 热水袋如需持续使用，应及时更换热水。

d. 严格执行交接班制度。

（2）红外线灯：

① 目的：消炎、解痉、镇痛、促进创面干燥结痂，保护肉芽组织生长，以利伤口愈合。

② 操作要点：

a. 根据需要选择不同功率的灯头，需要时加以屏风遮挡。

b. 移动红外线灯头至治疗部位斜上方或侧方，一般灯距为 30~50 cm。

c. 以患者感觉温热为宜，如灯头有保护罩，可以垂直照射。

d. 每次照射时间为 20~30 min。

e. 照射完毕，关闭开关。应嘱患者休息 15 min 后再离开治疗室，以防感冒。

③ 注意事项：

a. 根据治疗部位选择不同功率的灯头，如手、足等小部位用 250 W 为宜，胸腹、腰背部等可用 500~1 000 W 的大灯头。

b. 若意识不清、局部感觉障碍、血液循环障碍、瘢痕者、治疗时应加大灯距，防止烫伤。

c. 照射面颈部、胸部的患者，应注意保护眼睛，可戴有色的眼镜或用湿纱布遮盖。

d. 照射过程中，应使患者保持舒适体位，嘱患者如有过热、心慌、头晕等，应及时告知医护人员。

e. 照射过程中，应随时观察患者局部皮肤反应，如皮肤出现桃红色的均匀红斑，为合适剂量；如皮肤出现紫红色，应立即停止照射，并涂凡士林以保护皮肤。

f. 照射后，应休息 15 min 再离开，以防感冒。

（3）鹅颈灯：利用红外线、可见光线的辐射热作用而产生热效应。其操作方法、注意事项同红外线灯。

2. 湿热法

（1）湿热敷法：

① 目的：常用于消炎、消肿、解痉、镇痛。

② 操作要点：

a. 在热敷部位下面垫橡胶单及治疗巾，局部涂以凡士林，上面盖一层纱布。

b. 将敷布浸于热水中，用长钳将敷布拧至不滴水为度，抖开敷布用手腕掌测试温度，如不烫手即可拆好敷于患处。

c. 敷布上面可放置热水袋，并盖棉垫或用大毛巾包裹，以保持温度，如患者感到烫手，可揭开敷布一角以散热。

d. 及时更换敷布，每 3～5 min 一次，热湿敷时间为 15～20 min。

③ 注意事项：

a. 面部热湿敷的患者，敷后 15 min 方能外出，以防受凉感冒。

b. 热湿敷过程中，应注意观察患者局部皮肤状况，及时更换敷布，每 3～5 min 一次，以保持适当温度。

c. 有伤口的部位做热湿敷时，应按无菌操作进行，敷后伤口按换药法处理。

（2）热水坐浴：

① 目的：可减轻盆腔、直肠器官的充血，达到消炎、消肿、镇痛和局部清洁、舒适的作用，常用于会阴、肛门疾病及手术前后等患者。

② 操作要点：

a. 关闭门窗，用屏风遮挡，协助排便。

b. 倒入坐浴液至浴盆的 1/2 满为宜，将水温调至 40～45 ℃。

c. 添加热水时要注意安全，嘱患者偏离浴盆，以防烫伤。

d. 坐浴时间为 15～20 min。

e. 坐浴完毕，根据伤口情况，按无菌操作法换药。

③ 注意事项：

a. 坐浴过程中，应注意患者安全，随时观察其面色、脉搏等，如患者主诉头晕、乏力等，应立即停止坐浴。

b. 对会阴、肛门部有伤口的患者，应准备无菌浴盆及坐浴液，并坐浴后按换药法处理伤口。

c. 女患者在月经期、妊娠后期、产后两周内及阴道出血、盆腔器官有急性炎症时，不宜坐浴，以免引起感染。

（3）局部浸泡：

① 目的：用于消炎、镇痛、清洁及消毒伤口等。

② 操作要点：

a. 配溶液至浸泡盆的 1/2 满，调节水温至 40～45 ℃。

b. 浸泡时间为 30 min。

c. 浸泡完毕，有伤口的患者，按换药法处理伤口。

③ 注意事项：

a. 浸泡过程中，应注意观察患者局部皮肤状况，如出现发红、疼痛等反应，应及时处理。

b. 添加热水时，应将患者肢体移出盆外，以防烫伤。

c. 有伤口的患者，需用无菌浸泡盆及浸泡液，且浸泡后按换药法处理伤口。

临床链接

1. 化学制冷袋：可代替冰袋，维持时间 2 h，具有方便、实用的特点。化学制冷袋有两种：一种是一次性的，另一种是反复使用，又称超级冷袋。临床常用超级冷袋，它是内装凝胶或其他冰冻介质的冷袋。将其放入冰箱内 4 h，其内容物由凝胶状态变为固态，使用时取出，在常温下吸热，又变为凝胶状态，使用后，用消毒液擦拭冷袋外壁，置冰箱内可再次使用。

2. 冰毯机：全称为"医用冰毯全身降温仪"。分为单纯降温法和亚低温治疗法两种。单纯降温法用于高热患者，亚低温治疗法用于重型颅脑损伤患者。冰毯机是利用半导体制冷原理，将水箱内蒸馏水冷却后通过主机与冰毯内的水进行循环交换，促进与毯面接触的皮肤进行散热，达到降温目的。使用时，在毯面上覆盖中单，助患者脱去上衣，整个背部贴于冰毯上。冰毯机上连有肛温传感器，可设置肛温上、下限，根据肛温变化自动切换"制冷"开关，将肛温控制在设定范围。使用过程中应注意监测肛温、传感器是否固定在肛门内、水槽内水量是否足够等。

3. 红外线频谱治疗仪：具有消炎、镇痛、解痉、促进创面干燥结痂、保护肉芽组织生长的作用。使用方法和注意事项与烤灯相同。

4. 化学加热袋：化学加热袋是密封的塑料袋，内装两种化学物质，使用时将化学物质充分混合，使其发生化学反应而产热。反应初期热温不足，以后逐渐加热并有一高峰期，最高温度可达 76 ℃，平均温度 56 ℃，可持续使用 2 h 左右。使用方法和注意事项与热水袋相同，一定要加布套或包裹使用。

模拟练习题

一、以下每一道考题下面有 A、B、C、D、E 五个备选答案。请选择一个最佳答案，并在答题卡上将相应题号的相应字母所属方框涂黑。

A1/A2 型题

1. 冷疗减轻疼痛的机制是
   A. 减少局部血流，降低细菌的活力
   B. 降低组织的新陈代谢
   C. 扩张血管，降低肌肉组织的紧张性
   D. 改善血液循环，加速对致痛物质的运出
   E. 降低神经末梢的敏感性

2. 使用冰袋时以下操作不妥的是
   A. 将冰块砸成小块，用水冲去棱角
   B. 将小冰块装满冰袋即拧紧袋口
   C. 擦干袋外水渍，检查有无漏水
   D. 将冰袋装入布套
   E. 置于患者需要部位

3. 踝关节扭伤 24 h 内应如何处理
   A. 热敷
   B. 冷敷
   C. 局部浸泡
   D. 冷热敷交替
   E. 夹板固定

4. 以下除了哪项外，其余均为冷疗禁用部位
   A. 胸前区、腹部
   B. 枕后、耳廓
   C. 腹股沟
   D. 阴囊
   E. 足底

5. 扁桃体术后应用冷疗预防出血，适宜的方法是
   A. 戴冰帽
   B. 物理降温
   C. 颈部用冰囊
   D. 患者取仰卧位
   E. 嘱患者喝温开水

6. 冷疗法的主要作用不包括
   A. 减轻疼痛，感觉舒适
   B. 减低致病菌活力
   C. 影响白细胞吞噬功能
   D. 改变血液循环速度
   E. 影响组织新陈代谢

7. 用冷时间过长可引起机体的反应，以下正确的是
   A. 肌腱和韧带等组织松弛
   B. 增加痛觉神经的敏感性
   C. 使皮肤抵抗力下降
   D. 增进局部免疫功能
   E. 血液循环和细胞代谢障碍，导致组织坏死

8. 影响冷热疗效果的因素不包括
   A. 方式

B. 面积

C. 心理

D. 温度

E. 时间

9. 不可使用冷疗的病情是

A. 鼻出血

B. 头皮下血肿的早期

C. 中暑

D. 压疮

E. 牙痛

10. 下列冷疗方法中，错误的做法是

A. 扁桃体摘除术后冰囊置于前颈颌下

B. 高热患者降温，体温降至 39 ℃ 以下取下冰袋

C. 脑水肿患者头部降温，体温维持在 30 ℃以下

D. 乙醇擦浴患者出现发冷、寒战立即停止操作

E. 化学制冷袋冷敷固体变凝胶应立即更换

11. 冷热疗法的主要作用不包括

A. 影响血管舒张与收缩

B. 改变血液循环速度

C. 杀死致病菌

D. 影响组织新陈代谢

E. 减轻疼痛，感觉舒适

12. 炎症后期用热的主要目的是

A. 使血管扩张

B. 解除疼痛

C. 消除水肿

D. 促进愈合

E. 使炎症局限

13. 湿热敷操作时以下哪项不妥

A. 局部涂上凡士林

B. 盖上一层纱布

C. 敷于患处，加盖棉垫

D. 拧干热敷垫用手背测试温度

E. 3 ~ 5 min 更换一次，治疗 15 ~ 20 min

14. 应用烤灯照射压疮创面，一般灯距和照射时间为

A. 15 ~ 25 cm，20 ~ 25 min

B. 25 ~ 30 cm，20 ~ 30 min

C. 30 ~ 50 cm，20 ~ 30 min

D. 30 ~ 50 cm，30 ~ 45 min

E. 50 ~ 60 cm，45 ~ 60 min

15. 湿热敷比干热敷的穿透力

A. 相同

B. 强

C. 弱

D. 小

E. 慢

16. 炎症早期用热的目的不包括

A. 扩张局部血管

B. 改善血液循环

C. 增强白细胞吞噬功能

D. 使炎症局限

E. 促进炎症吸收和消散

17. 能缓解胃痉挛性疼痛的是

A. 红外线灯局部照射

B. 热水袋热敷

C. 热湿敷

D. 鹅颈灯照射

E. 浸泡于热水中

18. 禁用热疗法的病情是

A. 末梢循环不良

B. 体温不升

C. 肛门手术后

D. 胃溃疡出血

E. 消化不良及腹泻

19. 有创面的部位做湿热敷，尤应注意

A. 床单上垫橡胶单

B. 局部涂凡士林

C. 严格执行无菌操作

D. 保持合适的水温 50 ~ 60 ℃

E. 拧干敷布，以不滴水为宜

20. 红外线灯热疗，不正确的方法是

A. 协助患者于舒适卧位

B. 灯距 30 ~ 50 cm

C. 注意保护眼睛

D. 治疗时间 20 ~ 30 min

E. 紫红色斑块为最佳效果

21. 热水坐浴的禁忌证是

A. 肛裂感染

B. 子宫脱垂

C. 肛周脓肿

D. 急性盆腔炎

E. 痔疮手术后

22. 为患者进行冷热疗法时,关于温度的说法正确的是
    A. 温水擦浴时,水温应该是 32～34 ℃
    B. 麻醉未清醒的患者,热水袋的温度应该是 50～60 ℃
    C. 温水坐浴的水温是 50～60 ℃
    D. 热湿敷时水温是 60～70 ℃
    E. 局部浸泡时,水温的温度是 50 ℃

23. 冷疗控制炎症扩散的机制是
    A. 降低神经的兴奋
    B. 降低细菌的活力
    C. 增强白细胞的吞噬功能
    D. 溶解坏死组织
    E. 加速渗出物的吸收

24. 冷疗的适应证包括
    A. 压疮
    B. 胃肠痉挛
    C. 腰肌劳损
    D. 鼻出血
    E. 静脉炎

25. 运用冷疗法时. 适宜的用冷时间为
    A. 5～10 min
    B. 10～15 min
    C. 15～30 min
    D. 30～60 min
    E. 1～2 h

26. 可以采用冷疗法的部位是
    A. 枕后
    B. 耳廓
    C. 指端
    D. 足底
    E. 腹部

27. 心前区禁用冷疗的目的是防止
    A. 局部冻伤
    B. 一过性冠状动脉收缩
    C. 心率减慢
    D. 呼吸节律异常
    E. 体温骤降

28. 为达到保暖、解痉、镇痛的目的,选用的热疗法是
    A. 湿热敷
    B. 温水浴
    C. 热水坐浴

    D. 热水袋
    E. 红外线照射

29. 采用热疗法促进炎症消散的机制是
    A. 解除肌肉痉挛
    B. 促进肌肉、肌腱和韧带等软组织松弛
    C. 降低微生物的活力
    D. 增强白细胞的吞噬能力
    E. 降低神经兴奋性

30. 属于热疗适应证的是
    A. 急性踝关节扭伤
    B. 急腹症
    C. 胃出血
    D. 腰肌劳损
    E. 扁桃体摘除术后

31. 可增强冷疗效果的方法是
    A. 采用干冷疗
    B. 缩小冷疗的面积
    C. 降低病室温度
    D. 延长冷疗时间（超过 1 h）
    E. 冷热交替

32. 可以热水坐浴的患者是
    A. 阴道出血
    B. 会阴部充血
    C. 急性盆腔炎
    D. 妊娠 8 个月
    E. 月经量过多

33. 持续用冷疗超过 1 h,会引起局部组织损伤,称为
    A. 局部效应
    B. 后续效应
    C. 远处效应
    D. 继发效应
    E. 协同效应

34. 热坐浴的禁忌证是
    A. 肛门部充血
    B. 外阴部炎症
    C. 痔手术后
    D. 肛门周围感染
    E. 妊娠后期痔疼痛

35. 禁忌采用冷疗的疾病是
    A. 急性关节扭伤
    B. 牙痛
    C. 小腿慢性炎症

D. 烫伤

E. 脑外伤

36. 王先生，30 岁，病毒性脑炎，体温 39.9 ℃，行乙醇拭浴。置冰袋于头部的目的是

　　A. 利于脑组织功能的恢复

　　B. 防止心律失常

　　C. 防止头部充血

　　D. 防止脑水肿

　　E. 提高脑组织对缺氧的耐受性

37. 患儿男，5 岁，玩耍时不慎将开水溅在脚背上，局部灼痛，皮肤潮红，立即用冷毛巾行局部冷敷，其主要作用是

　　A. 激活白细胞的吞噬功能

　　B. 降低神经末梢的敏感性，减轻疼痛

　　C. 防止感染

　　D. 增加新陈代谢

　　E. 使局部血管扩张，血流加速

38. 患者李女士，30 岁，鼻部感染化脓，以下不正确的方法是

　　A. 肌内注射抗生素

　　B. 补充维生素，增加营养

　　C. 局部行热湿敷

　　D. 局部按外科换药处理

　　E. 口服抗感染药物

39. 患者，男性，50 岁，晨练时突感腹痛难忍，大汗淋漓，立即就诊，在医生到达之前，值班护士的以下处理措施中哪项不妥

　　A. 立即测量生命体征

　　B. 了解询问病史

　　C. 观察腹痛特点

　　D. 安定患者情绪

　　E. 腹部热敷止痛

40. 患者李先生，高热中暑，下列措施不妥的是

　　A. 温水拭浴

　　B. 足底置冰袋

　　C. 乙醇拭浴

　　D. 头部用冰槽

　　E. 前额部置冰袋

41. 患者张女士，左手不慎被开水烫伤来院就诊，发现烫伤部位红润，无水泡，减轻疼痛宜选用

　　A. 局部放置热水袋

　　B. 局部冷敷

C. 局部紫外线照射

D. 局部红外线照射

E. 局部温水浸泡

42. 患者因发热，体温 40.2 ℃，使用冰袋降温，取下冰袋的标准是使体温降至

　　A. 37 ℃ 以下

　　B. 37 ℃

　　C. 37.5 ℃

　　D. 38 ℃ 以下

　　E. 39 ℃ 以下

43. 患者，女性，24 岁，急性胃肠炎，腹痛，怕冷，应给患者

　　A. 乙醇按摩

　　B. 红外线照射

　　C. 冷湿敷

　　D. 热湿敷

　　E. 放置热水袋

44. 患者，女性，21 岁，不慎左踝关节扭伤 3 天来就诊，处理应选用

　　A. 冷湿敷

　　B. 冰袋

　　C. 冰囊

　　D. 湿热敷

　　E. 局部按摩

45. 患者，手术后麻醉未清醒，手脚厥冷，寒战，护士欲用热水袋取暖，不合适的做法是

　　A. 密切观察局部皮肤颜色

　　B. 热水袋套外再包大毛巾

　　C. 及时更换热水

　　D. 热水袋水温应控制在 60 ℃ 以内

　　E. 进行交班

46. 患者，男性，51 岁。体温 39.7 ℃，用冰袋降温，利用的散热方式是

　　A. 辐射

　　B. 对流

　　C. 蒸发

　　D. 传导

　　E. 辐射与对流

47. 患儿，男性，14 岁。篮球比赛时不慎扭伤踝关节，1 h 后到校医务室就诊，正确的处理方法是

　　A. 冷敷

　　B. 热敷

C. 冷热交替使用

D. 热水足浴

E. 局部按摩

48. 患者，女性，56 岁。因支气管炎住院，体温 38.7 ℃，脉搏 102 次/min，呼吸 22 次/min。可采用的最佳降温方式是

A. 冰袋额部冷敷

B. 冰帽头部冷敷

C. 乙醇擦浴

D. 温水擦浴

E. 冷湿敷

49. 患者，女性，38 岁。扁桃体摘除术后，体温 37.5 ℃，脉搏 102 次/min，呼吸 22 次/min。应放置冰囊于

A. 前额

B. 腋下

C. 腹股沟

D. 颈前颌下

E. 头顶

50. 患者，男性，50 岁。肛裂感染，遵医嘱行热水坐浴，水温应控制在

A. 30 ~ 35 ℃

B. 35 ~ 40 ℃

C. 40 ~ 45 ℃

D. 45 ~ 50 ℃

E. 55 ~ 60 ℃

51. 患者，男性，30 岁。高热待查，体温 39.5 ℃，遵医嘱行乙醇擦浴降温。为观察降温效果，复测体温应在擦浴后

A. 10 min

B. 15 min

C. 20 min

D. 30 min

E. 60 min

52. 对腰肌劳损的患者采用热疗法缓解症状的主要机制是

A. 加速致痛物质的吸收

B. 减轻局部充血

C. 降低痛觉神经的兴奋性

D. 解除局部神经末梢的压力

E. 促进肌肉、肌腱和韧带等软组织松弛

53. 王先生，男性，左前臂Ⅱ度烧伤 5 天，局部创面湿润、疼痛，可在局部进行

A. 红外线照射，每次 20 ~ 30 min

B. 湿热敷，水温 40 ~ 60 ℃

C. 湿冷敷，每次 10 ~ 15 min

D. 放置热水袋，水温 60 ~ 70 ℃

E. 放置冰袋，减轻疼痛

54. 患者女，22 岁，高热给予乙醇擦浴后，体温降至何种程度时取下头部冰袋

A. 38.8 ℃

B. 39.1 ℃

C. 39.5 ℃

D. 40 ℃

E. 40.5 ℃

55. 患儿，3 岁。脚背被热水烫伤，应立即采取的物理方法是

A. 冷湿敷

B. 热湿敷

C. 热水袋

D. 冰袋

E. 乙醇擦浴

56. 患者女，15 岁，扁桃体摘除术后。采用冷疗法的主要目的是

A. 减轻疼痛

B. 减轻深部组织充血

C. 限制炎症的扩散

D. 减轻局部出血

E. 降低体温

57. 患者，男性，25 岁，不明原因昏迷，体温不升，用热水袋，水温不可超过 50 ℃的原因是

A. 皮肤松弛，抵抗力减弱

B. 血管反应敏感

C. 可使昏迷加重

D. 局部感觉迟钝或消失

E. 对热特别敏感

58. 患者，女性，23 岁。感染性休克。使用热水袋保暖时，应加强观察

A. 意识

B. 生命体征

C. 缺氧状况

D. 局部皮肤反应

E. 药物疗效

59. 患者，女性，45 岁。全麻术后体温不升，在使用热水袋时发现局部皮肤潮红，以下错误的处理是

A. 停止使用热水袋

B. 局部涂凡士林软膏

C. 加强观察，询问患者感觉

D. 加强皮肤护理，防止摩擦受损

E. 做好交接班

60. 患者，男性，25 岁，诊断为血液病，当其高热需降温时，不宜采用的方法是

A. 温水擦浴

B. 保暖

C. 多饮水

D. 酒精擦浴

E. 头部置冰袋

61. 患者，女性，23 岁，高热，为其酒精擦浴时，禁忌擦拭的部位是

A. 头部和颈部

B. 手掌和四肢

C. 前胸和腹部

D. 腋窝和腹股沟

E. 两侧肾区

62. 患者，男性，25 岁，因高热、中暑入院，为其使用冷疗法的目的

A. 减轻疼痛

B. 减轻局部充血或出血

C. 控制炎症扩散

D. 降低体温

E. 使患者舒适

63. 患者，男性，22 岁，全身微循环阻碍，临床上禁忌使用冷疗的原因是

A. 可引起过敏

B. 可引起腹泻

C. 可发生冻伤

D. 可降低血液循环，会影响创面愈合

E. 可导致组织缺血缺氧而变性坏死

64. 女性患儿，7 岁，高热 3 天，行温水或乙醇拭浴时，禁忌擦浴的部位是

A. 面部、腹部、足部

B. 面部、背部、腋窝

C. 胸前区、腹部、足部

D. 腘窝、腋窝、腹股沟

E. 肘窝、手心、腹股沟

65. 患者，女性，27 岁，眼部整形术后。患者上眼睑出现肿胀，局部伴有少量出血。为配合其止血，护士可采取的措施是

A. 手掌根部压迫上下眼睑

B. 眼部放置冰囊

C. 局部红外线照射

D. 局部涂凡士林保护皮肤，放置热水袋，注意避免烫伤

E. 用 50% 硫酸镁湿热敷

66. 患者，男性，45 岁，大叶性肺炎。体温 40.2 ℃，脉搏 118 次/min，口唇干燥。护士采取的护理措施不正确的是

A. 注意保暖

B. 鼓励饮水

C. 每 4 h 测量体温一次

D. 冰袋放于头顶、足底处

E. 每日口腔护理 2 ~ 3 次

67. 患儿，日龄 8 天，发热，鼻塞，体温 39.1 ℃，咽部充血，诊断为"上呼吸道感染"。护士为其降温首选的方法是

A. 口服退热药

B. 应用退热栓

C. 解开包被散热

D. 用 30% 乙醇擦浴

E. 用 5% 麻黄碱滴鼻

68. 患儿，5 岁，因车祸昏迷一周。患儿四肢厥冷，寒战，拟用热水袋保暖。护士配置的水温宜为

A. 48 ℃

B. 55 ℃

C. 63 ℃

D. 70 ℃

E. 80 ℃

69. 患者女性，42 岁，因关节疼痛，遵医嘱每日采用红外线照射，照射过程中，发现局部皮肤紫红色提示

A. 改用小功率灯头

B. 改用大功率灯头

C. 为适宜剂量，继续照射

D. 停止照射，立即改用热敷

E. 停止照射，局部涂凡士林

70. 患者，男性，45 岁，组织损伤破裂，局部禁用冷疗的理由是

A. 防止冻伤

B. 防止引起腹泻

C. 防止引起反射性心率减慢

D. 冷疗可减少血液循环，影响愈合

E. 防止引起一次性冠状动脉收缩

二、以下提供若干个案例，每个案例下设若干个考题。请根据各考题题干所提供的信息，在每题下面 A、B、C、D、E 五个备选答案中选择一个最佳答案，并在答题卡上将相应题号的相应字母所属方框涂黑。

A3/A4 型题

（1～2 题共用题干）

张某，女性，56 岁，患风湿热，周身关节痛，体温 39.5 ℃。

1. 护士给予患者的护理措施中不妥的是

A. 每 4 h 测量一次体温

B. 给予流质饮食

C. 胸腹部冷敷

D. 乙醇拭浴

E. 口腔护理

2. 当患者体温降至以下哪项时，可停止用冷敷

A. 37 ℃

B. 37.5 ℃

C. 38 ℃

D. 38.5 ℃

E. 39 ℃

（3～6 题共用题干）

王军，15 岁，某校中学生，打篮球时不慎致踝关节扭伤，局部肿胀，疼痛，1 h 后送至医院。

3. 最佳的护理措施是

A. 热敷

B. 冷敷

C. 用手搓揉

D. 小夹板固定

E. 红外线照射

4. 使用上述护理措施的依据是

A. 热可使局部血管扩张

B. 减轻局部组织充血，肿胀

C. 热改善血液循环

D. 冷降低局部温度

E. 热促进炎性渗出物吸收消散

5. 48 h 后，踝关节仍肿胀，护士可以用下列哪种护理措施

A. 热敷

B. 冷敷

C. 用手搓揉

D. 小夹板固定

E. 紫外线照射

6. 踝关节扭伤 48 h 后，护士采用的护理措施的依据是

A. 热可使局部血管扩张

B. 减轻局部组织充血，肿胀

C. 热改善血液循环

D. 冷降低局部温度

E. 热促进炎性渗出物吸收消散

（7～9 题共用题干）

患者男，67 岁，脑梗塞，T 38 ℃，头颅 CT 示：轻度脑水肿。

7. 防治脑水肿常用

A. 冰槽

B. 冰袋

C. 冰囊

D. 温水擦浴

E. 乙醇擦浴

8. 使用该冷疗法的主要目的是

A. 增强脑细胞代谢

B. 降低体温

C. 降低脑血管通透性

D. 降低脑组织代谢

E. 收缩血管，使血流减慢

9. 应用冷疗防治脑水肿，患者肛温应维持在

A. 正常体温范围内

B. 30 ℃ 以下

C. 33 ℃

D. 34 ℃

E. 35 ℃

（10～11 题共用题干）

患儿男，2 岁，支气管肺炎，T 39.6 ℃。

10. 为该患儿物理降温最好选用

A. 冰槽

B. 冰袋

C. 冰枕

D. 温水擦浴

E. 乙醇擦浴

11. 物理降温时的水温是

A. 22～26 ℃

B. 24～28 ℃

C. 28～32 ℃

D. 32～34 ℃

E. 36～40 ℃

（12～15 题共用题干）

黄先生，25 岁，肛瘘手术后行热水坐浴。

12. 热水坐浴的目的不包括
   A. 减轻或消除局部组织充血
   B. 减轻或消除局部组织炎症
   C. 减轻或消除局部组织水肿
   D. 减轻或消除局部组织疼痛
   E. 减轻或消除局部组织出血

13. 用热水坐浴的时间是
   A. 5～10 min
   B. 10～15 min
   C. 15～20 min
   D. 20～30 min
   E. 30～40 min

14. 对黄先生每天正确的护理顺序是
   A. 热水坐浴、排便、换药
   B. 热水坐浴、换药、排便
   C. 排便、热水坐浴、换药
   D. 排便、换药、热水坐浴
   E. 换药、热水坐浴、排便

15. 下列操作不妥的是
   A. 水温调至 40～45 ℃
   B. 坐浴溶液倒入盆内至 3/4 满
   C. 添加热水时嘱患者偏离盆
   D. 患者诉乏力、头晕，立即停止坐浴
   E. 冬天注意室温和保暖

（16～20 题共用题干）

患者，男性，60 岁，患老年性慢性支气管炎急性发作收入院，主诉怕冷，欲为该患者灌一热水袋取暖。

16. 适宜的水温是
   A. 40 ℃
   B. 50 ℃
   C. 60 ℃
   D. 70 ℃
   E. 75 ℃

17. 使用时下列哪项不妥
   A. 灌水约 2/3 满
   B. 排尽空气，旋紧塞子
   C. 水温以 50 ℃ 以内为宜
   D. 擦干后倒提热水袋检查有无漏水
   E. 套上布套放于患者头部

18. 使用热水袋水温不能过高的原因是
   A. 皮肤对热反应敏感
   B. 血管对热反应敏感
   C. 皮肤抵抗力差
   D. 可加重病情
   E. 老年人感觉较迟钝

19. 使用热水袋时，如局部皮肤发生潮红应
   A. 热水袋外再包一条毛巾
   B. 热水袋稍离局部
   C. 立即停用，涂凡士林
   D. 立即停用，涂 70% 乙醇
   E. 立即停用，50% 硫酸镁湿热敷

20. 热水袋使用完毕，以下不妥的保管方法是
   A. 将水倒净
   B. 开口朝下，倒挂晾干
   C. 排尽袋内空气，旋紧塞子
   D. 保存于阴凉处备用
   E. 热水袋布套放入污物袋内送洗

（21～24 题共用题干）

患者，女性，28 岁。因分娩需要，会阴部进行侧切，现切口局部出现红、肿、热、痛，给予红外灯局部照射。

21. 采用红外灯进行局部照射时，照射时间宜控制在
   A. 10 min 以内
   B. 10～20 min
   C. 20～30 min
   D. 30～40 min
   E. 40～50 min

22. 在照射过程中，发现局部皮肤出现紫红色，应采取的措施是
   A. 换用低功率灯头
   B. 抬高照射距离
   C. 改用热湿敷
   D. 立即停用，局部涂凡士林
   E. 局部纱布覆盖

23. 照射完，需嘱患者休息 15 min 后再离开治疗室，目的是
   A. 观察疗效
   B. 预防感冒
   C. 防止晕倒
   D. 减轻疼痛
   E. 促进炎症局限

24. 进一步查体:体温 39.1 ℃,脉搏 108 次/min,呼吸 23 次/min。可采用的最佳物理降温方式是
    A. 冰袋冷敷
    B. 冰帽头部冷敷
    C. 乙醇擦浴
    D. 温水擦浴
    E. 局部冷湿敷

（25～29 题共用题干）

患者，男性，42 岁，患风湿热，周身关节痛，体温 39.5 ℃。遵医嘱行乙醇擦浴。

25. 乙醇擦浴的溶液温度是
    A. 30 ℃
    B. 33 ℃
    C. 35 ℃
    D. 38 ℃
    E. 39 ℃

26. 乙醇擦浴的溶液浓度是
    A. 15%～25%
    B. 25%～35%
    C. 35%～45%
    D. 45%～55%
    E. 55%～65%

27. 乙醇擦浴时，在头部放置冰袋的目的是
    A. 控制炎症的扩散
    B. 减少脑细胞需氧量
    C. 防止头部充血
    D. 减轻局部疼痛
    E. 控制毒素吸收

28. 乙醇擦浴时，热水袋放置足底的作用是
    A. 保温
    B. 防止体温骤降
    C. 促进散热
    D. 防止患者虚脱
    E. 预防发生心律不齐

29. 乙醇擦浴禁擦足底是为了防止
    A. 发生寒战
    B. 呼吸不畅
    C. 体温骤降
    D. 一过性冠状动脉收缩
    E. 反射性肠蠕动加快

（30～31 题共用题干）

患者，李女士，30 岁，鼻部多个疖合并感染。

30. 下列不正确的处理是

    A. 肌内注射抗生素
    B. 补充维生素，增加营养
    C. 局部行湿热敷
    D. 局部按外科换药处理
    E. 口服抗感染药物

31. 如果使用了上述不正确处理，其后果是
    A. 加速局部肿胀
    B. 可使体温升高
    C. 易使皮肤破损
    D. 使疼痛加剧
    E. 易致颅内感染

（32～33 题共用题干）

患者，男性，50 岁。突感腹痛难忍，大汗淋漓，立即就诊。

32. 在医生到达之前，值班护士的以下处理措施中哪项不妥
    A. 立即测量生命体征
    B. 了解询问病史
    C. 观察腹痛特点
    D. 安定患者情绪
    E. 腹部热敷止痛

33. 诊断不明的急腹症禁用热疗的主要原因是
    A. 腹部忌热
    B. 热使肠蠕动减慢，而致便秘
    C. 用热可能会掩盖病情
    D. 用热使体温升高
    E. 热使炎症扩散

（34～37 题共用题干）

患者，女性，30 岁，高热，T 39.8 ℃。遵医嘱使用局部及全身物理降温。

34. 下列哪些部位可以放置冰袋降温
    A. 前额、足底
    B. 耳廓、腹部
    C. 头顶、腹股沟
    D. 腋窝、胸部
    E. 枕部、腋窝

35. 心前区禁用冷疗的目的是为了防止
    A. 冻伤
    B. 反射性心率减慢
    C. 腹泻
    D. 一过性冠状动脉收缩
    E. 体温骤降

36. 足底禁用冷疗的目的是为了防止

A. 冻伤

B. 反射性心率减慢

C. 体温骤降

D. 一过性冠状动脉收缩

E. 腹泻

37. 腹部禁用冷疗是为了防止

　　A. 反射性心率减慢

　　B. 冻伤

　　C. 腹泻

　　D. 一过性冠状动脉收缩

　　E. 体温骤降

（38～39 题共用题干）

　　李某，50 岁。经常便后出血，经检查诊断为痔疮，为其行痔疮手术。

38. 痔疮手术后的热水坐浴哪项不正确

　　A. 浴盆和溶液需无菌

　　B. 操作前需排空膀胱

　　C. 坐浴后更换敷料

　　D. 具有消炎、解痉、止痛作用

　　E. 坐浴时间 15～20 min

39. 热水坐浴禁忌证哪项除外

　　A. 阴道出血

　　B. 会阴部充血

　　C. 急性盆腔炎

　　D. 女性经期

　　E. 妊娠后期

（40～41 题共用题干）

　　患者女性，40 岁，因脑出血入院，入院 2 天后发热，体温 39.6℃，遵医嘱为其行全身物理降温

40. 护士采取降温效果，最好的物理降温措施是

　　A. 戴冰帽

　　B. 使用冰槽

　　C. 冷湿敷

　　D. 乙醇拭浴

　　E. 冰囊冷敷

41. 为患者进行物理降温时应注意

　　A. 主要擦拭后颈部

　　B. 拭浴时间不超过 30 min

　　C. 擦拭足底时间可稍长

　　D. 拭浴后 10 min 测量体温

　　E. 观察面色，监测呼吸、脉搏

（42～44 题共用题干）

　　患者，女性，30 岁，因车祸伤导致颅内外伤入院。神志不清，查生命体征体温 39.7℃，脉搏 72 次/min，呼吸 16 次/min，血压 160/90 mmHg。遵医嘱给予物理降温，静脉滴注甘露醇。

42. 以下降温方式最为合适的是

　　A. 酒精拭浴

　　B. 颈部两侧放冰袋

　　C. 腹股沟放冰袋

　　D. 腋窝放冰袋

　　E. 头部戴冰帽

43. 为患者降温的主要目的是

　　A. 控制炎症扩散

　　B. 减轻充血

　　C. 减轻脑水肿

　　D. 加速神经冲动传导

　　E. 降低神经末梢敏感性

44. 为此患者降温时要注意观察肛温，应持续保持在约

　　A. 33℃

　　B. 34℃

　　C. 34.5℃

　　D. 35℃

　　E. 35.5℃

三、以下提供若干组考题，每组考题共同使用在考题前列出的 A、B、C、D、E 五个备选答案。请从中选择一个与考题关系密切的答案，并在答题卡上将相应题号的相应字母所属方框涂黑。每个备选答案可能被选择一次、多次或不被选择。

B 型题

（1～4 题共用备选答案）

　　A. 鼻出血

　　B. 痔疮

　　C. 鼻翼旁疖肿

　　D. 高热

　　E. 静脉炎

1. 乙醇擦浴适用于

2. 患部冷敷适用于

3. 局部热敷适用于

4. 温水坐浴适用于

（5～7 题共用备选答案）

　　A. 32～34℃

B. 40 ~ 45℃

C. 43 ~ 46℃

D. 50 ~ 60℃

E. 60 ~ 70℃

5. 温水浸泡的水温是

6. 温水拭浴的水温是

7. 热水坐浴的水温是

参考答案

一、A1/A2 型题

1. E　2. B　3. B　4. C　5. C　6. C　7. E　8. C
9. D　10. C　11. C　12. E　13. D　14. C　15. B
16. D　17. B　18. D　19. C　20. E　21. D　22. A
23. B　24. D　25. C　26. C　27. C　28. D　29. D
30. D　31. C　32. B　33. D　34. E　35. C　36. C
37. B　38. C　39. E　40. B　41. B　42. E　43. E

44. D　45. D　46. D　47. A　48. A　49. D　50. C
51. D　52. E　53. A　54. A　55. A　56. D　57. D
58. D　59. C　60. D　61.C　62.D　63. E　64. C
65. B　66. D　67. C　68.A　69.E　70. D

二、A3/A4 型题

1. C　2. E　3. B　4. B　5. A　6. E　7. A　8. D
9. C　10. D　11. D　12. E　13. C　14. C　15. B
16. B　17. E　18. E　19. C　20. C　21. C　22. D
23. B　24. A　25. B　26. B　27. C　28. C　29. D
30. C　31. E　32. E　33. C　34. C　35. B　36. D
37. C　38. D　39. B　40. D　41. E　42. E　43. C
44. A

三、B 型题

1. D　2. A　3. E　4. B　5. C　6. A　7. B

（张蝶）

第十章　排泄护理

知识结构图

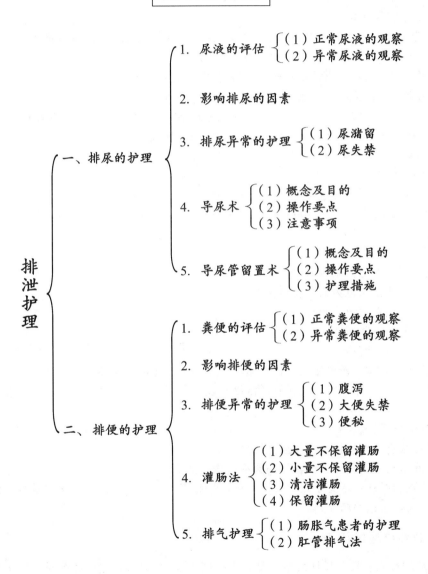

$$\boxed{\text{知识精编}}$$

第一节　排尿的护理

一、尿液的评估

1. 正常尿液的观察

（1）次数和尿量：一般成人日间排尿 3~5 次，夜间 0~1 次，每次排尿量约为 200~400 ml，24 h 尿量约 1 000~2 000 ml，平均尿量在 1 500 ml 左右。

（2）颜色和透明度：正常新鲜尿液清澈透明，呈淡黄或深黄色。

（3）比重：正常情况下，成人尿比重为 1.015~1.025。

（4）酸碱度：正常人尿液呈弱酸性，一般尿液 pH 为 4.5~7.5，平均值为 6。

（5）气味：正常尿液有特殊气味，来自于尿内的挥发性酸。

2. 异常尿液的观察

（1）尿量异常：

① 多尿：24 h 尿量超过 2 500 ml，见于糖尿病、尿崩症。

② 少尿：24 h 尿量少于 400 ml 或每小时尿量少于 17 ml，见于心、肾疾病和休克患者。

③ 无尿或尿闭：24 h 尿量少于 100 ml 或 12 h 内无尿，见于严重心、肾疾病和休克患者。

（2）颜色异常：

① 红色或棕色为肉眼血尿。

② 酱油色或浓茶色为血红蛋白尿。

③ 深黄色或黄褐色为胆红素尿。

④ 白色浑浊为脓尿。

⑤ 乳白色为乳糜尿。

（3）透明度异常：新鲜尿液呈白色絮状混浊多见于泌尿系统感染。

（4）比重异常：尿比重反应肾脏的浓缩功能。若尿比重固定在 1.010 左右，提示肾功能严重受损。

（5）气味异常：

① 新鲜尿有氨臭味提示有泌尿系统感染。

② 尿液呈烂苹果气味见于糖尿病酮症酸中毒患者。

（6）膀胱刺激征：常见于尿路及膀胱感染的患者，主要表现是每次排尿量少，伴尿频、尿急、尿痛，也称尿道刺激征。

二、影响排尿的因素

1. 年龄和性别：婴儿排尿反射不受意识控制，2~3 岁后才能自我控制。老年人由于膀胱张力降低，常有尿频的现象；老年男性可因前列腺增生引起滴尿和排尿困难。女性在月经期、妊娠期时，排尿形态也有改变。

2. 饮食与气候：大量饮水或食物中含水量多，可使尿量增加。饮用咖啡、茶、酒等可致利尿。摄入含钠盐较高的饮料或食物会造成水钠潴留，使尿量减少。气温较高时，因呼吸增快、大量出汗，可致尿量减少。

3. 排尿习惯：排尿的时间常与日常作息有关。排尿姿势、排尿环境均会影响排尿活动。

4. 治疗因素：手术中使用麻醉剂、术后疼痛可导致尿潴留；利尿剂可致尿量增加。

5. 疾病因素：神经系统受损可致尿失禁；肾脏疾病可致尿少或无尿；泌尿系统的结石、肿瘤及狭窄等可出现尿潴留。

6. 心理因素：紧张、焦虑和恐惧等可引起尿频、尿急或排尿困难；暗示也会影响排尿，如听觉、视觉及身体其他部位的感觉刺激均可诱导排尿。

三、排尿异常的护理

1. 尿潴留

（1）概念：大量尿液存留于膀胱内不能排出，称为尿潴留。患者膀胱容积可增至 3 000 ~ 4 000 ml，膀胱高度膨胀可至脐部。主诉下腹胀痛、排尿困难。体检见耻骨上膨隆，可触及囊性包块，叩诊呈实音，有压痛。

（2）护理措施（针对非机械性梗阻所致的尿潴留）：

① 心理护理：安慰患者，消除焦虑和紧张情绪。

② 提供排尿的环境：视觉隐蔽，保护患者隐私；适当调整治疗、护理时间。

③ 调整体位和姿势：病情许可的条件下尽量协助患者以习惯姿势排尿。对需绝对卧床休息或某些手术的患者，应在术前有计划地训练，使其适应床上排尿。

④ 利用条件反射诱导排尿：比如听流水声、用温水冲洗会阴等。

⑤ 按摩、热敷患者下腹部。

⑥ 遵医嘱使用卡巴胆碱等药物或针灸刺激。

⑦ 健康教育。指导患者习惯定时排尿、自我放松。

⑧ 经上述措施处理无效时，可遵医嘱采用导尿术。

2. 尿失禁

（1）概念：排尿失去控制，尿液不自主流出，称为尿失禁。

（2）护理措施：

① 心理护理：护士应尊重、理解患者，热情地提供必要的帮助，以消除患者紧张、焦虑、自卑等情绪。

② 皮肤护理：保持患者会阴部清洁、干燥，定时按摩受压部位，预防压疮的发生。

③ 设法接尿：应用接尿装置接尿。女患者用女式尿壶接取尿液；男患者除用尿壶接取外，还可用阴茎套连接集尿袋，接取尿液，但此法不可长期使用。

④ 留置导尿管引流：适用于长期尿失禁的患者。

⑤ 室内环境：定时打开门窗通风换气，保持室内空气清新。

⑥ 健康教育：

a. 适当摄入液体，指导患者每日白天摄入 2 000 ~ 3 000 ml 液体。

b. 训练膀胱功能：定时使用便器。由开始白天每隔 1 ~ 2 h 送一次便器，训练有意识的排尿，到逐渐延长送便器时间。

c. 训练肌肉力量：指导患者进行盆底肌肉的收缩和放松锻炼。

四、导尿术

导尿术是指在严格无菌操作下，用无菌导尿管经尿道插入膀胱引出尿液的方法（见表10-1-1）。

五、导尿管留置术

导尿管留置术是指在导尿后，将导尿管保留在膀胱内以引流尿液的方法（见表 10-1-1）。

表 10-1-1　导尿术

类　别	目　的	操作要点	注意事项及护理措施
1. 导尿术	(1) 为尿潴留患者放尿以解除其痛苦 (2) 协助临床诊断，如留取无菌尿标本、做细菌培养，测量膀胱容量、压力、残余尿量，进行尿道或膀胱造影等 (3) 用于治疗膀胱和尿道疾病以及膀胱肿瘤患者进行化疗	(1) 女性患者：女性尿道长约 3～5 cm 　① 体位：仰卧屈膝位，两腿分开 　② 初次消毒：由上至下，由外向内；最后一个棉球消毒从尿道口至肛门；再次消毒：由上向下，由内向外 　③ 导尿管插入尿道 4～6 cm，见尿流出再插入 1～2 cm 　④ 如留取尿培养标本应取中段尿标本的量是 5 ml (2) 男性患者： 　① 男性尿道长 18～20 cm，有两个弯曲（耻骨前弯和耻骨下弯），三个狭窄（尿道内口、膜部和尿道外口） 　② 初次消毒：顺序为阴阜、阴茎背侧、阴茎腹侧、阴囊，自尿道口呈螺旋向外消毒 　③ 再次消毒：螺旋向外消毒尿道口、阴茎头、冠状沟 　④ 导尿时应将阴茎提起与腹壁呈 60° 角，使耻骨前弯消失，有利于插管。 　⑤ 插管长度为 20～22 cm，见尿流出再插入 2 cm	(1) 严格执行无菌技术操作，预防泌尿系统感染 (2) 耐心解释，遮挡环境，请旁人离开，以保护患者隐私 (3) 导尿管粗细适宜，动作轻柔，避免损伤尿道黏膜 (4) 女性患者尿管插管时，如误入阴道，应立即拔出，重新更换无菌导尿管后再插入 (5) 胱高度膨胀和极度衰弱的患者，导尿时第一次放尿不应超过 1 000 ml，以免导致血压下降，患者虚脱和血尿
2. 导尿管留置术	(1) 便于在抢救休克、危重患者时正确记录尿量、测量尿比重，观察患者病情 (2) 便于在盆腔内器官手术前引流尿液，避免术中误伤膀胱 (3) 某些泌尿系统疾病手术后，便于引流和冲洗，可减轻手术切口的张力，有利于伤口的愈合 (4) 对于昏迷、瘫痪或会阴部有伤口者，用以保持会阴部清洁干燥 (5) 对尿失禁患者进行膀胱功能训练	(1) 插入导尿管后，见尿再插入 5～7 cm（双腔气囊导尿管） (2) 向气囊内注入无菌 0.9% 氯化钠溶液 5～10 ml，轻拉导尿管有阻力感即可 (3) 将导管末端与无菌集尿袋相连，将集尿袋妥善固定于低于膀胱的位置	(1) 防止逆行感染。保持尿道口清洁，每日用消毒液棉球擦拭 1～2 次；集尿袋不可高于耻骨联合。 (2) 保持引流通畅，避免引流管扭曲、受压、阻塞，防止逆行感染 (3) 若病情许可应鼓励患者多饮水，每周查一次尿常规；若尿液出现浑浊、沉淀或结晶，应膀胱冲洗 (4) 训练膀胱功能，拔管前可采用间歇性引流夹管方式，促进膀胱功能的恢复，一般每 3～4 h 开放一次

第二节　排便的护理

一、粪便的评估

1. 正常粪便的观察：正常成人粪便呈黄褐色或棕黄色，柔软成形。婴儿的粪便呈黄色或金黄色。粪便的气味因膳食种类而定。正常成人每日排便 1~3 次，平均每次排便量约为 150 g~200 g。

2. 异常粪便的观察

（1）次数：成人排便超过每日 3 次，或每周少于 3 次，为排便异常。

（2）性状：

① 排便次数增多，呈糊样或水样，见于消化不良或急性肠炎。

② 粪便干结、坚硬，呈栗子样，见于便秘。

③ 粪便呈扁条形或带状，见于直肠、肛门狭窄。

（3）颜色：

① 柏油样便：见于上消化道出血。

② 暗红色便：见于下消化道出血。

③ 陶土色便：见于胆道完全阻塞。

④ 果酱样便：见于阿米巴痢疾或肠套叠。

⑤ 粪便表面呈鲜红色或排便后滴血：见于肛裂或痔疮出血。

⑥ 脓血便：见于痢疾、直肠癌。

⑦ 白色"米泔水"便：见于霍乱、副霍乱。

（4）气味：

① 酸臭味见于消化不良。

② 上消化道出血呈腥臭味。

③ 直肠溃疡或肠癌者，粪便呈腐臭味。

（5）混合物：

① 粪便中混有大量的黏液常见于肠道炎症。

② 粪便伴有脓血者常见于痢疾和直肠癌等。

③ 肠道寄生虫感染时，粪便内可见蛔虫、绦虫等。

二、影响排便的因素

1. 年龄

（1）2~3 岁以下的婴幼儿，由于其神经肌肉系统发育不全，不能控制排便。

（2）老年人因为腹部肌肉张力下降，胃肠蠕动减慢，肛门括约肌松弛，使肠道控制能力降低，易发生排便异常。

2. 饮食

（1）合理饮食可以建立规则的排便反射。

（2）摄取富含纤维的膳食能够促进肠蠕动，减少水分的重吸收，从而使粪便柔软利于排出。

（3）进食量少、缺乏膳食纤维或食用高蛋白、高糖类食物，可使排便反射减弱。

（4）液体摄入不足或丢失过多，均可导致粪便干硬不易排出。

3. 排便习惯

（1）一般个体在排便时间、环境、姿势等方面都有自己的习惯，如果发生改变，则可影响正常排便。

（2）如果通常排便的姿势是坐位或蹲位，当患者卧床时，则可能会因为不适应使用便盆导致排便困难。

4. 活动

（1）适当的活动可维持肌肉的张力，刺激肠蠕动，从而可以维持正常的排便功能。

（2）若患者长期卧床，则可能因缺乏活动而导致排便困难。

5. 心理因素

（1）情绪紧张、焦虑可增加肠蠕动，易发生腹泻。

（2）精神抑郁可因活动减少，导致便秘。

6. 治疗因素

（1）长期使用抗生素可干扰肠道内正常菌群的功能，导致腹泻。

（2）缓泻剂可刺激肠蠕动，促进排便。

（3）麻醉剂、止痛药物可以使患者胃肠蠕动减弱导致便秘。

7. 疾病因素

（1）腹部和会阴部伤口疼痛可抑制便意。

（2）结肠炎可使肠蠕动增加而导致腹泻。

（3）神经系统受损可导致大便失禁。

三、排便异常的护理

1. 腹泻

（1）概念：指排便次数增多、粪便稀薄而不成形，甚至呈水样。腹泻常常伴有腹痛、恶心、呕吐、肠鸣、里急后重等症状。

（2）护理措施：

① 祛除病因：停止进食被污染的饮食，对肠道感染的患者可遵医嘱使用抗生素治疗。

② 卧床休息，同时注意腹部保暖。

③ 饮食护理：鼓励患者多饮水，给予清淡的流质或半流质饮食，腹泻严重的患者应暂停禁食。

④ 防治水、电解质紊乱：遵医嘱及时给予止泻剂，并补充电解质，以免出现水、电解质紊乱。

⑤ 皮肤护理：保持肛周皮肤的清洁。每次便后用软纸轻擦肛门，用温水清洗，并在肛门周围涂上油膏，以保护局部皮肤。

⑥ 观察病情：注意观察、记录粪便的性质、颜色、次数及量，必要时留取标本送检。疑有传染性疾病，应采取相应的隔离措施。

⑦ 心理护理：给予合理的安慰和解释，主动关心、帮助患者，协助做好清洁护理，使其身心舒适。

⑧ 健康教育：向患者讲解腹泻的预防和护理相关知识，指导患者合理的饮食，预防脱水和电解质紊乱，促进患者养成良好的饮食、卫生习惯。

2. 大便失禁

（1）概念：指肛门括约肌不受意志控制而不自主地排便。

（2）护理措施：

① 心理护理：护士应耐心解释、尊重患者，真诚地提供必要的帮助，以消除患者紧张、羞涩、焦虑、自卑等情绪。

② 皮肤护理：保持肛门周围的皮肤清洁，保持床单元整洁；每次便后用温水清洗，并在肛周涂上油膏，以保护局部皮肤，防止发生压疮。

③ 重建排便功能：观察患者排便前的表现，了解患者排便时间、规律，对排便无规律的患者，可定时给予便盆，以帮助其建立排便反射。

④ 室内环境：定时开窗通风，保持空气清新。

⑤ 健康教育：在病情许可的情况下，指导患者摄入足够的液体；教会患者进行肛门括约肌及盆底肌收缩运动锻炼，以利肛门括约肌恢复控制能力。方法是：患者取坐位、立位或仰卧位，试作排尿或排便动作，先慢慢收紧盆底肌肉，再缓缓放松，每次 10 s 钟左右，连续 10 遍，每日 5～10 次，以患者不感到疲乏为宜。

3. 便秘

（1）概念：指排便次数减少，无规律性，粪便干燥、坚硬，排便困难。常伴有腹痛、腹胀、消化不良、食欲缺乏、疲乏无力等症状。

（2）护理措施：

① 心理护理：根据患者情况，给予解释、指导，以稳定患者情绪，消除其紧张心理。

② 提供排便环境：提供隐蔽而舒适的排便环境；避开查房、治疗及进餐时间，以消除患者紧张情绪，利于排便。

③ 采取适当的姿势：在病情许可的情况下，协助患者排便时取坐位或蹲位。对能够下床的患者可在床边或厕所排便，且厕所应装置扶手，以方便患者扶撑；如果需要在床上排便，可酌情将床头抬高，以助排便；如果为手术患者，应在术前有计划地训练床上排便。

④ 腹部按摩：按升结肠、横结肠、降结肠的顺序作腹部环形按摩，以刺激肠蠕动，促进排便。

⑤ 遵医嘱给予缓泻剂：如番泻叶、果导片等。

⑥ 采取简易通便剂：可使用简单通便剂，以软化粪便，促进排便。常用的有：开塞露、甘油栓等。

⑦ 灌肠：如以上方法无效，可遵医嘱灌肠。

⑧ 健康教育：

a. 养成定时排便的习惯。

b. 建立合理食谱，增加富含膳食纤维和维生素的食物。

c. 适当运动，如散步、打太极拳、做操等。对不能下床的患者可指导其在床上做运动。

d. 充足的休息与睡眠。

e. 正确使用简易通便剂。

四、灌肠法

灌肠法分为不保留灌肠法和保留灌肠法两种。不保留灌肠法包括：大量不保留灌肠、小量不保留灌肠和清洁灌肠（灌肠法见表 10-1-2）。

表 10-1-2 灌肠法

类　别	目　的	常用灌肠溶液、溶液量、温度	操作要点及注意事项
1. 大量不保留灌肠	(1) 软化和清除粪便，解除便秘及肠胀气 (2) 清洁肠道，为某些手术、检查或分娩做准备 (3) 稀释并清除肠道内有害物质，减轻中毒 (4) 为高热患者降温	(1) 0.9% 氯化钠溶液 (2) 0.1% ~ 0.2% 肥皂水 (3) 灌肠溶液的量和温度：成人每次用量约为 500 ~ 1 000 ml，小儿用量约为 200 ~ 500 ml。溶液温度为 39 ~ 41 ℃，降温时温度为 28 ~ 32 ℃，中暑患者可用 4 ℃ 的 0.9% 氯化钠溶液	(1) 核对解释。协助患者排尿；必要时关闭门窗，用屏风遮挡患者 (2) 协助患者取左侧卧位。对不能控制排便的患者，取仰卧位 (3) 挂灌肠筒于输液架上，液面距肛门 40 ~ 60 cm (4) 润滑肛管前端，将肛管轻轻插入直肠 7 ~ 10 cm (5) 观察筒内液面下降情况和患者反应，如溶液注入受阻，可转动或挤压肛管。若患者感觉腹胀或有便意，应适当放低灌肠筒，以减慢流速，并嘱患者张口呼吸，以放松腹部肌肉，减轻腹压 (6) 拔管后嘱其尽可能保留 5 ~ 10 min 后排便 (7) 在体温单上记录结果，方法：灌肠后排便 1 次记为 1/E，灌肠后未排便记为 0/E (8) 注意事项：① 保护患者隐私并防止着凉；② 根据医嘱，准确掌握灌肠溶液的温度、浓度、流速、压力和液量；③ 降温灌肠时应保留 30 min 后再排出，排便后隔 30 min 再测量体温并记录；④ 伤寒患者灌肠时液量不超过 500 ml，液面距肛门不超过 30 cm；⑤ 充血性心衰和水钠潴留患者减少钠的吸收，禁用 0.9% 氯化钠溶液灌肠；肝性脑病减少氨的产生和吸收，忌用肥皂水灌肠；⑥ 灌肠过程中，患者出现面色苍白、冷汗、脉速、心慌气急、剧烈腹痛等症状应立即停止，并报告医生处理。 (9) 禁忌证：妊娠、急腹症、严重心血管疾病、消化道出血等
2. 小量不保留灌肠（常用于腹部、盆腔手术后，以及保胎孕妇、危重患者、病儿及年老体弱患者）	(1) 软化粪便，解除便秘 (2) 排除肠道积气，以减轻腹胀	(1) "1、2、3" 溶液：即 50% 硫酸镁 30 ml、甘油 60 ml、温开水 90 ml (2) 油剂：甘油 50 ml 加等量温开水；各种植物油 120 ~ 180 ml。溶液温度为 38 ℃	(1) 持肛管轻轻插入直肠 7 ~ 10 cm (2) 将溶液全部注入后，再注入 5 ~ 10 ml 温开水 (3) 拔管后，嘱患者尽可能保留 10 ~ 20 min 后排便 (4) 注意事项 ① 每次抽吸灌肠液时，应反折肛管，避免空气进入肠道，造成腹胀 ② 注入灌肠液的速度宜慢，压力宜低，如为小容量灌肠筒，筒内液面距肛门的距离应低于 30 cm
3. 清洁灌肠（是反复多次进行大量不保留灌肠的方法）	彻底清除滞留在结肠内的粪便，为直肠、结肠 X 线摄片检查及手术前做肠道准备	(1) 0.1% ~ 0.2% 肥皂液 (2) 0.9% 氯化钠溶液	(1) 同大量不保留灌肠，第一次用肥皂液灌肠，然后用 0.9% 氯化钠溶液多次灌肠，直至排出的液体清洁无粪块为止 (2) 注意事项：灌肠时压力要低；每次灌肠后让患者休息片刻。禁忌反复用清水灌洗，以防发生水、电解质紊乱

续表 10-1-2

类　别	目　的	常用灌肠溶液、溶液量、温度	操作要点及注意事项
4. 保留灌肠（自肛门灌入药物，保留在直肠或结肠内，通过肠黏膜吸收达到治疗目的）	常用于镇静、催眠、治疗肠道内感染等	按医嘱准备灌肠液种类及剂量，一般药量不超过 200 ml，温度为 39~41 ℃ （1）镇静、催眠：用 10% 水合氯醛，剂量遵医嘱 （2）治疗肠道内感染：用 2% 小檗碱、0.5%~1% 新霉素及其他抗生素等，剂量遵医嘱	（1）协助患者排便、排尿，以减轻腹压、清洁肠道，便于药物保留和吸收 （2）根据病情安置不同卧位，如慢性细菌性痢疾，采用左侧卧位；阿米巴痢疾，采用右侧卧位 （3）用小垫枕将臀部抬高 10 cm，以利于药液保留 （4）将肛管轻轻插入直肠 10~15 cm （5）将溶液全部注入后再注入 5~10 ml 温开水，然后将肛管末端抬高，让溶液全部进入。 （6）拔管后嘱其尽可能保留 1 h 以上，使药物充分吸收 （7）注意事项 ① 灌肠前了解目的及病变部位，安置适当的卧位和肛管插入的深度 ② 为提高疗效，保留灌肠宜在晚间睡眠前灌入。灌肠前嘱患者排便、排尿，选择较细的肛管，插入要深，液量要少，压力要低，以便于有效保留药液，使肠黏膜充分吸收 ③ 对大便失禁及肛门、直肠、结肠等手术后的患者，不宜作保留灌肠

五、排气护理

1. 肠胀气患者的护理

（1）概念：指肠道内积聚过量气体而不能排出。患者腹部膨隆，常伴腹胀、腹痛等不适症状。

（2）护理措施：

① 心理护理：耐心向患者解释出现肠胀气的原因及治疗、护理方法，以缓解患者的紧张情绪。

② 调整饮食习惯：指导患者养成细嚼慢咽的好习惯；注意饮食合理，进食易消化的食物，勿食用易产气食物或饮料，如豆类、糖、油炸类食物及碳酸饮料等。

③ 适当活动：鼓励患者进行适当活动，协助患者下床活动，卧床患者应经常更换卧位等。

④ 按摩和热敷：可做腹部按摩或热敷。

⑤ 必要时行肛管排气。

2. 肛管排气法

（1）概念：将肛管由肛门插入直肠，排除肠腔内积气的方法。

（2）目的：排除肠腔内积气，以减轻腹胀。

（3）操作要点：

① 协助患者取左侧卧位并移到床边，暴露臀部。

② 润滑肛管前端后轻插入直肠 15~18 cm。

③ 观察排气情况，如有气体排出，可见瓶中有气泡逸出；如排气不畅，可帮助患者转换体位、按摩腹部，以助气体排出。

（4）注意事项：肛管保留一般不超过 20 min，以免因长时间留置肛管，导致肛门括约肌的反应性降低，甚至出现括约肌永久性松弛；必要时可间隔 2～3 h，再重复插管排气。

临床链接

1. 集尿袋每周更换 1～2 次；导尿管根据材质决定每 1～4 周更换 1 次。一般双腔气囊导尿管每两周更换一次，部分一次性硅胶导尿管可延长至每 4 周更换一次。

2.对于长期留置导尿管的患者并发的难治性尿路感染与尿管表面生物被膜（biofilm，BF）有关。尿管表面生物被膜形成的危险因素有尿糖阳性，尿液 pH 偏低或偏高，24 h 内尿量少，尿道口的清洁程度低等。因此，对于长期留置导尿管的危重患者，应缩短导尿管的更换时间。对于拔除的导尿管可做微生物培养与鉴定，有条件的可做生物被膜检测，以便准确掌握导尿管表面微生物的定植情况，及时调整导尿管护理方案。

模拟练习题

一、以下每一道考题下面有 A、B、C、D、E 五个备选答案。请选择一个最佳答案，并在答题卡上将相应题号的相应字母所属方框涂黑。

A1/A2 型题

1. 属于机械性梗阻导致的尿潴留是
   A. 前列腺肥大
   B. 麻醉后
   C. 神经系统疾病
   D. 分娩后
   E. 排尿环境的改变

2. 导尿术中，第二次消毒的原则为
   A. 由上至下，由外向内
   B. 由上至下，由内向外
   C. 由下至上，由内向外
   D. 由下至上，由外向内
   E. 根据患者的要求消毒

3. "1、2、3" 溶液配方正确的是
   A. 甘油 30 ml、温开水 60 ml、50% 硫酸镁 90 ml
   B. 温开水 30 ml、甘油 60 ml、50% 硫酸镁 90 ml
   C. 温开水 30 ml、50% 硫酸镁 60 ml、甘油 90 ml
   D. 50% 硫酸镁 30 ml、甘油 60 ml、温开水 90 ml
   E. 50% 硫酸镁 30 ml、温开水 60 ml、甘油 90 ml

4. 大量不保留灌肠的目的不包括
   A. 清洁肠道，为手术做准备
   B. 软化和清除粪便，解除便秘及胀气
   C. 治疗肠道内感染
   D. 稀释肠道内有害物质，减轻中毒
   E. 降温

5. 下列情况可实施大量不保留灌肠的患者是
   A. 高热患者降温
   B. 心肌梗死患者
   C. 急腹症患者
   D. 消化道出血患者
   E. 妊娠早期患者

6. 排尿后立即产生氨臭味，应考虑的疾病是
   A. 前列腺炎
   B. 糖尿病
   C. 尿路结石
   D. 膀胱炎
   E. 尿毒症

7. 关于尿液的叙述，下列说法错误的是
   A. 正常尿比重为 1.015～1.025
   B. 新鲜尿有氨臭味，pH 显弱碱性
   C. 多尿是 24 h 尿量经常超过 2 500 ml
   D. 无尿是 24 h 尿量少于 100 ml
   E. 少尿是 24 h 尿量少于 400 ml

8. 临床不需观察尿量的患者是
   A. 心力衰竭患者
   B. 肾小球肾炎患者

C. 胃溃疡患者

D. 糖尿病患者

E. 休克患者

9. 膀胱刺激征的表现是

A. 尿频、尿急、尿多

B. 尿多、尿痛、尿急

C. 尿频、尿急、尿痛

D. 尿少、尿频、尿急

E. 尿急、腰痛、尿频

10. 尿液呈烂苹果气味见于

A. 糖尿病酮症酸中毒

B. 尿毒症

C. 尿液放置后

D. 泌尿系统结核

E. 尿路感染

11. 关于粪便颜色与其临床意义的叙述错误的是

A. 柏油样便 —— 上消化道出血

B. 果酱样便 —— 肠套叠、阿米巴痢疾

C. 陶土色便 —— 幽门梗阻

D. 米泔样便 —— 霍乱

E. 暗红色便 —— 下消化道出血

12. 对哪种患者发生粪便嵌塞时，不主张使用人工取便

A. 腹部手术后患者

B. 心脏病及急性脊髓损伤患者

C. 便秘者

D. 长期卧床患者

E. 年老体弱者

13. 禁用等渗盐水灌肠的是

A. 肝性脑病患者

B. 充血性心力衰竭患者

C. 顽固性便秘患者

D. 伤寒患者

E. 中暑患者

14. 无尿（尿闭）的概念是

A. 一昼夜尿量少于 1500 ml

B. 一昼夜尿量少于 500 ml

C. 一昼夜尿量为 50~100 ml 或 12 h 完全无尿

D. 一昼夜尿量少于 400 ml

E. 一昼夜尿量少于 300 ml

15. 排尿观察属异常的是

A. 24 h 尿量 2 000 ml

B. 尿呈淡黄色

C. 尿比重 1.015

D. 夜间排尿 0~1 次

E. 新鲜尿有氨臭味

16. 解除尿潴留的措施中以下错误的一项是

A. 静脉注射速尿 20 mg

B. 用温水冲洗会阴

C. 轻轻按摩下腹部

D. 提供排尿环境

E. 高速体位和姿势

17. 对非尿路梗阻的尿潴留患者，最后采取的措施为

A. 导尿术

B. 热敷下腹部

C. 按摩下腹部

D. 让患者听流水声

E. 温水冲洗会阴部

18. 下列插管长度不妥的是

A. 大量不保留灌肠：7~10 cm

B. 小量不保留灌肠：7~10 cm

C. 保留灌肠：10~15 cm

D. 肛管排气：7~10 cm

E. 男性患者导尿：22~24 cm

19. 关于留置导尿的护理，下述哪项与预防泌尿系统结石或感染无关

A. 更换贮尿袋时，防止尿液逆流

B. 鼓励患者多饮水，增加排尿量

C. 鼓励患者经常更换卧位

D. 做间歇性引流夹管

E. 保持尿道口清洁，定时膀胱冲洗

20. 下列哪种情况不需留置导尿

A. 膀胱镜检查

B. 子宫切除术

C. 尿道修补术

D. 大面积烧伤

E. 前列腺肥大尿潴留

21. 患者女性，75 岁，便秘，下列护理哪项不妥

A. 排便时注意采取适当体位

B. 选食纤维素丰富的蔬菜水果

C. 给予足够水分

D. 指导患者建立正常排便习惯

E. 每天晚上灌肠一次

22. 保胎孕妇，33 岁，为她解除便秘应选用的灌肠溶液为

A. 甘油 50 ml 加等量温开水

B. 温开水 200 ml

C. 0.2% 肥皂水 200 ml

D. 生理盐水 500 ml

E. 50% 硫酸镁 50 ml，加等量温开水

23. 患者，男，47 岁，肝昏迷，为其灌肠时，不宜用肥皂水，其原因

A. 防止发生酸中毒

B. 防止发生腹胀

C. 减少氨的产生和吸收

D. 防止对肠黏膜的刺激

E. 避免引起顽固性腹泻

24. 患者男，56 岁，直肠癌，拟于次日手术，护士为患者做术前清洁肠道准备，正确的做法是

A. 采用开塞露通便法，排出粪便及气体

B. 行保留灌肠一次，刺激肠蠕动，促进排便

C. 行大量不保留灌肠一次，排出粪便

D. 行小量不保留灌肠一次，排出粪便

E. 反复多次行大量不保留灌肠，至排出澄清液

25. 患者女，43 岁，高热，为其降温，采用大量不保留灌肠，灌肠液的温度是

A. 20 ~ 24 ℃

B. 24 ~ 28 ℃

C. 28 ~ 32 ℃

D. 32 ~ 36 ℃

E. 36 ~ 40 ℃

26. 患者女，38 岁，慢性菌痢患者，遵医嘱为其行保留灌肠，正确的做法是

A. 在晚间睡眠前灌入

B. 灌肠宜保留 20 ~ 30 min

C. 灌肠时取右侧卧位

D. 肛管插入 7 ~ 10 cm

E. 液面距肛门 40 cm

27. 患者女性，65 岁。患失眠症，9pm 夜班护士遵医嘱用 10% 水合氯醛 20ml 行保留灌肠。正确的操作为

A. 灌肠液的温度为 28 ℃

B. 嘱患者右侧卧位

C. 将臀部垫高 10 cm

D. 液面与肛门距离 35 ~ 40 cm

E. 将肛管插入直肠 7 ~ 9 cm

28. 患者男性，47 岁，腹胀，行肛管排气时，

肛管插入肛门的深度为

A. 15 ~ 20 cm

B. 7 ~ 10 cm

C. 10 ~ 18 cm

D. 15 ~ 18 cm

E. 10 ~ 15 cm

29. 患者女，56 岁。糖尿病酮症酸中毒。患者排出的尿液气味可能为

A. 烂苹果味

B. 氨臭味

C. 大蒜味

D. 苦杏仁味

E. 苯酚味

30. 患者男，直肠癌，术前清洁灌肠时，溶液温度与肛管插入的长度正确的是

A. 30 ~ 32 ℃，6 ~ 8 cm

B. 39 ~ 41 ℃，7 ~ 10 cm

C. 35 ~ 37 ℃，10 ~ 15 cm

D. 40 ~ 43 ℃，10 ~ 15 cm

E. 45 ~ 50 ℃，7 ~ 10 cm

31. 患者女，急性脊髓损伤，大小便失禁，对于排便失禁的护理重点是

A. 观察记录粪便性质、颜色

B. 鼓励多饮水，给予流质、半流质食物

C. 预防压疮发生

D. 嘱患者卧床休息，减少体力消耗

E. 遵医嘱定时补液

32. 患者，男性，14 岁，肠道内积聚过量气体不能排出，伴腹胀及腹痛。下列护理措施错误的是

A. 向患者解释出现肠胀气的原因

B. 指导患者进食易消化的食物，多食用豆类

C. 鼓励患者进行适当活动

D. 进行腹部热敷

E. 必要时行肛管排气

33. 患者女，子宫癌，行子宫切除术前留置导尿管的目的是

A. 保持会阴部清洁干燥

B. 收集无菌尿标本作细菌培养

C. 测定残余尿

D. 避免术中误伤膀胱

E. 避免术后泌尿系统感染

34. 患者男，56 岁。因脑血栓处于昏迷状态。医嘱进行留置导尿术，留置导尿 15 天后，护士在观

察尿液情况时，发现尿液混浊、沉淀或结晶时应
- A. 拔出导尿管
- B. 清洗尿道口
- C. 膀胱内用药
- D. 给予膀胱冲洗
- E. 经常更换体位

35. 产妇乙，剖宫产后 4 h 未解小便，下列措施中哪项是错误的
- A. 嘱患者坐起排尿
- B. 让其听流水声
- C. 口服利尿剂
- D. 轻轻按摩下腹部
- E. 用温水冲洗会阴

36. 患者，女性，45 岁，患慢性阿米巴痢疾用 2% 小檗碱灌肠，以下护理措施正确的是
- A. 灌肠前臀部抬高 15 cm
- B. 灌肠时患者取右侧卧位
- C. 液面与肛门的距离 40 ~ 60 cm
- D. 灌入药液应少于 500 ml
- E. 灌入后保留 30 min

37. 患者，女性，23 岁。诊断伤寒，现体温正常。据医嘱给予大量不保留灌肠。正确的护理措施是
- A. 准备灌肠溶液 800 ml
- B. 溶液温度为 37 ~ 39 ℃
- C. 嘱患者取右侧卧位
- D. 用小垫枕将臀部抬高 10 cm
- E. 液面距肛门不超过 30 cm

38. 患者，女性，19 岁。习惯性便秘，护士对其进行健康宣教的内容，以下错误的是
- A. 帮助患者选择合适的时间，养成定时排便的习惯
- B. 增加富含维生素的食物，多饮水
- C. 鼓励患者打太极拳
- D. 保证充足的睡眠
- E. 教会患者简易通便剂的使用方法，并长期使用

39. 患者男，因高温作业中暑，遵医嘱给予灌肠，灌肠液温度为
- A. 4 ℃
- B. 5 ℃
- C. 6 ℃
- D. 7 ℃
- E. 8 ℃

40. 患者女，严重腹泻，应给予
- A. 清淡的普食
- B. 软食
- C. 半流质
- D. 暂时禁食
- E. 流质

41. 患者女，便秘，护士指导患者排便时，可进行腹部按摩，顺序为
- A. 升结肠→横结肠→降结肠
- B. 横结肠→升结肠→降结肠
- C. 升结肠→降结肠→横结肠
- D. 降结肠→升结肠→横结肠
- E. 降结肠→横结肠→升结肠

42. 患者，男性，50 岁。按医嘱进行保留灌肠。下列护理措施正确的是
- A. 为保证疗效，在晨起时灌入
- B. 选择较粗的肛管
- C. 插入要浅
- D. 药量为 200 ml
- E. 提高压力，确保灌肠液进入肠道

43. 患者，男性，50 岁。尿失禁。下述护理中错误的是
- A. 用接尿器接尿
- B. 保持皮肤清洁干燥
- C. 必要时行导尿管留置术
- D. 限制饮水，减少尿量
- E. 理解、尊重患者

44. 患者，男性，45 岁。胆道阻塞。排出的粪便呈
- A. 柏油样便
- B. 暗红色便
- C. 鲜血便
- D. 陶土样便
- E. 果酱样便

45. 患者男，68 岁。便秘 5 天，医嘱：0.2% 肥皂水大量不保留灌肠。护士选用的灌肠液的温度应为
- A. 4 ~ 8 ℃
- B. 15 ~ 20 ℃
- C. 28 ~ 32 ℃
- D. 39 ~ 41 ℃
- E. 45 ~ 50 ℃

46. 某患者，女，48 岁，诊断为尿毒症，给予导尿管留置，24 h 引流尿液 350 ml，请判断该患者是

A. 排尿正常

B. 少尿

C. 无尿

D. 尿潴留

E. 尿闭

47. 某患者，女，58岁，子宫全切术后三日，出现腹胀，术后一直未排便，最佳的护理措施是

A. 清洁灌肠

B. "1、2、3"，溶液灌肠

C. 保留灌肠

D. 大量不保留灌肠

E. 服泻药

48. 某患者，男，45岁，诊断肝硬化出血，护士在观察患者粪便时应特别注意

A. 形状

B. 颜色

C. 量

D. 软硬度

E. 气味

49. 患者女，阑尾炎术 2 h 后诉小腹胀痛，小便不能自解，护士用温水冲洗其会阴，目的是

A. 减轻紧张心理，分散注意力

B. 利用条件反射，促进排尿

C. 使患者感觉舒适

D. 缓解尿道痉挛

E. 防止尿路感染

50. 患者，女性，23 岁，因宫外孕大出血呈休克状，为该患者留置导尿的目的为

A. 排空膀胱，防止发生尿潴留

B. 观察体内有毒物质排除情况

C. 减轻患者痛苦

D. 便于随时检查尿生化变化

E. 测量尿量，比重，观察肾功及病情变化以指导治疗

51. 马女士，40 岁，患伤寒病，遵医嘱为患者做大量不保留灌肠，灌肠液量及液面距肛门的距离是

A. 800 ml，不超过 30 cm

B. 800 ml，不超过 60 cm

C. 不超过 500 ml，不超过 30 cm

D. 不超过 500 ml，超过 30 cm

E. 800 ml，超过 30 cm

52. 患者女性，78 岁，休克，护士遵医嘱为其

留置导尿管，目的是

A. 保持会阴部清洁干燥

B. 训练膀胱功能

C. 引流潴留的尿液

D. 做尿培养检查

E. 记录尿量观察病情变化

53. 患者 70 岁，男性，先是夜间尿频，后逐步出现排尿时间延长，尿不净，今下午小腹胀痛，排不出尿，来院就诊。护士首先应如何处理

A. 膀胱造瘘

B. 导尿并留置导尿管

C. 穿刺抽尿

D. 压腹部排尿

E. 急诊做前列腺摘除术

54. 极度虚弱患者，女，72 岁，膀胱高度膨胀，为其导尿时，首次放尿的量应不超过

A. 500 ml

B. 600 ml

C. 800 ml

D. 1 000 ml

E. 1 500 ml

55. 患者 32 岁，女，行子宫肌瘤手术前导尿并留置导尿管的主要目的是

A. 测定残余尿

B. 收集尿液作细菌培养

C. 排空膀胱以避免手术中误伤

D. 保持会阴部清洁、干燥

E. 排出尿液以解除痛苦

56. 患者男性，65 岁。长期留置导尿管，保持导尿管通畅的方法是

A. 定时更换集尿袋

B. 患者多饮水

C. 维持尿道口清洁

D. 集尿袋内尿液及时倾倒

E. 离床活动时将导尿管末端固定在腹部

57. 患者女性，35 岁。剖腹探查术后 3 日出现腹部胀痛，查体：腹部膨隆，叩诊呈鼓音。最佳的处理方法是

A. 肛管排气

B. 服药导泻

C. 大量不保留灌肠

D. 清洁灌肠

E. 保留灌肠

58. 患者男，36 岁，患慢性痢疾，病变部位在乙状结肠，为其行保留灌肠时，体位宜

    A. 头低脚高位

    B. 头高脚低位

    C. 左侧卧位

    D. 右侧卧位

    E. 屈膝位

59. 患者男性，32 岁，阿米巴痢疾，为患者行保留灌肠时，宜采用右侧卧位，其目的是

    A. 使患者舒适安全

    B. 减少对患者刺激

    C. 减轻药物毒副作用

    D. 利于药液保留

    E. 缓解患者痛苦

60. 患者 73 岁，女性，尿失禁，下列哪项护理措施不妥

    A. 加强皮肤护理

    B. 酌情膀胱潮式引流

    C. 酌情留置导尿

    D. 减少饮水

    E. 注意锻炼膀胱的自动反射性排尿功能

61. 患者男性，50 岁，患慢性肾小球肾炎，近来食欲差，精神萎靡，下腹部空虚，无胀痛，24 h 尿量 80 ml。该患者为

    A. 无尿

    B. 少尿

    C. 尿失禁

    D. 尿潴留

    E. 排尿正常

62. 患者男性，56 岁，肠胀气，给予肛管排气后缓解不明显，再次进行肛管排气应间隔

    A. 15 min

    B. 30 min

    C. 40 min

    D. 60 min

    E. 2 ~ 3 h

63. 患者女，32 岁，于 23：00 顺利分娩一男婴，至次晨 7:00 未排尿，查体发现膀胱高度膨胀，主诉下腹胀痛难忍。对该产妇的护理下列哪项不妥

    A. 用手轻轻按摩下腹部

    B. 协助其坐起排尿

    C. 用温水冲会阴

    D. 立即施行导尿术

    E. 让其听流水声

二、以下提供若干个案例，每个案例下设若干个考题。请根据各考题题干所提供的信息，在每题下面 A、B、C、D、E 五个备选答案中选择一个最佳答案，并在答题卡上将相应题号的相应字母所属方框涂黑。

A3/A4 型题

（1 ~ 5 题共用题干）

患者女性，45 岁，子宫切除术后 10 h 仍未排尿，主诉下腹部胀痛，检查:下腹部膨隆，触之有囊性感，轻压有尿意，判断为尿潴留，经诱导排尿无效，行导尿术。

1. 导尿时，患者应取的体位是

    A. 膝胸卧位

    B. 仰卧屈膝位

    C. 截石位

    D. 去枕仰卧位

    E. 头高足低位

2. 护士为患者行导尿术时，发现手套破裂，正确的处理方法是

    A. 立即修补后再使用

    B. 用纱布将破裂处包裹好

    C. 立即更换无菌手套

    D. 用无菌治疗巾包裹手指操作

    E. 用乙醇棉球擦拭破裂处

3. 为女患者导尿时，导尿管误入阴道应

    A. 拔出导尿管，重新插入

    B. 更换导尿管，重新插入

    C. 嘱患者休息片刻再插管

    D. 用苯扎溴铵棉球擦拭导尿管后插入

    E. 用碘伏棉球擦拭导尿管后插入

4. 在留置导尿过程中，出现尿色黄、浑浊、沉淀，护理时应注意

    A. 经常清洗尿道口

    B. 观察尿量并记录

    C. 进行膀胱冲洗

    D. 促进膀胱功能恢复

    E. 及时更换导尿管

5. 留置导尿管后，以下预防感染的措施哪项不正确

    A. 鼓励多饮水以利尿

    B. 保持尿道口清洁

    C. 保持引流畅通

    D. 橡胶引管末端不可接触尿液面

    E. 每日定时倾倒尿液，倒尿液时橡胶管末端

要高于耻骨联合

（6~9题共用题干）

患者男，40岁，长期失眠，医嘱：10%水合氯醛 20 ml 保留灌肠。

6. 为患者进行保留灌肠应在何时进行
　　A. 早晨起床前
　　B. 清晨
　　C. 晚餐
　　D. 晚间睡前
　　E. 晚间睡后

7. 为发挥保留灌肠效果，操作时首先应
　　A. 嘱患者排便
　　B. 抬高患者臀部约 10 cm
　　C. 液量不超过 200 ml
　　D. 压力宜低
　　E. 保留 1 h 以上

8. 灌肠时，错误的操作是
　　A. 嘱患者排便
　　B. 左侧卧位
　　C. 压力宜低
　　D. 肛管插入 7~10 cm
　　E. 嘱患者深呼吸，放松

9. 保留灌汤后，溶液应保留
　　A. 5~10 min
　　B. 20 min 左右
　　C. 30 min 左右
　　D. 40 min 左右
　　E. 1 h 以上

（10~12题共用题干）

患者男，40岁，慢性细菌性痢疾，用 2% 小檗碱灌肠。

10. 该患者应采用下列哪种方式灌肠
　　A. 大量不保留灌肠
　　B. 小量不保留灌肠
　　C. 清洁灌肠
　　D. 保留灌肠
　　E. 灌肠时压力要高

11. 灌肠时应取何种卧位
　　A. 仰卧位
　　B. 左侧卧位
　　C. 右侧卧位
　　D. 半坐卧位
　　E. 膝胸卧位

12. 以下灌肠操作哪项不妥
　　A. 于晚上睡前灌入

　　B. 药量 < 200 ml
　　C. 于清晨灌入
　　D. 插入肛管 10~15 cm
　　E. 嘱患者保留 1 h

（13~16题共用题干）

患者女，40岁，盆腔手术后 1 h。

13. 手术中使用麻醉剂及术后疼痛可导致术后出现
　　A. 少尿
　　B. 多尿
　　C. 无尿
　　D. 尿失禁
　　E. 尿潴留

14. 因诱导排尿无效，需行导尿术，初次消毒时，首先消毒的部位为
　　A. 大阴唇
　　B. 小阴唇
　　C. 肛门
　　D. 尿道口
　　E. 阴阜

15. 导尿术中，初次消毒的原则为
　　A. 由上至下，由外向内
　　B. 由上至下，由内向外
　　C. 由下至上，由内向外
　　D. 由下至上，由外向内
　　E. 根据患者的要求进行消毒

16. 导尿操作下列哪项是错误的
　　A. 严格无菌操作
　　B. 选择光滑和粗细适宜的导尿管
　　C. 插管动作要轻柔
　　D. 为女患者导尿时，如误入阴道应重新插入
　　E. 膀胱高度膨胀，第一次放尿不应超过 1 000 ml

（17~19题共用题干）

患者孙某，65岁，需行直肠造瘘术。

17. 为此患者作肠道准备选用的恰当方式是
　　A. 大量不保留灌肠
　　B. 小量不保留灌肠
　　C. 保留灌肠
　　D. 清洁灌肠
　　E. 药物导泻

18. 护士应准备的灌肠液是
　　A. 甘油
　　B. "1、2、3" 溶液
　　C. 温开水

D. 50% 硫酸镁

E. 首次用肥皂水，以后用等渗盐水

19. 患者应采取的卧位是

A. 左侧卧位

B. 右侧卧位

C. 仰卧位

D. 头低足高位

E. 截石位

（20～24 题共用题干）

患者，女性，28 岁，因截瘫导致尿失禁。

20. 以下护理措施错误的是

A. 床上铺橡胶单和中单

B. 定时按摩受压部位

C. 会阴部经常用温水冲洗

D. 嘱患者少饮水，以减少尿量

E. 定时开窗通风，保持空气清新

21. 如该患者需导尿，在导尿过程中护士应注意

A. 动作迅速，紧急情况下可不执行无菌操作

B. 帮助患者取右侧卧位，铺一次性尿布于臀下

C. 消毒尿道口时，一个棉球可用 2 次

D. 见尿液流出后，防止尿管脱落，再插入 3～4 cm

E. 如需留尿培养标本，用无菌试管接取中段尿 5 ml

22. 如该患者需实施导尿管留置术，目的是

A. 准确记录尿量

B. 测量尿比重

C. 保持膀胱空虚

D. 促进伤口愈合

E. 防止压疮

23. 如果该患者已经实施导尿管留置术，护士应

A. 将引流管弯曲后，用别针固定在患者衣服上，使其高于耻骨联合

B. 经常观察尿液，每日检查尿常规

C. 用消毒液棉球擦拭外阴及尿道口，每日 1～2 次

D. 嘱患者卧床休息，减少翻身，防止引流管脱落

E. 24 h 开放引流管，保证及时排空产生的尿液，防止感染

24. 帮助导尿管留置术患者锻炼膀胱反射功能的护理措施是

A. 温水冲洗会阴每日两次

B. 每周更换导尿管

C. 间歇性引流夹管

D. 定时给患者翻身

E. 鼓励患者多饮水

（25～28 题共用题干）

患者，男性，60 岁。胃癌晚期，恶病质，膀胱高度膨胀，现据医嘱给予导尿。

25. 导尿时，提起阴茎使之与腹壁成 60°，目的是

A. 使耻骨前弯消失

B. 使耻骨下弯消失

C. 扩张尿道内口

D. 扩张尿道外口

E. 扩张尿道膜部

26. 第一次放尿量不应超过

A. 500 ml

B. 800 ml

C. 1 000 ml

D. 1 500 ml

E. 2 000 ml

27. 大量放尿会导致该患者出现

A. 血尿

B. 尿闭

C. 尿痛

D. 尿频

E. 尿崩

28. 一次放尿量过多导致上述情况产生的原因是

A. 腹压急剧下降，大量血液滞留于腹腔血管内

B. 膀胱内压突然降低，导致膀胱黏膜急剧充血

C. 血压下降，虚脱

D. 尿道黏膜损伤

E. 放尿时操作不当，损伤尿道内口

（29～32 题共用题干）

患者男，70 岁，肝昏迷前期，表现为意识错乱、睡眠障碍、行为失常，三天未排便。

29. 因严重便秘，需行大量不保留灌肠，应禁用的灌肠液是

A. 生理盐水

B. 1、2、3 溶液

C. 肥皂水

D. 0.9% 氯化钠

E. 油剂

30. 禁用该溶液的原因是

A. 引起电解质平衡失调

B. 发生腹胀

C. 对肠黏膜刺激性大

D. 导致腹泻

E. 减少氨的产生和吸收

31. 若出现肠胀气，应采取的措施是

　　A. 肛管排气

　　B. 生理盐水灌肠

　　C. 10% 水合氯醛灌肠

　　D. 开塞露肛门注入

　　E. 口服硫酸镁

32. 为解除肠胀气，保留肛管一般不超过 20 min 的原因是

　　A. 防止肠道感染

　　B. 防止肛管管与黏膜粘连

　　C. 减轻患者的不适

　　D. 防止肛门括约肌反应性降低

　　E. 不影响患者活动

（33 ~ 35 题共用题干）

　　张小姐，25 岁，习惯性便秘患者，因卵巢肿瘤住院手术。

33. 下列哪项不是预防便秘的措施

　　A. 生活规律，按时排便

　　B. 选食粗纤维食物

　　C. 多饮水

　　D. 卧床休息

　　E. 不习惯在病床上排便者，病情许可时协助其下床排便

34. 医嘱：清洁灌肠，目的是

　　A. 用于治疗肠道内感染

　　B. 为手术前做准备

　　C. 镇静、催眠

　　D. 为高热患者降温

　　E. 解除肠胀气

35. 术后患者发生严重便秘，护士给予灌肠处理. 记录单上 "1/E" 说明患者

　　A. 灌肠后排便 1 次

　　B. 灌肠前排便 1 次

　　C. 灌肠 1 次患者不配合

　　D. 灌肠 1 次未排便

　　E. 1 次灌肠操作失败

（36 ~ 40 题共用题干）

　　患者男性，50 岁，主诉 5 天未排便，腹胀，触诊腹部较硬且紧张，可触及包块，肛门指检可触及粪块。

36. 为患者提供的主要护理措施是

A. 大量不保留灌肠

B. 小量不保留灌肠

C. 保留灌肠

D. 清洁灌肠

E. 肛门排气

37. 灌肠桶内液面至肛门的距离

　　A. 10 ~ 20 cm

　　B. 20 ~ 30 cm

　　C. 30 ~ 40 cm

　　D. 40 ~ 60 cm

　　E. 50 ~ 70 cm

38. 肛管插入直肠的深度

　　A. 7 ~ 10 cm

　　B. 10 ~ 12 cm

　　C. 12 ~ 15 cm

　　D. 15 ~ 18 cm

　　E. 15 ~ 20 cm

39. 当灌肠液灌入 100 ml，患者感觉腹部有便意时，正确的护理措施是

　　A. 协助患者平卧

　　B. 嘱患者张口呼吸

　　C. 停止灌肠

　　D. 移动肛管或挤压肛管

　　E. 抬高灌肠桶高度

40. 若灌肠过程中患者出现面色苍白、出冷汗、脉速，正确的护理措施是

　　A. 抬高灌肠桶高度

　　B. 移动肛管

　　C. 停止灌肠

　　D. 嘱患者张口呼吸

　　E. 挤压肛管

（41 ~ 43 题共用题干）

　　患者女，68 岁，急性化脓性阑尾炎手术后 36 h，患者述腹胀、腹痛，未从肛门排便、排气，查体见腹部膨隆，遵医嘱给予肛管排气。

41. 患者应采取的体位是

　　A. 头低脚高位

　　B. 头高脚低位

　　C. 屈膝位

　　D. 左侧卧位

　　E. 右侧卧位

42. 肛管插入直肠的深度应

　　A. 4 ~ 6 cm

　　B. 7 ~ 10 cm

　　C. 10 ~ 15 cm

D. 15～18 cm

E. 20～25 cm

43. 每次保留肛管的时间是

A. 不超过 5 min

B. 不超过 20 min

C. 不超过 30 min

D. 不超过 40 min

E. 1 h 以上

三、以下提供若干组考题，每组考题共同使用在考题前列出的 A、B、C、D、E 五个备选答案。请从中选择一个与考题关系密切的答案，并在答题卡上将相应题号的相应字母所属方框涂黑。每个备选答案可能被选择一次、多次或不被选择。

B 型题

（1～3 题共用备选答案）

A. 仰卧位

B. 头低脚高位

C. 头高脚低位

D. 左侧卧位

E. 右侧卧位

1. 慢性细菌性痢疾患者保留灌肠时，应取

2. 阿米巴痢疾患者保留灌肠时，应取

3. 不能控制排便的患者大量不保留灌肠时，应取

（4～8 题共用备选答案）

A. 7～10 cm

B. 10～15 cm

C. 15～18 cm

D. 20 min

E. 30 min

4. 保留灌肠肛管插入深度是

5. 不保留灌肠肛管插入深度是

6. 肛管排气时，肛管插入深度是

7. 降温灌肠时，灌肠液应保留多长时间

8. 肛管排气时，肛管保留不超过多长时间

（9～11 题共用备选答案）

A. 洗肉水样

B. 浓茶色

C. 深黄色

D. 白色

E. 鲜黄色

9. 肾小球肾炎尿颜色是

10. 溶血反应尿颜色是

11. 乳糜尿颜色是

（12～14 题共用备选答案）

A. 棕色

B. 黄色

C. 黄褐色

D. 酱油色

E. 乳白色

12. 血红蛋白尿的颜色是

13. 胆红素尿的颜色是

14. 尿中混有血液时，尿液的颜色是

（15～16 题共用备选答案）

A. 不超过 100 ml

B. 不超过 200 ml

C. 不超过 300 ml

D. 不超过 400 ml

E. 不超过 500 ml

15. 伤寒患者行大量不保留灌肠时，每次药液量应

16. 保留灌肠时，药量应

参考答案

一、A1/A2 型题

1. A 2. B 3. D 4. C 5. A 6. D 7. B 8. C
9. C 10. A 11. C 12. B 13. B 14. C 15. E
16. A 17. A 18. D 19. D 20. A 21. E 22. A
23. C 24. E 25. C 26. A 27. C 28. D 29. A
30. B 31. C 32. B 33. C 34. D 35. C 36. B
37. E 38. E 39. A 40. D 41. A 42. D 43. D
44. D 45. D 46. B 47. A 48. B 49. B 50. E
51. C 52. E 53. B 54. D 55. C 56. B 57. A
58. C 59. D 60. D 61. A 62. E 63. D

二、A3/A4 型题

1. B 2. C 3. B 4. C 5. E 6. D 7. A 8. D
9. E 10. D 11. B 12. C 13. E 14. E 15. A
16. D 17. D 18. E 19. A 20. D 21. E 22. E
23. C 24. C 25. A 26. C 27. A 28. B 29. C
30. E 31. A 32. D 33. D 34. B 35. A 36. A
37. D 38. A 39. D 40. C 41. D 42. D 43. B

三、B 型题

1. D 2. E 3. A 4. B 5. A 6. C 7. E 8. D
9. A 10. B 11. D 12. D 13. C 14. A 15. E
16. B

（张义辉）

第十一章　药物疗法和过敏试验法

知识结构图

```
                                 ┌─ 1. 药物的领取和保管
                                 │  2. 药物治疗原则
              一、给药的基本知识 ─┤  3. 给药途径
                                 └─ 4. 给药的次数和时间

              二、口服给药法 ─┬─ 1. 方法
                            └─ 2. 注意事项

                                                  ┌─（1）工作原理及特点
                            ┌─ 1. 超声雾化吸入法 ─┤
              三、吸入给药法 ─┤                    └─（2）操作要点及注意事项
                            │                     ┌─（1）工作原理及特点
                            └─ 2. 氧气雾化吸入法 ─┤
  药                                               └─（2）操作要点及注意事项
  物
  疗                         ┌─ 1. 注射原则
  法        四、注射给药法 ─┤  2. 注射前准备        ┌─（1）皮内注射法
  和                        │                      │（2）皮下注射法
  过                        └─ 3. 各种注射法 ──────┤（3）肌内注射法
  敏                                               └─（4）静脉注射法
  试
  验                                              ┌─（1）过敏反应的原因
  法                                              │（2）过敏反应的预防
                           ┌─ 1. 青霉素过敏试验法 ─┤（3）过敏试验的方法
                           │                      │（4）过敏反应的临床表现
                           │                      └─（5）过敏性休克的临床表现及处理
              五、药物过敏试验法 ─┤
                           │                      ┌─（1）链霉素过敏试验法
                           │                      │（2）破伤风抗毒素过敏试验及脱敏注射法
                           └─ 2. 其他药物过敏试验法 ─┤（3）普鲁卡因过敏试验法
                                                   │（4）细胞色素C过敏试验法
                                                   └─（5）碘过敏试验法
```

知识精编

第一节 给药的基本知识

一、药物的领取和保管

1. 药物的领取

（1）常用药物：病区备有一定量的基数，根据消耗量到药房领取补充。

（2）日常口服药：根据医嘱，由中心药房负责配药并核对，病区护士负责领取并再次核对后发放给患者。

（3）剧毒药和麻醉药：病区备有固定基数，凭医生处方和空安瓿领取补充。

2. 药物的保管

（1）药柜专人负责保管：保持整洁、通风、干燥，避免光线直射。

（2）药品分类标记与放置：内服药（蓝标签），外用药（红标签）、剧毒药（黑标签），注射药分类放置、标记清晰，在有效期内先领先用。

（3）剧毒药和麻醉药：加锁保管、专人负责、专本登记、每班交接。

（4）定期检查药品质量：有无过期及变质，若出现变色变味、沉淀浑浊、潮解变性等现象，一律不可使用。

（5）常用药物的保存方法：按药品的性质妥善保存（见表 11-1-1）。

表 11-1-1 常用药物的保存方法

药品分类	常见药物	保存方法
1. 易挥发、潮解、风化类	乙醇、糖衣片、酵母片	存放密封瓶，盖紧
2. 易氧化、遇光易变质类	盐酸肾上腺素、维生素 C、氨茶碱等	存放深色瓶，置于阴凉处，针剂盒加黑纸遮盖
3. 易燃、易爆类	乙醚、乙醇、环氧乙烷	单独置于阴凉处，远离明火防意外
4. 易被热破坏类	疫苗、抗毒血清、白蛋白；胰岛素注射液、青霉素皮试液等	置于（约 20 ℃）阴凉干燥处，或冷藏在 2~10 ℃ 环境
5. 患者个人专用药品类	胰岛素注射笔、抗凝剂注射笔、贵重药品	单独存放，注明床号、姓名、药名

二、药物治疗原则

1. 遵医嘱给药：护士须辨别医嘱是否正确并准确给药；对有疑问的医嘱，需与医生核对，确认无误后方可给药。

2. 严格执行查对制度：

（1）三查七对："三查"，即操作前、操作中、操作后查；"七对"，即床号、姓名、药名、浓度、剂量、方法、时间。

（2）严格检查药物质量：药品需在有效期内、无变质，方可使用。

3. 正确实施给药

（1）及时用药"六准确"：患者姓名及床号、药物名称、给药浓度、给药剂量、给药方法、给药时间准确。

（2）药物现备现用：避免备好后过久放置，造成药效降低、污染等。

（3）易导致过敏的药物使用需谨慎：给药前询问有无过敏史，按需做好药物的过敏试验，注意观察皮试结果及用药反应。

4. 密切观察用药反应：包括药物疗效和不良反应。如强心甙类药物、血管活性药物（硝普钠、硝苯地平、多巴胺等）均需密切观察用药反应，并做好有关记录。

5. 做好用药指导：根据患者的病情和药物性质，做好用药指导。

三、给药途径

1. 注射给药：皮内、皮下、肌内、静脉注射。
2. 消化道给药：口服给药、舌下含服、直肠给药。
3. 呼吸道给药：吸入。
4. 皮肤黏膜给药：外敷、坐浴。

四、给药次数和时间

给药次数和时间见表 11-1-2。

表 11-1-2　医院常用外语缩写及中文译意

外文缩写	中文译意	外文缩写	中文译意
qm	每晨 1 次	st	立即
qn	每晚 1 次	hs	临睡前
qd	每日 1 次	po	口服
qh	每小时 1 次	ID	皮内注射
bid	每日 2 次	H	皮下注射
tid	每日 3 次	IM/im	肌内注射
qid	每日 4 次	IV/iv	静脉注射
qod	隔日 1 次	ivdrip/ivgtt	静脉滴注
biw	每周 2 次	sos	需要时（限用 1 次，12 h 内有效）
prn	需要时（长期）	12n	中午 12 点
am	上午	12mn	午夜 12 点
pm	下午	q2h	每 2 h 一次
ac	饭前	q3h	每 3 h 一次
pc	饭后	q4h	每 4 h 一次
DC	停止	q6h	每 6 h 一次

第二节　口服给药法

一、特　点

最常用、最简便、既经济又安全的给药方法。

二、备药发药

1. 查对：服药本上的床号、姓名、药名、浓度、剂量、时间，按床号顺序配药。

2. 备药：先配固体药，再配液体药。固体药用药匙取，药粉或含化药应用纸袋包好；液体药摇匀用量杯取；药液不足 1 ml、油剂、按滴计算的药液，应用滴管吸取药液。药杯内应先倒入少量温开水，以免药液附着杯壁，影响剂量准确，1 ml 按 15 滴计算。

3. 发药：

（1）发药前经二人核对无误。

（2）发药时患者若有疑问，需重新核对无误再发药。

（3）发药后需等患者服药后方可离去。若患者不在病房或暂不能服药，应将药物带回治疗室保管，适时再发或交班。盛有油剂的药杯，应擦净再消毒。

（4）对危重患者及不能自行服药者需喂服，鼻饲患者需将药物研碎、溶解后经鼻饲管注入。

4. 注意观察药物疗效和不良反应，若发现异常，及时联系医生进行处理，根据药物性能指导患者合理用药（见表 11-2-1）。

三、发药后处理

常用口服药的服药注意事项见表 11-2-1。

表 11-2-1　常用口服药的服药注意事项

药品分类	保存方法
1. 对牙齿有腐蚀作用和使牙齿染色的药物。如：酸类、铁剂	用饮水管吸入，服药后漱口。服用铁剂后禁忌饮茶，以免形成铁盐影响药物的吸收
2. 刺激食欲的健胃药	饭前服，以增进食欲
3. 助消化药、对胃黏膜有刺激性的药物	饭后服，有利于食物消化或减少对胃黏膜的刺激
4. 止咳糖浆	服药后不宜饮水；若同时服用多种药物时，最后服用止咳糖浆
5. 磺胺类	服药后多饮水，防止尿少时析出结晶引起肾小管阻塞
6. 退热药/发汗药	多饮水，可增强药物疗效
7. 强心苷类药物	密切监测脉率及节律，若出现脉率 < 60 次/min 或节律异常，应停服并报告医生

第三节　雾化吸入疗法

一、目　的

湿化气道、祛痰；预防或控制呼吸道感染；解痉、镇咳；治疗肺癌。

二、常用药物及药理作用

1. 稀化痰液、帮助祛痰：α-糜蛋白酶、乙酰半胱氨酸（痰易净）、沐舒坦等。
2. 预防和控制呼吸道感染：抗生素类药物，如庆大霉素等。
3. 解除支气管痉挛：氨茶碱、沙丁胺醇、拟肾上腺素类药物等。
4. 减轻呼吸道黏膜水肿：激素类药物，如地塞米松、倍氯米松等。

三、常用吸入疗法

常用吸入疗法见表 11-3-1。

表 11-3-1　常用吸入疗法

方　法	工作原理及特点	操作要点及注意事项
1. 超声波雾化吸入法	利用超声波声能将药液变成细微的气雾，随着患者的呼吸进入呼吸道达到治疗目的。该气雾的雾滴小而均匀，直径在 5 μm 以下，雾量大小可以调节	(1) 严格执行查对制度及消毒隔离制度 (2) 使用前需检查雾化器各部件有无松动、脱落等异常 (3) 水槽内只能加冷蒸馏水，且必须浸没雾化罐底部的透声膜；雾化罐内加入雾化药液量为 30～50 ml (4) 开机时：先开电源开关、再开定时器开关、最后调节雾量大小；关机时步骤与之相反 (5) 吸入时：嘱患者紧含口含嘴缓慢深吸气，以便吸入的气雾能更有效地沉降到呼吸道内。每次雾化时间 15～20 min。雾化过程中需注意观察水槽的水温，若超过 50 ℃，需关机更换冷蒸馏水 (6) 若要连续使用雾化器，应间隔 30 min 后再使用 (7) 用物终末处理：拆卸雾化装置清洗时，应注意避免损坏水槽底部的电晶片和雾化罐底部的透声膜，动作应轻。雾化罐、口含嘴、螺纹管、面罩等需用含氯消毒液浸泡消毒 1 h，擦干备用
2. 氧气雾化吸入法	利用氧气的高速气流使药液形成雾状，随患者吸气进入呼吸道而达到治疗目的	(1) 严格执行查对制度及消毒隔离制度 (2) 使用前检查雾化器各部件有无松动，是否完好 (3) 将药液注入氧气雾化器内（药量＜5 ml）；氧气湿化瓶内无需加水，调节氧流量至 6～8 L/min；注意用氧安全 (4) 患者手持雾化器，含口含嘴并紧闭双唇、用力缓慢深吸气雾，呼气时用鼻呼出气流 (5) 用物终末处理：拆卸氧气雾化装置清洗后，用含氯消毒液浸泡消毒并擦干备用

第四节 注射给药法

注射给药法是将一定量的无菌药液或生物制剂注入体内，以达到协助诊断、预防、治疗疾病的目的。

一、注射的原则

注射的原则见表 11-4-1。

表 11-4-1 注射原则

注射原则	具体内容
1. 严格执行查对制度	(1) 检查注射药物的有效期、质量、药物之间的配伍禁忌 (2) 注射前、中、后均需进行"三查七对"
2. 严格遵守无菌操作原则	(1) 保持环境洁净，操作者衣帽、口罩整洁，注射前后洗手，注射器保持无菌 (2) 常规消毒方法：① 用棉签蘸 2% 碘酊，以注射点为中心，由内向外成螺旋形涂擦，直径在 5 cm 以上，待碘酊干后，用 70% 乙醇同法脱碘，待干后方可注射；② 用 0.5% 碘伏消毒，消毒两遍，无须脱碘
3. 严格执行消毒隔离制度	(1) 注射用物"四个一"：一人一针一垫一带，即注射器、针头、棉垫、止血带一个患者专用一套 (2) 注射用一次性医疗废弃物品的处置：严格分类处置，不可随意丢弃
4. 选择合适的注射用具	(1) 根据药物的剂量、黏稠度、刺激性、注射部位选择 (2) 检查注射用具：① 一次性无菌注射器启用前，其外包装应保持密封完整且在有效期内；② 注射器无裂痕，与针头连接紧密无漏气；③ 注射针头锐利、无钩、无弯曲，方可使用
5. 选择合适的注射部位	(1) 在局部无损伤、炎症、硬结、瘢痕、皮肤病处进针，防止损伤血管、神经 (2) 长期注射时，应更换注射部位交替注射
6. 注射药液现配现用	防止药物效价降低或污染
7. 注射前排尽空气	严防空气进入静脉形成栓塞。排气方法:将注射器乳头向上倾斜，并使气泡集中聚集在乳头根部出口处，轻推活塞排出
8. 掌握合适的进针角度与深度	不同注射法的进针角度和深度各不相同（见表 11-4-2），不可把针梗全部刺入注射部位
9. 注药前检查回血	(1) 静脉注射时，须见到回血方可给药 (2) 皮下注射、肌内注射，需确认回抽无回血方可注药
10. 应用无痛注射技术	(1) 注射前为患者取合适的体位，并分散其注意力 (2) 注射时"两快一慢"：进针、拔针快，推药速度缓慢而均匀 (3) 注射刺激性较强的药物应选用细长针头，且进针要深；在同时注射多种药物时，应先注刺激性较弱的药物，后注射刺激性强的药物，以减轻疼痛

二、注射前的准备

1. 注射盘准备：按照各种注射操作常规准备用物。
2. 注射药物准备：根据医嘱准备注射本及药物，检查药物质量。
3. 注射器和针头：按照注射原则进行选择。
4. 常用药液抽吸法：见表 11-4-2。

表 11-4-2 常用药液抽吸法

分 类	抽 吸 方 法
1. 自安瓿内吸药法	(1) 查对，轻弹安瓿，将安瓿尖端的药液弹回安瓿体部 (2) 用 70% 乙醇消毒安瓿颈部，并取无菌纱布包绕安瓿及易折点，折断安瓿 (3) 抽吸药液：排尽空气，将针头斜面向下放入安瓿内液面之下，尽量吸尽药液，避免浪费。吸药时只能握活塞柄，不可握持活塞轴以免污染
2. 自密封瓶内吸药法	注射器内吸入与药液等量的空气后，将针头刺入密封药瓶内并注入空气；倒转密封瓶，拉动活塞柄抽吸药液
3. 结晶、粉剂、油剂、混悬液等注射剂吸药法	(1) 吸取结晶、粉剂：用无菌 0.9% 氯化钠溶液、专用溶媒或注射用水将药物充分溶解后抽取 (2) 吸取黏稠油剂：用双手捻住药瓶对搓以加温（易被热破坏者除外）后，用粗针头吸取 (3) 吸取混悬液：摇匀后立即用较粗的针头吸取

三、常用注射法

常用注射法包括皮内注射法、皮下注射法、肌内注射法、静脉注射法、股静脉注射法。各种注射法的适用范围、操作要点及注意事项，详见表 11-4-3、表 11-4-4、表 11-4-5。

表 11-4-3 皮内、皮下注射法

注射法	适用范围	操作要点及注意事项
1. 皮内注射法（ID）：将少量药液或生物制品注入表皮与真皮之间的方法	(1) 药物过敏试验 (2) 预防接种 (3) 局部麻醉起始	(1) 严格执行查对制度及消毒隔离制度 (2) 选择注射部位：前臂掌侧下段、上臂三角肌下缘、需麻醉的部位 (3) 消毒皮肤：用 70% 乙醇消毒注射部位皮肤，待干，忌用碘酊等有色消毒剂消毒，以免影响结果判定 (4) 穿刺：以示指固定针拴，针尖斜面向上与皮肤呈 5°角刺入皮肤，深度为针尖斜面完全进入皮内 (5) 注入药液：检查排尽空气，药量准确，使局部皮肤隆起形成一个半球状皮丘（皮色变白、有毛孔显露）。观察皮丘变化和患者的反应，20 min 后观察结果 (6) 拔针：迅速拔出针头，勿用干棉签按揉穿刺局部，以免影响结果观察 (7) 注意事项：若需做对照试验，应在另一手臂相同部位注射生理盐水以对比观察

续表 11-4-3

注射法	适用范围	操作要点及注意事项
2. 皮下注射法（H）：将少量药液或生物制剂注入皮下组织的方法	(1) 需在一定时间内发生药效，但又不宜口服给药 (2) 预防接种 (3) 局部麻醉用药	(1) 选择注射部位：上臂三角肌下缘、后背、腹部、大腿前侧及外侧 (2) 消毒皮肤：常规消毒 (3) 穿刺固定：以示指固定针拴，针尖斜面向上、与皮肤呈 30°～40°角；刺入皮肤，深度为针梗长度的 1/2～2/3，抽吸无回血 (4) 注入药液：药量准确，观察穿刺局部和患者的用药反应 (5) 拔针按压：用无菌干棉签轻按针刺处，快速拔针后按压片刻 (6) 注意事项：对皮肤有刺激性的药物，一般不作皮下注射。注射的药液量少于 1 ml 时应选择 1 ml 注射器。进针角度不宜超过 45°。对过于消瘦的患者行皮下注射时可捏起局部组织，适当减小穿刺角度 (7) 若患者需长期皮下注射，应经常更换注射部位

表 11-4-4　肌内注射法

定义及适用范围	操作要点及注意事项
肌内注射法（IM）：是将无菌药液注入肌肉组织的方法。适用于：需要迅速产生药效，但不宜或不能口服、皮下或静脉注射者	(1) 体位： ① 侧卧位：上腿伸直、下腿稍弯曲 ② 俯卧位：头偏向一侧，足尖相对、足跟分开 ③ 仰卧位：常用于危重和不能翻身患者的臀中肌、臀小肌注射法 ④ 坐位：注射侧腿伸直，常用于门诊、急诊患者 (2) 选择注射部位，常规消毒皮肤。一般选择肌肉较厚、远离大血管和神经的部位，最常用臀大肌，其次为臀中肌、臀小肌、股外侧肌及上臂三角肌 常用注射部位定位法： ① 臀大肌定位法： a. 十字法：从臀裂顶点向左或右划一水平线，再从髂嵴最高点做一垂直平分线，将一侧臀部分为四个象限，其外上象限（避开内角）即为注射部位 b. 联线法：髂前上棘和尾骨连线的外上 1/3 处为注射部位 ② 臀中/小肌定位法：适用于小儿或危重不能翻身者 a. 示指中指定位法：以示指尖与中指尖分别置于髂前上棘和髂嵴下缘处，示指、中指与髂嵴下缘构成一个三角，角内即为注射部位 b. 三横指法：以患者手指宽度为准，取其髂前上棘外侧三横指处为注射部位 ③ 股外侧肌定位法：适用于需反复注射者。大腿外侧中段，取膝关节上 10 cm、髋关节下 10 cm 处，约 7.5 cm 宽范围为注射部位 ④ 上臂三角肌定位法：适宜作小剂量注射。选择上臂外侧肩峰下 2～3 横指处为注射部位 (3) 穿刺固定：以中指固定针栓，针头与注射部位呈 90°角刺入肌肉内，深度约为针梗的 2/3，抽吸无回血 (4) 注入药液：注射药量要准确，注意观察患者的反应 (5) 拔针按压：用无菌干棉签轻按针刺处，快速拔针后按压片刻 (6) 注意事项： ① 严格执行查对制度、消毒隔离制度及无菌操作原则 ② 需同时注射两种药物者：注意核对药物之间有无配伍禁忌 ③ 2 岁以下婴幼儿：不宜选择臀大肌注射，因臀大肌尚未发育好，注射时有损伤坐骨神经的危险，最好选择臀中肌和臀小肌注射 ④ 需长期注射者：应交替更换注射部位。注射前应评估局部组织状态，以避开硬结部位，并选用细长针头注射

表 11-4-5　静脉注射

注射法	适用范围	操作要点及注意事项
1. 静脉注射法（IV）：自静脉注入药液的方法	(1) 药物不宜口服、皮下、肌内注射；需迅速发挥药效 (2) 诊断性检查用药 (3) 静脉营养治疗	(1) 选择注射部位：<u>选择粗、直、弹性好、易于固定的静脉，避开关节和静脉瓣</u>（常用的有四肢浅静脉、股静脉、小儿头皮静脉）以手指探明静脉方向及深浅 (2) 消毒皮肤：常规消毒 (3) 扎止血带：在穿刺部位上方约 6 cm 处扎紧止血带，注意止血带的末端应向上 (4) 穿刺固定：以示指固定针拴，针尖斜面向上与皮肤呈 15°～30°角，由静脉上方或侧方刺入皮下，沿静脉方向潜行刺入静脉，见回血后，顺静脉再进针少许，松开止血带，嘱患者松拳 (5) 注射药液：缓慢注入药液，观察穿刺局部和用药反应 (6) 拔针按压：用无菌干棉签按压至不出血 (7) 注意事项： ① 严格执行查对制度、消毒隔离制度及无菌操作原则 ② 根据患者的年龄、病情、药物性质来控制药液的注射速度，并在推注药液过程中，缓慢试抽回血，以证实针头仍在血管内 ③ 对组织有强烈刺激的药物，需先用生理盐水试穿刺成功后再行注射 ④ 需长期静脉给药者，应有计划从远心端到近心端选择静脉 (8) 静脉注射失败的常见原因、表现及处理方法（见表 11-4-6）
2. 股静脉注射法	(1) 抢救危重患者时，注入药物、加压输血输液等 (2) 采集血标本等	(1) 体位：取仰卧位、下肢伸直略外展外旋。 (2) 选择注射部位：在股三角区，髂前上棘和耻骨结节连线的中点与股动脉相交，股动脉内侧 0.5 cm 处，即为股静脉 (3) 消毒皮肤：常规消毒操作者左手食指和中指（或戴无菌手套）在股三角按定位法扪及股动脉搏动最明显处，并加以固定 (4) 穿刺固定：针尖与皮肤呈 90°或 45°角，在股动脉内侧 0.5 cm 处进针，抽吸活塞见暗红色血液，提示已达股静脉，固定针头 (5) 注射药液或采血：药量及速度准确，观察患者的穿刺局部和用药反应 (6) 拔针按压：快速拔针后，局部用无菌纱布<u>加压 3～5 min</u> 直至无出血 (7) 注意事项：穿刺时如抽出血液为鲜红色，则提示针头刺入股动脉，应立即拔出针头，<u>用无菌纱布紧压穿刺处 5～10 min</u> 直至无出血,再改由另一侧股静脉进行穿刺

表 11-4-6　静脉注射失败的常见原因及表现

常 见 原 因	表 现
1. 针头斜面未完全刺入静脉	抽吸有回血，注药液时局部皮肤隆起，有痛感
2. 针头刺入较深，针尖斜面一半穿破对侧静脉壁	抽吸可有回血，注少量药液时局部不一定隆起，药液溢出至深层组织，有痛感
3. 针头刺入过深，针尖穿透对侧静脉壁	抽吸无回血，注药液时局部不一定隆起，有痛感
4. 针头刺入过浅，或因松解止血带，针尖未刺入静脉	抽吸无回血，注药液时局部隆起，有痛感

第五节　药物过敏试验法

一、青霉素过敏试验法

青霉素易引起过敏反应，人群中约有 5% ~ 6% 对青霉素过敏，任何年龄、任何剂量、任何给药途径、任何给药时间，均可发生过敏反应。在使用任何青霉素制剂前，必须先做好过敏试验，试验结果为阴性者方可使用。

1. 过敏反应的原因

（1）青霉素的降解产物青霉烯酸和青霉噻唑酸，是半抗原物质。

（2）这些半抗原进入机体后与体内组织蛋白迅速结合形成全抗原，刺激机体产生特异性抗体 IgE，并黏附在肥大细胞、嗜碱细胞表面，使机体处于致敏状态。

（3）当机体再次接触类似抗原刺激时，体内 IgE 抗体与其结合发生抗原抗体反应。

（4）该反应导致靶细胞脱颗粒，释放出组织胺、缓激肽、五羟色胺等血管活性物质，使平滑肌痉挛、微血管扩张、毛细血管通透性升高、腺体分泌增多，出现一系列过敏反应。

2. 过敏反应的预防

（1）使用青霉素前必须做皮肤过敏试验，试验前应详细询问患者的用药史、过敏史、家族史。若有过敏史者，禁止做过敏试验。

（2）需做过敏试验的 3 种情况：① 以前从未用过青霉素；② 曾经使用过但停药已超过 3 天；③ 用药过程中更换药物批号。试验结果阴性者方可用药。

（3）青霉素皮试液应现配现用，防止产生降解产物导致过敏反应。

（4）皮试结果阳性者禁止使用青霉素，并及时告知医生、患者及家属，同时在病历的体温单、医嘱单、注射卡、床头卡、门诊卡上做醒目标识。

（5）使用前做好急救准备工作，备好盐酸肾上腺素、注射器等。加强工作责任心，注射后严密观察患者，注意倾听其主诉。首次注射者，需观察 30 min 后方可离开。

3. 过敏试验方法

（1）青霉素皮试液的标准：① 每毫升含青霉素 200 ~ 500 U；② 每 0.1 ml 皮试液含青霉素 20 ~ 50 U。须用 0.9% 氯化钠溶液进行稀释，每次配制皮试液时，均将溶液混匀。

（2）试验方法：按皮内注射的方法在前臂掌侧下段注射 0.1 ml 青霉素皮试液（含青霉素 20 ~ 50 U），观察 20 min 后判断试验结果，并正确记录。

（3）结果判断：

① 阴性：皮丘大小无改变，周围无红肿、红晕，无自觉症状及不适表现。

② 阳性：局部皮丘增大隆起直径大于 1 cm，周围出现红晕伴伪足和痒感。全身可出现头晕、心慌、恶心等不适反应，甚至发生过敏性休克。

4. 过敏反应的临床表现

（1）过敏性休克：是最严重的过敏反应。一般发生在做青霉素过敏试验过程中，或注射后，在数秒或数分钟内呈闪电样发生，有的也可在半小时后；极少数患者发生在连续用药过程中。过敏性休克的临床表现及急救措施（见表 11-5-1）。

（2）血清病型反应：一般发生于用药后 7～12 天，症状为：发热、皮肤瘙痒、荨麻疹、腹痛、关节肿痛、全身淋巴结肿大等。

（3）各组织器官的过敏反应表现：

① 皮肤过敏反应：皮肤瘙痒、荨麻疹、皮炎，严重者可出现剥脱性皮炎。

② 呼吸道过敏反应：可引起哮喘或诱发哮喘。

③ 消化道过敏反应：腹痛、便血，可引起过敏性紫癜。

以上症状可单独出现，也可同时存在，最早出现的症状常为：皮肤瘙痒或呼吸道症状，故须仔细询问，倾听患者主诉。

5. 青霉素过敏性休克的临床表现及急救措施见表 11-5-1。

表 11-5-1 青霉素过敏性休克的临床表现及急救措施

临床表现	病理改变	急救措施
1. 呼吸道阻塞症状：胸闷、气促、发绀、喉头堵塞伴濒危感（常较早出现）	喉头水肿、肺水肿	(1) 立即停药，取平卧位，就地抢救。若患者出现呼吸、心搏骤停，立即进行心肺复苏 (2) 立即皮下注射 0.1% 盐酸肾上腺素 0.5～1 ml，病儿酌减。症状若无缓解，可每隔 30 min 皮下或静脉注射 0.5 ml，直至脱离危险。（此为首选抢救药品）
2. 循环衰竭症状：面色苍白、出冷汗、脉搏细弱、血压下降	有效循环血量不足	(3) 立即予氧气吸入，纠正缺氧和呼吸困难症状；肌内或静脉注射尼可刹米、洛贝林等呼吸兴奋剂；若出现喉头水肿影响呼吸时，立即配合医生行气管插管或气管切开术
3. 中枢神经系统症状：头晕眼花、面部及四肢麻木、意识丧失、抽搐、大小便失禁	脑缺氧	(4) 尽快建立静脉通道，扩充血容量，并根据医嘱使用以下药物： ① 糖皮质激素：地塞米松 5～10 mg 或氢化可的松 200，加入 5% 或 10% 葡萄糖溶液 500 ml 中静脉滴注 ② 升压药：按病情给予多巴胺、间羟胺等 ③ 抗组胺药物：异丙嗪或苯海拉明 ④ 纠正酸中毒：5% 碳酸氢钠
4. 皮肤过敏反应症状：瘙痒、皮疹、荨麻疹（常最早出现）	毛细血管通透性增高	(5) 密切观察病情变化并记录生命体征、神志和尿量等指征，病情未稳定时不宜搬动患者

二、其他药物过敏试验法

其他药物过敏试验法见表 11-5-2。

表 11-5-2 其他药物过敏试验法

药敏试验种类	皮试阳性表现	过敏试验方法
1. 链霉素过敏试验法	同青霉素	(1) 链霉素皮试液的标准：每毫升含链霉素 2500 U (2) 试验方法：取皮试液 0.1 ml（内含链霉素 250 U）皮内注射，观察 20 min 后观察判断、记录皮试结果 (3) 过敏反应的临床表现：同青霉素。其毒性反应为：全身麻木、抽搐、肌肉无力、眩晕、耳鸣、耳聋等症状 (4) 过敏反应的急救措施：除采取青霉素过敏反应的紧急处理外，为减轻该过敏反应的中毒症状，可缓慢静脉推注 10% 葡萄糖酸钙（或氯化钙）10 ml
2. 破伤风抗毒素（TAT）过敏试验及脱敏注射法	皮丘红肿，硬结直径大于 1.5 cm，红晕范围直径超过 4 cm，可有伪足或痒感；若对试验结果不能肯定，应作对照试验	TAT 为马的免疫血清，曾使用过 TAT 但已超过 1 周再次使用时，应重做过敏试验： (1) TAT 皮试液的标准：每毫升含 TAT150IU (2) 试验方法：取皮试液 0.1 ml（内含 TAT 15 IU）皮内注射，观察 20 min 后判断、记录皮试结果 (3) 脱敏注射法：对 TAT 过敏试验阳性者，将 TAT 分多次少剂量注射，分为 0.1 ml、0.2 ml、0.3 ml 和余量共 4 组，分别加入生理盐水至 1 ml，每隔 20 min 肌内注射 1 次，每次注射后均须密切观察患者反应；如发现在脱敏过程中，患者出现气促、发绀、面色苍白等，或过敏性休克，应立即停止注射，通知医生，迅速处理；如反应轻微，可待反应消退后减少每次注射剂量，增加注射次数，将余量注完 (4) 过敏反应的临床表现及急救措施：同青霉素
3. 普鲁卡因过敏试验法	同青霉素	(1) 普鲁卡因皮试液的标准：以 0.25% 普鲁卡因为标准，即每毫升含普鲁卡因 2.5 mg (2) 试验方法：取皮试液 0.1 ml（内含普鲁卡因 0.25 mg）皮内注射，观察 20 min 后观察判断、记录皮试结果 (3) 过敏反应的临床表现及急救措施：同青霉素
4. 细胞色素 C 过敏试验法	局部发红、直径大于 1 cm，出现丘疹	(1) 细胞色素 C 皮试液的标准：每毫升含细胞色素 C0.75 mg (2) 皮内试验方法：取细胞色素 C 皮试液 0.1 ml（内含细胞色素 C 0.075 mg）皮内注射，观察 20 min 后判断、记录皮试结果 (3) 划痕试验法：用 75% 乙醇常规消毒皮肤后，取细胞色素 C 原液（1 ml 含细胞色素 C 7.5 mg）1 滴于皮肤上，用无菌针头在表皮上划两道痕，长度约 0.5 cm、深度以有微量渗血为宜。观察 20 min 后判断、记录皮试结果结果 (4) 过敏反应的临床表现及急救措施：同青霉素

续表 11-5-2

药敏试验种类	皮试阳性表现	过敏试验方法
5. 碘过敏试验法	(1) 口服试验法：口麻，头晕、心慌、呕吐、流泪、流涕、皮肤荨麻疹等　(2) 皮内注射法：局部有红肿硬块、皮丘直径超过 1 cm　(3) 静脉注射法：有血压、脉搏、呼吸及面色等改变	(1) 口服试验法：取 5%～10% 碘化钾 5 ml 口服，每日 3 次；连服 3 天，观察、判断、记录皮试结果　(2) 皮内注射法：取碘造影剂原液 0.1 ml 皮内注射，观察 20 min 后判断、记录皮试结果　(3) 静脉注射法：取碘造影剂原液 1 ml 缓慢静脉推注。5～10 min 后观察、判断、记录试验结果　(4) 注意事项：　① 在碘造影前 1～2 天做过敏试验　② 在静脉注射造影剂前，应先皮内试验，结果为阴性，再做静脉注射试验，结果为也为阴性后方可造影；也有少数患者试验结果为阴性，注射碘造影剂时出现过敏反应　③ 必须常规准备急救药品　④ 过敏反应的急救措施：同青霉素

临床链接

一、吸入疗法临床进展

1. 手压式雾化器吸入法

手压式雾化器吸入法，是利用拇指按压雾化器顶部，使药液从喷嘴喷出形成气雾，随着患者的深吸气进入呼吸道而达到治疗目的。手压式雾化器内主要储存有拟肾上腺素类、沙丁胺醇类、糖皮质激素类、氨茶碱等药物的干粉剂，使用前先要摇匀雾化器内的药物。由于其体积小、使用简单方便，适用于支气管哮喘、喘息性支气管炎患者的对症治疗和紧急救护。

2. 压缩泵雾化疗法

压缩泵雾化疗法，是利用压缩泵产生压缩空气，推动雾化罐内的药液变成细微的气雾（直径在 3 μm 以下），随着患者的深吸气进入呼吸道而达到治疗目的。因压缩泵产生的药液雾滴的直径很小，更容易沉降到较远端的支气管及黏膜，且操作简单，适用于肺部疾病患者的吸入治疗，近年来在临床上得到了广泛的应用。

二、头孢菌素过敏试验方法

1. 头孢菌素为一大类高效、低毒、广谱的抗生素，目前在临床上应用使用较为广泛。经临床观察和研究报道，头孢菌素可致过敏反应，且与青霉素之间存在不完全交叉过敏现象（对青霉素过敏者约有 10%～30% 对头孢菌素类药物过敏，而对头孢菌素过敏者绝大多数对青霉素过敏）。因此，患者在使用头孢类抗生素前，需要做药物过敏试验。

2. 头孢类抗生素皮试方法：

皮试液的配制方法与青霉素皮试液相同，皮试液剂量为 500 μg/ml，皮内注射 0.1 ml（含量为 50 μg），皮试观察时间为 30 min。皮试前的评估、准备、皮试结果的判定、过敏反应的处理方法参照青霉素药药物过敏试验相关内容。

模拟练习题

一、以下每一道考题下面有 A、B、C、D、E 五个备选答案。请选择一个最佳答案，并在答题卡上将相应题号的相应字母所属方框涂黑。

A1/A2 型题

1. 应放在深色密盖瓶内的药物是
   A. 易氧化的药物
   B. 易挥发的药物
   C. 易潮解的药物
   D. 易燃烧的药物
   E. 易风化的药物

2. 容易氧化和遇光变质的药物是
   A. 地高辛
   B. 乙醇
   C. 干酵母
   D. 盐酸肾上腺素
   E. 地西泮

3. 立即执行临床用药的外文缩写是
   A. hs
   B. DC
   C. st
   D. Po
   E. pc

4. 内服药药瓶的标签边颜色是
   A. 红色
   B. 蓝色
   C. 黑色
   D. 黄色
   E. 绿色

5. 外用药药瓶的标签边颜色是
   A. 红色
   B. 蓝色
   C. 黑色
   D. 黄色
   E. 绿色

6. 剧毒药瓶的标签边颜色是
   A. 红色
   B. 蓝色
   C. 黑色
   D. 黄色
   E. 绿色

7. 服用前需测心率的药物是
   A. 甲氧氯普胺
   B. 地高辛
   C. 普萘洛尔
   D. 硫糖铝片
   E. 肠溶阿司匹林

8. 宜饭前服用的药物是
   A. 维生素 C
   B. 氨茶碱
   C. 胃蛋白酶
   D. 溴已新
   E. 蛇胆川贝膏

9. 需要冷藏在 2～10 ℃ 冰箱的药物是
   A. 维生素 A
   B. 糖衣片
   C. 疫苗
   D. 酵母片
   E. 甘油

10. 服药方法错误的是
    A. 阿司匹林应饭前服
    B. 止咳糖浆服后不宜立即饮水
    C. 强心苷类药服前需测心率
    D. 磺胺类药服后多饮水
    E. 铁剂服用时由吸水管吸入

11. 应冷藏在 2～10 ℃ 冰箱内的药物是
    A. 甘草片
    B. 氨茶碱
    C. 乙醚
    D. 糖衣片
    E. 胰岛素

12. 准备口服药时，错误的是
    A. 固体药用药匙取药
    B. 液体药应用量杯量取
    C. 油剂可滴在杯内冷开水中
    D. 不足 1 ml 的药液用滴管吸取药液
    E. 鼻饲患者备固体药

13. 宜饭后或进餐过程中服用的药物是
    A. 维生素 C
    B. 氨茶碱
    C. 酵母片

D. 溴已新

E. 蛇胆川贝膏

14. 需要存放在有色密盖瓶的药物是

A. 维生素 C

B. 糖衣片

C. 疫曲

D. 酵母片

E. 甘油

15. 抽吸药液的方法正确的是

A. 自安瓿内抽药，应首先轻弹安瓿，将药液弹至颈部

B. 自安瓿内抽药，注射器应先抽吸空气注入瓶内

C. 吸取混悬液应先稍加温，并选择细长针头

D. 吸取油剂. 应选择较粗针头

E. 在安瓿内吸药时. 针尖斜面向上伸入液面下

16. 肌内注射时，针头和注射部位通常所成角度为

A. 20°

B. 30°

C. 45°

D. 60°

E. 90°

17. 注射中能用手直接接触的注射器的部位是

A. 活塞柄

B. 针尖

C. 针梗

D. 活塞

E. 乳头

18. 以下皮内注射过程中正确的是

A. 严格无菌操作原则，用碘酊消毒注射部位

B. 针尖斜面向下，与皮肤呈 5°角刺入

C. 将药液注入真皮下层

D. 拔针后用无菌棉签按压针眼

E. 指导患者不要按揉注射部位

19. 需连续使用超声波雾化吸入器时，应间隔

A. 10 min

B. 20 min

C. 30 min

D. 40 min

E. 60 min

20. 使用超声雾化吸入疗法时, 注意水槽内水温不应超过

A. 20 ℃

B. 30 ℃

C. 40 ℃

D. 50 ℃

E. 60 ℃

21. 超声雾化吸入后，不需浸泡消毒的是

A. 面罩

B. 口含嘴

C. 螺纹管

D. 雾化罐

E. 水槽

22. 皮下注射时，针头应刺入针梗的

A. 针尖斜面

B. 1/4 ~ 1/3

C. 1/3 ~ 1/2

D. 1/2 ~ 2/3

E. 全部

23. 符合无痛注射原则的是

A. 注射时进针、拔针、推药都要快

B. 注射刺激性强的药物应选择细长针头，进针要深

C. 注射时要分散注意力，在注射区域按揉皮肤

D. 同时注射多种药物时，先注射刺激性较强的

E. 嘱患者闭上眼睛，避免观看操作过程

24. 正确的肌内注射定位是

A. 肩峰下 1 横指处

B. 大腿中段内侧

C. 髂前上棘与臀裂顶点连线的外上 1/3 处

D. 髂前上棘内侧 3 横指处

E. 臀裂顶点画水平线，髂嵴最高点画一垂直线，将一侧臀部分为 4 个象限，外上象限避开内角。

25. 使用一次性注射器时，护士首先应检查

A. 注射器是否在有效期内

B. 注射器针头衔接是否紧密

C. 注射器的针头型号是否合适

D. 注射器针头有无弯曲、带钩

E. 注射器的外包装是否完好

26. 皮内注射过程中正确的是

A. 用 2% 碘酊消毒皮肤，70% 乙醇脱碘

B. 进针角度为 20° ~ 30°

C. 通常注药量为 0.1 ml

D. 拔针后，用无菌棉签按压针眼处

E. 若作对照试验，用同一注射器及针头，在另一侧前臂相应部位注入 0.1 ml 0.9% 氯化钠溶液

27. 皮下注射时，针尖斜面向上，通常与皮肤之间的角度为
    A. 5°~10°
    B. 10°~20°
    C. 20°~30°
    D. 30°~40°
    E. 40°~50°

28. 上臂三角肌肌内注射的部位是
    A. 上臂外侧、三角肌上均可
    B. 上臂外侧、自肩峰下 2~3 横指
    C. 上臂三角肌上 2~3 横指
    D. 肩关节以下、肘关节以上均可
    E. 上臂肩峰下均可

29. 肌内注射时，为使臀部肌肉松弛，应采取的姿势为
    A. 俯卧位，足尖分开，足跟相对
    B. 侧卧位，上腿伸直，下腿稍弯曲
    C. 仰卧位，双腿稍弯曲
    D. 坐位时，躯干与大腿呈 90°角
    E. 立位时，身体需笔直

30. 静脉注射扎止血带的部位通常在穿刺点上方
    A. 2 cm
    B. 4 cm
    C. 6 cm
    D. 8 cm
    E. 10 cm

31. 禁忌静脉推注的药物是
    A. 10% 氯化钾
    B. 10% 葡萄糖酸钙
    C. 50% 葡萄糖
    D. 30% 泛影葡胺
    E. 氨茶碱

32. 股静脉注射，正确的是
    A. 如抽出鲜红色血液，提示刺入股动脉，应立即拔出针头，换个角度穿刺
    B. 误入股动脉后拔针，局部立即用无菌纱布加压止血 3 min
    C. 在股动脉内侧 0.5 cm 处刺入，见暗红色血液，提示进入股静脉
    D. 在股神经外侧 0.5 cm 处刺入，见暗红色

血液，提示进入股静脉
    E. 注射完毕，快速拔针，局部立即用无菌纱布加压止血 1 min

33. 通常不做过敏试验即可使用的药物是
    A. 链霉素
    B. 先锋霉素
    C. 氨茶碱
    D. 破伤风抗毒素
    E. 普鲁卡因

34. 青霉素过敏反应中的血清病型反应通常发生在用药后
    A. 2~3 天内
    B. 3~5 天内
    C. 5~7 天内
    D. 7~12 天内
    E. 10~20 天内

35. 青霉素过敏反应中最严重的是
    A. 皮肤过敏反应
    B. 血清病型反应
    C. 呼吸道过敏反应
    D. 过敏性休克
    E. 消化道过敏反应

36. 配制青霉素皮肤试验液宜选择的溶媒是
    A. 生理盐水
    B. 苯甲醇
    C. 注射用水
    D. 5% 葡萄糖氯化钠溶液
    E. 5% 葡萄糖溶液

37. 青霉素过敏试验后，如发生过敏性休克，最早出现的症状通常是
    A. 循环衰竭症状
    B. 中枢神经系统症状
    C. 呼吸系统症状
    D. 泌尿系统症状
    E. 消化系统症状

38. TAT 皮试液 0.1 ml 含 TAT
    A. 5 U
    B. 15 U
    C. 25 U
    D. 50 U
    E. 150 U

39. 患者，男性，40 岁。因上呼吸道感染，需同时服用以下几种药物，应安排在最后服用的是

A. 维生素 C

B. 维生素 B_6

C. 溴己新

D. 蛇胆川贝膏

E. 先锋 Ⅵ 胶囊

40. 患者，女性，68 岁。慢性充血性心力衰竭。医嘱地高辛 0.25 mg，po，qd。护士发药时应

　　A. 嘱患者服药后多饮水

　　B. 先测脉率、心率，注意节律

　　C. 看患者服下后多饮水

　　D. 将药研碎后喂服

　　E. 嘱患者服药后不宜饮水

41. 患儿，1 岁 5 个月。因上呼吸道感染入院，遵医嘱进行肌内注射头孢唑林钠，操作方法正确的是

　　A. 使用碘酒消毒皮肤

　　B. 进针推药速度要快

　　C. 选择臀大肌臀大肌注射

　　D. 选择臀小肌、臀中肌注射

　　E. 进针深度为针头的 1/3

42. 患者，男性，25 岁，因急性阑尾炎收治入院，术后遵医嘱为其进行抗生素静滴，静脉输液的正确操作是

　　A. 针头斜面向上，与皮肤呈 15°~30° 角

　　B. 使用酒精反复消毒注射部位

　　C. 向远心端进行穿刺

　　D. 若局部肿胀应继续进行穿刺

　　E. 止血带末端应向下

43. 患者，男性，30 岁，上呼吸道感染发热，遵医嘱服用退烧药时，指导正确的是

　　A. 服药前先测心率

　　B. 服药后不宜饮水，以防降低药效

　　C. 服药后多饮水

　　D. 根据发热情况自行增减药量

　　E. 可用牛奶冲服

44. 患者，男性，49 岁。在静脉注射过程中发现局部肿胀、疼痛，抽有回血，可能的原因是

　　A. 针头穿透血管壁

　　B. 针头斜面一半在血管外

　　C. 针头刺入过深，药物注入组织间隙

　　D. 针头斜面紧贴血管壁

　　E. 针头堵塞

45. 患者，男性，30 岁。医嘱每晚 1 次直肠内

用吲哚美辛栓。每晚 1 次的外文缩写是

　　A. qh

　　B. qd

　　C. qm

　　D. qn

　　E. qod

46. 患者，男性，49 岁。医嘱口服磺胺药抗感染，护士嘱其服药后需多饮水，目的是

　　A. 避免损害造血系统

　　B. 维持血液 pH

　　C. 减轻胃肠道刺激

　　D. 增强药物疗效

　　E. 增加药物溶解度，避免结晶析出

47. 患者，女性，39 岁。哮喘发作伴咳嗽，医嘱超声雾化吸入。正确的操作是

　　A. 接通电源，先开雾量开关，再调整定时开关 15~20 min

　　B. 将面罩于患者口鼻部，指导其闭口深呼吸

　　C. 若水槽内水温超过 70 ℃ 立即停止使用

　　D. 治疗结束后关电源开关，再关雾化开关

　　E. 呼吸面罩应在消毒液中浸泡 1 h 后清洗备用

48. 患者，女性，29 岁，静脉注射时发现推注药液受阻，抽无回血。无明显疼痛，可能的原因是

　　A. 针头斜面一半在血管外

　　B. 针头堵塞

　　C. 针头刺入过深，药物注入组织间隙

　　D. 针头斜面紧贴血管壁

　　E. 针头穿透血管壁

49. 患者，女性，76 岁。左小腿丹毒。医嘱给予青霉素治疗，进行皮肤试验局部呈阳性反应，下列做法不正确的是

　　A. 及时报告医生

　　B. 告知患者及家属禁用青霉素

　　C. 严格交班，并写入交班报告

　　D. 在另一侧前臂掌侧下段用生理盐水做对照试验

　　E. 在治疗单、门诊病历、床头卡注明青霉素阳性标记

50. 患者，男性，30 岁。青霉素皮试 1 min 后出现胸闷、心慌、气急，皮肤瘙痒，大汗淋漓，血压 85/55 mmHg，首先应采取的措施是

A. 给予氧气吸入

B. 皮下注射 0.1% 盐酸肾上腺素 1 ml

C. 立即皮下注射去甲肾上腺素

D. 静脉注射地塞米松

E. 应用呼吸兴奋剂

51. 患者，女性，18 岁。上呼吸道感染需用青霉素治疗，在做青霉素皮试时突然发生了青霉素过敏性休克。其原因可能是

A. 过敏体质

B. 抵抗力差

C. 毒性反应

D. 皮试液剂量过大

E. 皮试液被污染

52. 药物的保管原则，下述哪项不正确

A. 药柜应放在光线充足处

B. 药柜要透光并保持清洁

C. 各种药物分类放置

D. 毒麻药加锁保管

E. 药瓶上应有明显标签

53. 不妥的药瓶标签是

A. 剧毒药用黑色边

B. 外用药用红色边

C. 内服药用蓝色边

D. 瓶签上药名应用中文

E. 瓶签上可涂蜡保护

54. 正确指导患者服止咳糖浆的方法是

A. 饭前服，服后少饮水

B. 饭后服，服后多饮水

C. 睡前服，服后少饮水

D. 在其他药后服，服后不饮水

E. 咳嗽即服，服后多饮水

55. 倒取药液的方法，不正确的是

A. 药液标签应放于手心

B. 取水剂前将药液摇匀

C. 两种药液应分别放置

D. 取不足 1 ml 药液用滴管

E. 到药液入量杯，视线与量杯口平

56. 发药时，如果患者提出疑问应

A. 考虑不用

B. 报告护士长

C. 弃去药物，重新配置

D. 重新核对确认无误，解释后再服药

E. 报告医师

57. 应避免与牙齿接触的药物是

A. 颠茄合剂

B. 1% 稀盐酸

C. 棕色合剂

D. 磺胺合剂

E. 止咳糖浆

58. 指导患者服药，错误的方法是

A. 服铁剂后饮淡茶

B. 服磺胺类药物后多饮水

C. 服发汗药物后多饮水

D. 服止咳糖浆后不饮水

E. 健胃药在饭前服

59. 为病员稀释痰液作雾化吸入，药物首选

A. 卡那霉素

B. 地塞米松

C. a-糜蛋白酶

D. 氨茶碱

E. 沙丁胺醇（舒喘灵）

60. 超声雾化吸入的正确操作步骤是

A. 水槽内加温水

B. 药液稀释后放入雾化罐

C. 先开雾化开关，再开电源开关

D. 添加药液必须关机

E. 停用时先关电源开关

61. 氧气雾化吸入，湿化瓶内应该

A. 盛温开水

B. 盛冷水

C. 盛 50% 乙醇

D. 盛生理盐水

E. 不盛水

62. 氧气雾化吸入时．调节氧流量为

A. 2～4 L/min

B. 4～5 L/min

C. 6～8 L/min

D. 11～13 L/min

E. 12～14 L/min

63. 氧气雾化吸入每次时间为

A. 3 min

B. 10～15 min

C. 15～20 min

D. 30 min

E. 不固定

64. 注射时防止感染的主要措施是

A. 用无钩、无弯曲、锐利的针头

B. 注意药物配伍禁忌

C. 不用变色、浑浊的药液

D. 不可在硬结、瘢痕处进针

E. 注射前洗手戴口罩，注射部位皮肤消毒直径在 5 cm 以上

65. 同时注射数种药物时，应特别注意药物的

A. 有效期

B. 刺激性

C. 酸碱度

D. 有无变质

E. 配伍禁忌

66. 不符合无痛注射技术的一项是

A. 分散患者的注意力

B. 取合适体位，使肌肉放松

C. 多种药物，先注射刺激性强的

D. 做到"两快一慢"

E. 肌内注射刺激性强的药物宜深部注射

67. 各种注射的目的，有错的一项是

A. 皮内——药物过敏试验

B. 皮下——注射刺激性较强的药物

C. 肌内——注射药量较大的药物

D. 静脉——供给患者能量

E. 股静脉——抢救危重患者

68. 手可接触无菌注射器及针头的

A. 活塞、针梗

B. 空筒、针尖

C. 乳头、针栓

D. 活塞轴、针梗

E. 活塞柄、针栓

69. 自安瓿内吸取药液，不正确的方法是

A. 仔细核查药名和剂量

B. 将安瓿颈部药液弹至体部

C. 用砂轮在消毒的安瓿颈部划一锯痕后折断安瓿

D. 将针头斜面向下放入安瓿内的液面下吸药

E. 吸药时不得用手握住活塞

70. 肌内注射时，下列措施哪项不妥

A. 注射前做好解释

B. 侧卧位时上腿应弯曲

C. 推药液宜慢

D. 注射油剂，针头宜粗长

E. 刺激性强的药剂后注射

71. 为 2 岁以下的婴幼儿肌内注射，最佳注射部位选用臀中肌、臀小肌，其目的是

A. 防止损伤坐骨神经

B. 体位容易固定

C. 减轻疼痛

D. 便于操作

E. 利于药物吸收

72. 皮内注射，下述步骤哪项是错误的

A. 选用 1 ml 注射器和 4 号、5 号针头

B. 作皮肤试验前必须询问过敏史

C. 注射部位皮肤忌用碘酊消毒

D. 进针时，针头与皮肤呈 5°角

E. 拔针后用棉签轻按针刺处

73. 皮下注射给药，下述步骤哪项是错误的

A. 选择无菌 2 ml 注射器和 6 号针头

B. 用 2% 碘酊和 70% 乙醇消毒皮肤

C. 针头与皮肤呈 20°～30°角进针

D. 抽吸无回血后推注药液

E. 注射毕用于棉签轻压进针处，快速拔针

74. 下列可用于肌内注射的部位是

A. 肩峰下 1 指处

B. 髂前上棘与尾骨联线中 1/3 处

C. 髂前上棘内侧三横指处

D. 大腿中段内侧

E. 大腿中段外侧

75. 接种卡介苗的部位及方法是

A. 股外侧肌，皮下注射

B. 三角肌，肌内注射

C. 三角肌下缘，皮内注射

D. 三角肌下缘，皮下注射

E. 前臂掌侧下段，皮内注射

76. 臀大肌注射，患者侧卧位的正确姿势是

A. 上腿伸直，下腿稍弯曲

B. 下腿伸直，上腿稍弯曲

C. 两腿均伸直

D. 两腿均弯曲

E. 头向胸前弯曲，双膝向腹部弯曲

77. 肌内注射引起硬结的主要原因是

A. 未做到两快一慢

B. 同时注射多种药物

C. 患者肌肉结实

D. 针头细小，进针深度不够

E. 针头粗长，进针太深

78. 臀大肌注射的连线定位法是
    A. 髂嵴和尾骨连线的外上 1/3 处
    B. 髂峭和尾骨连线的中 1/3 处
    C. 髂前上棘和尾骨连线的外上 1/3 处
    D. 髂前上棘和尾骨连线的中 1/3 处
    E. 髂前上棘和尾骨连线的下 1/3 处
79. 头皮静脉不包括
    A. 额静脉
    B. 颞浅静脉
    C. 头静脉
    D. 枕静脉
    E. 耳后静脉
80. 下列药物中，不需做过敏试验的是
    A. 普鲁卡因
    B. 链霉素
    C. 破伤风抗毒素
    D. 利多卡因
    E. 细胞色素 C
81. 下列皮试液 1 ml 含量错误的是
    A. 青霉素 500 U
    B. 链霉素 2500 U
    C. 破伤风抗毒素 150 IU
    D. 细胞色素 C 7.5 mg
    E. 普鲁卡因 2.5 mg
82. 抢救青霉素过敏性休克时，首选药物是
    A. 去甲肾上腺素
    B. 盐酸肾上腺素
    C. 去氧肾上腺素
    D. 异丙基肾上腺素
    E. 盐酸异丙嗪
83. 用青霉素 7 天后出现发热、关节肿痛、淋巴结肿大、腹痛，此反应是
    A. 血清病型反应
    B. 皮肤过敏
    C. 消化道过敏
    D. 发热反应
    E. 过敏性休克
84. 再次使用破伤风抗毒素需重做皮试是指停药超过
    A. 1 天
    B. 3 天
    C. 7 天
    D. 14 天

E. 21 天
85. 注射链霉素药发生过敏时，急救药物除与青霉素同外，还应选用
    A. 洛贝林
    B. 异丙嗪
    C. 碘解磷定
    D. 氯化钙
    E. 地塞米松
86. 青霉素过敏反应的消化道主要症状是
    A. 恶心、呕吐
    B 腹胀、腹泻
    C. 腹胀、便秘
    D. 腹痛、便血
    E. 腹泻与便秘交替出现
87. 当患者发生青霉素过敏性休克时，在皮下注射 0.1% 盐酸肾上腺素 1 ml 之前应立即
    A. 注射抗组胺类药
    B. 测量生命体征
    C. 氧气吸入
    D. 建立静脉通道
    E. 置患者平卧位
88. 配制青霉素快速过敏试验液，稀释溶液用
    A. 生理盐水
    B. 注射用水
    C. 5% 葡萄糖盐水
    D. 5% 葡萄糖溶液
    E. 0.25% 普鲁卡因
89. 破伤风抗毒素脱敏注射时出现轻微反应的处理是
    A. 立即停止脱敏注射
    B. 立即皮下注射盐酸肾上腺素
    C. 待反应消退后减量增次注射
    D. 待反应消退后按原量注射
    E. 待反应消退后一次注射
90. 某患者注射破伤风抗毒素，皮试为阳性反应，脱敏注射的第一次剂量为多少国际单位
    A. 15
    B. 50
    C. 100
    D. 150
    E. 200
91. 关于皮试液的每毫升含量，下列错误的一项是
    A. 青霉素 500 U

B. 链霉素 2500 U

C. 普鲁卡因 0.15 mg

D. 破伤风抗毒素 150 U

E. 细胞色素 C 0.75 mg

92. 不属于过敏性休克的临床表现是

A. 胸闷、气急

B. 面色苍白、冷汗、血压下降

C. 头晕眼花、四肢麻木

D. 瘙痒、有荨麻疹

E. 全身淋巴结肿大

93. 患者，急性咽炎，在门诊注射青霉素过程中呼吸急促、面色苍白，继而神志不清。抢救处理错误的措施是

A. 立即停药、送抢救室抢救

B. 立即皮下注射肾上腺素 0.5 ~ 1 ml

C. 氧气吸入

D. 根据医嘱给予抗过敏药物

E. 密切观察，注意保暖

94. 学生张某，青霉素过敏试验后 5 min 出现头晕眼花、四肢麻木，继而意识丧失、抽搐，出现这些症状的原因是

A. 肺水肿

B. 脑组织充血

C. 脑组织缺氧

D. 毛细血管扩张

E. 平滑肌收缩

95. 方先生需注射青霉素，皮试结果：皮丘红肿，直径 1.2 cm，有伪足，全身无不适，需采取的措施哪项不正确

A. 禁用青霉素

B. 门诊卡上注明青霉素皮试阳性

C. 报告医生

D. 皮下注射肾上腺素

E. 皮试结果告知患者及家属

96. 患儿，1.5 岁，再生障碍性贫血，护士遵医嘱给予维生素 B12 肌内注射，正确的定位法是

A. 髂嵴外侧三横指

B. 髂后上棘外侧三横指

C. 髂前上棘下面三横指

D. 髂前上棘外侧三横指

E. 髂嵴下面三横指

97. 患者张某，患多种慢性病，每日需同时服用几种药物，宜在餐前服用的药物是

A. 健胃消食片

B. 阿莫西林

C. 硝苯地平

D. 消心痛片

E. 卡马西平

98. 护士小谢，遵医嘱取消 23 床小量不保留灌肠的护理操作，在治疗本中使用外文缩写是

A. ac

B. pc

C. H

D. ID

E. DC

99. 患者，男性，34 岁，由于剧烈运动突然晕倒，送入急诊科后，遵医嘱：建立静脉通路，静脉穿刺时，针头与皮肤角度呈

A. 5° ~ 10°

B. 15° ~ 30°

C. 30° ~ 45°

D. 45° ~ 60°

E. 90°

100. 患儿，2 岁，小儿疝气术后三天出现咳嗽咳痰症状，遵医嘱给予止咳糖浆，正确的用药指导是

A. 服用后多饮水

B. 热水溶解后服用

C. 冷开水送服

D. 服用后尽快喂奶

E. 服用后不喂水

101. 护士小张对某患者进行雾化吸入指导，不正确的方法是

A. 每次雾化吸入的时间为 15 ~ 20 min

B. 治疗完毕后，先关雾化器开关再关电源

C. 嘱患者缓深快吸气

D. 口含嘴、面罩等需消毒浸泡 1 h，擦干备用

E. 雾化罐内药液量为 30 ~ 50 ml

102. 李先生，50 岁，有心绞痛史，用力排便后突感胸骨后疼痛，此时正确使用硝酸甘油的方法是

A. 口服

B. 吸入

C. 外敷

D. 直肠给药

E. 舌下含服

二、以下提供若干个案例，每个案例下设若干个考题。请根据各考题题干所提供的信息，在每题下面 A、B、C、D、E 五个备选答案中选择一个最佳答案，并在答题卡上将相应题号的相应字母所属方框涂黑。

A3/A4 型题

（1～3 题共用题干）

陈女士，51 岁，糖尿病患者，按医嘱予胰岛素治疗。

1. 应采取的注射方法是
   A. ID
   B. H
   C. IV
   D. ivgtt
   E. IM

2. 注射时的入针角度应是
   A. 5°
   B. 20°
   C. 30°～40°
   D. 45°
   E. 90°

3. 注射操作中以下哪项不正确
   A. 药物应放冰箱冷藏
   B. 用 1 ml 注射器抽吸药液
   C. 局部皮肤常规消毒
   D. 饭前 1 h 注射
   E. 可注射于腹部

（4～5 题共用题干）

产科护士小黄，为新生儿接种卡介苗。

4. 小黄应选择新生儿的什么部位做注射
   A. 臀大肌
   B. 臀中肌、臀小肌
   C. 前臂
   D. 大腿外侧
   E. 三角肌

5. 关于接种卡介苗操作，以下正确的是
   A. 注射前询问过敏史
   B. 进针时针头与皮肤呈 30°～40°角
   C. 进针时针头与皮肤呈 5°角
   D. 注入药物前要抽回血
   E. 拔针后用干棉签轻压针刺处

（6～8 题共用题干）

患儿，1 岁，因支气管肺炎就诊住院，体温 39.7 °C，脉搏 110 次/ min，呼吸 25 次/ min，身高 75 cm，体重 15 kg。医嘱肌内注射青霉素；口服枇杷止咳露 5 ml，每日 3 次。

6. 患儿体温 39.7 °C，可采用的最佳降温方法是
   A. 冰袋头顶冷敷
   B. 冰帽头部冷敷
   C. 70%乙醇擦浴
   D. 32 °C 温水擦浴
   E. 冰囊冷敷血管外

7. 青霉素皮试阴性后，肌内注射应选择的最佳部位是
   A. 上臂三角肌下缘
   B. 上臂外侧肌
   C. 臀大肌
   D. 臀中肌、臀小肌
   E. 股外侧肌

8. 协助患儿口服枇杷止咳露，以下正确的一项是
   A. 喂奶前服用，服后少饮水
   B. 喂奶后服用，服后多饮水
   C. 睡前喂服，服后多饮水
   D. 咳嗽时服，服后多饮水
   E. 在其他药物服用后服，服后不饮水

（9～11 题共用题干）

患者，女性，40 岁。诊断为"破伤风"，医嘱 TAT 治疗。患者 TAT 过敏试验阳性。

9. TAT 过敏试验阳性局部的表现是
   A. 硬结直径大于 1 cm，红晕范围直径超过 2 cm
   B. 硬结直径大于 1 cm，红晕范围直径超过 3 cm
   C. 硬结直径大于 1 cm。红晕范围直径超过 4 cm
   D. 硬结直径大于 1.5 cm,红晕范围直径超过 3 cm
   E. 硬结直径大于 1.5 cm,红晕范围直径超过 4 cm

10. 正确的处理是
    A. 停止注射 TAT
    B. 采用脱敏疗法注射 TAT
    C. 再次做过敏试验并用生理盐水做对照试验
    D. 注射肾上腺素等药物抗过敏
    E. 先准备好抢救器械，然后直接注射 TAT

11. 以下脱敏注射法正确的是
    A. 将一支 TAT 分四次注射，每次注入 1/4 支
    B. 采用皮下注射法
    C. 每次注射相隔 20 min
    D. 注射后患者如有不适则停止注射，改用

其他药物

E. 注射后患者无不适感，可减少注射次数，将余量注射完。

（12～13题共用题干）

患者，女性，40岁，手术后2 h，诉伤口疼痛。医嘱：哌替啶50 mg，肌内注射 q6h. sos。

12. 嘱中"sos"的中文意思是
   A. 需要时（长期）
   B. 需要时（临时）
   C. 停止
   D. 即刻
   E. 每晚

13. 选择臀大肌肌内注射时，正确的连线法是
   A. 髂前上棘外侧三横指处
   B. 髂嵴与脊柱连线的外 1/3
   C. 髂嵴与尾骨连线的外 1/3
   D. 髂前上棘与脊柱连线的外 1/3
   E. 髂前上棘与尾骨连线的外 1/3

（14～15题共用题干）

患者，女性，32岁。颅脑损伤后昏迷1周，现体温 39.8 ℃。医嘱复方氨基比林2 ml，肌内注射 st。

14. 护士选择股外侧肌作为注射部位，正确的注射范围是
   A. 大腿外侧，膝关节以上
   B. 髋关节以下，膝关节以上大腿外侧
   C. 髋关节以下 10 cm，膝关节以上 10 cm 大腿外侧
   D. 大腿内侧。膝关节以上 10 cm
   E. 髋关节以下 10 cm，膝关节以上 10 cm 大腿内侧

15. 肌内注射时，进针深度为
   A. 针头斜面
   B. 针梗的 1/4～1/3
   C. 针梗的 1/3～1/2
   D. 针梗的 1/2～2/3
   E. 全部针梗

（16～17题共用题干）

患者，男性，51岁。因哮喘发作前来急诊。医嘱氨茶碱 0.25 g 加入 25%葡萄糖 20 ml，静脉注射。

16. 静脉注射时穿刺的角度通常为
   A. 5°～10°

   B. 15°～30°
   C. 30°～40°
   D. 40°～50°
   E. 50°～60°

17. 在注射过程中发现局部肿胀，抽有回血，患者诉疼痛明显，可能的原因是
   A. 针头穿透血管壁
   B. 针头斜面一半在血管外
   C. 针头刺入过深，药物注入组织间隙
   D. 针头斜面紧贴血管壁
   E. 针头堵塞

（18～19题共用题干）

患者，男性，35岁。支气管哮喘发作，咳喘严重不能平卧，医嘱作超声雾化吸入治疗。

18. 为了给患者解痉平喘，应选用的药物是
   A. 地塞米松
   B. 氨茶碱
   C. 庆大霉素
   D. 沐舒坦
   E. a-糜蛋白酶

19. 正确操作超声雾化吸入的方法是
   A. 水槽内加冷蒸馏水要浸没雾化罐底部的透声膜
   B. 治疗结束先关电源开关，再关雾化开关
   C. 当水槽内水温超过 60 ℃ 应关机更换冷蒸馏水
   D. 每次治疗 30～40 min
   E. 雾化罐、螺纹管及口含嘴应在消毒液中浸泡 20 min 再清洗备用

（20～22题共用题干）

女，22岁，室外高温作业后出现头晕目眩、面色苍白、出汗，被送医就诊，医嘱：50% 葡萄糖 100 ml IV st。

20. 护士首先应该做的是
   A. 评估病情
   B. 认真核对医嘱
   C. 检查药物是否过期
   D. 准备用物
   E. 选择合适的注射部位

21. 操作不正确的是
   A. 排尽注射器内空气
   B. 注射前再次核对
   C. 注射速度以患者耐受为宜

D. 固定针头

E. 选取合适体位

22. 穿刺过程中，患者主诉穿刺部位剧痛，局部无肿胀，抽之无回血，考虑可能

　　A. 针头阻塞

　　B. 血管阻塞

　　C. 针头斜面未进入静脉

　　D. 进针过深，刺破对侧管壁

　　E. 输液管内压力过大

（23～25 题共用题干）

　　患者，女性，剖宫产后，给予哌替啶 50 mg IM q4h prn 。

23. IM 代表的意思是

　　A. 皮下

　　B. 皮内

　　C. 静脉推注

　　D. 静脉滴注

　　E. 肌内注射

24. prn 代表的意思是

　　A. 需要时（长期）

　　B. 需要时（限用一次）

　　C. 饭前

　　D. 饭后

　　E. 临睡前

25. 正确执行医嘱的时间是

　　A. 术后每 4 h 1 次

　　B. 术后每 6 h 1 次

　　C. 术后每 4 h 1 次，连续使用

　　D. 术后每 6 h 1 次，连续使用

　　E. 必要时使用，两次间隔 4 h

（26～28 题共用题干）

　　患者，女性，44 岁，2 型糖尿病，空腹血糖 20 mmol/L，遵医嘱给予中效胰岛素 16U H tid。

26. 胰岛素正确的使用时间是

　　A. 两餐之间

　　B. 餐前 0.5 h

　　C. 餐后 0.5 h

　　D. 餐前 1 h

　　E. 餐后 1 h

27. 注射胰岛素最佳选择的部位是

　　A. 背部

　　B. 大腿

　　C. 臀部

D. 手臂

E. 腹部

28. 医嘱中"H"代表

　　A. 皮下

　　B. 皮内

　　C. 肌内

　　D. 静脉滴注

　　E. 静脉推注

（29～31 题共用题干）

　　患者，男性，70 岁，今日因感染风寒入院，主诉：咽喉肿痛、咳嗽、咳痰，诊断为急性肺炎球菌肺炎。

29. 遵医嘱进行青霉素皮试前最应高度关注的主诉是

　　A. 家族史

　　B. 用药史

　　C. 过敏史

　　D. 个人习惯

　　E. 手术史

30. 青霉素皮试液的标准是

　　A. 20～50 U/ml

　　B. 200～500 U/ml

　　C. 150 U/ml

　　D. 15 U/ml

　　E. 0.75 mg/ml

31. 患者在进行青霉素皮试后 2 min 后，面色苍白、出冷汗、脉搏细弱，血压下降，患者是出现了

　　A. 中枢神经系统症状

　　B. 血清病反应

　　C. 皮肤过敏症状

　　D. 呼吸道阻塞症状

　　E. 循环衰竭症状

（32～34 题共用题干）

　　患者，女性，30 岁，婚后 3 年不孕，遵医嘱进行卵巢碘造影检查。

32. 不正确的碘过敏试验方法是

　　A. 口服法

　　B. 皮内注射法

　　C. 静脉注射法

　　D. 先皮内注射再静脉注射

　　E. 肌内注射法

33. 下列哪些做法不正确

　　A. 造影前 1～2 天前先做碘造影试验

B. 口服 5%~10% 碘化钾 tid 共 3 天

C. 静脉快速推注碘造影剂

D. 皮内试验结果阴性，方可做静脉注射

E. 过敏试验阴性者，注射造影剂时仍可发生过敏反应

34. 对皮试结果的正确判断是

　　A. 口服法，阳性无症状

　　B. 口服法，阳性有生命体征改变

　　C. 口服法，阳性有头晕、心慌等症状

　　D. 皮内注射法，阳性面色苍白，血压升高等

　　E. 皮内注射法，阳性局部红肿硬块直径不超过 1 cm

（35~38 题共用题干）

　　患者，男性，25 岁，因交通事故被送入院，出血过多、面色苍白，P80 次/min，BP 70/50 mmHg，R30 次/min。

35. 建立静脉通路最佳穿刺部位是

　　A. 正中静脉

　　B. 贵要静脉

　　C. 大隐静脉

　　D. 股静脉

　　E. 头静脉

36. 针对以上穿刺部位的不正确的护理操作是

　　A. 取仰卧位，下肢伸直

　　B. 穿刺角度呈 90°或 45°

　　C. 抽吸活塞可见鲜红色血液

　　D. 药液准确，观察患者穿刺反应

　　E. 快速拔针后，局部加压按压 3~5 min

　　患者，女性，52 岁，住院期间突发急性心肌梗死，医嘱：吗啡 2~5 mg IV 5~30 min prn。

37. "IV"代表

　　A. 皮下注射

　　B. 皮内注射

　　C. 静脉注射

　　D. 肌内注射

　　E. 立即注射

38. 对医嘱错误的理解是

　　A. 吗啡按需要注射

　　B. 每次 2~5 mg

　　C. 每 5~30 min 重复给药一次

　　D. 需要时，每次给予 2~5 mg

　　E. 需要时，每 5~30 min 给予 2~5 mg

（39~40 题共用题干）

　　患者，女性，45 岁，严重肺部感染，遵医嘱给予青霉素治疗，皮试期间突发过敏性休克。

39. 正确使用盐酸肾上腺素的方法是

　　A. 皮内注射

　　B. 皮下注射

　　C. 肌内注射

　　D. 静脉滴注

　　E. 静脉推注

40. 正确的使用剂量是

　　A. 1% 0.5~1 ml

　　B. 0.1% 5~10 ml

　　C. 0.01% 5~10 ml

　　D. 1% 0.05~0.1 ml

　　E. 0.1% 0.5~1 ml

三、以下提供若干组考题，每组考题共同使用在考题前列出的 A、B、C、D、E 五个备选答案。请从中选择一个与考题关系密切的答案，并在答题卡上将相应题号的相应字母所属方框涂黑。每个备选答案可能被选择一次、多次或不被选择。

B 型题

（1~3 题共用备选答案）

　　A. 抗毒血清

　　B. 乙醇

　　C. 干酵母

　　D. 氨茶碱

　　E. 地西泮

1. 应放在深色密盖瓶内的药物是

2. 应放在 4 ℃ 左右的冰箱内的药物是

3. 应远离明火，防止燃烧的药物是

（4~6 题共用备选答案）

　　A. ac

　　B. qn

　　C. 12mn

　　D. 12n

　　E. pc

4. 饭前的外文缩写是

5. 午夜 12 点的外文缩写是

6. 每晚 1 次的外文缩写是

（7~9 题共用备选答案）

　　A. 5°

　　B. 15°~30°

　　C. 30°~40°

D. 40° ~ 60°

E. 90°

7. 静脉注射时穿刺的角度通常为

8. 肌内注射时穿刺的角度通常为

9. 皮下注射时穿刺的角度通常为

（10 ~ 12 题共用备选答案）

A. 10 U

B. 50 U

C. 100 U

D. 15 U

E. 250 U

10. 0.1 ml 青霉素皮试液含青霉素

11. 0.1 ml 链霉素皮试液含链霉素

12. 0.1 ml TAT 皮试液含 TAT

（13 ~ 16 题共用备选答案）

A. 须避光保存

B. 需放冰箱冷藏

C. 需加盖密闭保存

D. 需放阴凉处

E. 无特殊要求

13. 盐酸肾上腺素的保存

14. 甘草片的保存

15. 白蛋白注射液的保存

16. 乙醚的保存

（17 ~ 20 题共用备选答案）

A. 卡那霉素

B. 地塞米松

C. a-糜蛋白酶

D. 氨茶碱

E. 沙丁胺醇

17. 预防和控制呼吸道感染的药物是

18. 解除支气管痉挛的药物是

19. 稀化痰液，帮助祛痰的药物是

20. 减轻呼吸道黏膜水肿的药物是

参考答案

一、A1/A2 型题

1. A　2. D　3. C　4. B　5. A　6. C　7. B　8. D

9. C　10. A　11. E　12. E　13. C　14. A　15. D

16. E　17. A　18. E　19. C　20. D　21. E　22. D

23. B　24. E　25. A　26. C　27. D　28. B　29. B

30. C　31. A　32. C　33. C　34. D　35. D　36. A

37. C　38. B　39. D　40. B　41. D　42. A　43. C

44. B　45. D　46. E　47. E　48. B　49. D　50. B

51. A　52. B　53. D　54. D　55. E　56. D　57. D

58. A　59. C　60. B　61. E　62. C　63. B　64. E

65. E　66. C　67. B　68. E　69. C　70. B　71. A

72. E　73. C　74. E　75. C　76. A　77. D　78. C

79. C　80. D　81. D　82. E　83. A　84. C　85. D

86. D　87. E　88. B　89. C　90. D　91. C　92. E

93. A　94. C　95. D　96. D　97. A　98. E　99. B

100. E　101. C　102. E

二、A3/A4 型题

1. B　2. C　3. D　4. E　5. C　6. D　7. D　8. E

9. E　10. B　11. C　12. B　13. E　14. C　15. D

16. B　17. B　18. B　19. A　20. B　21. C　22. D

23. E　24. A　25. E　26. B　27. E　28. A　29. C

30. B　31. E　32. E　33. C　34. C　35. D　36. C

37. C　38. C　39. B　40. E

三、B 型题

1. D　2. A　3. B　4. A　5. C　6. B　7. A　8. E

9. C　10. B　11. E　12. D　13. A　14. C　15. B

16. D　17. A　18. D　19. C　20. B

（蒋文春）

第十二章　静脉输液和输血法

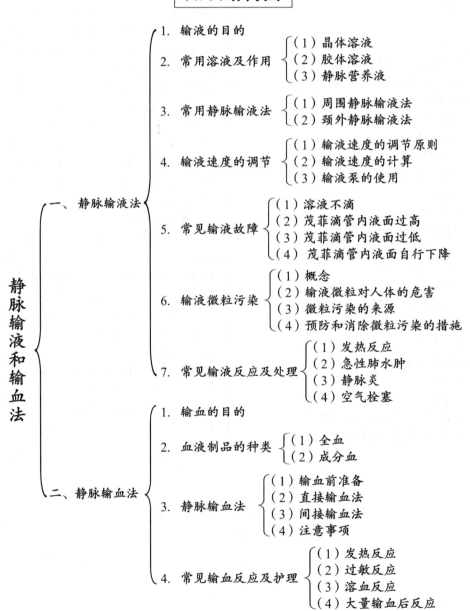

知识结构图

静脉输液和输血法
- 一、静脉输液法
  - 1. 输液的目的
  - 2. 常用溶液及作用
    - （1）晶体溶液
    - （2）胶体溶液
    - （3）静脉营养液
  - 3. 常用静脉输液法
    - （1）周围静脉输液法
    - （2）颈外静脉输液法
  - 4. 输液速度的调节
    - （1）输液速度的调节原则
    - （2）输液速度的计算
    - （3）输液泵的使用
  - 5. 常见输液故障
    - （1）溶液不滴
    - （2）茂菲滴管内液面过高
    - （3）茂菲滴管内液面过低
    - （4）茂菲滴管内液面自行下降
  - 6. 输液微粒污染
    - （1）概念
    - （2）输液微粒对人体的危害
    - （3）微粒污染的来源
    - （4）预防和消除微粒污染的措施
  - 7. 常见输液反应及处理
    - （1）发热反应
    - （2）急性肺水肿
    - （3）静脉炎
    - （4）空气栓塞
- 二、静脉输血法
  - 1. 输血的目的
  - 2. 血液制品的种类
    - （1）全血
    - （2）成分血
  - 3. 静脉输血法
    - （1）输血前准备
    - （2）直接输血法
    - （3）间接输血法
    - （4）注意事项
  - 4. 常见输血反应及护理
    - （1）发热反应
    - （2）过敏反应
    - （3）溶血反应
    - （4）大量输血后反应

知识精编

第一节　静脉输液

静脉输液是利用大气压和液体静压将大量无菌溶液、药液输入静脉的方法。

一、输液的目的

1. 补充水分和电解质，维持酸碱平衡。常用于脱水、酸碱平衡失调等患者。
2. 补充营养，供给热量，促进组织修复。常用于慢性消耗性疾病、不能经口进食等患者。
3. 输入药物，达到控制感染。常用于各种中毒、严重感染等患者。
4. 补充血容量，改善微循环，维持血压。常用于严重烧伤、大出血、休克等患者。
5. 输入脱水剂，降低颅内压，利尿消肿。

二、常用溶液及其作用

1. 晶体溶液：特点为分子小，在血管内存留时间短。
（1）葡萄糖溶液：5% 葡萄糖溶液、10% 葡萄糖溶液，可供给水分和热能。
（2）等渗电解质溶液：供给水分、电解质，常用 0.9% 氯化钠、5% 葡萄糖氯化钠、复方氯化钠等。
（3）碱性溶液：可纠正酸中毒，调节酸碱平衡，常用 5% 碳酸氢钠、11.2% 乳酸钠溶液。
（4）高渗溶液：可利尿脱水，常用 20% 甘露醇、25% 山梨醇、25%～50% 葡萄糖溶液等。

2. 胶体溶液：特点为分子大，在血液存留时间长，能有效维持血浆胶体渗透压，增加血容量。
（1）右旋糖酐：
① 中分子右旋糖酐：用于提高血浆胶体渗透压、扩充血容量。
② 低分子右旋糖酐：用于降低血液黏稠度、改善微循环。
（2）代血浆：羟乙基淀粉（706 代血浆）、氧化聚明胶和聚维酮等溶液。输入后可增加血浆胶体渗透压和循环血量，在急性大出血时可与全血共用。
（3）浓缩白蛋白注射液：可提高胶体渗透压，补充蛋白质和抗体，减轻组织水肿和增强机体免疫力。常用 5% 清蛋白、血浆蛋白等。
（4）水解蛋白注射液：用于补充蛋白质，纠正低蛋白血症，促进组织修复。

3. 静脉营养液：用于供给热能，维持正氮平衡，补充各种维生素和矿物质。常用复方氨基酸、脂肪乳剂等。

三、常用的静脉输液方法

1. 周围静脉输液法，包括：密闭式静脉输液法、静脉留置针输液法。
（1）操作方法，见表 12-1-1。

表 12-1-1　周围静脉输液法

操作方法	操作程序		程序要点说明
1. 密闭式静脉输液法	(1) 准备	① 护士准备	护士洗手、戴口罩
		② 药物准备	a. 按医嘱填写输液卡和药液瓶上标签 b. 认真核对药物名称、浓度、剂量及有效期，检查药液质量 c. 套瓶套，启开铝盖中心部分，常规消毒瓶塞 d. 根据医嘱加入所需药物
		③ 插输液器	<u>检查输液器</u>，将输液器插头插入瓶塞至根部
	(2) 核对解释		携用物至床旁，核对、解释输液目的，嘱患者排便、排尿，取舒适体位。固定输液架位置
	(3) 选择静脉		选择输液部位，备敷贴于无菌垫巾上
	(4) 排气		挂瓶、排气，茂菲滴管内液面达 1/3 ~ 1/2 满
	(5) 消毒皮肤		于穿刺部位上方 <u>6 cm 处扎止血带</u>，安尔碘消毒穿刺部位
	(6) 穿刺		① 嘱患者轻握拳，再次核对、排气。再次检查确认输液管和头皮针内无气泡后，关闭调节器 ② 按静脉注射法穿刺，见回血后，再将针头平行潜行少许 ③ 三松：松开止血带、松开调节器、嘱患者松拳
	(7) 固定		用敷贴固定头皮针
	(8) 调节滴速		① 根据患者的年龄、病情和药物性质调节滴速 ② 一般成人 40 ~ 60 滴/min，儿童 20 ~ 40 滴/min ③ 对年老体弱、婴幼儿、患有心肺疾病的患者以及输入高渗盐水、含钾药物、升压药物时速度宜慢 ④ 对严重脱水、且心肺功能良好者，输入速度可稍快
	(9) 整理及嘱咐		① 告知注意事项，协助患者取舒适体位 ② 整理床单元，清理用物
	(10) 洗手、核对、记录		洗手，记录输液时间及滴速，护士签全名
	(11) 观察		加强巡视，及时处理异常情况
	(12) 添加药液		需连续输液时，及时添加药液
	(13) 停止输液核对与拔针		① 输液完毕，核对床号、姓名 ② 关闭调节器，除去胶贴，用无菌干棉签轻放于穿刺点上方，迅速拔针后按压穿刺点 1 ~ 2 min
	(14) 整理与记录		整理床单元，清理用物（注射器毁形后弃于医用垃圾桶、针头放入锐器盒、止血带送供应室消毒备用）。洗手、取口罩，做好记录

续表 12-1-1

操作方法	操作程序	程序要点说明
2. 静脉留置针输液法（适用于需要长期静脉输液及静脉穿刺较困难的患者）	(1) 准备、核对、解释、排气	① 同密闭式输液法 ② 选择并检查型号适宜的静脉留置针
	(2) 选择静脉	选择粗、直、有弹性的血管，尽可能使用患者非惯用手，避免注射下肢静脉（以满足患者舒适与独立性需要）
	(3) 消毒皮肤	在穿刺点上方 10 cm 处扎止血带，常规消毒穿刺部位，消毒范围 8~10 cm
	(4) 洗手、戴手套、检查、连接留置针、排气	① 洗手、戴手套 ② 检查套管针，调整针头斜面，确认针尖及套管尖端完好 ③ 将输液器头皮针插入肝素帽，排尽空气。除去留置针头套，旋转松动套管，避免套管与针芯粘连
	(5) 穿刺	手持针翼，使针头与皮肤呈 15°~30° 角进针，见回血后，降低穿刺角度，平行将穿刺针推进 0.2 cm，以一手固定针芯，另一手将外套管沿血管方向全部送入静脉
	(6) 三松、固定	① 松止血带，嘱患者松拳，松开调节器。 ② 确认输液通畅后退出针芯，用透明无菌敷贴将导管 "U" 形固定于皮肤上，肝素帽高于穿刺点。在透明膜上记录置管日期、时间 ③ 再次查对
	(7) 调节速度	根据患者年龄、病情及药物性质调节
	(8) 整理、洗手与记录	同密闭式输液法
	(9) 正确封管	输液完毕，关闭调器，将抽有封管液的注射器与输液针头连接，将封管液注入静脉，一边推注一边退针，直至针头全部退出，确保正压封管
	(10) 再次输液	① 常规消毒静脉帽胶塞，将排好气的输液器头皮针全部插入肝素帽内，开始再次输液，调节输液速度 ② 妥善固定注射肢体，注意倾听患者主诉，观察局部静脉有无红、肿、热、痛等，有异常情况及时处理
	(11) 拔针	① 关闭输液调节器，除去无菌敷贴，置无菌干棉签于穿刺点上方，迅速将套管针拔出，按压穿刺点 2~3 min ② 余同密闭式静脉输液法

（2）注意事项：

① 严格执行无菌操作，预防并发症；严格执行查对制度，防止发生差错。

② 对需要长期输液的患者应注意保护静脉，合理使用，一般先从四肢远端小静脉开始。

③ 有计划地安排药物输入的顺序。如需加入药物，应注意配伍禁忌。

④ 输液前必须排尽空气，输液中防止液体流空，输液完及时拔针。

⑤ 进针后，应确保针头在静脉内再输入药液。如需输入对血管刺激性大的药物，宜充分稀释，并待穿刺成功后再加药，输完应再输入一定量 0.9% 氯化钠溶液，以保护静脉。

⑥ 加强巡视。注意局部或全身反应，积极配合医生处理各种输液反应。

⑦ 保持输液器及药液无菌状态。对连续输液者，应 24 h 更换输液器一次。

⑧ 防止交叉感染。做到"一人一巾一带。"

⑨ 留置针一般可保留 3 ~ 5 天，最多不超过 7 天。注意保护相应肢体，一旦发现留置针管内有回血，应立即用稀释肝素液冲洗，避免管腔被堵塞。若留置针管内出现小血凝块，只能用注射器回抽，不可将其推入血管内。

2. 颈外静脉输液法

颈外静脉是颈部最大的浅静脉，位于颈部外侧皮下，位置较固定。临床上多采用静脉留置针进行穿刺，以减轻对血管的损害。

（1）适用范围：

① 长期输液，周围静脉不易穿刺者。

② 周围循环衰竭需测量中心静脉压者。

③ 长期静脉内滴注高浓度或有刺激性的药物，或进行静脉内高营养者。

（2）穿刺部位：下颌角与锁骨上缘中点连线的上 1/3 处，颈外静脉外侧缘为穿刺点。

（3）注意事项：

① 置管后，若发现硅管内有回血，应立即用稀释肝素液冲洗，以免堵塞管腔。

② 每天更换敷料，常规消毒穿刺点及周围皮肤。

③ 拔管时，动作要轻柔，以免硅管折断。

四、输液速度的调节

1. 输液速度的调节原则

（1）一般成人 40 ~ 60 滴/min，儿童 20 ~ 40 滴/min。

（2）对年老体弱、婴幼儿、患有心肺疾病的患者输入速度宜慢；对严重脱水、心肺功能良好的患者输液速度可适当加快。

（3）一般溶液输入速度可稍快；而高渗盐水、含钾药物、升压药物等输入速度宜慢。

2. 输液速度的计算

（1）已知输入液体总量与预计输完所用时间，求每分钟滴数：

$$每分钟滴数=\frac{液体总量（ml）×点滴系数（滴/ml）}{输液时间（min）}$$

（2）已知输入液体总量和每分钟滴数，求输完液体所需时间：

$$输液时间（h）=\frac{液体总量（ml）×点滴系数（滴/ml）}{每分钟滴数（滴/min）×60（min）}$$

点滴系数是指每毫升溶液的滴数，目前常用的静脉输液器的点滴系数有 10、15、20 等多种型号。

3. 输液泵的使用

临床上有些患者需要严格控制输液量，如危重患者、心血管疾病患者和患儿。常用于输入升压药物及抗心律失常药物。

五、常见输液故障和处理

1. 溶液不滴（见表 12-1-2）。

表 12-1-2　常见输液故障（一）

表　现	症状及处理方法
1. 针头滑出血管外	局部肿胀、疼痛；更换针头，另选静脉重新穿刺
2. 针头斜面紧贴静脉壁	液体不滴或滴入不畅，挤压输液管有回血；适当调整针头及肢体位置
3. 针头阻塞，药液不滴	挤压输液管有阻力，无回血；更换针头，重新穿刺
4. 压力过低	适当抬高输液架，加大压力，或降低肢体
5. 静脉痉挛	常由于穿刺肢体长时间暴露于冷环境中，或者输入液体温度过低所致；局部热敷、按摩

2. 茂菲滴管内液面改变（见表 12-1-3）。

表 12-1-3　常见输液故障（二）

现　象	处理方法
1. 茂菲滴管内液面过高	（1）滴管无调节孔：倾斜输液瓶，使瓶内针头露出液面，待滴管内液面降至所需高度时，即可挂回输液架上，继续输液。 （2）滴管有调节孔：可夹闭滴管上端输液管，打开调节孔，待液面降至所需高度时，关闭调节孔，松开滴管上端输液管
2. 茂菲滴管内液面过低	（1）不管滴管侧壁有无调节孔：均可夹闭滴管下端输液管，挤压滴管，待滴管内液面升至所需高度时，即可松开下端输液管，继续输液 （2）如滴管侧壁有调节孔：夹闭滴管下端输液管，打开调节孔，待液面升至所需高度时，关闭调节孔，松开下端输液管，继续输液
3. 茂菲滴管内液面自行下降	检查滴管上端输液管和茂菲滴管有无漏气和裂隙，必要时予以更换输液器

六、输液微粒污染

1. 概念

指在输液过程中，将液体中的非代谢颗粒杂质带入人体，对人体造成严重危害的过程。这些微粒直径多在 1~15 μm，少数在 59~300 μm。

2. 输液微粒污染对人体的危害

（1）液体中微粒过多，直接堵塞血管，造成血管供血不足，甚至出现坏死。

（2）微粒本身作为抗原，引起发热反应、静脉炎等输液反应。

（3）微粒可因巨噬细胞增殖包围造成肉芽肿。

3. 微粒污染的来源

药液生产的环境和生产过程中的各环节中混入异物与微粒；盛放药液的容器不洁净；输液器不洁净；输液前准备工作中的污染，如输液环境不洁净，切割安瓿、开启瓶塞、反复穿刺橡胶瓶塞等。

预防和消除微粒污染的措施

① 保持输液环境中的空气净化，减少病原微生物和尘埃的数量。

② 选用有过滤装置的输液器。

③ 对输入药液及包装进行严格查对。

④ 输入药液最好现用现配，避免污染。

⑤ 严格无菌技术操作，防止因操作不当可能造成的污染。

⑥ 选用工艺及技术先进厂家的制剂。

七、常见输液反应及处理

常见输液反应及处理见表 12-1-4。

表 12-1-4　常见输液反应及处理

输液反应	原因及临床表现	护理措施
1. 发热反应	(1) 原因：常因输入致热物质所致。见于输液器具灭菌不彻底或再次污染或有效期已过、输入的溶液制剂不纯、消毒灭菌不彻底或已过期、变质；输液过程中未严格遵守无菌技术操作原则等 (2) 表现：多发生于输液后数分钟至 1 h，主要表现为发冷、寒战和发热。轻者体温在 38.0 ℃，严重患者寒战后，体温可高达 41.0 ℃，并伴有恶心、呕吐、头痛、脉速等全身不适症状	(1) 预防：严格执行查对制度和无菌技术操作原则，认真检查药液质量和输液器具的包装、灭菌日期、有效期等 (2) 轻者减慢输液速度，严重者立即停止输液，立即通知医生 (3) 对症处理：寒战时应保暖，可增加盖被或给热水袋；高热时行物理降温 (4) 按医嘱给予抗过敏药物或激素类药物 (5) 保留剩余药液和输液器：进行检测，查找原因
2. 循环负荷过重（急性肺水肿）	(1) 原因：输液速度过快，短时间内输入液量过多，导致循环血量剧增，心脏负荷过重；患者原有心肺功能不良 (2) 表现：突发呼吸困难、胸闷、气促、咳嗽，咳出粉红色泡沫样痰，严重时痰液可从口、鼻涌出，听诊肺部湿啰音，心率快且心律不齐	(1) 预防：严格控制输液速度和量，尤其是心肺功能不良、老年人、儿童 (2) 发生肺水肿，应立即停止输液，通知医生，进行紧急处理 (3) 端坐位，双腿下垂，减少回心血量 (4) 高流量氧气输入，氧流量为 $6 \sim 8$ L/min，使肺泡内压力增加，减少肺泡内毛细血管渗出液的产生；同时给予 $20\% \sim 30\%$ 的乙醇（置于湿化瓶内）湿化，以降低肺泡内泡沫的表面张力，促使泡沫破裂消散，从而改善肺部气体交换，迅速缓解缺氧症状 (5) 给予镇静、平喘、强心、利尿和扩血管等药物，以舒张周围血管，加速液体排除 (6) 四肢轮扎，减少静脉回流血量。每 $5 \sim 10$ min 轮换一个肢体
3. 静脉炎	(1) 原因：高浓度或刺激性较强的药液长时间输注；局部静脉壁发生化学炎症反应；无菌操作不严引起感染 (2) 表现：沿静脉走向出现条索状红线，局部组织出现红、肿、热、痛，可伴有畏寒、发热等全身症状	(1) 预防：严格无菌操作；刺激性较强的药物稀释后缓慢滴入，防止药液外溢；有计划更换输液部位；使用静脉留置针选择无刺激或刺激小的导管，留置时间不宜过长 (2) 停止输液，患肢抬高制动；局部用 50% 硫酸镁或 95% 乙醇局部湿热敷；超短波理疗每日 1 次，每次 $15 \sim 20$ min；如意金黄散等中药外敷 (4) 对合并感染者，按医嘱给予抗生素治疗

续表 12-1-4

输液反应	原因及临床表现	护理措施
4. 空气栓塞	(1) 原因：空气进入静脉，输液管未排尽空气，液体走开未及时添加；导管连接漏气；病理：空气进入静脉，可随血量先进入右心房，在进入右心室，空气栓子在右心室内堵塞肺动脉入口，血液不能进入肺内进行气体交换，可造成机体严重缺氧，甚至立即死亡 (2) 表现：患者突感胸部异常不适，胸骨后疼痛，呼吸困难、严重发绀，伴濒死感。听诊心前区听诊可闻及响亮、持续的"水泡声"。心电图示心肌缺血和急性肺心病表现	(1) 预防：排尽输液管气体，液体输完及时添加或拔针；确保输液器质量；输液过程；加压输液、输血时必须专人守护 (2) 立即停止输液，取左侧头低足高位，使气泡浮向右心室尖部，避开肺动脉入口 (3) 给予高流量氧气吸入 (4) 密切病情观察，及时对症处理

第二节　静脉输血

一、输血的目的

1. 补充血容量，增加有效循环血量，增加心排出量，提升血压，促进血液循环。常用于失血、失液导致的血容量减少或休克患者。

2. 补充血红蛋白，促进携氧功能，纠正贫血。常用于严重贫血患者。

3. 补充抗体、补体，增强机体免疫力。常用于严重感染及烧伤的患者。

4. 补充白蛋白，纠正低蛋白血症，维持胶体渗透压，减轻组织渗出和水肿。常用于低蛋白血症的患者。

5. 补充各种凝血因子和血小板，预防及控制出血。常用于凝血功能障碍的患者。

二、血液制品的种类

1. 全血

（1）新鲜血：指 4 ℃采用抗凝剂保养液保存一周的血液，基本保留了血液中原有的所有成分，适用于血液病患者。

（2）库存血：虽含有血液的各种成分，但白细胞、血小板、凝血酶原等成分破坏较多，钾离子含量增多，酸性增高。大量输注可引起高钾血症和酸中毒。库存血在 4 ℃冰箱内可保存 2 ~ 3 周。

（3）自体输血：

①术前预存自体血：对身体一般情况较好，符合自身输血条件的患者，在手术前 2 ~ 3 周内，定期反复采集血液保存，待手术需要时再回输。如进行体外循环的患者。

②术中失血回输：利用血液回收装置，对手术过程中出血量较多的患者，如脾切除、异位妊娠等手术，将腹腔内的血液经收集、抗凝、过滤、洗涤后，再经静脉回输给患者。

2. 成分血

成分血是指根据血液成分的比重不同，加以分离提纯，可根据病情需要输注有关的成分。常用的成分血有：

（1）血浆：血浆是指全血经分离后的液体部分，主要成分为血浆蛋白，不含血细胞，无凝集原。因此在使用时无需做交叉配血试验，但应输同型血浆。常用的血浆包括以下几种：

① 新鲜血浆：多用于凝血因子缺乏者。

② 保存血浆：用于低血容量及低血浆蛋白的患者。

③ 冰冻血浆：在 −30℃低温下保存，有效期 1 年；使用时先放在 37℃温水中融化。适用于血容量不足和血浆蛋白低的患者。

④ 干燥血浆：真空干燥而成，有效期 5 年。使用时加适量生理盐水或 0.1%枸橼酸钠溶液溶解即可。

（2）红细胞：

① 浓缩红细胞：适用于血容量正常、需补充红细胞的贫血患者。

② 洗涤红细胞：适用于免疫性溶血性贫血、脏器移植术后及需反复输血的患者。

③ 红细胞悬液：适用于战地急救和中、小手术患者。

（3）白细胞浓缩悬液：4 ℃保存，48 h 有效。适用于粒细胞缺乏或合并严重感染的患者。

（4）血小板浓缩悬液：22 ℃保存，24 h 有效。适用于血小板减少或血小板功能障碍的出血患者。

（5）其他血液制品：

① 白蛋白液：适用于低蛋白血症患者。

② 纤维蛋白原：适用于纤维蛋白缺乏症、弥漫性血管内凝血（DIC）者。

③ 抗血友病球蛋白浓缩剂：适用于血友病患者。

三、静脉输血的方法

1. 输血前的准备

（1）备血：根据医嘱抽取血标本 2 ml，做血型鉴定和交叉配血试验。静脉输入全血、红细胞、白细胞与血小板制品等均必须做血型鉴定和交叉配血试验；输入血浆前需做血型鉴定。

（2）取血：根据医嘱凭取血单取血，与血库工作人员共同做好"三查八对"，即：

三查：查血液制品的有效期、血液制品的质量（见表 12-2-1）、输血装置是否完好

八对：即对患者姓名、床号、住院号、血袋号、血型、交叉配血试验结果、血液制品种类和剂量。

查对准确无误，护士在交叉配血试验单上签全名，方可取回使用。

表 12-2-1　正常血液与异常血液的鉴别

成　分	正常血液	异常血液
上层血浆	淡黄色、半透明	红色、混浊
下层血细胞	暗红色	暗紫色
两层界限	清楚、无凝块	不清楚、有凝块

（3）取血后：

① 血液从血库取出后勿剧烈振荡，以免红细胞被大量破坏而造成溶血。

② 血液制品不能加温，以免血浆蛋白凝固变性而导致输血反应。取回的血制品在室温下放置 15～20 min 后再输入。一般应在 4 h 内输完。

（4）输血前：血液制品取回病区后，在输血前，操作者必须与另一名护士再次查对，确定正确无误后方可输入。

2. 直接输血法

（1）概念：直接输血法是将供血者血液抽出后，立即输入受血者体内。适用于婴幼儿少量输血或无库血而患者又急需输血时。

（2）操作方法，见表 12-2-2。

表 12-2-2　直接输血法

操作程序	程序要点说明
1. 准备	护士洗手、戴口罩，备齐用物，50 ml 注射器数支，分别抽吸 3.8%枸橼酸钠 5 ml 备用
2. 核对解释	(1) 认真执行查对制度，分别核对受血者和供血者姓名、血型、交叉配血试验结果 (2) 解释输血目的及配合要求，戴手套 (3) 受血者和供血者分别卧于床上，并露出一侧手臂
3. 抽血、输血	(1) 将血压计袖带缠于供血者上臂并充气，并使压力维持在 13.3kPa (2) 选择粗直静脉，常规消毒皮肤，待干 (3) 由三位护士协同操作，一人抽血，一人传递，一人输血 (4) 需连续抽血时，在更换注射器时不需拔出针头，仅用手指压迫穿刺部位前端静脉，以减少出血
4. 拔针	输血结束，拔出针头，用无菌纱布按压穿刺点止血
5. 整理用物	(1) 清理用物并进行分类处理 (2) 洗手、取下口罩，记录输血时间、剂量、血型、有无输血反应

3. 间接输血法

（1）概念：将已经准备好的血液，按静脉输液法输给患者的方法。

（2）操作方法：见表 12-2-3。

表 12-2-3　间接输血法

操作程序	程序要点说明
1. 准备	护士洗手、戴口罩，备齐用物
2. 核对解释	(1) 严格执行查对制度，向患者解释输血目的，以取得患者合作 (2) 嘱患者排便、排尿，帮助其取舒适体位
3. 建立静脉通道	(1) 确认针头在静脉内 (2) 按密闭式静脉输液法为患者输入少量 0.9% 氯化钠溶液
4. 再次核对	两位护士再次进行"三查八对"

续表 12-2-3

操作程序	程序要点说明
5. 输血	(1) 轻轻摇匀血液 (2) 戴手套，打开血袋封口，常规消毒开口处胶管，将输血器针头从输液瓶上拔下，垂直插入血袋胶管内，缓慢将血袋倒挂于输液架上
6. 调节滴速	(1) 开始速度宜慢，15 min 内不超过 20 滴/min，若无不良反应，再根据病情需要调节滴速 (2) 一般成人 40~60 滴/min，老人、儿童酌减
7. 挂血型牌	(1) 脱手套，再次查对无误 (2) 填写输血卡，挂血型牌
8. 整理记录	(1) 协助患者取舒适卧位；交代输血中的注意事项 (2) 整理床单元并清理用物。
9. 严密观察	输血过程中加强巡视，严密观察有无输血反应并及时处理
10. 输血完毕	输血完毕或需输另一袋血液时，更换 0.9% 氯化钠溶液，直至输血器内的血液全部输入体内，再拔针或更换另一袋血液继续输入
11. 整理归位	整理床单元，清理用物。用物分类处理
12. 详细记录	记录输血时间、种类、剂量、血型、血袋号、有无输血反应等

4. 注意事项

（1）严格查对制度：输血前必须经两人查对无误后方可输入。

（2）正确采集血标本：根据输血申请单采集血标本，每次只能为一位患者采集血标本。严禁同时采集两位患者的血标本。

（3）认真检查库存血质量，正常血液分为两层，上层血浆呈淡黄色，下层血细胞呈暗红色，两者之间界限清楚，无凝块。如血浆变红，血细胞呈暗紫色，两层界限不清，提示可能溶血，不能使用。

（4）输血前后及输两袋血液之间均须输入少量等渗盐水。

（5）输入血液内不能随意加入其他药物，如钙剂、酸性或碱性药物、高渗或低渗溶液，以防血液变质。

（6）输血过程中加强巡视，认真倾听患者主诉，密切观察患者有无输血反应。如发生严重反应，立即停止输血，通知医生，采取相应的护理措施，保留余血以备送检以供检查分析原因。

（7）加压输血时，须有专人守护，以免发生空气栓塞。

四、常见输血反应及护理

常见输血反应及护理见表 12-2-4。

表 12-2-4 常见输血反应及护理

输血反应	原因及临床表现	护理措施
1. 发热反应	(1) 原因：血制品、保养液或输血器等被致热源污染，导致致热源进入血液；违反无菌技术操作，造成污染；多次输血后，血液中产生白细胞抗体和血小板抗体，当再次输血时可发生抗原抗体反应 (2) 临床表现：多发生在输血过程中或输血后 1~2 h 内；开始患者有发冷、寒战，继而体温升高，可达 38.0~41.0 ℃，持续时间由 30 min 至数小时不等，可伴有皮肤潮红、头痛、恶心、呕吐等全身症状，严重的可出现呼吸困难、血压下降，甚至昏迷	(1) 预防：去除致热源，严格管理血液制品及输血器；严格执行无菌技术操作原则，防止污染 (2) 症状轻者可减慢输血速度或暂停输血；症状重者应立即停止输血 (3) 对症处理：寒战时应保暖，给热饮料或加盖被；高热时行物理降温。 (4) 严密观察病情，监测生命体征的变化 (5) 遵医嘱给予退热药、抗过敏药物、肾上腺皮质激素等 (6) 保留余血和输血器，以便查找原因
2. 过敏反应	(1) 原因：患者为过敏体质，对某些物质易引起过敏反应；输入血液中含有使患者致敏的蛋白质或药物；多次输血，产生过敏性抗体；供血者的变态反应性抗体传给受血者所致。 (2) 临床表现：表现轻重不一。轻者出现皮肤瘙痒，局部或全身出现荨麻疹，轻度血管神经性水肿（眼睑、口唇水肿明显）；重者因喉头水肿出现呼吸困难，两肺可闻及哮鸣音，甚至发生过敏性休克	(1) 预防：勿选用有过敏史的供血者；供血者在献血前 4 h 内不宜食用高蛋白和高脂肪食物，可饮糖水或少量清淡饮食；不宜服用易致敏的药物；对有过敏史的患者，可在输血前给予口服抗过敏药物 （2）轻者减慢滴速，重者立即停止输血，及时通知医生 (3) 对症处理：呼吸困难者给予氧气吸入；严重喉头水肿并伴严重呼吸困难，应配合行气管切开或气管插管；循环衰竭者立即进行抗休克治疗 (4) 严密观察病情和生命体征变化 (5) 遵医嘱给予盐酸肾上腺素或异丙嗪、苯海拉明、地塞米松等抗过敏药物 (6) 保留余血和输血器，以便查找原因
3. 溶血反应	最严重的输血反应 原因：(1) 输入异型血：由于供血者和受血者 ABO 血型不符所致，反应发生快（输入 10~15 ml 血后），后果严重 (2) 输入变质血：输血前红细胞已经变质溶解，如血液储存过久、保存温度过高或过低 (3) 输入 Rh 因子不同的血：其反应发生较慢，一般在输血后几小时至几天才发生 临床表现：见表 12-2-5	(1) 预防：认真做好血型鉴定和交叉配血试验；输血前认真查对，杜绝差错；严格执行血液保存制度，不使用变质血液 (2) 立即停止输血，通知医生紧急处理；保留余血，并采集患者血标本，重新做血型鉴定和交叉配血试验 (3) 维持静脉通路，以备急救时给药 (4) 保护肾脏：行双侧腰部封闭，双侧肾区用热水袋热敷，以解除肾血管痉挛 (5) 碱化尿液：遵医嘱口服或静脉注射碳酸氢钠溶液，使尿液碱化，增加血红蛋白的溶解度，以减少结晶，防止阻塞肾小管 (6) 密切观察并记录患者生命体征及尿量变化，一旦出现尿少、尿闭，应按急性肾衰竭处理；如出现休克症状，立即配合医生进行抗休克抢救 (7) 做好心理护理

续表 12-2-4

输血反应	原因及临床表现	护理措施
4. 大量输血后反应	(1) 循环负荷过重：同静脉输液反应 (2) 出血倾向： 原因：长期反复输血或短时间输入库存血较多，血小板基本已被破坏，凝血因子减少 临床表现：皮肤、黏膜出现瘀点或瘀斑，穿刺部位可见大块瘀血斑或手术伤口渗血 (3) 枸橼酸钠中毒反应： 原因：由于大量输血随之输入大量枸橼酸钠，如肝功能不全，枸橼酸钠尚未完全氧化即与血中游离钙结合，使血钙下降 临床表现：患者出现手足抽搐、血压下降、心率缓慢、心室纤维颤动、甚至心跳骤停 (4) 酸中毒和高血钾症：因库存血保留时间长，钾离子浓度增高，酸性增加，可导致高钾血症和酸中毒	(1) 循环负荷过重：护理措施同静脉输液反应 (2) 出血倾向： ① 预防：输大量库血时，应间隔输入新鲜血液、血小板浓缩悬液或凝血因子，以防止出血的发生 ② 密切观察患者出血倾向，注意皮肤、黏膜及伤口处有无出血，同时注意观察患者生命体征、意识状态的改变 (3) 枸橼酸钠中毒反应： ① 预防：每输入库血超过 1 000 ml 时，遵医嘱给予 10% 葡萄糖酸钙或 10% 氯化钙 10 ml 静脉注射，防止血钙过低 ② 严密观察患者病情变化及输血后反应
5. 其他反应	(1) 空气栓塞：原因、临床表现同静脉输液反应 (2) 输血传染的疾病：供血者患有病毒性肝炎、艾滋病、疟疾、梅毒等疾病，通过静脉输血传染给患者 (3) 细菌污染反应：任何环节不遵守无菌操作规程，均可导致细菌污染	(1) 同静脉输液反应 (2) 净化血源，加强供血者的管理，严格检测血液，确保血液质量，减少疾病传播 (3) 细菌污染反应：严格遵循无菌技术操作原则

表 12-2-5　溶血反应发生机理及临床表现

发生阶段	机　理	临床表现
开始阶段	红细胞凝集成团，阻塞部分小血管	头胀痛、四肢麻木、胸闷、腰背部剧烈疼痛等
中间阶段	凝集的红细胞发生溶解，大量血红蛋白散布到血浆	黄疸和血红蛋白尿（酱油色）、伴寒战、高热、呼吸急促、血压下降等
最后阶段	大量血红蛋白从血浆进入肾小管，遇酸性物质变成结晶体阻塞肾小管；同时抗原抗体相互作用，使肾小管内皮细胞缺血、缺氧，坏死脱落，进一步使肾小管阻塞。	少尿、无尿等急性肾功能衰竭症状，严重者可致死亡

临床链接

1. 长期输入高浓度、刺激性强的药物及化疗的患者，可导致静脉炎、血管壁硬化、弹性减低或消失、萎缩，造成手背静脉网的破坏，应选择中心静脉置管。在诸多中心静脉置管术中，多采用留置时间长、护理方便、感染率低的 PICC 置管。

2. 无论是留置针还是中心静脉置管，均应采取严格的冲封管步骤，即：先用生理盐水脉冲式（一推一停）冲管，再用肝素盐水正压封管（拔针速度大于推注速度）的方式，不应用静脉点滴或普通静脉推注方式替代。

3. 水肿患者由于疾病的影响，组织间隙积聚过多的液体，致使表浅静脉不易看到或触及。对于此类患者的血管，先将皮下组织间液体按揉推开，用手指挤压穿刺部位，使组织中的水分挤向周围，即可看见静脉，使血管充分显露后再进针。

模拟练习题

一、以下每一道考题下面有 A、B、C、D、E 五个备选答案。请选择一个最佳答案，并在答题卡上将相应题号的相应字母所属方框涂黑。

A1/A2 型题

1. 输液过程中导致静脉痉挛的原因是
   A. 输液速度过快
   B. 液体注入皮下组织
   C. 针头阻塞
   D. 患者肢体抬举过高
   E. 输入的药液温度过低

2. 静脉输液引起发热反应的常见原因是输入液体
   A. 量过多
   B. 速度过快
   C. 温度过低
   D. 时间过长
   E. 制剂不纯

3. 血液病患者最适宜输入
   A. 新鲜血
   B. 库存血
   C. 纤维蛋白原
   D. 新鲜血浆
   E. 冰冻血浆

4. 发生溶血反应后，为增加血红蛋白在尿中的溶解度，常用
   A. 枸橼酸钠
   B. 氯化钠
   C. 碳酸氢钠
   D. 乳酸钠
   E. 葡萄糖酸钙

5. 对纠正体内电解质失调有显著效果的溶液是
   A. 浓缩白蛋白
   B. 右旋糖酐
   C. 晶体溶液
   D. 血浆
   E. 全血

6. 对维持血浆胶体渗透压、增加血容量、升高血压有显著效果的溶液是
   A. 林格氏液
   B. 生理盐水
   C. 5% 葡萄糖溶液
   D. 10% 葡萄糖溶液
   E. 中分子右旋糖酐

7. 患者大量输入库存血后容易出现
   A. 低血钾
   B. 低血钙
   C. 低血磷
   D. 高血铁
   E. 高血钠

8. 使用前需放在 37 ℃ 温水中提温的血液制品是
   A. 普通血浆
   B. 冰冻血浆
   C. 干燥血浆
   D. 新鲜血

E. 库存血

9. 静脉输液时，茂菲滴管内的液面自行下降，原因是
  A. 输液瓶挂得太高
  B. 输液速度过快
  C. 环境温度太低
  D. 患者肢体摆放不当
  E. 滴管或滴管以下导管有裂隙

10. 静脉输液时造成溶液不滴的原因有
  A. 茂菲滴管有裂隙
  B. 茂菲滴管液面过低
  C. 输液速度过快
  D. 静脉痉挛
  E. 针头处漏液

11. 预防大量输血后枸橼酸钠毒性反应，可静脉注射
  A. 乳酸钙
  B. 氯化钙
  C. 碳酸钙
  D. 草酸钙
  E. 溴化钙

12. 输液引起发热反应常见的原因有
  A. 输入液体过多
  B. 输入速度过快
  C. 输入致热物质
  D. 输入药物所致
  E. 输液时间过长

13. 输血引起溶血反应，初始阶段的典型表现是
  A. 恶心、呕吐
  B. 呕血、便血
  C. 呼吸困难
  D. 腰背部剧痛
  E. 荨麻疹

14. 大量液体输入静脉利用的物理原理是
  A. 正压作用
  B. 负压作用
  C. 液体静压作用
  D. 虹吸作用
  E. 空吸作用

15. 输液引起急性肺水肿的典型症状是
  A. 心慌、咳嗽
  B. 胸闷、心悸
  C. 咳粉红色泡沫样痰

  D. 发绀、烦躁不安
  E. 两肺布满水泡音

16. 输液时液体滴入不畅，局部肿胀，此时应
  A. 调节针头角度
  B. 抬高输液瓶位置
  C. 挤压输液管
  D. 局部实施热敷
  E. 更换针头重新穿刺

17. 不宜接受输血的患者是
  A. 严重感染
  B. 失血性休克
  C. 急性肺水肿
  D. 白血病
  E. 乙型肝炎

18. 输血引起过敏反应，下列哪项护理措施是错误的
  A. 静脉注射氯化钙
  B. 轻者减慢滴速
  C. 重者停止输血
  D. 注射抗过敏药物
  E. 呼吸困难吸氧

19. 大量输血后引发枸橼酸钠中毒反应的表现不包括
  A. 心率缓慢
  B. 手足抽搐
  C. 伤口渗血
  D. 脉搏短绌
  E. 血压下降

20. 输液不慎发生空气栓塞，致死的栓塞部位在
  A. 主动脉入口
  B. 肺动脉入口
  C. 左房室入口
  D. 右房室入口
  E. 上腔静脉入口

21. 输血反应中最严重的一种反应是
  A. 过敏反应
  B. 肺水肿
  C. 细菌污染
  D. 溶血反应
  E. 出血倾向

22. 输液过程中出现空气栓塞，患者应采取的体位是
  A. 端坐位，双腿下垂

　　B. 仰卧位，头偏向一侧

　　C. 俯卧位

　　D. 左侧卧位，头低脚高

　　E. 右侧卧位，头高脚低

23. 溶血反应第二阶段的典型症状是

　　A. 胸闷、呼吸急促

　　B. 寒战、发热

　　C. 少尿或无尿

　　D. 黄疸、血红蛋白尿

　　E. 四肢麻木、腰背部剧痛

24. 下列哪种属胶体溶液

　　A. 羟乙基淀粉

　　B. 甘露醇

　　C. 氯化钠

　　D. 葡萄糖

　　E. 乳酸钠

25. 输液时发生静脉痉挛，致液体滴注不畅时应采取的措施是

　　A. 调节输液速度

　　B. 更换肢体位置

　　C. 抬高输液瓶位置

　　D. 局部热敷

　　E. 更换针头重新穿刺

26. 静脉留置针保留在患者静脉内最安全的期限是

　　A. 1~2 天

　　B. 3~5 天

　　C. 5~7 天

　　D. 6~8 天

　　E. 7~9 天

27. 一般成人静脉输液速度应调节在

　　A. 20~40 滴/min

　　B. 30~50 滴/min

　　C. 40~60 滴/min

　　D. 50~70 滴/min

　　E. 60~80 滴/min

28. 输液速度可适当加快的患者是

　　A. 严重脱水者

　　B. 心力衰竭者

　　C. 输入升压药者

　　D. 静脉补钾者

　　E. 2 岁幼儿

29. 输液时发生静脉炎，错误的护理措施是

　　A. 患肢制动

　　B. 患肢可用 50% 硫酸镁湿敷

　　C. 超短波理疗

　　D. 如意金黄散加醋外敷

　　E. 患肢下垂

30. 对长期输液者，合理选用和保护静脉的原则是

　　A. 从粗大明显的静脉开始

　　B. 从上肢静脉开始

　　C. 从下肢静脉开始

　　D. 从头静脉开始

　　E. 从远端静脉开始

31. 静脉输血目的不包括

　　A. 增加血容量

　　B. 增加血浆蛋白

　　C. 纠正贫血

　　D. 补充水和电解质，维持酸碱平衡

　　E. 供给血小板和各种凝血因子

32. 保存白细胞悬液的适宜温度和有效期是

　　A. 0 °C，24 h

　　B. 0 °C，48 h

　　C. 4 °C，24 h

　　D. 4 °C，48 h

　　E. 20 °C，24 h

33. 颈外静脉插管输液，其穿刺部位位于下颌角与锁骨上缘中点连线的

　　A. 上 1/3

　　B. 下 1/3

　　C. 中 1/2

　　D. 上 1/4

　　E. 下 1/4

34. 普通冰冻血浆保存于 −30 °C 的低温下，其有效期为

　　A. 3 个月

　　B. 6 个月

　　C. 1 年

　　D. 18 个月

　　E. 2 年

35. 患者女性，53 岁，突然出现头晕、头痛，逐渐加重，伴有恶心、呕吐，以高血压、脑出血收住院。血压 190/110 mmHg，立即给予脱水利尿溶液降低颅内压，首选的液体是

　　A. 生理盐水

　　B. 10% 葡萄糖

C. 15% 山梨醇

D. 20% 甘露醇

E. 25% 甘露醇

36. 患者女性，58 岁。确诊慢性肾小球肾炎 10 余年，近 1 周来出现双下肢水肿加重。为其输液治疗应选用的胶体溶液为

　　A. 浓缩白蛋白注射液

　　B. 中分子右旋糖酐

　　C. 低分子右旋糖酐

　　D. 低分子羟乙基淀粉

　　E. 水解蛋白注射液

37. 患者男性，78 岁。因上呼吸道感染诱发慢性阻塞性肺病急性发作，入院后给予抗感染、平喘、祛痰治疗，输液总量为 800 ml，计划 5 h 输完，输液器滴系数为 15，每分钟滴数为

　　A. 30 滴

　　B. 35 滴

　　C. 40 滴

　　D. 45 滴

　　E. 50 滴

38. 患者男性 65 岁。确诊肺心病 20 余年，今晨因呼吸困难伴喘息加重急诊入院，输液过程中，突然出现胸闷、咳嗽、咯粉红色泡沫样痰，听诊两肺满布湿啰音，心率快且心律不齐，该患者可能发生

　　A. 心绞痛

　　B. 心肌梗死

　　C. 过敏反应

　　D. 肺栓塞

　　E. 急性肺水肿

39. 患者女性，18 岁。因急性淋巴细胞白血病行静脉输血治疗，输血约 15 ml 后. 主诉头部胀痛、四肢麻木、腰背部剧烈疼痛及胸闷，继而出现酱油色尿及黄疸，此时患者可能发生

　　A. 空气栓塞

　　B. 急性肺水肿

　　C. 溶血反应

　　D. 枸橼酸钠中毒反应

　　E. 过敏反应

40. 患者女性，32 岁，贫血严重。医嘱为该患者静脉输血，其治疗目的是

　　A. 补充血容量

　　B. 增加白蛋白

C. 补充血红蛋白

D. 排出有害物质

E. 补充抗体和补体

41. 患儿男性，8 岁。两周前有上呼吸道感染史。近日出现畏寒、发热，全身皮肤、黏膜出血，并有大片瘀斑，实验室检查血小板计数 $18 \times 10^9/L$，出血时间延长。对此患儿采取静脉输血治疗的目的是

　　A. 补充血容量

　　B. 纠正贫血

　　C. 供给血小板

　　D. 输入抗体、补体

　　E. 增加白蛋白

42. 患者女性，68 岁，因乳腺癌住院化疗，为其输液过程中，患者出现呼吸困难，听诊心前区有响亮的"水泡音"，患者可能发生空气栓塞，空气栓塞的部位是在

　　A. 主动脉入口

　　B. 肺动脉入口

　　C. 肺静脉入口

　　D. 上腔静脉入口

　　E. 下腔静脉入口

43. 患者男性，76 岁，因体质弱，短时间内输入液体量过多，引起急性循环负荷过重，患者的特征性症状是

　　A. 喘憋，呼吸困难

　　B. 心慌，恶心

　　C. 发绀，烦躁不安

　　D. 呼吸困难，心悸

　　E. 胸闷、呼吸困难、咳粉红色泡沫痰

44. 患者女性，74 岁，输液过程中发生肺水肿，吸氧时需用 20%～30% 乙醇湿化，其目的是

　　A. 减低肺泡表面张力

　　B. 消毒吸入的氧气

　　C. 使患者呼吸道湿润

　　D. 使痰液湿薄，易咳出

　　E. 减低肺泡内泡沫表面张力

45. 患者女性 28 岁。手术后大量输血，现患者出现手足抽搐、血压下降，可静脉缓慢注射

　　A. 10% 氯化钙 10 ml

　　B. 4% 碳酸氢钠 10 ml

　　C. 0.9% 氯化钠 10 ml

　　D. 盐酸肾上腺素 2 ml

E. 地塞米松 5 mg

46. 患者女性，30 岁，阑尾炎术后第 5 天，今日输液 1 h 后，突然寒战，继之高热，体温 40 ℃。患者发生发热的主要原因可能是

    A. 输液速度过快

    B. 溶液中含有致热物质

    C. 患者是过敏体质

    D. 溶液温度过低

    E. 溶液中含有对患者致敏的物质

47. 患者男性，46 岁，因食用不洁食物引起腹泻、呕吐，为纠正水、电解质失衡，需输液治疗，可输入的溶液是

    A. 白蛋白

    B. 右旋糖酐

    C. 复方氯化钠

    D. 20%甘露醇

    E. 25%葡萄糖溶液

48. 患者男性，45 岁，患十二指肠溃疡，突然出现呕血，面色苍白，脉搏 120 次/min，血压 60/45 mmHg，医嘱输血 400 ml，目的是补充

    A. 抗体

    B. 血容量

    C. 血小板

    D. 凝血因子

    E. 血红蛋白

49. 患者女性，消化道溃疡久治不愈。今日输血 10 min 后患者主诉头痛、发热、四肢麻木，腰背部剧烈疼痛伴胸闷、气促，患者可能发生了

    A. 发热反应

    B. 过敏反应

    C. 溶血反应

    D. 空气栓塞

    E. 急性肺水肿

50. 患者男性，29 岁，在输液的第 10 天，手腕至肘上 2/3 处，沿静脉走向出现一条索状红线，感觉局部灼热且疼痛，此反应为

    A. 动脉炎

    B. 静脉炎

    C. 发热反应

    D. 空气栓塞

    E. 静脉栓塞

51. 患者田某，从早 8:00 开始输液 1 500 ml，每分钟滴注 50 滴，其输完的时间是

    A. 13:30

    B. 14:05

    C. 15:30

    D. 16:05

    E. 17:30

52. 患者，男性，26 岁，因车祸导致肝破裂急诊入院。患者面色苍白、四肢厥冷，血压 65/40 mmHg，脉搏 150 次/min，急需大量输血。输血过程中错误的护理措施是

    A. 严格查对制度

    B. 输血开始 15 min 内，速度宜慢

    C. 输入两袋以上血液时，两袋血之间需输入少量生理盐水

    D. 输入血液内不得随意加入药液

    E. 输血完毕不需再输入生理盐水

53. 患者，女性，34 岁，因车祸致右股骨干骨折急诊入院，因患者失血较多，遵医嘱输血。在输血过程中，患者出现手足抽搐、血压下降、出血倾向。此患者可能出现的情况是

    A. 过敏反应

    B. 溶血反应

    C. 发热反应

    D. 休克

    E. 枸橼酸钠中毒反应

54. 患者，女性，39 岁，异位妊娠大出血，急诊入院，入院时血压 80/50 mmHg，为其补充血容量时，应选择哪种溶液

    A. 0.9% 氯化钠溶液

    B. 代血浆

    C. 10% 葡萄糖溶液

    D. 4% 碳酸氢钠溶液

    E. 复方氯化钠溶液

55. 患者，男性，24 岁，因一氧化碳中毒住院，医嘱给予输血治疗，选择最佳血液种类为

    A. 全血

    B. 血浆

    C. 浓缩红细胞

    D. 血小板混悬液

    E. 白细胞混悬液

56. 患者，男性，76 岁。需输 500 ml 液体，用滴系数为 20 的输液器，每分钟 40 滴，输完需用

    A. 2.1 h

    B. 2.5 h

C. 3.1 h

D. 3.5 h

E. 4.2 h

57. 患者，女性，35 岁。诊断为带状疱疹，医嘱抗病毒溶液静脉推注每日 3 次。正确的操作是

A. 选择细、弹性好的血管穿刺

B. 0.1% 碘伏消毒注射部位 1 次

C. 见回血再进针少许固定

D. 注射时推注速度宜快

E. 拔针后勿按压

58. 患者司某，女，腹泻输液后因血钾过低导致腹胀、全身肌无力，按医嘱给 10%氯化钾静脉点滴，其输入溶液浓度不应超过

A. 0.1%

B. 1%

C. 0.15%

D. 0.3%

E. 3%

59. 护士在巡视病房中，发现 4 床王先生液体滴速很慢，注射局部无肿胀、无其他不良反应，检查有回血，你认为此时应采取何种措施

A. 局部热敷

B. 调整针头位置

C. 用力挤压输液管，直至点滴良好

D. 更换针头，另选血管重新穿刺

E. 接注射器抽液推注，直至输液通畅

60. 患者，男性，45 岁，肺炎球菌肺炎。上午 8 点 30 分给予青霉素 160 万 U+0.9%氯化钠 100ml，ivgtt。若滴速为 45 滴/min，则完成治疗的时间是

A. 上午 10:03

B. 上午 10:00

C. 上午 9:03

D. 上午 9:00

E. 上午 8:55

61. 患儿，14 岁，中毒性肺炎、休克。经抢救病情稳定。医嘱：10% 葡萄糖注射液 400 ml+多巴胺 20 mg，ivgtt。若滴速是 20 滴/min，则告诉家长输液可维持时间是

A. 1 h

B. 2 h

C. 3 h

D. 5 h

E. 6 h

62. 患者，男性，60 岁，慢性心力衰竭。医嘱：25% 葡萄糖注射液 20 ml+毛花苷丙 0.4 mg，iv。护士注射中发现局部肿胀、疼痛，抽有回血，其可能的原因是

A. 针头滑出血管外

B. 针头斜面紧贴血管壁

C. 注射静脉痉挛

D. 针头斜面部分在血管外

E. 针头部分阻塞

63. 患儿，5 岁，支原体肺炎，给予红霉素静脉滴注。输液第 3 天，输液肢体沿血管走行出现条索状红肿、发热伴疼痛。护士给予的处置不正确的是

A. 患者抬高

B. 增加患肢活动

C. 超短波局部治疗

D. 95% 乙醇湿热敷

E. 暂停从该静脉输液

64. 患者，男性，36 岁，静脉输液后沿血管走行出现条索状红线、肿胀、疼痛。若用乙醇热湿敷宜选用的浓度是

A. 10%

B. 20%

C. 45%

D. 75%

E. 95%

65. 加压输液时，因未及时添加液体发生空气栓塞。为减轻症状，护士应协助患者采取的卧位是

A. 俯卧位

B. 去枕平卧位

C. 端坐位，双腿下垂

D. 左侧卧位，头低足高

E. 右侧卧位，头低足高

66. 某患者使用静脉留置针，在输液完毕后常规使用肝素液封管，但次日仍然发生导管堵塞。导致堵管的可能原因不包括

A. 患者血液处于高凝状态

B. 输入高渗液体后冲洗不彻底

C. 患者穿刺侧肢体活动过度

D. 患者血压过高

E. 封管的肝素液浓度过大

67. 患者，男性，42 岁。因再生障碍性贫血入

院。遵医嘱输注浓缩红细胞。护士采取的步骤中应该除外
- A. 从血库取血回来应尽早输注
- B. 输注前需2位护士进行"三查八对"
- C. 输注前后均需输入少量生理盐水
- D. 发现输血反应及时处理
- E. 输注的红细胞中不可添加药物

68. 产妇，29岁，分娩后出血不止，急需输入血液。护士在输血前需输入的前导溶液是
- A. 5% 葡萄糖氯化钠注射液
- B. 0.9% 氯化钠注射液
- C. 复方氯化钠注射液
- D. 4% 碳酸氢钠注射液
- E. 10% 葡萄糖注射液

69. 患者，女性，19岁，再生障碍性贫血。因全血细胞减少，医嘱：新鲜全血 200 ml, ivgtt st。护士注意到患者输血 100 ml 左右时，发生寒战，继而诉头痛、恶心，测体温 39.5 ℃。最初宜采取的处理是
- A. 暂停输血，静脉滴注生理盐水
- B. 20℃生理盐水灌肠降温
- C. 酒精擦浴降温
- D. 口服碳酸氢钠
- E. 静脉注射氢化可的松

70. 患者，女性，30岁，护士为其静脉注射 25% 葡萄糖溶液时，患者自述疼痛，推注时稍有阻力，推注部位局部隆起，抽无回血，此情况应考虑为
- A. 静脉痉挛
- B. 针头部分阻塞
- C. 针头滑出血管外
- D. 针头斜面紧贴血管壁
- E. 针头斜面部分穿透血管壁

71. 患者，男性，66岁，大量输液后咳嗽咳痰加重，发绀明显，给予半坐位的主要目的是
- A. 使回心血量增加
- B. 使肺部感染局限化
- C. 使膈肌下降，呼吸顺畅
- D. 减轻咽部刺激及咳嗽
- E. 促进排痰，减轻发绀

二、以下提供若干个案例，每个案例下设若干个考题。请根据各考题题干所提供的信息，在每题下面 A、B、C、D、E 五个备选答案中

选择一个最佳答案，并在答题卡上将相应题号的相应字母所属方框涂黑。

A3/A4 型题

（1~2 题共用题干）

患者女性，68岁，静脉输液过程中，患者主诉胸骨后疼痛，随即出现呼吸困难，严重发绀，听诊心前区有"水泡音"。

1. 根据患者临床表现，该患者可能出现了
- A. 急性肺水肿
- B. 心肌梗死
- C. 过敏反应
- D. 空气栓塞
- E. 发热反应

2. 此时应立即停止输液，协助患者取
- A. 俯卧位
- B. 头高足低位
- C. 去枕仰卧位
- D. 半坐卧位床尾抬高
- E. 左侧卧位，头低足高

（3~5 题共用题干）

患者女性，76岁，输血 15 min 后诉头胀痛、胸闷、腰背剧烈疼痛，随后出现酱油色尿。

3. 根据临床表现，该患者可能出现了
- A. 急性肺水肿
- B. 过敏反应
- C. 发热反应
- D. 溶血反应
- E. 空气栓塞

4. 尿液呈酱油色，是因为尿中含有
- A. 红细胞
- B. 白细胞
- C. 血红蛋白
- D. 血小板
- E. 胆红素

5. 发生此反应时，护士首先应
- A. 吸氧
- B. 通知医生
- C. 停止输血
- D. 腰部封闭治疗
- E. 静脉注射碳酸氢钠

（6~8 题共用题干）

患者赵先生，38岁，因白血病入院，近十天来连续输血治疗，患者感到心慌、气短并出

现手足抽搐，血压下降等临床表现。

6. 患者可能是哪种输血反应
　　A. 发热反应
　　B. 过敏反应
　　C. 溶血反应
　　D. 急性肺水肿
　　E. 枸橼酸钠中毒反应

7. 长期反复输血可以造成
　　A. 低钾
　　B. 低钠
　　C. 低钙
　　D. 低磷
　　E. 低氯

8. 为防止输血反应的发生，在输库存血1 000 ml 以上时，可以静脉注射
　　A. 0.9% 生理盐水
　　B. 0.1% 枸橼酸钠
　　C. 10% 葡萄糖酸钙
　　D. 1% 草酸钙
　　E. 肝素
　　（9～10 题共用题干）

　　李女士，39 岁。因肺炎给予红霉素静脉滴注，用药 3 天后注射部位出现沿静脉走行方向条索状红线，伴红、肿、热、痛等症状。

9. 下述护理措施错误的一项是
　　A. 患肢适当抬高
　　B. 患肢适当活动
　　C. 50%硫酸镁湿敷
　　D. 局部超短波理疗
　　E. 遵医嘱给抗生素治疗

10. 预防静脉炎的措施不包括
　　A. 严格执行无菌操作
　　B. 有计划的更换输液部位
　　C. 防止药液溢出血管外
　　D. 刺激性强的药物应充分稀释后应用
　　E. 输液前给予激素治疗
　　（11～14 题共用题干）

　　唐女士，68 岁，每日输液量为 800 ml，为提前完成输液，自行将滴速调至 120 滴/min，输液即将结束时，患者突然出现呼吸困难、气促、咳嗽，咳粉红色泡沫样痰。

11. 根据患者症状，应考虑患者出现了
　　A. 发热反应
　　B. 过敏反应
　　C. 空气栓塞
　　D. 右心衰竭
　　E. 循环负荷过重

12. 护士首先应做的事情是
　　A. 安慰患者
　　B. 立即通知医生
　　C. 给患者吸氧
　　D. 立即停止输液
　　E. 协助患者坐起两腿下垂

13. 能有效改善肺部气体交换，减轻呼吸困难的措施是
　　A. 10%～20% 乙醇湿化低流量持续给氧
　　B. 20%～30% 乙醇湿化加压给氧
　　C. 30%～40% 乙醇湿化低流量持续给氧
　　D. 40%～50% 乙醇湿化加压给氧
　　E. 50%～70% 乙醇湿化低流量持续给氧

14. 为缓解症状，可协助患者采取的体位是
　　A. 左侧卧位，头偏向一侧
　　B. 仰卧，头偏向一侧
　　C. 端坐位，两腿下垂
　　D. 抬高床头 15～30 cm
　　E. 抬高床头 20°～30°
　　（15～17 题共用题干）

　　张某，76 岁，大叶性肺炎入院治疗，给予吸氧、抗炎、支持疗法，每日静脉输液量约为 1 000 ml。今晨输液过程中患者突感胸闷，呼吸困难，严重发绀，查体：HR130 次/min，心前区听诊可闻及响亮持续的水泡声。

15. 患者可能发生了
　　A. 急性肺水肿
　　B. 哮喘急性发作
　　C. 心力衰竭
　　D. 过敏反应
　　E. 空气栓塞

16. 应立即取
　　A. 端坐位，双腿下垂
　　B. 左侧卧位，头高足低
　　C. 右侧卧位，头高足低
　　D. 左侧卧位，头低足高
　　E. 抬高头胸 20°～30°

17. 以下措施不正确的是
　　A. 立即停止输液

B. 持续 1～2 L/min 吸氧

C. 30%酒精湿化给氧

D. 安慰患者，减轻恐惧

E. 必要时遵医嘱给予镇静剂

（18～19 题共用题干）

患者，男性，51 岁。因哮喘发作前来急诊。医嘱氨茶碱 0.25 g 加入 25% 葡萄糖 20 ml 静脉注射。

18. 静脉注射时穿刺角度通常为

A. 5°～10°

B. 15°～30°

C. 30°～40°

D. 40°～50°

E. 50°～60°

19. 为患者局部热湿敷时应选择

A. 75%乙醇

B. 25%硫酸镁

C. 30%乙醇

D. 50%硫酸镁

E. 4%碳酸氢钠

（20～21 题共用题干）

患者，女性，75 岁。医嘱 60 min 内静脉滴注 5%葡萄糖氯化钠 100 ml + 头孢拉定 3.0g。

20. 用滴系数为 15 的输液器，调节输液滴速为每分钟

A. 15 滴

B. 20 滴

C. 25 滴

D. 30 滴

E. 35 滴

21. 选择静脉输液的穿刺部位，以下不正确的是

A. 选择粗、直、弹性好的静脉

B. 穿刺部位避开关节

C. 不宜在静脉瓣部位进针

D. 由近心端向远心端选择血管

E. 不可在皮肤炎症处进针

（22～23 题共用题干）

患者，男性，37 岁，因上呼吸道感染入院。遵医嘱给予补液抗感染治疗。护士在巡视病房时发现输液不滴，注射部位无肿胀，挤压无回血，有阻力。

22. 该患者可能发生了何种情况

A. 针头斜面紧贴血管壁

B. 针头堵塞

C. 压力过低

D. 针头滑出血管外

E. 静脉痉挛

23. 正确的处理方法是

A. 抬高输液瓶

B. 另选静脉更换针头重新穿刺

C. 变换肢体位置

D. 输液局部湿热敷

E. 用力挤压输液管直至输液通畅

（24～25 题共用题干）

患者，男性，36 岁，因发热、咳嗽入院治疗。遵医嘱用 0.9% 氯化钠溶液 1 000 ml 加青霉素 800 万 U 静脉滴注。

24. 该患者输液的目的是

A. 补充血容量

B. 控制感染

C. 供给热量

D. 利尿消肿

E. 补充水分和电解质

25. 该患者输液过程中错误的护理措施是

A. 加强巡视及时更换输液瓶

B. 注意输液管有无扭曲

C. 观察滴速是否合适

D. 溶液不滴立即拔针，更换针头重新穿刺

E. 耐心听取患者主诉

（26～27 题共用题干）

患者，女性，40 岁，因急性再生障碍性贫血入院治疗。实验室检查：RBC 2.0×10^{12}/L，Hb 6.0 g/L，WBC 2.9×10^{9}/L，血小板 50×10^{9}/L。

26. 该患者最适宜静脉输注

A. 新鲜血

B. 新鲜冰冻血浆

C. 5%血清蛋白液

D. 浓缩白细胞悬液

E. 库血

27. 以下输血前的准备工作中，错误的一项是

A. 需做血型鉴定和交叉配血试验

B. 血液从血库取出后勿剧烈震荡

C. 需由两人进行三查七对

D. 血液取出后不能加温

E. 输血前先静脉滴入生理盐水

（28～32 题共用题干）

患者，女性，40 岁，胃溃疡史多年，因饮食不当发生上消化道出血入院。血压 80/50 mmHg，脉率 110 次/min，脉搏细弱，表情淡漠，尿少，遵医嘱输血 400 ml。

28. 该患者进行输血的目的是
    A. 补充血容量，提高血压
    B. 增加血红蛋白
    C. 供给各种凝血因子
    D. 增加清蛋白
    E. 增加抵抗力

29. 应选用哪种血液制品
    A. 全血
    B. 血浆
    C. 洗涤红细胞
    D. 清蛋白
    E. 浓缩血小板悬液

30. 患者输血过程中，血液滴入速度较慢，检查患者，发现输血肢体冰冷，此时护士应
    A. 更换针头重新穿刺
    B. 另选血管重新穿刺
    C. 提高输液瓶位置
    D. 热敷注射部位
    E. 调整针头位置或适当变换肢体位置

31. 在输血即将结束时，患者出现皮肤瘙痒、眼睑水肿、呼吸困难。该患者可能发生的情况是
    A. 发热反应
    B. 过敏反应
    C. 溶血反应
    D. 肺水肿
    E. 枸橼酸钠中毒

32. 输血时患者出现皮肤瘙痒、眼睑水肿、呼吸困难等症状，护士采取的以下护理措施，错误的一项是
    A. 轻者减慢输血速度，重者立即停止输血
    B. 碱化尿液
    C. 保留余血送检
    D. 给予吸氧
    E. 皮下注射 0.1% 盐酸肾上腺素 0.5～1 ml

（33～34 题共用题干）

患者，女性，27 岁，阑尾炎术后第 5 天，体温 36.8 ℃，刀口无渗血、渗液。当日上午 9 时许，继续静脉滴注青霉素，30 min 后，患者突然寒战，继之高热，体温 40 ℃，并伴有头痛、恶心、呕吐。

33. 根据上述表现，判断此患者可能出现了哪种情况
    A. 发热反应
    B. 过敏反应
    C. 心脏负荷过重的反应
    D. 空气栓塞
    E. 静脉炎

34. 上述反应产生的主要原因可能是
    A. 溶液中含有对患者致敏的物质
    B. 溶液中含有致热物质
    C. 输液速度过快
    D. 溶液温度过低
    E. 患者是过敏体质

（35～37 题共用题干）

患者，男性，65 岁，因病情需要行加压静脉输液。当护士去治疗室取物品回到患者床前时，发现患者呼吸困难。有严重发绀。患者自述胸闷、胸骨后疼痛、眩晕，护士立即给患者测量血压，其值为 10.6/6.6 kPa（80/50 mmHg）。

35. 此患者可能出现了
    A. 心脏负荷过重
    B. 心肌梗死
    C. 空气栓塞
    D. 过敏反应
    E. 心绞痛

36. 护士应立即协助患者
    A. 取右侧卧位
    B. 取左侧卧位
    C. 取仰卧位，头偏向一侧
    D. 取半卧位
    E. 取端坐卧位

37. 下列预防措施中正确的是
    A. 正确调节滴速
    B. 预防性服用舒张血管的药物
    C. 预防性服用抗过敏药物
    D. 加压输液时护士应在患者床旁守候
    E. 严格控制输液量

（38～42 题共用题干）

患者男性，40 岁。因车祸内脏破裂大出血，欲行急诊手术治疗。去手术室之前，护士遵医嘱为患者建立静脉通道并行输血治疗。因时间紧，护士从血库取血后将血袋放入热水中提温，

5 min 后给患者输入。当输血 10 min 后，患者感到头部胀痛，出现恶心、呕吐、腰背部剧痛。

38. 患者可能出现的反应是
    A. 高钾血症
    B. 过敏反应
    C. 溶血反应
    D. 酸中毒
    E. 低血钙

39. 此反应产生的最大可能的原因是
    A. 输入了致敏物质
    B. 输入了库存血
    C. 输入了异型血液
    D. 枸橼酸浓度过高
    E. 加温破坏了红细胞

40. 此患者将出现的特征性表现是
    A. 四肢麻木
    B. 血液下降
    C. 面部潮红
    D. 心前区压迫感
    E. 黄疸、血红蛋白尿

41. 发生此反应，护士首选的护理措施是
    A. 吸氧
    B. 灌肠血压
    C. 停止输血
    D. 遵医嘱静脉注射碳酸氢钠
    E. 送检剩余血，重做交叉配血试验

42. 如果患者死亡，其最常见原因是
    A. 心力衰竭
    B. 呼吸衰竭
    C. 过敏性休克
    D. 肾功能衰竭
    E. 感染性休克

（43～45 题共用题干）

患者，女性，46 岁。输液过程中突然呼吸困难，感到胸闷、气促、咳嗽、咳粉红色泡沫痰，肺部闻及湿啰音。

43. 根据临床表现，该患者可能出现了
    A. 急性肺水肿
    B. 心肌梗死
    C. 过敏反应
    D. 空气栓塞
    E. 发热反应

44. 吸氧时，在湿化瓶内应加的湿化液是

    A. 清水
    B. 冷蒸馏水
    C. 10%～20% 乙醇
    D. 20%～30% 乙醇
    E. 1%～4% 呋喃西林

45. 应立即协助患者取
    A. 去枕仰卧位
    B. 头低足高位
    C. 俯卧位
    D. 半坐卧位，床尾抬高
    E. 端坐位，双腿下垂

（46～47 题共用题干）

女性，23 岁，因再生障碍性贫血入院，体检：体温 38.5 ℃，面色苍白，皮肤散在出血点。需长时间静脉输入抗胸腺细胞球蛋白治疗。

46. 为合理使用静脉，选择血管时应
    A. 先上后下
    B. 先粗大后细小
    C. 先细直后弯曲
    D. 先近心端后远心端
    E. 先远心端后近心端

47. 患者静脉输液后，沿静脉走性出现条索状红线，并有肿痛，护理措施不当的是
    A. 局部理疗
    B. 患肢抬高
    C. 更换注射部位
    D. 患肢活动增加
    E. 50% 硫酸镁热湿敷

（48～50 题共用题干）

患者，输血过程中出现头胀、四肢麻木、腰背部剧痛、呼吸急促、血压下降、黄疸等症状。

48. 该患者因输血发生了
    A. 发热反应
    B. 过敏反应
    C. 溶血反应
    D. 急性肺水肿
    E. 枸橼酸钠中毒反应

49. 患者尿液中可含有
    A. 红细胞
    B. 淋巴液
    C. 大量白细胞
    D. 胆红素
    E. 血红蛋白

50. 护士可给患者应用热水袋，放置于
    A. 足底
    B. 腹部
    C. 腰部
    D. 背部
    E. 腋窝处

三、以下提供若干组考题，每组考题共同使用在考题前列出的 A、B、C、D、E 五个备选答案。请从中选择一个与考题关系密切的答案，并在答题卡上将相应题号的相应字母所属方框涂黑。每个备选答案可能被选择一次、多次或不被选择。

B 型题

（1～4 题共用备选答案）
    A. 洗涤红细胞
    B. 浓缩红细胞
    C. 血浆
    D. 浓缩白细胞悬液
    E. 新鲜血

1. 一氧化碳中毒的患者需输入

2. 血液病患者需输入

3. 烧伤患者需输入

4. 免疫性溶血性贫血患者需输入

（5～8 题共用备选答案）
    A. DIC 患者
    B. 异位妊娠失血患者
    C. 溶血性贫血患者
    D. 血小板减少患者
    E. 粒细胞缺乏合并严重感染患者

5. 自体输血适用于

6. 白细胞浓缩悬液适用于

7. 洗涤红细胞适用于

8. 纤维蛋白原适用于

（9～10 题共用备选答案）
    A. 过敏反应
    B. 细菌污染反应
    C. 发热反应
    D. 溶血反应
    E. 空气栓塞

9. 最常见的静脉输液反应是

10. 最严重的静脉输血反应是

（11～12 题共用备选答案）
    A. 5% 葡萄糖盐水
    B. 10% 葡萄糖液
    C. 低分子右旋糖酐
    D. 中分子右旋糖酐
    E. 浓缩白蛋白

11. 出血过多、血压下降时用

12. 急性肠胃炎用

（13～14 题共用备选答案）
    A. 全血
    B. 血浆
    C. 纤维蛋白原
    D. 自体血
    E. 白蛋白液

13. 输入前必须做血型鉴定和交叉配血试验的是

14. 输入前只需做血型鉴定的是

参考答案

一、A1/A2 型题

1. E　2. E　3. A　4. C　5. C　6. E　7. B　8. B
9. E　10. D　11. B　12. C　13. D　14. C　15. C
16. E　17. C　18. A　19. D　20. B　21. D　22. D
23. D　24. A　25. D　26. B　27. C　28. A　29. E
30. E　31. D　32. D　33. A　34. C　35. D　36. A
37. C　38. E　39. C　40. C　41. C　42. B　43. E
44. E　45. A　46. B　47. C　48. B　49. C　50. B
51. C　52. E　53. C　54. E　55. C　56. E　57. C
58. D　59. B　60. C　61. D　62. C　63. C　64. E
65. D　66. E　67. A　68. B　69. A　70. C　71. C

二、A3/A4 型题

1. D　2. E　3. D　4. C　5. C　6. E　7. C　8. C
9. B　10. E　11. E　12. D　13. B　14. C　15. E
16. D　17. C　18. A　19. D　20. C　21. D　22. B
23. B　24. C　25. D　26. A　27. C　28. A　29. A
30. D　31. B　32. B　33. A　34. B　35. C　36. B
37. D　38. C　39. E　40. E　41. D　42. D　43. A
44. D　45. E　46. E　47. D　48. C　49. E　50. C

三、B 型题

1. A　2. E　3. C　4. A　5. B　6. E　7. C　8. A
9. C　10. D　11. D　12. A　13. A　14. B

（王佳）

第十三章 标本采集

知识结构图

标本采集
├─ 一、标本采集的原则
│   ├─ 1. 按医嘱采集标本
│   ├─ 2. 做好采集前准备
│   ├─ 3. 确保标本质量
│   └─ 4. 培养标本的采集
│
└─ 二、各种标本采集方法
    ├─ 1. 静脉血标本采集法
    │   ├─（1）静脉血标本的种类
    │   ├─（2）采集静脉血标本的方法
    │   └─（3）自动静脉采血器采血法
    ├─ 2. 尿标本采集法
    │   ├─（1）常规尿标本
    │   ├─（2）尿培养标本
    │   ├─（3）12 h 或24 h 尿标本
    │   └─（4）注意事项
    ├─ 3. 粪便标本采集法
    │   ├─（1）粪便常规标本
    │   ├─（2）粪便培养标本
    │   ├─（3）寄生虫及虫卵标本
    │   └─（4）粪便隐血标本
    ├─ 4. 痰标本采集法
    │   ├─（1）常规痰标本
    │   ├─（2）痰培养标本
    │   ├─（3）24 h 痰标本
    │   └─（4）注意事项
    └─ 5. 咽拭子标本采集法

知识精编

第一节 标本采集的原则

一、按医嘱采集标本

由医生填写检验申请单，按医嘱采集各种标本。

二、做好采集前的准备

1. 根据检验项目及目的，选择采集方法、确定标本量、了解采集的注意事项。

2. 根据检验目的，选择适当的标本容器，并在容器外贴上标签，注明科别、病室、床号、姓名、住院号、检验目的、送检日期等。

3. 采集标本前应仔细查对医嘱、检验申请单及患者信息。

4. 做好解释工作，向患者说明检验目的及注意事项。

三、确保标本质量

1. 掌握正确的采集方法、采集时间和采集量。

2. 标本采集后，应及时送检，特殊标本应注明采集时间。

四、培养标本的采集

1. 采集细菌培养标本，应在患者使用抗生素之前（如已经用药，则应在血药浓度最低时采集，并在检验单上注明）。

2. 采集时应严格执行无菌操作，标本应放入无菌容器内，不可混入防腐剂、消毒剂或药物，培养液应足量、无浑浊及变质。

第二节　各种标本的采集方法

一、静脉血标本采集法

1. 静脉血标本的种类

（1）全血标本：用于测定血液中某些物质的含量，如血糖、血氨、血沉、尿素氮、肌酐、肌酸、尿酸等。

（2）血清标本：用于测定血清酶、脂类、电解质、肝功能等。

（3）血培养标本：查找血液中的病原菌。

2. 采集静脉血标本的方法

（1）操作要点：

① 按静脉注射法穿刺取血后，回抽注射器活塞，防止血液凝固造成针头阻塞、注射器粘连。

② 将血液依次注入标本容器：血培养标本注入无菌培养容器内，一般血培养取血 5 ml，亚急性细菌性心内膜炎患者取血 10～15 ml；全血标本注入盛有抗凝剂的试管内，并轻轻摇动，使血液和抗凝剂充分混合；血清标本注入干燥试管内，勿将泡沫注入，并避免震荡。

（2）注意事项：

① 空腹抽血应提前告知患者禁食。

② 取血后应回抽注射器活塞，以防针头堵塞。

③ 若同时抽取几个类型的血标本，注入顺序为：培养瓶→抗凝试管→干燥试管。

④ 采集血培养标本时，培养液的种类及量符合要求、瓶塞保持干燥。

⑤ 严禁在输液、输血的针头处或同侧肢体采集血标本。

⑥ 为防止血标本溶血，采血后应取下注射器针头，沿试管壁将血液缓慢注入试管。

3. 自动静脉采血器采血法

（1）构造：由多功能采血针、持针器、储血管（全封闭真空装置）三部分组成。

（2）操作要点：

① 按静脉注射法穿刺，确认进入静脉后，将储血管插入持针器。

② 若需采集多管血标本，在第一管采完后，更换下一只储血管，如此反复即可完成。

二、尿标本采集法

1. 常规尿标本

（1）目的：观测颜色、透明度，有无细胞或管型，尿比重，尿蛋白及尿糖定性。

（2）操作要点：取晨起第一次尿液，量约 100 ml；不可混入粪便以免使尿液变质。

2. 尿培养标本

（1）目的：取未被污染的尿液做细菌学检查。

（2）操作要点：

① 中段尿留取法：按导尿法清洁、消毒外阴，嘱患者自行排尿，弃去前段尿，留取中段尿约 5 ml 送检。

② 导尿术留取法：按导尿术插入尿管留取尿液。

3. 12 h 或 24 h 尿标本

（1）目的：用于各种定量检查。如钾、钠、氯、肌苷、肌酸、17-羟类固醇、17-酮类固醇、尿糖、尿蛋白定量、尿浓缩查结核分枝杆菌等。

（2）操作要点：

① 标明标本采集的起止时间。

② 12 h 尿标本留取方法：晚 7 时排空膀胱后开始留取尿液，至次晨 7 时留取最后一次尿；集尿瓶应置于阴凉处。

③ 24 h 尿标本留取方法：晨 7 时排空膀胱后开始留取尿液，至次晨 7 时留取最后一次尿；集尿瓶应置于阴凉处。

④ 根据检验要求加入相应的防腐剂（见表 13-2-1）。

表 13-2-1　常用防腐剂的作用及用法

名　称	作　用	用　法	临床应用
甲醛	固定尿液中有机成分，防腐	每 30 ml 尿液中加 40%甲醛 1 滴	艾迪计数（即尿细胞计数）
浓盐酸	使尿液保持在酸性环境中，防止尿液中的激素被氧化，防腐	24 h 尿液中加 5~10 ml	17-羟类固醇、17-酮类固醇等
甲苯	可形成一层薄膜覆盖在尿液表面，防止细菌污染，以保持尿液的化学成分不变	在第一次尿液倒入后再加入，每 100 ml 尿液加 0.5%~1% 甲苯 10 ml	尿蛋白定量、尿糖定量及钾、钠、氯、肌酐、肌酸定量

4. 注意事项

（1）女性患者在月经期，不宜留取尿标本。

（2）昏迷或尿潴留患者，可通过导尿留取尿标本。

（3）妊娠试验留取晨尿。

（4）会阴分泌物过多者，应先清洁，再留取尿标本。

（5）留置导尿患者留取常规尿标本，可打开集尿袋下方引流口的橡胶塞进行收集。

（6）留取尿培养标本，应严格无菌操作，以免污染标本而影响检验结果。

三、粪便标本采集法

1. 粪便常规标本

（1）目的：检查粪便颜色、性状、混合物和细胞等。

（2）操作要点：

① 嘱患者先排尿，再留取粪便标本。

② 应在粪便的中央部位或有黏液、脓血等异常部位留取粪便标本，量约 5 g。

③ 腹泻患者留取标本，应将水样便盛于容器内送检。

2. 粪便培养标本

（1）目的：检查粪便中的致病菌。

（2）操作要点：

① 患者先排尿，以免尿液混入粪便标本。

② 用无菌棉签在粪便中央部分或黏液、脓血等异常部分留取粪便标本，量约 2~5 g，放入无菌培养瓶内盖紧瓶塞。

③ 若患者无便意，可用无菌棉签蘸 0.9% 氯化钠溶液轻轻插入肛门内约 6~7 cm，再沿一个方向轻轻旋转，退出后将棉签放入无菌培养瓶中，盖紧瓶塞并立即送检。

3. 寄生虫及虫卵标本

（1）目的：检查粪便中的寄生虫、幼虫、虫卵。

（2）操作要点：

① 检查寄生虫：在患者粪便的不同部位采集带血或黏液部分，量约 5~10 g。如服用驱虫药或做血吸虫孵化检查，则应留取全部粪便。

② 检查蛲虫：嘱患者在晚上睡前或早晨起床前，将透明胶带贴在肛门周围；取下胶带，将粘有虫卵的一面贴在载玻片上。

③ 检查阿米巴原虫：先将便盆加温，再嘱患者排便，连同粪便及便盆立即送检。

4. 粪便隐血标本

（1）目的：检查粪便中肉眼不能察见的微量血液。

（2）操作要点：

① 嘱患者在检查前 3 天禁食肉类、动物血、肝脏、含铁剂药物及绿色蔬菜，以免出现假阳性。

② 第 4 天按常规标本留取粪便，及时送检。

四、痰标本采集法

1. 常规痰标本

（1）目的：检查痰液一般性状，做涂片经特殊染色查找细菌、虫卵和癌细胞。

（2）操作要点：

① 嘱患者晨起未进食前，先用清水漱口，去除口腔杂质。

② 嘱患者深呼吸后，用力咳出气管深处第一口痰，留于痰标本盒内并及时送检。

2. 痰培养标本

（1）目的：检查痰液中的致病菌。

（2）操作要点：

① 嘱患者晨起未进食前，先用朵贝尔溶液漱口，再用清水漱口。

② 嘱患者深呼吸后，用力咳出气管深处第一口痰，留于无菌容器内及时送检。

3. 24 h 痰标本

（1）目的：检查 24 h 痰液的量和性状。

（2）操作要点：

① 集痰器中应加少量清水（记录总痰量时，应减去清水的容量）。

② 嘱患者晨起未进食前漱口，从晨 7 时开始至次晨 7 时止，将全部痰液留于容器内。

4. 注意事项

（1）查找癌细胞的痰标本应立即送检，或用 10% 甲醛溶液或 95% 乙醇溶液固定后送检。

（2）嘱患者不可将漱口液、唾液、鼻涕等混入标本。

（3）采集痰培养标本时，应严格无菌操作，以免污染标本而影响检验结果。

五、咽拭子标本采集法

1. 目的：从咽部或扁桃体采集分泌物作细菌培养或病毒分离。

2. 操作要点：

（1）嘱患者张口发"啊"音，以暴露咽喉部。

（2）取出咽拭子中的无菌长棉签，快速擦拭两侧腭弓和咽、扁桃体分泌物。

（3）用酒精灯消毒管口及塞子，将棉签插入培养管，盖紧。

（4）采集标本应避免在进食后 2 h 内进行，且动作应轻、稳，以免引起呕吐。

（5）作真菌培养时，应在口腔溃疡面上采集标本。

模拟练习题

一、**以下每一道考题下面有 A、B、C、D、E 五个备选答案。请选择一个最佳答案，并在答题卡上将相应题号的相应字母所属方框涂黑。**

A1/A2 型题

1. 做口腔真菌培养时，采取分泌物的部位宜在
   A. 两侧腭弓
   B. 扁桃体
   C. 腭垂
   D. 溃疡面
   E. 咽部

2. 采集细菌培养标本时，正确的做法是
   A. 容器中加防腐剂
   B. 餐前取标本
   C. 已用抗生素的患者，不可采集标本
   D. 采用干燥试管
   E. 在血药浓度最低时采标本

3. 一般血培养标本取血量为

A. 3 ml
B. 5 ml
C. 10 ml
D. 2 ml
E. 8 ml

4. 以下防止血标本溶血的方法中，不正确的是
   A. 选用干燥注射器和针头
   B. 避免过度震荡
   C. 采血后去针头沿试管壁将血液和泡沫缓慢注入试管
   D. 立即送检
   E. 需采全血标本时，可采用抗凝管

5. 常规尿标本留取的尿量为
   A. 50 ml
   B. 100 ml
   C. 150 ml
   D. 200 ml

E. 250 ml

6. 采集粪便标本检查阿米巴原虫前，将便盆加热的目的是
A. 减少污染
B. 保持原虫活力
C. 降低假阳性率
D. 降低假阴性率
E. 使患者舒适

7. 需用抗凝管采血的是
A. 甘油三酯的测定
B. 肝功能检查
C. 血清酶测定
D. 血氨测定
E. 血钠测定

8. 采集粪便标本做潜血试验时需禁食
A. 牛奶
B. 豆腐
C. 肉类
D. 豆制品
E. 土豆

9. 装送检血标本的试管外应贴标签，标签上应注明的内容不包括
A. 床号
B. 姓名
C. 科室
D. 取血量
E. 送检目的

10. 采集咽拭子的时间不宜安排在
A. 清晨
B. 餐后 2 h 内
C. 上午 9 时
D. 午后 4 时
E. 睡前

11. 留取血吸虫孵化检查的粪便标本应
A. 于进试验饮食 3 ~ 5 天后留便
B. 留取全部粪便及时送检
C. 将便盆加热后留取全部粪便
D. 用竹签挑取脓血黏液便置于培养管内
E. 挑取少许异常粪便置蜡纸盒内送检

12. 常规痰标本采集时间常常在
A. 随时采集
B. 睡前
C. 清晨未进食前

D. 饭前
E. 饭后

13. 采集痰培养标本时应先用的漱口液是
A. 生理盐水
B. 清水
C. 0.1%醋酸溶液
D. 1% ~ 4%碳酸氢钠溶液
E. 朵贝尔漱口溶液

14. 以下何种检验标本必须注明采集时间
A. 粪便常规标本
B. 血培养标本
C. 尿细胞计数检验
D. 咽拭子培养
E. 尿常规标本

15. 下列哪项检验须采取全血标本
A. 血钾
B. 血糖
C. 血钠
D. 血钙
E. 肝功能

16. 关于标本采集，以下正确的是
A. 尿糖定性检查，留 12 h 尿标本
B. 尿妊娠试验，在睡前留尿
C. 痰培养标本，应先用复方硼酸溶液漱口后再留取
D. 查蛲虫，便盆应先加温
E. 做咽拭子培养，在扁桃体及咽部取分泌物

17. 以下符合标本采集原则的是
A. 所有标本注明采集时间
B. 细菌培养标本应加防腐剂
C. 所有容器必须无菌
D. 护士填写检查申请单
E. 遵照医嘱，正确采集标本，即刻送检

18. 常规尿标本的最佳留取时间是
A. 清晨
B. 午后 4 h
C. 餐后 2 h
D. 睡前
E. 餐前 2 h

19. 检查蛲虫时，标本采集时间为
A. 清晨起床后
B. 午后 4 h
C. 餐后 2 h

D. 晚上睡觉前

E. 上午 9 时

20. 采集咽拭子的时间不宜安排在餐后 2 h 内，其原因是

A. 防止污染

B. 防止呕吐

C. 减轻疼痛

D. 减少口腔细菌

E. 保持细菌活力

21. 取中段尿作尿培养时，留取的尿样应不少于

A. 2 ml

B. 5 ml

C. 10 ml

D. 15 ml

E. 20 ml

22. 采集血沉标本用

A. 10% 草酸钾抗凝瓶

B. 肝素抗凝瓶

C. 3.8% 枸橼酸钠抗凝瓶

D. 清洁干燥试管

E. 0.1% 草酸钠抗凝瓶

23. 测定黄疸指数取标本应特别注意

A. 不用抗凝瓶

B. 需采血 2 ml

C. 采标本后及时送检

D. 空腹抽血，严防溶血

E. 最好于清晨取血

24. 下列哪项检验须采取血清标本

A. 血氯

B. 血沉

C. 血氨

D. 胆汁

E. 血糖

25. 采全血标本测血糖含量，以下正确的是

A. 采集量一般为 10 ml

B. 采用抗凝试管

C. 从输液针头处取血

D. 采集后将针头靠近管壁缓慢注入

E. 血液注入试管后不能摇动

26. 有关痰标本的采集，以下正确的是

A. 晨起进食后，用清水漱口后取

B. 留 24 h 痰标本时，应加入防腐剂

C. 痰培养标本应留在盛有培养液的无菌培

养瓶内

D. 留 24 h 痰标本应将唾液及痰液一起送检

E. 找癌细胞的标本应立即送检

27. 需做尿糖定量检查时，为保持尿液的化学成分不变，需在标本中加入

A. 甲醛

B. 稀盐酸

C. 浓盐酸

D. 甲苯

E. 乙醛

28. 采集痰常规标本，下列选项不正确的是

A. 选择适合的容器，贴好标签送给患者

B. 嘱患者晨起后漱口，咳出第一口痰液，盛于集痰盒内

C. 不可将唾液、漱口液、鼻涕等混入痰液内

D. 检查癌细胞时，应用 40% 甲醛溶液固定后送检

E. 留取标本后应立即送检

29. 留取常规痰标本查找癌细胞时，可选用何种溶液固定标本

A. 95% 乙醇

B. 70% 乙醇

C. 10% 甲苯

D. 70% 盐酸

E. 40% 甲醛

30. 以下有关血培养标本采集原则中，错误的一项是

A. 标本需放入无菌容器中

B. 抽取过程应避免污染

C. 应选择有抗凝剂的特殊容器

D. 采集时间应在患者使用抗生素之前

E. 标本容器内不可混入其他药物

31. 静脉采血时，操作方法正确的是

A. 抽取全血标本后，注入干燥试管

B. 为危重患者采集血标本，可在输液处抽取

C. 采集血培养标本后，迅速注入抗凝试管内

D. 注入标本顺序为：血培养瓶→抗凝试管→干燥试管

E. 血清标本注入试管后，应轻轻摇匀

32. 采集血标本时，不需加抗凝剂的项目是

A. 血糖检验

B. 血尿素氮检验

C. 血清酶检验

D. 血肌酐检验

E. 血二氧化碳检验

33. 有关血培养标本采集的原则，以下错误的一项是
    A. 必须空腹采集
    B. 培养瓶内不可混入消毒剂和防腐剂
    C. 在患者使用抗生素前采集
    D. 采集量一般是 5 ml
    E. 严格无菌操作

34. 尿标本留取时需加入甲苯防腐剂的化验项目是
    A. 尿糖定量
    B. 尿糖定性
    C. 爱迪计数
    D. 尿 17-羟类固醇
    E. 尿细菌培养

35. 测定尿肌酸定量，尿标本中加入的防腐剂是
    A. 甲醛
    B. 甲苯
    C. 甲酯
    D. 乙酸
    E. 浓盐酸

36. 对尿蛋白定量的尿标本，使用甲苯防腐剂的作用是
    A. 保持尿液的化学成分不变
    B. 防止尿中激素被氧化
    C. 固定尿中有机成分
    D. 防止尿液颜色改变
    E. 防止尿液被污染变质

37. 检查粪便中的寄生虫卵应
    A. 留取全部粪便
    B. 取边缘部位的粪便
    C. 取中间部位的粪便
    D. 取不同部位的粪便
    E. 随机取少许粪便

38. 患儿，5 岁，扁桃体发炎。医嘱要求采集咽拭子标本，正确的做法是
    A. 先用清水漱口
    B. 用力擦拭，取足量分泌物
    C. 用长棉签蘸无菌生理盐水
    D. 将棉签前端剪下置入试管中
    E. 送检试管应密封

39. 患者，女性，28 岁。近日晨起呕吐，月经停止，疑为妊娠前期，为确诊需采集尿标本，留取标本时间宜为
    A. 饭前

B. 饭后 2 h
C. 即刻
D. 睡前
E. 晨起

40. 张女士，26 岁，初步诊断为阿米巴痢疾，医嘱留取标本查找阿米巴原虫，护士为患者准备的标本容器是
    A. 无菌容器
    B. 装有培养基的容器
    C. 清洁容器
    D. 加温的清洁容器
    E. 加有 95% 乙醇容器

41. 尿蛋白及尿糖定性检查应留取
    A. 中断尿标本
    B. 尿浓缩标本
    C. 24 h 尿标本
    D. 尿常规标本
    E. 尿培养标本

42. 李某，男，恶心，四肢无力，不思饮食 1 周，检查谷氨酸氨基转移酶，采血时间
    A. 饭前空腹
    B. 随机
    C. 睡前
    D. 晨空腹
    E. 晨起饭后 2 h

43. 王某，持续高热不退。医生拟做血培养，应向家属解释其目的是
    A. 测血钙
    B. 测淀粉酶
    C. 测致病菌
    D. 测血糖
    E. 测脂肪酶

44. 患者，女，泌尿系统感染，拟作细菌培养，不正确的是
    A. 无菌试管，尿量不超过 5 ml
    B. 0.1% 苯扎溴铵消毒尿道口
    C. 温水清洗外阴
    D. 弃去前段、后段，留中段尿
    E. 排尿可不中断

45. 患者因"血尿、蛋白尿"入院，诊断为急性肾炎，遵医嘱需行爱迪计数检查，应加入防腐剂是
    A. 10% 过氧乙酸
    B. 40% 甲醛

C. 浓盐酸

D. 40% 硫酸

E. 1% ~ 2% 甲苯

46. 患者张某，长期吸烟，入院诊断疑为肺癌，护士遵医嘱需留痰标本查找癌细胞，固定标本的溶液是

    A. 90% 乙醇

    B. 75% 乙醇

    C. 10% 甲醛

    D. 40% 甲醛

    E. 稀盐酸

47. 患儿，2 岁，夜间睡觉哭闹不安，入院时，监护人诉小孩肛周瘙痒。遵医嘱检查，下列正确的是

    A. 检查有无蛔虫

    B. 检查时取全部粪便

    C. 检查有无血吸虫

    D. 检查时便器需加温

    E. 检查有无蛲虫

48. 患者男性，体检需查粪便标本，1h 后患者诉大便排不出，下列做法正确的是

    A. 嘱患者用力排便

    B. 给患者灌肠，帮助排便

    C. 让患者明天再做检查

    D. 用棉签插入肛门取便

    E. 给患者使用开塞露，帮助排便

二、以下提供若干个案例，每个案例下设若干个考题。请根据各考题题干所提供的信息，在每题下面 A、B、C、D、E 五个备选答案中选择一个最佳答案，并在答题卡上将相应题号的相应字母所属方框涂黑。

A3/A4 型题

（1 ~ 2 题共用题干）

林先生患"支气管扩张"，医生需根据痰培养标本结果选择合适的抗生素。

1. 采集痰标本，以下方法错误的是

    A. 随时均可采集

    B. 应用抗生素前采集

    C. 采集前用复方硼酸液漱口

    D. 采集时严格执行无菌技术操作

    E. 标本应放在无菌培养盒内

2. 采集痰标本时最后用的漱口液为

    A. 0.1% 醋酸溶液

    B. 1% ~ 4% 碳酸氢钠溶液

C. 复方硼酸溶液

D. 清水

E. 2% ~ 3% 硼酸溶液

（3 ~ 5 题共用题干）

患者，女性，28 岁。1 周以来晨起眼睑水肿，排尿不适，尿色发红，血压偏高，疑为急性肾小球肾炎，需留 12h 尿做艾迪计数。

3. 为了防止尿液久放变质，应在尿液中加入

    A. 甲醛

    B. 稀盐酸

    C. 浓盐酸

    D. 乙酚

    E. 乙醛

4. 留取尿液的正确方法是

    A. 晨 7 时开始留尿，至晚 7 时弃去最后一次尿

    B. 晨 7 时排空膀胱，弃去尿液，开始留尿，至晚 7 时留取最后一次尿

    C. 晚 7 时开始留尿，至晨 7 时弃去最后一次尿

    D. 晚 7 时排空膀胱，弃去尿液，开始留尿，至晨 7 时留取最后一次尿

    E. 任意取连续的 12 h 均可

5. 为进一步明确肾功能情况，需采血查尿素氮，正确的做法是

    A. 采集量一般为 10 ml

    B. 用抗凝试管

    C. 从输液针头处取血

    D. 采集后将针头靠近管壁缓慢注入

    E. 血液注入试管后不能摇动

（6 ~ 8 题共用题干）

患者，女性，23 岁，学生。10 天前出现发热、腰痛。体温 39.1 ℃，脉搏 140 次/min，血压 110/70 mmHg，急性面容，全身皮肤有多处出血斑及出血点。入院诊断：亚急性细菌性心内膜炎。

6. 为患者在做血培养时的取血量为

    A. 1 ~ 2 ml

    B. 3 ~ 5 ml

    C. 6 ~ 9 ml

    D. 10 ~ 15 ml

    E. 16 ~ 20 ml

7. 在什么时间采集血培养标本最好

    A. 定时

    B. 空腹

    C. 夜间熟睡

D. 畏寒发热时

E. 经降温处理后

8. 为该患者进行静脉采血拔针后，穿刺点局部按压时间以多少为宜

A. 5 min

B. 10 min

C. 2 min

D. 3 min

E. 8 min

（9～11 题共用题干）

患者男性，60 岁。去年诊断"心绞痛"，今日无明显诱因出现心前区疼痛，服硝酸甘油不能缓解，急诊查 CPK。

9. 适宜的采血时间是

A. 即刻

B. 睡前

C. 晚饭前

D. 服药后 2 h

E. 次日晨起空腹

10. 采血时，正确的是

A. 采血量 1 ml

B. 采血后避免震荡

C. 采血后更换针头再注入试管内

D. 可在静脉留置针处取血

E. 快速将血液注入试管内

11. 试管送检标签上，不用注明的是

A. 科室

B. 床号

C. 姓名

D. 取血量

E. 送检目的

三、以下提供若干组考题，每组考题共同使用在考题前列出的 A、B、C、D、E 五个备选答案。请从中选择一个与考题关系密切的答案，并在答题卡上将相应题号的相应字母所属方框涂黑。每个备选答案可能被选择一次、多次或不被选择。

B 型题

（1～3 题共用备选答案）

A. 清洁干燥试管内

B. 无菌试管内

C. 肝素抗凝管内

D. 盛有培养液的无菌瓶内

E. 液状石蜡试管内

1. 测血脂的标本应注入

2. 测血常规的标本应注入

3. 查找血液中病原菌的标本应注入

（4～6 题共用备选答案）

A. 防止尿中激素被氧化

B. 保持尿液的碱性环境

C. 保持尿液的化学成分不变

D. 防止尿液变色

E. 固定尿液中有机成分

4. 尿标本中需加入甲苯的目的是

5. 尿标本中需加入甲醛的目的是

6. 尿标本中需加入浓盐酸的目的是

（7～9 题共用备选答案）

A. 取少许粪便

B. 取全部粪便

C. 取不同部位的粪便

D. 取中部或带血、黏液等异常粪便

E. 置于加温便盆内，连同便盆一起送检

7. 采集粪常规标本应

8. 采集服驱虫药后查虫体的粪便标本应

9. 查阿米巴原虫，采集的标本应

参考答案

一、A1/A2 型题

1. D　2. E　3. B　4. C　5. B　6. B　7. D　8. C

9. D　10. B　11. B　12. C　13. E　14. C　15. B

16. C　17. E　18. A　19. A　20. B　21. B　22. C

23. D　24. C　25. B　26. E　27. D　28. D　29. A

30. C　31. D　32. C　33. A　34. A　35. B　36. A

37. D　38. E　39. E　40. C　41. D　42. D　43. C

44. E　45. B　46. C　47. E　48. D

二、A3/A4 型题

1. A　2. D　3. A　4. D　5. B　6. D　7. D　8. D

9. A　10. B　11. D

三、B 型题

1. A　2. C　3. D　4. C　5. E　6. A　7. D　8. B

9. E

（廖静）

第十四章 病情观察和危重患者的抢救

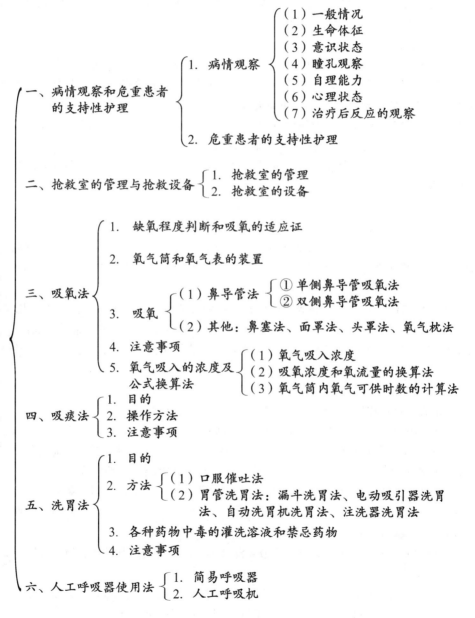

知识精编

第一节　病情观察和危重患者的支持性护理

一、病情观察

危重患者是指病情严重且变化快，随时可能发生生命危险的患者。病情观察的方法包括视诊、听诊、触诊、叩诊、嗅诊，病情观察的内容如下：

1. 一般情况

（1）面容与表情：疾病可使人的面容与表情发生变化，临床常见的典型面容如下：

① 急性面容：患者表现为表情痛苦、面颊潮红、呼吸急促、兴奋不安、口唇疱疹、鼻翼翕动等，多见于急性感染性疾病，如肺炎球菌肺炎的患者。

② 慢性面容：患者表现为面色苍白或灰暗、消瘦无力、目光暗淡、面容憔悴，多见于慢性消耗性疾病，如恶性肿瘤、肝硬化、肺结核等患者。

③ 二尖瓣面容：患者表现为双颊呈淤血性的紫红、口唇发绀、面容晦暗，多见于风湿性心脏病患者。

④ 甲状腺功能亢进症面容：患者表现为面容惊愕、眼球凸出、兴奋不安、情绪激动易怒。
⑤ 贫血面容：患者表现为面色苍白、唇舌及结膜色淡、表情疲惫乏力。

（2）饮食与营养：注意观察患者的食欲、饮食情况、进食后的反应，通过皮肤、毛发、皮下脂肪和发育情况来综合判断患者的营养状态。肥胖是指体重超过标准体重的 20%，消瘦是指低于标准体重的 10%。

（3）姿势与体位：患者的姿势和体位常与疾病有着密切的关系。多数患者采用主动体位(可随意改变自身肢体及躯干)，极度衰竭或昏迷者常呈被动体位（需别人帮助才能改变），急性腹痛者常采用被迫体位（因某种疾病的影响必须采取某种体位），破伤风患者可出现角弓反张；帕金森病患者呈慌张步态，小脑疾病患者呈醉酒步态。

（4）皮肤与黏膜：

① 评估内容：皮肤颜色、弹性、温度、湿度及完整性。

② 观察内容：有无发绀、黄疸、压疮、蜘蛛痣、水肿、出血等。其中，蜘蛛痣是皮肤小动脉末端分支扩张所形成的血管痣，形如蜘蛛状，多见于面、颈、上臂、前胸等，其产生与体内雌激素增高有关，常见于慢性肝炎患者，也可见于健康的妊娠期妇女。

（5）休息与睡眠：观察患者的休息方式、睡眠习惯、有无睡眠型态和时间的变化等。

（6）呕吐：应注意观察呕吐的时间、方式、次数、呕吐物的颜色、性质、气味和量等，必要时留取标本及时送检。

（7）排泄物：包括尿液、粪便、痰液及汗液等，应注意观察其性状、颜色、量、次数及气味。

2. 生命体征

（1）体温变化：体温突然升高，多见于急性感染；体温低于 35.0 ℃，多见于休克和极度衰竭患者；持续高热、超高热或体温持续不升，提示病情严重。

（2）脉搏变化：应注意观察频率、节律和强弱变化。当脉搏的频率低于 60 次/min 或高于

140 次/min，或出现脉搏短绌、间歇脉、细脉等情况时，提示病情有变化。

（3）呼吸变化：应注意观察呼吸频率、节律、深浅度和音响的变化，当呼吸频率低于 8 次/min 或高于 40 次/min，或出现潮式呼吸、间歇呼吸等情况时，提示病情危重。

（4）血压变化：应注意观察收缩压、舒张压和脉压的变化（尤其是休克和高血压患者）。当收缩压持续低于 70 mmHg 或脉压低于 20 mmHg 时，常见于休克患者；当收缩压持续高于 180 mmHg 或舒张压持续高于 100 mmHg 时，应警惕出现了重度高血压。

3. 意识状态

意识障碍是指个体对外界环境的刺激缺乏正常反应的精神状态。根据意识障碍的程度分类，由轻到重依次为：嗜睡、意识模糊、昏睡、昏迷。有时也可出现谵妄，这是一种以兴奋性增高为主的高级神经中枢的急性失调状态。

（1）嗜睡：是程度最轻的意识障碍，表现为持续睡眠状态，能被言语或轻度刺激唤醒，醒后能正确回答问题，去除刺激后很快入睡。

（2）意识模糊：程度较嗜睡深，言语不连贯、定向力障碍。

（3）昏睡：呈熟睡状，不易被唤醒，压迫眶上神经和摇动身体可被唤醒，醒后回答含糊或答非所问，去除刺激后再次熟睡状态。

（4）昏迷：是最严重的意识障碍，患者无法唤醒。分为浅昏迷和深昏迷。前者浅反射可存在（包括：瞳孔对光反射、角膜反射、眼球运动、吞咽反射、咳嗽反射等），对声光刺激无反应，对疼痛刺激有痛苦表情及躲避反应。后者意识完全丧失，深浅反射均消失，对任何刺激均无反应，呼吸不规则，血压可下降。

4. 瞳孔观察

（1）正常瞳孔：在自然光线下，双侧瞳孔等大等圆、边缘整齐，直径为 2.5～5 mm。

（2）异常瞳孔：

① 双侧瞳孔缩小：指直径小于 2 mm，若小于 1 mm 则称为针尖样瞳孔。见于有机磷农药、氯丙嗪、吗啡、巴比妥类等药物中毒。

② 双侧瞳孔扩大：指直径大于 5 mm，见于颅内高压、颅脑外伤、阿托品、颠茄类药物中毒及濒死状态。

③ 双侧瞳孔不等大：一侧瞳孔扩大、固定常提示颅内出血、脑肿瘤等同侧颅内病变所导致的小脑幕切迹疝的发生。

（3）瞳孔对光反应：

① 正常情况：瞳孔对光反应灵敏，于光亮处收缩、昏暗处扩大。

② 异常情况：瞳孔对光反应消失，常见于危重或深昏迷患者。

5. 自理能力：自理能力是患者进行自我照顾的能力。护士通过观察患者的活动能力、活动耐力、有无医疗护理措施的限制，以及患者日常生活料理的能力，来确定其需要的分级护理等级。

6. 心理状态：危重患者因病情危重，需采取多种急救、治疗与监护措施，常常会产生多种心理反应。常见的心理反应包括：紧张、猜疑、焦虑、抑郁、恐惧、绝望等。

7. 治疗后反应的观察：包括药物治疗后和特殊治疗后反应的观察。

（1）药物治疗后反应的观察：包括药物的疗效和毒副作用。

（2）特殊治疗后反应的观察：包括吸痰、吸氧、导尿、输血、手术等治疗后的疗效与不良反应的观察。

二、危重患者的支持性护理

危重患者的支持性护理具体内容（见表 14-1-1）。

表 14-1-1　危重患者的支持性护理

项　　目	内　　容
1. 密切观察生命体征	根据病情做好生命体征的监测与记录，必要时采用监测仪器进行持续监护，以便及时采取有效的治疗与救护措施
2. 保持呼吸道通畅	（1）清醒患者：定时做深呼吸或轻拍背部，以助分泌物咳出 （2）昏迷患者：头偏向一侧卧位，防止误吸而致呼吸困难、甚至窒息。 （3）预防性措施：指导定时深呼吸、有效咳嗽训练、肺部物理治疗、吸痰等
3. 确保安全	（1）对意识丧失、谵妄、躁动不安的患者，应合理使用保护具 （2）对牙关紧闭、抽搐的患者，为避免因咀嚼肌痉挛而咬伤舌头，可用牙垫或压舌板裹上数层纱布，放于上、下臼齿之间 （3）室内光线宜暗，工作人员动作要轻，避免因外界刺激而引起抽搐
4. 加强临床护理	（1）眼的保护：眼睛不能自行闭合的患者，可涂金霉素眼膏或覆盖凡士林纱布，以防止角膜干燥、角膜溃疡和结膜炎发生 （2）口腔护理：每日做口腔护理 2～3 次 （3）皮肤护理：定时协助患者翻身、擦洗、按摩，保持皮肤清洁干燥，预防压疮发生 （4）肢体活动：如病情许可，应指导并协助患者作肢体的被动或主动运动，每日 2～3 次，以促进血液循环，防止出现肌肉萎缩、关节强直、静脉血栓等并发症
5. 补充营养和水分	（1）自理缺陷者，帮助其进食 （2）不能经口进食者，予鼻饲或静脉高营养支持 （3）体液不足者，补充足够的水分
6. 维持排泄功能	（1）尿潴留、尿失禁者：酌情导尿，并保持尿管引流通畅、预防泌尿系统感染 （2）便秘者：可进行简易通便或灌肠 （3）大、小便失禁者：做好会阴部皮肤护理
7. 保持引流管通畅	妥善放置各引流管，防止导管受压、扭曲、脱落、堵塞，以确保引流通畅
8. 心理护理	根据患者的心理特点和具体情况，护士运用语言和非语言行为关心、同情、理解和尊重患者，以消除其不良心理影响，维持患者的最佳心理状态

第二节　抢救室的管理与抢救设备

一、抢救室的管理

抢救室应单独设置，环境宽敞明亮；一切急救药品、器械等应保持齐全，严格执行"五定"制度（定数量品种、定点安置定人保管、定期消毒灭菌、定期检查与维修），完好率达到 100%。

二、抢救室的设备

1. 抢救床：最好为能升降的活动床，另备复苏板、脚踏凳。

2. 抢救车

（1）急救药品：包括 15 大类，常用药物（见表 14-2-1）。

（2）一般急救用物：开口器、舌钳、呼吸球囊、压舌板、电筒、无菌手套、输液器、各种规格的注射器及针头、消毒液等。

（3）各种无菌急救包：静脉切开包、气管插管包、导尿包、各种穿刺包等。

3. 急救器械：包括氧气装置、呼吸机、除颤器、心电图机、心电监护仪、电动洗胃机等。

表 14-2-1　常用急救药品

类　别	常用药物
中枢兴奋药	尼可刹米、山梗菜碱等
升压药	盐酸肾上腺素、去甲肾上腺素、异丙肾上腺素、多巴胺、间羟胺等
抗高血压药	硝普钠、硫酸镁注射液等
抗心律失常药	利多卡因、胺碘酮等
抗心力衰竭药	西地兰（毛花苷丙）、毒毛旋花子苷 K 等
血管扩张药	硝普钠、甲磺酸酚妥拉明、硝酸甘油等
止血药	酚磺乙胺（止血敏）、维生素 K_1、垂体后叶素等
镇痛镇静药	苯巴比妥、哌替啶、吗啡等
解毒药	阿托品、碘解磷定、亚甲蓝等
抗过敏药物	异丙嗪、苯海拉明、氯苯拉敏等
抗惊厥药	地西泮（安定）、异戊巴比妥、硫酸镁注射液等
脱水利尿剂	20%甘露醇、25%山梨醇、呋塞米等
碱性药	5%碳酸氢钠、11.2%乳酸钠
激素类药	地塞米松、氢化可的松等
其他	各种浓度的无菌溶液（0.9% 生理盐水、5% 葡萄糖盐水、低分子右旋糖酐等）、电解质注射液（10% 氯化钾、30% 氯化钠、10% 葡糖糖酸钙等）

第三节　吸氧法

氧气吸入法是通过给氧提高患者的动脉血氧分压（PaO_2）和血氧饱和度（SaO_2），预防和纠正各种原因引起的缺氧状态，是临床常用的治疗和抢救措施之一。

一、缺氧程度的判断和吸氧适应证

1. 缺氧程度的判断（%）

根据患者的临床表现和血气分析结果判断患者的缺氧程度（见表 14-3-1）。

表 4-3-1　缺氧程度的判断

缺氧程度	$PaCO_2$（kPa）	PaO_2（kPa）	SaO_2（%）	发绀	呼吸困难	神志
轻度	≥6.6	6.6～9.3	＞80	轻度	不明显	清楚
中度	≥9.3	4.6～6.6	60～80	明显	明显	正常或烦躁不安
重度	≥12.0	4.6 以下	＜60	显著	严重，三凹征明显	嗜睡或昏迷

2. 吸氧的适应证

血气分析检查是用氧的客观指标，当动脉血氧分压（PaO_2）正常值为 10.6～13.3 kPa，当患者 PaO_2 低于 6.6 kPa 时，应给予吸氧。

（1）呼吸系统疾病：因呼吸系统疾病而影响肺的通气和换气障碍者，如哮喘、支气管肺炎、气胸、肺不张、肺气肿等。

（2）心功能相关疾病：心功能不全使肺部充血而致呼吸困难者。

（3）中毒：因各种中毒而引起的呼吸困难者，如一氧化碳中毒、巴比妥类药物中毒等。

（4）昏迷患者：如脑血管意外或颅脑损伤所致昏迷患者，使中枢受抑制而引起缺氧。

（5）其他：某些外科手术前后、大出血休克患者、分娩时产程过长或胎心音不良等。

二、氧气筒和氧气表装置

1. 氧气筒：为一无缝圆柱形钢筒，可容纳氧气 6 000 L，可耐高压 14.71 MPa。总开关位于筒顶部，控制氧气流出，使用时将总开关沿逆时针方向旋转 1/4 周。气门位于筒顶侧面，用于连接氧气表。

2. 氧气表：由压力表、减压器、流量表、湿化瓶、安全阀构成。压力表用以指示氧气筒内压力；减压器可使氧气流量平稳，保证安全；流量表测量每分钟氧气的流量；湿化瓶内装入 1/3～1/2 的冷开水或蒸馏水，用以湿化氧气（急性肺水肿患者用 20%～30% 的乙醇湿化）；安全阀用于当氧气流量过大、压力过高时自动减压，以保证用氧安全。

三、常见吸氧法

常用吸氧法（见表 14-3-2）。

表 14-3-2　常用吸氧法

种类		适应范围	优点与不足	操作要点
1.鼻导管法	（1）单侧鼻导管法		氧气无外漏，可节约氧气；插管较深、刺激鼻腔黏膜、不宜长时间使用	插管长度：鼻尖至耳垂长度的 2/3，每日应更换鼻导管 2 次以上
	（2）双侧鼻导管法	长期吸氧者	易于固定，刺激性小；氧气可经鼻腔部分溢出	插管深度：将双侧鼻导管插入双鼻孔内，深约 1 cm
2. 鼻塞法		长期吸氧者	易于固定，刺激性小、舒适性好，适于长期吸氧者	同双侧鼻导管吸氧法
3. 面罩法		张口呼吸及缺氧较重者	刺激性小，使用方便；影响进食、谈话，翻身易移位	固定面罩于口鼻部，调节氧流量 6～8 L/min

续表 14-3-2

种类	适应范围	优点与不足	操作要点
4. 漏斗法	婴幼儿、气管切开者	无刺激，但耗氧量大	固定漏斗距患者口鼻 1~3 cm 处
5. 头罩法	新生儿、婴幼儿	无刺激，便于观察病情，不易发生氧中毒	头部置于头罩内，调整氧流量。注意：头罩须与患儿颈部保持距离
6. 氧气枕法	危重患者的抢救与途中转运，家庭氧疗	使用方便，但氧气容量较少，不适用于长时间转运患者	连接吸氧管于氧气枕，置于患者枕部
7. 氧气管道化装置		医院集中管理，使用方便	各用氧单位配有流量表，连接即可使用

四、吸氧注意事项

1. 严格遵守操作规程，做好"四防"，即：防火（距明火 5 m 以上）、防热（距暖气 1 m 以上）、防震、防油。

2. 用氧时，先调整流量再使用。停氧时，先拔除鼻导管再关氧气。吸氧中途若需改变氧流量，需先断开鼻导管与氧气的连接，待调整好氧流量后再连接，以免因开错开关导致大量氧气冲入呼吸道而损伤肺组织。

3. 吸氧过程中，应密切观察患者的用氧反应和病情变化。观察指标包括：患者的精神状态、脉搏、血压、呼吸方式、皮肤颜色及温度等，必要时监测血氧饱和度和血气分析。

4. 氧气筒内氧气不可用尽。当压力表显示筒内余气低于 5 kg/cm^2（0.5 MPa）时，应停止使用。

5. 持续鼻导管给氧的患者，鼻导管给应每日更换 2 次以上；鼻塞给氧者应每日更换鼻塞；面罩给氧者应 4~8 h 更换一次面罩。

6. 未用或已用空的氧气筒要挂"满"或"空"的标志。

五、氧气吸入的浓度及公式换算法

1. 氧气吸入浓度

氧浓度低于 25% 无治疗价值；高于 60%，超过 24 h 有引起氧中毒（恶心、烦躁不安、面色苍白、干咳、胸痛、进行性呼吸困难）的危险；缺氧和二氧化碳潴留并存者，应低流量、低浓度持续吸氧。

2. 吸氧浓度和氧流量换算法

$$吸氧浓度（\%）=21+4×氧流量（L/min）。$$

3. 氧气筒内氧气可供时数计算法

$$氧气供应时间 = \frac{氧气筒容积（L）×[压力表压力（kg/cm^2）-5（kg/cm^2）]}{氧流量（L/min）×60\ min×1\ kg/cm^2}$$

第四节　吸痰法

吸痰法是利用负压原理，将口、鼻或人工气道的分泌物吸出，以保持呼吸道通畅的一种方法。该法适用于无力咳嗽和咳嗽反射迟钝或会厌功能不全的患者，如危重、年老、昏迷、麻醉后未清醒者。

一、吸痰的目的

1. 清除呼吸道分泌物，保持呼吸道通畅。
2. 防止窒息和吸入性肺炎等并发症。
3. 改善肺通气，促进呼吸功能。

二、操作方法

临床上使用最为广泛的是电动吸引器吸痰法（见表 14-4-1）。此外还有中心负压吸痰法、注射器吸痰法、便携式吸痰器吸痰法等。

表 14-4-1　电动吸引器吸痰法

操作流程	操作要点
1. 用物准备	吸痰盘用物备齐至患者床旁
2. 核对患者	操作前核对患者相关信息，做好解释，取得患者配合
3. 摆放体位	(1) 清醒者：嘱其头偏向一侧、张口 (2) 昏迷者：用开口器打开口腔，注意取下义齿 (3) 舌后坠者：用舌钳拉出舌体
4. 检查、调压	(1) 正确连接吸引器各部件，接通电源，检查吸引器性能 （2）调节吸引负压：成人一般为 40.0～53.3 kPa（300～400 mmHg），小儿不超过 40.0 kPa（300 mmHg）
5. 连接管路，试吸	连接吸痰管，试吸生理盐水，检查整个管路是否通畅，并润滑前端
6. 吸引操作及手法	(1) 一手反折吸痰管末端，堵住负压以防损伤黏膜；另一只手用无菌镊子夹住吸痰管前端，送至吸痰部位进行吸引 (2) 吸引动作轻柔、手法敏捷：由深部左右轻轻旋转、向上提拉，每次吸引时间不超过 15 s，以防缺氧 (3) 吸引顺序：先吸净口咽部痰液，更换吸痰管，再吸净气管内痰液 (4) 经口腔吸痰有困难者，可经鼻腔吸痰
7. 吸痰完毕	关闭吸引器，安置患者合适体位；整理用物、洗手记录

三、吸痰的注意事项

1. 吸痰过程中，应密切观察病情及生命体征变化。如发现患者排痰不畅或喉头有痰鸣音，应及时吸痰。
2. 为昏迷患者吸痰时，可用压舌板或开口器先将其口腔打开，再进行吸痰；气管插管或气管切开的患者，应严格执行无菌操作。
3. 吸痰管粗细适宜。

4. 吸痰时负压调节应适宜，插管过程中，不可打开负压，且动作轻柔。

5. 吸痰前后增加氧气的吸入，且每次吸痰时间小于 15 s。

6. 严格无菌操作，吸痰用物每日更换 1～2 次，吸痰管应每次更换。

7. 痰液黏稠者，给予胸背部叩击、雾化吸入等方法，通过振动、稀释痰液使其易于吸出，不可通过增大负压来吸引。

8. 吸痰器贮液瓶内液体不可超过瓶内总容量的 2/3，应及时倾倒，以免痰液吸入损坏机器。

第五节　洗胃法

洗胃法是将胃管经口腔或鼻腔插入胃内，反复灌入洗胃溶液，从而达到冲洗并排出胃内容物的一种方法。

一、洗胃的目的

1. 解毒：清除胃内毒物，减少吸收，应尽早进行，6 h 以内效果最好。

2. 减轻胃黏膜水肿：主要适用于幽门梗阻患者。

3. 为某些手术或检查做准备。

二、洗胃的方法

1. 口服催吐法

（1）适应证：清醒、合作的患者。

（2）操作要点：备洗胃液（容量：10 000～20 000 ml，温度 25～38 ℃）→协助患者一次性饮入 300～500 ml 后→用压舌板刺激舌根部，吐出饮入液。重复上述步骤，直至吐出液澄清无味。

2. 胃管洗胃法

（1）漏斗胃管洗胃法：

① 原理：虹吸作用。

② 洗胃液准备：同口服催吐法。

③ 体位：中毒较轻者取坐位或半坐位；中毒较重者取左侧卧位；昏迷者取平卧位，头偏向一侧。

④ 插管：润滑胃管并插入胃内（插管长度：前额发际至剑突的距离，一般 45～55 cm），证实胃管在胃内，固定胃管。

⑤ 洗胃：漏斗应高于患者头部 30～50 cm→缓慢倒入洗胃液 300～500 ml/次，待其缓慢流入胃内→当漏斗内余少量液体时，迅速将漏斗放低至胃部以下的位置，将胃内液体引出至污水桶。反复灌洗重复上述步骤，直至洗出液澄清无味。

⑥ 拔管：洗胃毕，反折胃管末端并拔管。

（2）电动吸引器洗胃法：

① 适应证：适用于抢救急性中毒患者。

② 原理：负压吸引，负压应保持在 100 mmHg 左右，储液瓶容量应在 5 000 ml 以上。

③ 洗胃液准备：同口服催吐法。

④ 体位和插管：同漏斗胃管洗胃法。

⑤ 洗胃：调节吸引器负压为 100 mmHg(13.3 kPa)；洗胃时每次进入胃内液量 300 ~ 500 ml，反复冲洗，直至洗出液澄清无味。

⑥ 拔管：洗胃毕，反折胃管末端并拔管。

（3）自动洗胃机洗胃法：

① 动力源：电磁泵。

② 洗胃液准备：同口服催吐法。

③ 体位准备及插管方法：同漏斗胃管洗胃法。

④ 洗胃流程：正确连接洗胃机上各管路后调试洗胃机→连接胃管与洗胃机→启动洗胃机反复冲洗，直至洗出液澄清无味。注意：洗胃过程中始终保持进液管位于洗胃液液面之下。

（4）注洗器洗胃法：

① 适应证：适用于幽门梗阻、胃手术前患者的洗胃。

② 操作要点：每次注入的洗胃液约 200 ml。

三、各种药物中毒的灌洗溶液和禁忌药物

各种药物中毒的灌洗溶液和禁忌药物（见表 14-5-1）。

表 14-5-1　各种药物中毒的灌洗溶液和禁忌药物

中毒药物	灌洗溶液	禁忌药物
1. 酸性物	牛奶，蛋清水、镁乳	强酸药物
2. 碱性物	5% 醋酸、白醋、牛奶、蛋清水	强碱药物
3. 氰化物	（1）口服 3% 过氧化氢溶液后引吐 （2）1 : 15 000 ~ 1 : 20 000 高锰酸钾洗胃	
4. 敌敌畏	2% ~ 4% 碳酸氢钠、1%盐水、1 : 15 000 ~ 1 : 20 000 高锰酸钾洗胃	
5. 乐果、1605、1059	2% ~ 4% 碳酸氢钠洗胃	高锰酸钾
6. 敌百虫	（1）1% 盐水或清水洗胃 （2）1 : 15 000 ~ 1 : 20 000 高锰酸钾洗胃	碱性药物
7. DDT、666	（1）温开水或 0.9% 氯化钠溶液洗胃 （2）50% 硫酸镁导泻	油性泻药
8. 巴比妥类(安眠药)	（1）1 : 15 000 ~ 1 : 20 000 高锰酸钾洗胃 （2）硫酸钠导泻	硫酸镁
9. 异烟肼（雷米封）	（1）1 : 15 000 ~ 1 : 20 000 高锰酸钾洗胃 （2）50% 硫酸钠导泻	
10. 灭鼠药（磷化锌）	（1）1 : 15 000 ~ 1 : 20 000 高锰酸钾、0.1% 硫酸铜洗胃； （2）口服 0.5% ~ 1% 硫酸铜溶液，每次 10 ml 饮用后催吐，每 5 ~ 10 min 重复一次	鸡蛋、牛奶、脂肪及其他油性食物

四、洗胃注意事项

1. 患者误服强酸或强碱等腐蚀性药物时禁忌洗胃，可选择合适的物理对抗剂，如豆浆、牛奶、米汤、蛋清、水等，以保护胃黏膜。

2. 胃穿孔、近期有上消化道出血者、肝硬化伴食道胃底静脉曲张者，禁忌洗胃；食管阻塞、消化性溃疡、胃癌等患者，不宜洗胃；昏迷患者应谨慎洗胃，若确需洗胃，应采取去枕平卧位，头偏向一侧，以防窒息。

3. 当中毒物质不明时，一般选用生理盐水或温开水洗胃；待毒物明确后选取相应的对抗剂洗胃。

4. 急性中毒患者：应立即采取口服催吐法，必要时进行胃管洗胃。

5. 为幽门梗阻患者洗胃，应在餐后 4～6 h 或空腹时进行，并记录胃潴留量。

6. 插胃管前，应将胃管充分润滑，注意检查患者有无义齿并及时取出；插管时动作应轻、快，避免损伤食管黏膜和误入气道。

7. 洗胃液每次灌入量以 300～500 ml 为宜，不能超过 500 ml，并保持灌入量与抽出液的平衡。防灌入量过多，液体从口鼻腔涌出，引起窒息；或致急性胃扩张，胃内压增高，促进中毒物质进入肠道，增加毒物的吸收；突然的胃扩张还可兴奋迷走神经，反射性地引起心搏骤停。

8. 洗胃过程中，密切观察洗出液的颜色、气味、性状、量及患者的病情变化，发现异常应及时采取措施。若患者感到腹痛、灌洗出的液体呈血性或休克征象时，应立即停止洗胃，同时通知医生进行处理。

9. 无论采用何种洗胃方法，应先抽尽胃内容物，再留取标本送检。

第六节　人工呼吸器使用法

人工呼吸器的使用是抢救与治疗各种原因引起的呼吸停止和呼吸衰竭患者的最有效的方法之一，以维持和增加机体通气量，纠正威胁生命的低氧血症。包括简易呼吸器和人工呼吸机的使用法。

一、简易呼吸器

1. 适用范围：适用于紧急抢救时进行的呼吸支持。

2. 操作方法

（1）解开患者衣领、领带和腰带，清理其呼吸道异物。

（2）操作者站于患者头侧，根据其病情采用仰头举颏法或托下颌法为其开放气道。

（3）操作者一手将简易呼吸器的面罩紧扣于患者口鼻部，以保持不漏气，另一手挤压呼吸囊，挤压气体量为 500～1 000 ml/次，挤压频率为 16～20 次/min，挤压时应密切观察胸廓起伏及呼吸有无恢复等情况。

二、人工呼吸机

1. 适用范围：适用于抢救各种原因导致的呼吸停止、呼吸衰竭以及手术麻醉期间的呼吸管理。

2. 工作原理：利用呼吸机械装置产生的动力，建立肺泡与气道口的压力差，从而产生肺通气。可对无呼吸患者进行强迫通气，对通气障碍的患者进行辅助呼吸。

4. 人工呼吸机分类：分为定容型、定压型、混合型，临床大多使用混合型人工呼吸机。

5. 操作要点

（1）检查机器性能，连接管道。

（2）选择适合患者病情的通气方式，调节各预置参数。

（3）联机后注意观察呼吸机运转及患者双侧胸壁运动是否对称、呼吸音是否一致，机器与患者的自主呼吸是否同步等。

（4）注意根据患者的病情变化及需要，适时调节呼吸机的各种使用参数（见表14-6-1）。

表 14-6-1　呼吸机主要参数的调节

项　目	参数设定值
1. 呼吸频率（R）	10~16 次/ min
2. 每分钟通气量（VE）	8~10 L/min
3. 潮气量（Vr）	10~15 ml/kg（600~800 ml）
4. 吸/呼时间比率（I/E）	1:1.5~1:3.0
5. 呼气压力（EPAP）	0.147~1.96 kPa（一般<2.94 kPa）
6. 呼气末正压（PEEP）	0.49~0.98 kPa（渐增）
7. 供氧浓度	30%~40%（一般<60%）

5. 注意事项

（1）密切观察病情变化及通气效果：①当通气适量时，吸气时可见胸廓均匀起伏、肺部呼吸音清晰，患者安静、血压和脉搏正常、呼吸合拍；②当通气量不足时，患者可因二氧化碳潴留而出现皮肤潮红、多汗、脉搏加速、血压升高、烦躁不安、表浅静脉充盈消失等症状；③当通气过量时，患者可出现昏迷、抽搐等碱中毒症状。

（2）密切观察患者及人工呼吸机的工作情况，准确记录呼吸机使用的参数及时间，做好人工气道的护理。

（3）保持呼吸道通畅：充分湿化吸入气体；训练患者与人工呼吸机保持同步；协助患者排痰，必要时吸痰。

（4）定期监测患者的血气分析及电解质的变化。

（5）预防和控制感染：每日更换呼吸机管道及接口等装置；病室每日紫外线照射1~2次，每次15~30 min；病室地面、病床、床旁桌等，用消毒液擦拭，2次/d。

（6）做好生活护理和营养支持护理：护士应帮助患者做好眼睛护理、口腔护理及皮肤护理等，保证安全，加强患者营养和水分的摄入，必要时采用鼻饲或静脉营养。

临床链接

1. 格拉斯哥昏迷评分（GCS）量表

格拉斯哥昏迷评分（GCS）量表，是临床上用于判断患者意识状态的常用工具。该量表包括睁眼反应、语言反应和运动反应三个子项目。使用方法：分别测量三个子项目的分数后求其总和，即得到患者意识障碍程度的客观评分。GCS评分量表的总分值范围为3~15分，15分表示患者意识清醒，按照意识障碍的差异分为轻度、中度和重度，13~14分为轻度意识障碍，9~12分为中度意识障碍，3~8分为重度意识障碍，低于8分为昏迷，低于3分为深昏迷或脑死亡。

2. 以循证理念应用人工气道吸痰的临床实践指南

临床护理实践指南是在循证理念指导下形成的一种直接指导临床护理实践的形式，其形成过程始终以循证实践为基础，对全球范围内某种特定的护理干预措施进行系统综述，把其中最新、最真实可靠、并有临床应用价值的研究结果筛选出来，形成对该问题或措施的明确、清晰、有依据的推荐意见，用于指导临床护理实践。例如：澳大利亚 JB 循证护理中心从 1997 至今发表了 40 余篇《最佳护理实践临床指南》，用于指导全球医疗机构和护理人员的临床护理实践，其中有关人工气道患者吸痰的实践指南，较之我国传统的吸痰法，更具科学性、安全性、更加贴合患者的实际情况与服务期望，也集中应用了全球护理人员宝贵的临床经验和具有临床价值的研究成果，值得临床护理人员定期查阅和使用该指南的最新成果。

3、《国际心肺复苏指南》（2010 版）关于基本生命支持（BLS）施救程序的更新

《国际心肺复苏指南》是由美国心脏协会（AHA）每隔五年针对全球心肺复苏技术的最佳临床实践、科学研究进展和专家意见制定而成，该指南系统地提供了对心跳呼吸骤停患者实施心肺复苏技术应该遵循的最佳循证实践原则。目前，全球遵循的是国际心肺复苏 2010 版指南，该指南建议，对成年人、儿童及婴幼儿（不包括新生儿）实施徒手心肺复苏（CPR）术，应强调尽早实施胸外心脏按压，故将《国际心肺复苏指南（2005 年版）》的"A-B-C"（开放气道-人工呼吸-胸外按压）程序变更为"C-B-A"（胸外按压-开放气道-人工呼吸）程序；同时，调整了胸外心脏按压的频率和胸廓下陷深度，以保证心脏按压的有效性。

模拟练习题

一、以下每一道考题下面有 A、B、C、D、E 五个备选答案。请选择一个最佳答案，并在答题卡上将相应题号的相应字母所属方框涂黑。

A1/A2 型题

1. 意识障碍不包括
   A. 昏迷
   B. 昏睡
   C. 嗜睡
   D. 意识模糊
   E. 健忘

2. 以下对危重患者的护理措施中不妥的是
   A. 眼睑不能闭合，覆盖凡士林纱布
   B. 定时帮助患者更换体位
   C. 为患者定时做肢体被动运动
   D. 躁动、谵妄患者可使用保护具
   E. 发现患者心脏骤停，首先通知医生

3. 在自然光线下，正常瞳孔的直径一般为
   A. 1 ~ 2 mm
   B. 2.5 ~ 5 mm
   C. 5 ~ 8 mm
   D. 8 ~ 10 mm
   E. 10 ~ 12 mm

4. 双侧瞳孔扩大可见于
   A. 同侧硬脑膜外血肿
   B. 颠茄类药物中毒
   C. 巴比妥类药物中毒
   D. 水合氯醛中毒
   E. 有机磷农药中毒

5. 心肺复苏基本生命支持术的步骤是
   A. 开放气道、人工呼吸、胸外心脏按压
   B. 病情评估、人工呼吸、胸外心脏按压
   C. 人工呼吸、胸外心脏按压、药物治疗
   D. 开放气道、人工呼吸、脑复苏
   E. 开放气道、人工呼吸、心脏除颤

6. 升压药不包括
   A. 去甲肾上腺素
   B. 异丙肾上腺素
   C. 多巴胺
   D. 阿托品
   E. 间羟胺

7. 用氧的适应证不包括
   A. 气胸

B. 心力衰竭

C. 安眠药中毒

D. 急性胃炎

E. 哮喘

8. 患者缺氧时的临床表现中不会出现

　A. 面色潮红，脉搏洪大

　B. 吸气费力，发绀明显

　C. 心悸乏力，血压下降

　D. 胸闷气短，口唇发绀

　E. 呼吸困难，烦躁不安

9. 吸入氧气浓度低于多少无治疗价值

　A. <25%

　B. <30 %

　C. <35%

　D. <40%

　E. <45%

10. 一氧化碳中毒后最好的氧疗措施是

　A. 低流量给氧

　B. 中流量给氧

　C. 高压氧

　D. 高流量给氧

　E. 湿化瓶内加乙醇给氧

11. 氧气筒内压力降至不可使用的数值是

　A. 3 kg/cm^2

　B. 5 kg/cm^2

　C. 7 kg/cm^2

　D. 10 kg/cm^2

　E. 15 kg/cm^2

12. 以下使用氧气的操作中错误的一项是

　A. 不可用力震动

　B. 禁止在氧气筒口涂油

　C. 远离火源

　D. 筒内氧气要彻底用尽

　E. 先调节流量后使用

13. 使用电动吸引器吸痰，下列操作错误的是

　A. 使用前检查吸引效能

　B. 先吸深部痰液，再吸口咽部分泌物

　C. 贮液瓶内吸出液不宜过满

　D. 痰液黏稠时滴少量生理盐水稀释

　E. 为婴幼儿吸痰时，吸痰管要细

14. 为中毒患者洗胃，下列方法不妥的是

　A. 中毒较重者取左侧卧位

　B. 中毒物质不明时选用温开水洗胃

C. 每次灌入量小于 500 ml

D. 流出血性灌洗液应减少每次灌入量

E. 电动吸引器洗胃压力保持在 13.3 kPa

15. 以下哪种患者禁忌洗胃

　A. 幽门梗阻者

　B. 食管静脉曲张者

　C. 昏迷者

　D. 胆囊炎患者

　E. 肝硬化患者

16. 生命体征不包括

　A. 意识

　B. 体温

　C. 脉搏

　D. 呼吸

　E. 血压

17. 若给氧持续 2 天会发生氧中毒，此时氧浓度会高于

　A. 30%

　B. 40%

　C. 50%

　D. 60%

　E. 70%

18. 下列患者中应谨慎洗胃的是

　A. 昏迷

　B. 消化道溃疡

　C. 腐蚀性毒物中毒

　D. 胃癌

　E. 食管胃底静脉曲张

19. 患者皮肤明显干燥、弹性差是见于

　A. 虚脱

　B. 脱水

　C. 严重贫血

　D. 维生素 K 缺乏

　E. 糖尿病

20. 判断危重患者病情恶化的最重要的指征是

　A. 瞳孔扩大

　B. 呼吸困难

　C. 意识模糊

　D. 四肢变冷

　E. 出现压疮

21. 患者，男性，34 岁，颅脑外伤后出现一侧瞳孔扩大、固定，常提示发生

　A. 同侧小脑幕裂孔疝

B. 有机磷农药中毒

C. 吗啡中毒

D. 氯丙嗪中毒

E. 深昏迷

22. 患者，女性，自行排痰困难，用吸引器为患者进行吸痰时，正确的做法是

  A. 操作者站在患者头侧，协助患者抬颈，使头后仰

  B. 吸痰过程中随时观察呼吸改变

  C. 操作时上下移动进行抽吸

  D. 气管切开者应先吸口、鼻腔，再吸气管套管处分泌物

  E. 一手捏导管末端，一手持吸痰导管头端插入患者口腔

23. 患者，男性，67 岁，痰液黏稠，下列措施中错误的一项是

  A. 叩拍胸背部

  B. 使用超声雾化吸入

  C. 生理盐水滴入

  D. 滴入化痰药物

  E. 增加吸引器负压

24. 护士甲在夜班接班时发现：氧气筒容积为 60 L，氧气压力表指针读数为 65 kg/cm^2，患者吸氧流量为 3 L/min，估计筒内氧气可供该患者使用的时间是

  A. 10 h

  B. 20 h

  C. 30 h

  D. 40 h

  E. 50 h

25. 患者，男性，76 岁。诊断为"肺气肿"，血气分析结果显示：PaO$_2$ 4.5 kPa，PaCO$_2$ 10.33 kPa。吸氧应给予

  A. 低流量、低浓度、持续吸氧

  B. 低流量、低浓度、间断吸氧

  C. 中流量持续吸氧

  D. 中流量间断吸氧

  E. 高浓度持续吸氧

26. 患者，女性，45 岁。吸氧过程中，出现恶心、烦躁不安、面色苍白、干咳、胸痛、进行性呼吸困难等，提示患者可能出现了

  A. 氧中毒

  B. 呼吸黏膜干燥

C. 呼吸抑制

D. 晶状体后纤维组织增生

E. 肺不张

27. 患者，女性，32 岁。因药物中毒被送入院抢救。检查其瞳孔发现双侧瞳孔扩大，可能的中毒物为

  A. 有机磷农药

  B. 吗啡

  C. 氯丙嗪

  D. 安眠药

  E. 颠茄类药物

28. 患者，女性，56 岁。诊断为"支气管肺炎"。护士为其进行体检后判断为中度缺氧，下列哪项支持该判断

  A. 轻度发绀

  B. 三凹征

  C. 昏迷

  D. PaO$_2$ 5.6 kPa

  E. PaCO$_2$ 13.0 kPa

29. 患者，男性，76 岁。因呼吸困难行气管切开，合适的给氧方法是

  A. 漏斗法

  B. 鼻塞法

  C. 面罩法

  D. 氧气枕法

  E. 头罩法

30. 男性，患者，45 岁。误吃毒蘑菇中毒，患者清醒，能主动配合。为该患者洗胃的适合方法是

  A. 口服催吐法

  B. 漏斗胃管洗胃法

  C. 电动吸引器洗胃法

  D. 注洗器洗胃法

  E. 自动洗胃机洗胃法

31. 患者，女性，46 岁，因药物中毒入院。入院后为其行漏斗胃管洗胃，合适的插管长度为

  A. 35 ~ 45 cm

  B. 45 ~ 55 cm

  C. 55 ~ 65 cm

  D. 65 ~ 75 cm

  E. 75 ~ 85 cm

32. 患者，男性，19 岁，灭鼠药（磷化锌）中毒。为其洗胃时，不能选用的洗胃液是

A. 温开水

B. 生理盐水

C. 1∶20 000 高锰酸钾

D. 0.1% 硫酸铜

E. 植物油

33. 车祸现场有一患者，男性，47 岁，意识清楚，面色苍白，表情淡漠，目光无神，主诉腹痛，应考虑该患者

A. 急性腹膜炎

B. 脱水

C. 甲亢

D. 大叶性肺炎

E. 大出血

34. 患者，男性，55 岁。呼吸困难，张口呼吸，按医嘱给予氧疗，合适的方法是

A. 鼻导管法

B. 鼻塞法

C. 面罩法

D. 氧气枕法

E. 头罩法

35. 患者，男性，64 岁。诊断为"肺气肿"，吸入氧浓度为 33%，应调节氧流量为

A. 1 L/min

B. 2 L/min

C. 3 L/min

D. 4 L/min

E. 5 L/min

36. 患者，女性，76 岁。高浓度吸氧 2 天，提示患者可能出现氧中毒的表现是

A. 轻度发绀

B. 显著发绀

C. 三凹征明显

D. 干咳、胸痛

E. 动脉血二氧化碳分压>12.0 kPa

37. 患者，男性，59 岁，慢性支气管炎，鼻导管吸氧后病情好转，按医嘱停用氧气。停用氧时首先应

A. 关闭氧气筒总开关

B. 关闭氧气流量开关

C. 取下湿化瓶

D. 拔出鼻导管

E. 记录停氧时间

38. 患者，女性，49 岁。行气管切开术，使用电动吸引器吸痰时，正确的方法是

A. 使用前先调节负压为 20~33.3 kPa

B. 插管过程中，注意边插边吸引

C. 严格无菌操作，每次更换吸痰管

D. 吸痰时一定要上下移动吸痰管抽吸

E. 每次吸痰时间不超过 20 s

39. 患者，男性，78 岁。气管切开后，吸痰时负压应调节为

A. 10~23.3 kPa

B. 20~33.3 kPa

C. 30~43.3 kPa

D. 40~53.3 kPa

E. 50~63.3 kPa

40. 患者，女性，52 岁。与家人争吵后服下半瓶敌敌畏，洗胃时每次灌入的溶液量为

A. 100~200 ml

B. 200~300 ml

C. 300~500 ml

D. 400~600 ml

E. 500~700 ml

41. 患者，男性，53 岁。诊断为"幽门梗阻"，为其洗胃的适宜时间是

A. 饭前半小时

B. 饭后半小时

C. 饭前 2 h

D. 饭后 2 h

E. 饭后 4~6 h 或空腹时

42. 患者，男性，48 岁。巴比妥类药物中毒至昏迷，入院后为其洗胃，以下正确的是

A. 洗胃时应谨慎，取左侧卧位

B. 洗胃时应谨慎，取去枕仰卧位，头偏向一侧

C. 先用硫酸镁导泻

D. 洗胃时每次灌入液体 800 ml

E. 自动洗胃机洗胃后，管道不必消毒处理

43. 患者，男性，40 岁。自主呼吸微弱，应用呼吸机辅助呼吸，以下错误的做法是

A. 经常检查呼吸机各管道的连接，观察有无脱落和漏气

B. 定期抽血检查血气分析及电解质变化

C. 每周更换呼吸机各管道并用消毒液浸泡消毒

D. 病室每日消毒空气 1~2 次

E. 吸入的气体要加温湿化，必要时帮助患者吸痰

44. 患者，女性，50岁。呼吸衰竭入院，现患者无自主呼吸，应用简易呼吸器抢救。正确的做法是
    A. 协助患者取去枕仰卧，固定活动义齿
    B. 护士站在患者头侧，使患者尽量前倾，开放气道
    C. 有规律地挤压、放松呼吸气囊，8～12次/min
    D. 每次挤压不少于400 ml气体
    E. 注意观察患者，如有自主呼吸，应在吸气时挤压气囊

45. 李某，女，65岁。慢性肺源性心脏病，缺氧和二氧化碳潴留并存，应给予
    A. 高浓度、高流量、持续给氧
    B. 高浓度、高流量、间断给氧
    C. 低浓度、低流量、持续给氧
    D. 低浓度、低流量、间断给氧
    E. 先高浓度、后低浓度给氧

46. 林某，女，65岁。肝硬化，食道胃底静脉曲张，饭后与家人生气，感到胃区不适，突然呕吐，呕吐物颜色呈
    A. 黄绿色
    B. 黄色
    C. 咖啡色
    D. 鲜红色
    E. 暗红色

47. 张某，男，58岁。脑外伤入院，护理体检发现患者双侧瞳孔散大，判断瞳孔散大的标准为
    A. ＜2 mm
    B. 2～3 mm
    C. 3～4 mm
    D. 4～5 mm
    E. ＞5 mm

48. 肖某，女，29岁。与家人争吵后吞服大量安眠药，急送入院，立即洗胃、导泻。根据病情选用适当的洗胃灌洗液与导泻剂是
    A. 5%碳酸氢钠、硫酸钠
    B. 0.1%硫酸铜、硫酸镁
    C. 0.9%氯化钠、硫酸镁
    D. 温开水、硫酸镁
    E. 1∶15 000高锰酸钾、硫酸钠

49. 患者，女性，29岁，因感情受挫轻生，被家属发现，立即送往医院，服药自尽（药名不详）。急诊护士为其洗胃应首先
    A. 立即灌入25～38 ℃洗胃液
    B. 抽取毒物立即送检
    C. 灌入牛奶或蛋清水
    D. 灌入温开水或生理盐水
    E. 向家属、患者询问病史

50. 康某，男，67岁。肺心病伴慢性呼吸衰竭，神志恍惚，躁动不安，明显发绀，给氧的方法是
    A. 低流量、低浓度持续给氧
    B. 乙醇湿化给氧
    C. 高流量加压给氧
    D. 低流量间断给氧
    E. 高浓度、高流量持续给氧

51. 宫某，男，35岁。癫痫大发作，收入院治疗，被安置在抢救室，患者抽搐，牙关紧闭，以下采取的措施中不妥的是
    A. 取下义齿，以防窒息
    B. 使用床挡，以防坠床
    C. 枕头立于床头，以防撞伤
    D. 将压舌板放于上下门齿之间
    E. 室内光线宜暗

52. 吴先生，男，24岁。因在田间喷洒有机磷农药时防护不当造成中毒，其瞳孔变化是
    A. 双侧扩大
    B. 双侧缩小
    C. 双侧大小不等
    D. 双侧同向偏斜
    E. 单侧扩大固定

53. 陆先生，男，70岁。脑出血入院，深昏迷，呼吸深大，伴明显痰鸣音。须使用电动吸引器为患者吸痰，下列操作错误的是
    A. 先检查吸引器性能
    B. 调节负压40.0～53.3 kPa
    C. 痰液黏稠可叩拍胸背部
    D. 可连续抽吸15 min
    E. 吸痰管每次更换

54. 患儿，女，10岁，因半小时内误服农药，被急送入院，现意识清醒，能准确回答问题。护士首选的处理方法是
    A. 口服催吐法
    B. 漏斗胃管洗胃法

C. 电动吸引器洗胃法

D. 注洗器洗胃法

E. 自动洗胃机洗胃法

55. 患者男，55 岁。大面积烧伤，半小时内输入 500 ml 液体后突然出现气促、呼吸困难、咳粉红色泡沫样痰，为该患者吸氧时湿化瓶内应放入的液体是

A. 乙醇溶液

B. 温开水

C. 蒸馏水

D. 矿泉水

E. 生理盐水

56. 男，8 岁，不慎溺水，检查发现该男童面部紫青，意识丧失，自主呼吸停止，颈动脉搏动消失。护士实施抢救时首先应采取的措施是

A. 准备好给氧装置

B. 准备开口器撑开口腔

C. 清除口鼻分泌物和异物

D. 放清洁纱布于男童口部

E. 将男童双手放于其躯干两侧

57. 患者，男性，36 岁，意识大部分丧失，被家属送入院。查体：患者不能被唤醒，压迫眼眶上缘有痛苦表情，瞳孔对光反射、角膜反射存在。估计此患者的意识状况属于

A. 深昏迷

B. 昏睡

C. 浅昏迷

D. 意识模糊

E. 谵妄

58. 患儿，3 岁，高热惊厥，在急诊科经止惊、给氧等紧急处理后，情况稳定，欲送儿科病房做进一步治疗。运送过程中最适宜的供氧装置是

A. 氧气筒

B. 氧气枕

C. 中心管道

D. 人工呼吸机

E. 简易呼吸器

59. 患者，男性，53 岁。诊断为"冠心病、心绞痛"，遵医嘱给予吸氧，以下操作不正确的是

A. 停用氧气时先关流量开关

B. 插管前检查导管是否通畅

C. 插管前检查给氧装置是否漏气

D. 用氧应注意防火、防热、防油、防震

E. 使用氧气时，应先调节氧气后应用

60. 患者，女性，35 岁，从田里干完农活回家，误将装在矿泉水瓶中的过氧乙酸一饮而尽。饮后腹部烧灼样剧痛，口腔有刺鼻气味，来院急诊。护士为患者洗胃，不宜选择的液体是

A. 镁乳

B. 生理盐水

C. 5% 醋酸

D. 牛奶

E. 米汤

61. 患者，女性，35 岁。夜间急诊入院，患者表情痛苦、面颊潮红、呼吸急促，伴有鼻翼扇动，口唇疱疹，测体温 39.5℃，该患者属于

A. 慢性病容

B. 急性病容

C. 病危病容

D. 恶性病容

E. 贫血病容

62. 患者，男性，64 岁，使用呼吸机以增加机体通气量。对患者进行病情监测的内容不包括

A. 患者生命体征平稳与否

B. 缺氧症状有无改善

C. 血气分析结果

D. 呼吸机管路连接有无漏气

E. 两侧胸廓运动对称情况

63. 患者，男性，63 岁，脑出血昏迷 5 天，护士护理患者时，正确的措施是

A. 用约束带保护，防止坠床

B. 保持病室安静，光线宜暗

C. 做口腔护理时应先漱口

D. 用干纱布盖眼防止发生角膜炎

E. 每隔 3 h 给患者鼻饲流质饮食

64. 患者，女性，65 岁，处于昏迷状态，观察患者昏迷程度最可靠的指标是

A. 肌张力

B. 对疼痛刺激的反应

C. 瞳孔对光反应

D. 皮肤温度

E. 皮肤颜色

65. 女性，66 岁，患慢性支气管炎、肺源性心脏病。呼吸 28 次/min，面色发绀，氧分压 50 mmHg，自我气喘、精神紧张。此时最有效的护理措施是

A. 稳定患者情绪

B. 有针对性地进行心理护理

C. 调节室内温湿度

D. 进行体位引流

E. 氧气吸入

66. 患者，女性，64岁，因脑血栓引起一侧偏瘫，护士协助其每日做肢体被动活动和按摩，适宜的次数是

    A. 1～2次

    B. 2～3次

    C. 3～4次

    D. 4～5次

    E. 5～6次

67. 患者，女性，45岁，突感胸闷、气短，口唇发绀。护士遵医嘱为其采取鼻导管给氧，正确的操作是

    A. 停止给氧时，应先关氧气开关，再拔出鼻导管

    B. 氧气筒远离火炉应2 m

    C. 给氧时，调节氧流量后插入鼻导管

    D. 给氧前用干棉签清洁患者鼻孔

    E. 导管插入长度为鼻尖至耳垂的1/2

68. 患者，女性，58岁，60 kg，呼吸衰竭，遵医嘱需使用人工呼吸机，其潮气量的调整范围是

    A. 100～300 ml

    B. 300～500 ml

    C. 600～800 ml

    D. 800～1 200 ml

    E. 1 000～1 400 ml

69. 患者罗某，女性，55岁，医生诊断为幽门梗阻，为其清除胃内容物，宜选择

    A. 自动洗胃机洗胃

    B. 口服催吐法

    C. 电动吸引洗胃法

    D. 口服催吐法

    E. 注洗器洗胃

70. 5岁男童误服灭鼠药，送至医院接受治疗，护士在为其洗胃的过程中发现有血性液体流出，应立即采取的护理措施是

    A. 更换洗胃液重新灌洗

    B. 减低吸引压力

    C. 灌入止血剂止血

    D. 立即停止操作并通知医生

    E. 灌入蛋清水保护胃黏膜

二、以下提供若干个案例，每个案例下设若

干个考题。请根据各考题题干所提供的信息，在每题下面A、B、C、D、E五个备选答案中选择一个最佳答案，并在答题卡上将相应题号的相应字母所属方框涂黑。

A3/A4型题

（1～3题共用题干）

患者，男性，71岁。诊断为慢性阻塞性肺疾病，血气分析结果显示：动脉血氧分压4.6 kPa，二氧化碳分压12.4 kPa。

1. 该患者吸氧适宜的是

    A. 高浓度、高流量、持续给氧

    B. 高浓度、高流量、间断给氧

    C. 低浓度、低流量、持续给氧

    D. 低浓度、低流量、间断给氧

    E. 低浓度与高流量交替持续给氧

2. 装氧气表时，先打开总开关是为了

    A. 检查氧气筒内有无氧气

    B. 观察氧气流出是否通畅

    C. 估计氧气筒内氧气量

    D. 清洁气门，保护压力表

    E. 测定氧气筒的压力

3. 吸氧过程中需要调节氧流量，以下方法正确的是

    A. 先关总开关，再调氧流量

    B. 先关流量表，再调氧流量

    C. 先拔出吸氧管，再调氧流量

    D. 先分离吸氧管与氧气连接管，再调氧流量

    E. 先拔出氧气连接管，再调氧流量

（4～6题共用题干）

患者，女性，67岁。无自主呼吸，气管切开使用呼吸机辅助通气。

4. 呼吸机的湿化器应定期消毒，常用的方法是

    A. 消毒液浸泡

    B. 压力蒸汽灭菌

    C. 甲醛熏蒸

    D. 环氧乙烷灭菌

    E. 过滤除菌

5. 准备的吸痰盘有效时间为

    A. 2 h

    B. 3 h

    C. 4 h

    D. 5 h

    E. 6 h

6. 呼吸机的吸/呼比值是

    A. 1:1～2.0

B. 1:1.5~2.0

C. 1:1.5~2.5

D. 1:1.5~3.0

E. 1:2~3.0

（7~8题共用题干）

　　患者，女性，56岁。住院期间突然呼吸停止，紧急气管插管，并辅以定容型呼吸机辅助通气。

7. 合适的供氧浓度是

　　A. 20%~30%

　　B. 30%~50%

　　C. 50%~70%

　　D. 60%~80%

　　E. 70%~90%

8. 患者通气量不足的表现是

　　A. 皮肤潮红、多汗

　　B. 血气分析显示呼吸性碱中毒

　　C. 出现抽搐、昏迷

　　D. 肺部听诊呼吸音清晰

　　E. 观察胸部起伏较规律

（9~10题共用题干）

　　患者，女性，53岁。自服敌百虫引起中毒，发现后急送急诊科。

9. 为患者洗胃时，禁忌的洗胃液是

　　A. 2%~4%碳酸氢钠

　　B. 1%盐水

　　C. 清水

　　D. 5%醋酸

　　E. 1:20 000~1:15 000高锰酸钾

10. 为患者洗胃时，如果选择了禁忌使用的洗胃液，可导致

　　A. 损伤胃黏膜

　　B. 反射性地引起心搏骤停

　　C. 增加毒物的溶解度

　　D. 抑制毒物

　　E. 分解成毒性更强的敌敌畏

（11~12题共用题干）

　　患者，男性，32岁。因车祸颅脑损伤，病情观察时发现患者呼吸突然停止。

11. 应用简易呼吸器辅助患者呼吸，挤压、放松呼吸气囊的频率是

　　A. 16~20次/min

　　B. 14~18次/min

　　C. 12~16次/min

　　D. 10~14次/min

E. 8~12次/min

12. 每次挤压的气体量为

　　A. 100~300 ml

　　B. 200~400 ml

　　C. 300~500 ml

　　D. 400~600 ml

　　E. 500~1000 ml

（13~17题共用题干）

　　患者，女性，34岁。服敌百虫自杀2 h，入院时处于昏迷状态。

13. 该患者的瞳孔变化为

　　A. 双侧瞳孔散大

　　B. 双侧瞳孔缩小

　　C. 单侧瞳孔扩大固定

　　D. 单侧瞳孔缩小

　　E. 双侧瞳孔大小不一

14. 为该患者洗胃的最佳时机是

　　A. 24 h以内

　　B. 12 h以内

　　C. 10 h以内

　　D. 8 h以内

　　E. 6 h以内

15. 适宜的洗胃液是

　　A. 等渗盐水

　　B. 1:15 000~1:20 000高锰酸钾

　　C. 2%~4%碳酸氢钠

　　D. 5%醋酸

　　E. 0.1%硫酸铜

16. 为该患者洗胃时，宜取的体位

　　A. 坐位

　　B. 半坐卧位

　　C. 左侧卧位

　　D. 右侧卧位

　　E. 平卧位，头偏向一侧

17. 每次灌入洗胃液的量应为

　　A. 100~300 ml

　　B. 300~500 ml

　　C. 500~700 ml

　　D. 700~900 ml

　　E. 900~1 000 ml

（18~21题共用题干）

　　患者，男性，75岁。诊断为"慢性阻塞性肺疾病"，需长期吸氧。

18. 对于该患者，最佳的给氧方法是

A. 单侧鼻导管法

B. 双侧鼻导管法

C. 面罩法

D. 头罩法

E. 氧气枕法

19. 下列给氧浓度中，哪项最适合该患者

A. 23%

B. 29%

C. 41%

D. 45%

E. 60%

20. 关于用氧安全，下列哪项不妥

A. 做好"四防"

B. 搬运时避免倾倒

C. 氧气筒放于阴凉处

D. 距离火炉至少 1 m

E. 氧气表及螺旋口上勿涂油

21. 吸氧时，湿化液占湿化瓶内体积的

A. 1/3 ~ 1/2

B. 1/3 ~ 2/3

C. 1/4 ~ 1/3

D. 1/4 ~ 1/2

E. 1/2 ~ 3/4

（22 ~ 25 题共用题干）

李某，男，71 岁。多处肋骨骨折，神志恍惚，呼吸浅快，口唇及四肢末梢明显发绀。

22. 护士进行氧疗时，应采取

A. 高流量间断吸氧

B. 低流量、低浓度持续吸氧

C. 高浓度持续吸氧

D. 低流量间断吸氧

E. 高浓度间断吸氧

23. 采用面罩给氧的氧流量为

A. 1 ~ 3 L/min

B. 4 ~ 6 L/min

C. 6 ~ 8 L/min

D. 8 ~ 10 L/min

E. 10 ~ 12 L/min

24. 若采取单侧鼻导管给氧，导管插入长度为

A. 鼻尖至耳垂

B. 鼻尖至耳垂的 1/3

C. 鼻尖至耳垂的 1/2

D. 鼻尖至耳垂的 2/3

E. 鼻尖至耳垂的 1/5

25. 如果吸氧过程中需要调节氧流量，护士首先应

A. 关闭总开关

B. 关闭流量开关

C. 分离鼻导管

D. 取下鼻导管

E. 取下湿化瓶

（26 ~ 30 题共用题干）

毛某，女，30 岁。因家庭纠纷，服农药乐果，急送医院。

26. 该患者禁用的洗胃液是

A. 等渗盐水

B. 温开水

C. 2% ~ 4% 碳酸氢钠

D. 1 : 15 000 ~ 1 : 20 000 高锰酸钾

E. 1% 盐水

27. 洗胃液的适宜温度是

A. 20 ~ 25 °C

B. 25 ~ 30 °C

C. 25 ~ 38 °C

D. 38 ~ 41 °C

E. 41 ~ 43 °C

28. 电动洗胃机洗胃时，负压调节至

A. 7.6 kPa 左右

B. 9.3 kPa 左右

C. 12.3 kPa 左右

D. 13.3 kPa 左右

E. 15.3 kPa 左右

29. 洗胃时，先吸尽胃内容物，其主要目的是

A. 确定胃管已插入胃中

B. 防止胃管阻塞

C. 防止胃扩张

D. 做毒物鉴定

E. 减少毒物吸收

30. 洗胃过程中，患者主诉腹痛，吸出血性灌洗液，此时护士应立即采取下列哪种措施

A. 立即停止洗胃

B. 减慢洗胃速度

C. 减少每次灌入量

D. 尽快将液体吸出

E. 加快洗胃速度

（31 ~ 34 题共用题干）

患儿，男，9 岁，脑外伤，昏迷，眼睑不能闭合，痰多不能咳出。

31. 给此患儿吸痰时应调节负压为

A. <13.3 kPa

B. 13.3 ~ 26.6 kPa

C. 26.6 ~ 39.9 kPa

D. 40.0 ~ 53.3 kPa

E. >54.0 kPa

32. 为患儿进行吸痰时，下列操作错误的是

A. 吸痰前先用等渗盐水试吸

B. 将吸痰导管插入口腔咽部吸尽分泌物

C. 每次吸痰时间不超过 25 s

D. 口腔吸痰有困难时，也可自鼻腔吸痰

E. 每次更换吸痰管

33. 若给患儿吸氧，氧流量为 4 L/min，其浓度为

A. 25%

B. 29%

C. 33%

D. 37%

E. 41%

34. 患儿眼睑不能闭合时，首选的护理措施是

A. 按摩双眼

B. 眼部热敷

C. 干纱布覆盖双眼

D. 涂抗生素眼膏，盖凡士林纱布

E. 滴眼药水

（35 ~ 37 题共用题干）

患者，男性，25 岁。在运动过程中突然倒地，呼之不应，颈动脉搏动消失。立即施行徒手心肺复苏。

35. 胸外心脏按压的频率为

A. 60 次 / min

B. 70 次 / min

C. 80 次 / min

D. 90 次 / min

E. 100 次 / min

36. 以下胸外心脏按压操作错误的是

A. 按压时肘关节伸直

B. 手掌根部按压在胸骨中、下 1/3 交界处

C. 用腕部的力量垂直下压

D. 放松时手掌根部不可离开胸壁

E. 按压深度 4 ~ 5 cm

37. 成人人工呼吸与胸外心脏按压的比例是

A. 1 : 5

B. 5 : 1

C. 2 : 15

D. 15 : 2

E. 2 : 30

（38 ~ 39 题共用题干）

患者，女性，被家属搀扶着步入医院，接诊护士看见其面色发绀，口唇呈黑紫色，自诉呼吸困难、胸闷，询问病史得知其有慢性阻塞性肺病史。

38. 护士需立即对其采取的措施是

A. 分诊协助其就医

B. 电击除颤

C. 鼻塞法吸氧

D. 不作处理，静候医生

E. 吸痰

39. 护士采取相应措施时应特别注意

A. 对患者实施呼吸道隔离

B. 只能除颤 1 次

C. 氧流量 1 ~ 2 L/min

D. 让患者保持镇静

E. 吸痰时一定要上下移动吸痰管抽吸

（40 ~ 41 题共用题干）

患者，男性，69 岁，因脑出血昏迷 1 年余，每日给予口腔、鼻饲、翻身等护理。患者眼睑不能自行闭合，因尿失禁留置尿管。

40. 保护眼睛的最好方法是

A. 液状石蜡纱布覆盖

B. 眼周擦润滑剂

C. 定时滴眼药水

D. 凡士林纱布覆盖

E. 按揉上睑至闭合

41. 向家属解释护眼目的，主要是预防

A. 结膜炎

B. 不适感

C. 红眼病

D. 角膜溃疡

E. 睫状体炎

（42 ~ 43 题共用题干）

患者，男性，患肺炎合并脑病，肺部听诊有痰鸣音，给予持续吸氧、间断雾化吸入。

42. 护士巡视病房时，发现患者出现呼吸困难、发绀，这时应采取的措施是

A. 使用呼吸兴奋剂

B. 调大氧流量

C. 吸痰

D. 乙醇湿化

E. 加压吸氧

43. 使用电动吸引器吸痰时,储液瓶内的吸出液应及时倾倒,不应超过储液瓶的

    A. 2/3

    B. 1/5

    C. 3/4

    D. 1/2

    E. 1/4

(44~45题共用题干)

患者,男性,78岁,在家突然晕倒在洗手间,被家属发现后,立即送入医院,诊断为脑血管意外。患者配偶告知护士,患者发病前,一直自服降压药控制高血压。

44. 能够确定患者意识状态的常用方法是

    A. 疼痛刺激反应

    B. 角膜反射

    C. 肌腱反射

    D. 吞咽反射

    E. 眼球运动

45. 患者逐渐恢复,为鼓励患者自己进食,护士应采取的措施是

    A. 将食物和餐具放到患者手里

    B. 给患者充足的时间,让患者根据自己能力慢慢进食

    C. 将食物和餐具放在方便患者自己拿取的小餐桌上

    D. 建议其配偶帮助喂饭,并协助患者进食

    E. 先给患者喂食,剩余部分让患者自己进食

(46~47题共用题干)

患者,女性,60岁,因急性肺水肿收住院治疗。护士巡视病房时,发现患者口唇发绀,烦躁不安,并伴有明显的三凹征。血气分析结果显示:PaO_2 3.5kPa,SaO_2 50%。

46. 根据患者症状及血气分析结果,判断其缺氧程度为

    A. 过重度

    B. 重度

    C. 中度

    D. 轻度

    E. 极轻度

47. 用氧过程中,湿化液用20%~30%乙醇,其目的是

    A. 促进二氧化碳排出

    B. 降低肺泡内张力

    C. 增加组织对氧的利用

    D. 降低肺泡内泡沫表面张力

    E. 增加血红蛋白与氧的结合

三、以下提供若干组考题,每组考题共同使用在考题前列出的A、B、C、D、E五个备选答案。请从中选择一个与考题关系密切的答案,并在答题卡上将相应题号的相应字母所属方框涂黑。每个备选答案可能被选择一次、多次或不被选择。

B型题

(1~5题共用备选答案)

    A. 2%~4%碳酸氢钠

    B. 1:20 000~1:15 000高锰酸钾

    C. 0.1%硫酸铜

    D. 硫酸钠

    E. 牛奶

1. 乐果中毒禁用

2. 敌百虫中毒禁用

3. 磷化锌中毒禁用

4. 巴比妥类药物中毒宜用的导泻药是

5. 磷化锌中毒时口服的催吐药是

参考答案

一、A1/A2型题

1. E 2. E 3. B 4. B 5. A 6. A 7. D 8. C

9. A 10. C 11. B 12. D 13. B 14. D 15. B

16. A 17. D 18. A 19. B 20. C 21. A 22. B

23. E 24. B 25. A 26. A 27. E 28. D 29. A

30. A 31. C 32. B 33. C 34. C 35. C 36. B

37. D 38. C 39. C 40. C 41. E 42. B 43. C

44. E 45. C 46. C 47. E 48. E 49. B 50. A

51. C 52. B 53. D 54. A 55. A 56. C 57. C

58. B 59. A 60. C 61. A 62. D 63. B 64. B

65. E 66. B 67. C 68. C 69. E 70. D

二、A3/A4型题

1. C 2. B 3. D 4. A 5. C 6. D 7. B 8. A

9. A 10. E 11. C 12. E 13. B 14. E 15. B

16. E 17. B 18. B 19. B 20. D 21. A 22. C

23. C 24. B 25. C 26. A 27. C 28. D 29. E

30. A 31. C 32. C 33. D 34. D 35. E 36. C

37. B 38. C 39. C 40. D 41. D 42. C 43. A

44. A 45. C 46. B 47. D

三、B型题

1. B 2. A 3. E 4. D 5. C

(李莉)

第十五章　临终患者的护理

知识结构图

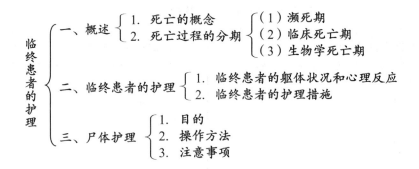

知识精编

第一节　概　述

一、死亡的概念

死亡是指个体生命活动和新陈代谢的永久终止。随着现代医学科学的发展，有关死亡的传统判断标准和现代医学脑死亡判断标准有所不同（见表 15-1-1）。

表 15-1-1　死亡的传统判断标准与现代医学脑死亡判断标准

项　目	概　念	临床判断依据
1. 死亡的传统判断标准	个体生命活动和新陈代谢的永久终止。随着现代医学科学的发展，该死亡标准受到了冲击	心跳、呼吸停止，瞳孔散大且固定，所有反射均消失
2. 现代医学脑死亡判断标准	脑死亡又称全脑死亡，包括大脑、中脑、小脑和脑干的不可逆的死亡。目前医学界主张应将"脑死亡"作为判断死亡的标准	(1) 不可逆的深度昏迷 (2) 自主呼吸停止 (3) 脑干反射消失 (4) 脑电波平直

二、死亡过程的分期

死亡并不是生命的骤然结束，而是一个逐渐进展的过程，一般分为三个时期（见表 15-1-2）。

表 15-1-2 死亡过程的分期

分 期	病理生理改变	临床表现	预 后
1. 濒死期：又称临终状态，是生命活动的最后阶段，也是死亡过程的开始阶段	中枢神经系统脑干以上部位的功能处于深度抑制或丧失状态	(1) 意识模糊或丧失，各种反射减弱或迟钝，肌张力减退或消失 (2) 脉搏快而弱、节律可不规则 (3) 血压下降或测不到 (4) 呼吸困难，出现陈-施氏呼吸	此期为可逆阶段，若采取及时有效的救治，生命可复苏
2. 临床死亡期：又称躯体死亡期或个体死亡期	中枢神经系统的功能抑制已由大脑皮层扩散至皮质下部位，延髓处于深度的抑制状态	(1) 心跳、呼吸停止、各种反射消失，瞳孔散大 (2) 各种组织细胞仍有短暂、微弱的代谢活动	此期可持续 5～6 min，若采取及时有效的救治，生命仍有复苏的可能；但若时间过久，大脑细胞将发生不可逆的变化
3. 生物学死亡期：死亡过程的最后阶段	整个神经系统及各器官的新陈代谢相继停止，为不可逆变化，机体相继会出现尸冷、尸斑、尸僵、尸体腐败等现象	(1) 尸冷：最早发生的尸体现象，经过 24 h 后尸体温度将与环境温度接近 (2) 尸斑：死亡后 2～4 h 出现，尸体低垂部位皮肤出现暗红色斑块或条纹 (3) 尸僵：死后 1～3 h 开始出现，4～6 h 扩散至全身，12～16 h 达到高峰，24 h 后缓解 (4) 尸体腐败：死亡后 24 h 发生（气温高时可较早发生），一般先从右下腹出现，逐渐扩散至全身，常见表现为尸臭、尸绿等	此期不可复活

第二节 临终患者的护理

一、临终患者的躯体状况和心理反应

患者临终前的躯体状况和心理反应（见表 15-2-1）。

表 15-2-1 临终患者的躯体状况和心理反应

分 类	功能改变	临床表现
1. 躯体状况	(1) 循环与呼吸功能变化	脉搏快而弱、节律不规则，血压下降或测不到；呼吸频率逐渐减慢，可出现潮式呼吸、间断呼吸、呼吸停止等
	(2) 消化与排泄功能变化	恶心、呕吐、食欲减退、腹胀、便秘、脱水、大小便失禁、尿潴留等情况
	(3) 皮肤与骨骼变化	皮肤苍白、湿冷、口唇指甲呈灰白色或青紫色、四肢冰凉；肢体软弱无力、肌张力下降或丧失，不能自主活动

续表 15-2-1

分 类	功能改变	临床表现
1. 躯体状况	(4) 面容与感知觉	常呈现希氏面容：面肌消瘦、面部呈铅灰色、下颌下垂、嘴角微张、双眼半睁呆滞、瞳孔固定；视力模糊或丧失，语言混乱伴发音困难，听觉通常最后消失
	(5) 意识的改变	意识及瞳孔改变：嗜睡、意识模糊、昏睡、昏迷等，瞳孔散大或固定
	(6) 临近死亡的体征	各种反射逐渐消失，肌张力逐渐减退或丧失；脉搏细速，血压下降或测不出；呼吸困难、出现各种不规则呼吸形态。通常患者呼吸先停止，随后心跳停止
2. 心理反应	(1) 否认期	患者极力否认、拒绝接受事实，希望是误诊，抱侥幸心理四处求医；常见的反应是"不，这不会是我，你们搞错了！"。此反应为一种心理防卫机制
	(2) 愤怒期	当患者意识到患病的事实时，内心无法保持平衡，表现为生气与愤怒，充满怨恨等，变得难以接近或不合作；常见的反应是"为什么是我？这不公平！"
	(3) 协议期	患者开始承认和接受临终的事实，对病情的转归希望奇迹出现；患者常见的反应是：积极配合治疗，常常言语表示："请让我好起来，我一定会……"
	(4) 忧郁期	当病情进一步恶化、治疗已无望时，患者产生很强的失落感，表现出明显的忧郁、悲哀、退缩、甚至有轻生等念头；患者常见的反应是要求会见亲朋好友，希望喜爱的人能相伴，并开始交代后事
	(5) 接受期	患者对死亡已有所准备，情感减退，显得平静安详；由于身心极度疲劳和衰弱，患者常处于嗜睡状态，静待死亡来临

二、临终患者的护理措施

临终患者的护理是向临终患者及其家属提供生理、心理、社会等方面的系统化整体照护（见表 15-2-2）。

表 15-2-2 临终患者的护理措施

项 目	系统化护理	护理措施
1. 躯体支持性治疗	(1) 改善循环与呼吸功能	(1) 密切观察患者生命体征，及时发现循环、呼吸功能衰退征象 (2) 保持呼吸道通畅，密切观察呼吸及氧合情况.若出现呼吸困难，应立即给予吸氧、吸痰等处理 (3) 若患者有四肢冰冷等周围循环不良情况，应加强保暖，必要时使用热水袋（水温<50 ℃）
	(2) 减轻疼痛	观察疼痛部位、性质、程度、持续时间及发作规律，协助患者选用减轻疼痛最有效的方法
	(3) 促进食欲、增进营养	选择适当的营养途径，为患者提供营养均衡、易消化的饮食
	(4) 促进舒适	(1) 保持头发及口腔的清洁，每天做 2～3 次口腔护理 (2) 协助患者维持良好的舒适体位，昏迷患者取侧卧位或高枕卧位、头偏向一侧 (3) 保持患者床单元的干燥、清洁、平整 (4) 加强皮肤清洁护理，勤换衣裤，定时翻身，以预防压疮的发生（尤其是对大小便失禁者）
	(5) 减轻感知觉改变的影响	(1) 提供安静、空气新鲜的单独病室，光照适宜，以增加其安全感 (2) 对意识障碍的患者，必要时使用保护器具以保障安全 (3) 注意眼部的清洁护理，如患者不能闭眼，应定时涂金霉素、红霉素眼膏，并用生理盐水湿纱布覆盖，以防止发生结膜炎及角膜溃疡 (4) 由于听觉是最后消失的感觉，护士应避免在患者周围谈论其病情，以减少不良刺激；若视觉消失，可配合专业性触摸等非语言交流方式，让患者不感到孤独
2. 心理护理	(1) 否认期	理解同情患者，维持其适度的希望，经常陪伴在患者身边，不刻意揭穿其心理防卫
	(2) 愤怒期	鼓励患者说出内心感受，耐心倾听患者的述说，尽量让其宣泄其不良情绪
	(3) 协议期	创造条件尽可能满足患者提出的要求和愿望
	(4) 忧郁期	允许患者表达其悲哀情绪，加强安全保护，做好心理护理，防止自杀行为
	(5) 接受期	尊重患者，帮助其完成未了的心愿。提供安全、舒适环境，加强生活护理，让其平静、安详地离开人世

第三节　尸体护理

一、目　的

1. 维持尸体整洁及良好的外观，易于辨认。

2. 给家属以安慰，减轻其哀伤。

二、操作方法

护士填好尸体识别卡 3 张→洗手，戴口罩，携用物至床旁，屏风遮挡尸体→撤离一切治疗用物→将床放平，使尸体仰卧（头下垫枕，以防面部淤血变色），脱去衣裤鞋帽等→洗脸，闭合口、眼（不能闭口者，可用绷带托起或轻揉下颌；不能闭眼者，可按摩或用毛巾湿敷）；为有义齿者，装上义齿→用不脱脂棉球填塞身体各个孔道（棉球不可外露），有伤口者更换敷料，有引流管者拔出并缝合皮肤→依次擦洗上肢、胸部、腹部、背部、臀部及下肢（有胶布痕迹者，用松节油擦净）→穿上衣裤、梳理头发，系第一张尸体识别卡于死者手腕部→搬运尸体于平车上，用尸单整齐包裹尸体，系第二张尸体识别卡于尸体腰部的尸单上→送尸体到太平间，置于停尸屉内，系第三张尸体卡于停尸屉外→清点遗物交与家属（若家属不在场，应由医护人员两人共同清点并列出物品清单，交护士长保存）。

三、注意事项

1. 确认患者死亡后，应由医生开具死亡诊断书，护士应尽快进行尸体料理，以防尸体僵硬。

2. 尸体识别卡放置位置应准确，以便识别。

3. 若死者若为传染病，其尸体需用消毒液清洁，并用 1%氯胺溶液棉球填塞孔道，用一次性的尸单或尸袍包裹尸体，并放入不透水的尸袋内，外置传染标志。

4. 护士做尸体料理时，要理解家属的情绪，做到态度严肃认真、满足家属的合理要求。

临床链接

1. 三阶梯疼痛疗法

（1）第一阶段：选用甾体类镇痛药。如：阿司匹林、对乙酰氨基酚等。

（2）第二阶段：选用弱阿片类。如：可待因、美沙酮等。

（3）第三阶段：选用强阿片类。如：吗啡、哌替啶等。

2. 我国《成人脑死亡判定标准（2009 版）》

随着医学的发展，经过大量的临床实践验证，目前脑死亡作为判断死亡的标准，已经被世界各国医学界、伦理学界逐渐认可。我国《成人脑死亡判定标准（2009 版）》内容简介如下：

（1）判定条件：昏迷原因明确，排出了各种原因的可逆性昏迷。

（2）临床判定：深昏迷，脑干反射消失，无自主呼吸（靠呼吸机维持，自主呼吸激发试验证实无自主呼吸）。以上三项必须全部具备方可判断。

（3）确认试验：

①　正中神经短潜伏期体感诱发电位（SLSEP）显示 N9 和（或）N13 存在，P14，N18 和 N20 消失。

②　脑电图（EEG）显示电静息。

③　经颅多普勒超声(TCD)显示颅内前循环和后循环呈震荡波，尖小收缩波或血流信号消失。以上三项中至少两项阳性。

（4）判定时间：临床判定和确认试验结果均符合脑死亡判定标准者，可首次判定为脑死亡。首次判定 12 h 后再次复查，结果仍符合脑死亡判定标准者，方可最终确认为脑死亡。

模拟练习题

一、以下每一道考题下面有 A、B、C、D、E 五个备选答案。请选择一个最佳答案，并在答题卡上将相应题号的相应字母所属方框涂黑。

A1/A2 型题

1. 下列哪项是濒死患者的临床表现
   A. 呼吸停止
   B. 心跳停止
   C. 各种反射消失
   D. 听觉消失
   E. 呼吸衰竭

2. 临床死亡期的主要临床特征是
   A. 循环衰竭
   B. 心跳停止
   C. 肌张力丧失
   D. 神志不清
   E. 呼吸衰竭

3. 只出现在生物学死亡期的特征是
   A. 循环停止
   B. 呼吸停止
   C. 各种反射消失
   D. 神志不清
   E. 尸斑出现

4. 目前医学界多以下列哪一项标准作为判断死亡的依据
   A. 呼吸停止
   B. 心跳停止
   C. 各种反射消失
   D. 脑死亡
   E. 呼吸心跳停止

5. 濒死期患者最后消失的感觉是
   A. 视觉
   B. 听觉
   C. 嗅觉
   D. 味觉
   E. 触觉

6. 下列有关濒死患者的临床表现错误的是
   A. 意识不清或谵妄
   B. 潮式呼吸或点头呼吸
   C. 血压下降、脉搏细弱
   D. 胃肠蠕动增快
   E. 肌张力下降，大小便失禁

7. 下列不属于临终患者循环衰竭的表现是
   A. 皮肤苍白湿冷
   B. 四肢发绀
   C. 血压下降
   D. 心音低而无力
   E. 脉搏洪大

8. 关于临终患者的生理反应，下列叙述哪一项是错误的
   A. 皮肤发绀、苍白，肢体末端变冷
   B. 因为心脏在呼吸停止后，仍可跳动一段时间，所以心尖搏动是最后消失
   C. 因失去肌肉张力减退，不能维持功能性体位
   D. 因肠蠕动增加，造成排便失禁
   E. 听觉则是临终患者最后消失的感觉

9. 护理临终患者时下列哪项不妥
   A. 对临终患者要坦诚相待
   B. 要认真听取患者的诉说
   C. 要取得家属的配合
   D. 要制止患者的发怒、抱怨
   E. 要尽可能减轻患者的疼痛和不适

10. 有关临终患者护理的叙述，下列哪项不正确
   A. 采用保暖、按摩，改善患者血循环变慢

的情形

　　B. 避免患者使用止痛剂，预防成瘾

　　C. 护理患者时说话要清楚、缓慢，以免增加其焦虑

　　D. 多陪伴、触摸患者，满足其精神方面的需要

　　E. 注意皮肤护理，必要时给予适当保暖

11. 有关临终患者的生理变化，不包括下列哪一项

　　A. 循环衰竭

　　B. 大小便失禁

　　C. 呼吸衰竭

　　D. 肌肉震颤

　　E. 反射消失

12. 临终患者循环衰竭的体征，一般不包括

　　A. 心音低而无力

　　B. 脉细速而不规则

　　C. 血压呈上升趋势

　　D. 皮肤苍白冰冷

　　E. 口唇指甲青紫

13. 下列哪项不属于临终关怀的护理目标

　　A. 满足临终患者的身心需要

　　B. 使其有尊严地度过人生最后阶段

　　C. 以治疗为主，尽量延长患者的生命

　　D. 注重提高临终患者的生命质量

　　E. 对家属提供心理支持

14. 临终患者最早出现的心理反应阶段是

　　A. 忧郁期

　　B. 否认期

　　C. 愤怒期

　　D. 接受期

　　E. 协议期

15. 对否认期患者实施护理，下列哪项不妥

　　A. 根据患者对病情的认识程度进行沟通

　　B. 与其他医务人员及家属保持一致

　　C. 维护患者的心理防御

　　D. 承诺患者疾病是可治愈的

　　E. 经常陪伴患者

16. 对愤怒期的临终患者实施护理时，下列哪项不妥

　　A. 可适当回避患者

　　B. 让其发泄内心的不快

　　C. 理解患者的痛苦

　　D. 给予安抚和疏导

　　E. 与家属共同陪伴患者

17. 处于临床死亡期的患者，其延髓功能处于

　　A. 极度兴奋状态

　　B. 极度抑制状态

　　C. 去皮质状态

　　D. 去大脑强直状态

　　E. 兴奋与抑制交替状态

18. 关于临终患者的心理变化及其护理，下列哪项描述不正确

　　A. 初期的否认是一种暂时的自我防卫，可缓冲情绪上的冲击

　　B. 当患者处于愤怒期，护理人员应接受患者的情绪表现，无需理会他，让患者独处即可

　　C. 当患者进入接受期，表示患者已经接受即将死亡的事实

　　D. 当患者处于忧郁期，应多加陪伴

　　E. 当患者处于协议期，应鼓励其说出内心的感受，尽可能满足他们提出的各种要求

19. 死亡过程的进程可分为

　　A. 心跳停止、呼吸停止、瞳孔对光反射消失

　　B. 昏迷、呼吸停止、心跳停止

　　C. 濒死期、临床死亡期、生物学死亡期

　　D. 肌力消退、肌张力减退、反射消失

　　E. 尸冷、尸斑、尸僵

20. 临床死亡期的指征不包括

　　A. 呼吸停止

　　B. 心跳停止

　　C. 反射性反应消失

　　D. 瞳孔散大

　　E. 尸斑、尸僵

21. 尸斑多出现在死亡后

　　A. 1～3 h

　　B. 2～4 h

　　C. 4～6 h

　　D. 6～8 h

　　E. 8～12 h

22. 尸斑多出现在

　　A. 尸体的头顶

　　B. 尸体的面部

　　C. 尸体的腹部

　　D. 尸体的胸部

E. 尸体的最低部位

23. 有关尸僵的陈述，下列哪一项描述是正确的
    A. 尸僵通常在死亡后 6~8 h 发生
    B. 尸僵多因体温下降而引起
    C. 尸僵最早出现在下颌部
    D. 尸体僵硬感会在死后 16 h 开始缓解
    E. 尸僵发生多由躯干开始

24. 有关尸体护理，哪一项描述是错误的
    A. 可热敷死者僵硬的关节，以协助穿衣
    B. 使遗体仰卧，并放置枕头
    C. 移除义齿，以防脱落
    D. 将棉球塞入鼻孔、外耳道及肛门
    E. 侵入性导管拔出后，伤口需缝合，以维护死者皮肤完整性

25. 下列有关尸体护理的叙述，不正确的是
    A. 患者如有义齿应装上，避免脸部变形
    B. 尸体仰卧，头下垫一软枕
    C. 传染患者按隔离技术进行尸体护理
    D. 洗脸，闭合眼睑
    E. 家属如不在场，护士应清点遗物，而后交予家属

26. 临床上对死亡患者进行尸体护理的依据是
    A. 呼吸停止
    B. 各种反射消失
    C. 心跳停止
    D. 意识丧失
    E. 医生开具了死亡诊断书

27. 尸体护理的目的不包括
    A. 保持尸体清洁
    B. 使尸体无渗液
    C. 尸体姿势良好
    D. 易于鉴别尸体
    E. 利于尸体保存

28. 尸体护理操作中下列做法错误的是
    A. 撤去治疗用物，放低头部
    B. 洗脸，闭合眼睑
    C. 装上义齿
    D. 依次擦净躯体，填塞孔道
    E. 穿上衣裤，用尸单包裹

29. 患者，男性，50 岁，体检时 B 超发现肝脏有 8 cm×7 cm 包块，初步诊断为原发性肝癌。患者感觉自己身体状况良好，对检查结果不相信，并想到其他医院再做检查。患者此时的心

理反应为
    A. 否认期
    B. 愤怒期
    C. 协议期
    D. 忧郁期
    E. 接受期

30. 孙某，女，50 岁，右上腹疼痛、腹水，衰竭状态，面色灰暗，诊断为肝癌，经抗癌治疗后未见好转，故情绪不稳，经常抱怨、与家属争吵，该期心理反应为
    A. 忧郁期
    B. 愤怒期
    C. 否认期
    D. 接受期
    E. 协议期

31. 林某，男，66 岁，诊断为肺癌，病情日趋恶化，深感悲哀，要求与亲朋好友见面，并着手安排后事，此时患者心理反应属于
    A. 忧郁期
    B. 愤怒期
    C. 否认期
    D. 接受期
    E. 协议期

32. 齐某，60 岁，因车祸颅脑损伤，抢救无效，医生确定为死亡，护士立即行尸体护理，下列操作哪项不妥
    A. 执行医嘱，填写尸体识别卡
    B. 尸体仰卧，取下枕头
    C. 装上活动义齿
    D. 用未脱脂棉填塞身体孔道
    E. 态度真诚严肃，表示同情理解

33. 胡某，女，45 岁，胃癌肝转移，极度虚弱，对其护理的基本原则是
    A. 提高生存质量
    B. 以治疗为主
    C. 实施特殊治疗
    D. 延长生命过程
    E. 实施安乐死

34. 张先生，66 岁，车祸撞伤脑部，出血后出现深昏迷，脑干反射消失，脑电波消失，无自主呼吸，患者处于
    A. 濒死期
    B. 临床死亡期

C. 生物学死亡期

D. 疾病晚期

E. 脑死亡期

35. 护士小赵，在进行尸体护理操作时，将尸体放平仰卧，头下垫枕的目的是

A. 保持姿势良好

B. 便于尸体保护

C. 以免头部瘀血、变色

D. 尸体清洁无渗液

E. 易于鉴别

36. 护士小李，在对死亡患者行终末处理时，哪项不符合要求

A. 完成护理记录

B. 在体温单相应的时间栏内填写死亡时间

C. 停止一切医嘱，注销各种卡片

D. 按出院手续办理结账

E. 撤去污染用物，铺好备用床

37. 患者，女性，尿毒症，目前意识模糊，肌张力消失，心音低钝，脉搏细弱，血压下降，呈间歇呼吸，该患者是处于

A. 濒死期

B. 临床死亡期

C. 生物学死亡期

D. 脑死亡期

E. 躯体死亡期

38. 某患者死亡 3 h 后，为其更衣时发现其腰背部出现暗红色条纹，这种现象说明其尸体出现了

A. 尸冷

B. 尸僵

C. 尸斑

D. 尸体受伤

E. 尸体腐败

39. 某患者，女性，肺癌晚期，近来病情恶化，观察发现患者情绪低落，悲伤，常哭泣，护士判断患者的心理反应属于临终前的

A. 愤怒期

B. 接受期

C. 协议期

D. 忧郁期

E. 否认期

二、以下提供若干个案例，每个案例下设若干个考题。请根据各考题题干所提供的信息，在每题下面 A、B、C、D、E 五个备选答案中

选择一个最佳答案，并在答题卡上将相应题号的相应字母所属方框涂黑。

A3/A4 型题

（1~2 题共用题干）

龚某，女，61 岁，肺癌脑转移，治疗效果不佳，患者胸背疼痛，呼吸困难，痛苦，悲哀，有自杀念头。

1. 该患者此时心理反应属于

A. 否认期

B. 愤怒期

C. 忧郁期

D. 接受期

E. 协议期

2. 对该患者的护理，下列哪项不妥

A. 多给予患者同情和照顾

B. 允许家属陪伴

C. 尽可能满足患者的需要

D. 加强安全保护

E. 让患者学会控制悲哀的情绪

（3~5 题共用题干）

李某，男，68 岁，脑出血，深度昏迷，肌张力丧失，心音低顿，血压下降，间断呼吸伴痰鸣音，瞳孔散大，对光反应迟钝。

3. 此患者属于下列哪一期

A. 濒死期

B. 愤怒期

C. 临床死亡期

D. 接受期

E. 生物学死亡期

4. 对该患者的护理措施，哪项不妥

A. 立即吸痰

B. 为患者翻身、叩拍胸背

C. 注意瞳孔变化

D. 密切观察生命体征

E. 允许家属陪伴

5. 对该患者家属实施心理支持，不正确的做法是

A. 多给家属同情和照顾

B. 鼓励家属表达内心情感

C. 避免家属单独接触患者，以免悲伤过度

D. 耐心指导家属照料患者的技术

E. 鼓励家属参与护理计划

（6~7 题共用题干）

陈先生，73 岁，胃癌晚期全身转移，近日

病情加重，情绪低落、沉默、常不自主地默默流泪。

6. 此患者的心理反应属于
   A. 否认期
   B. 愤怒期
   C. 协议期
   D. 忧郁期
   E. 接受期

7. 对该患者的护理措施，应主要考虑
   A. 实施安乐死
   B. 许诺提供根治疗法
   C. 放弃治疗
   D. 延长生命过程
   E. 预防自杀行为

（8～10题共用题干）

患者38岁，女，因"阴道不规则出血"就诊，查体：左侧腹股沟部位可扪及肿大的淋巴结，下腹部耻骨联合上方可触及肿块，腹部移动性浊音（+），妇科内诊触及卵巢明显肿大，呈实性，表面欠光滑，活动度差，有压痛。诊断：晚期卵巢癌。

8. 身患绝症的患者从获知病情到临终所经历的心理反应和行为改变归纳为 5 个典型阶段，以下正确的顺序是
   A. 否认期，愤怒期，协议期，忧郁期，接受期
   B. 协议期，忧郁期，否认期，愤怒期，接受期
   C. 愤怒期，协议期，忧郁期，否认期，接受期
   D. 忧郁期，接受期，否认期，愤怒期，协议期
   E. 否认期，愤怒期，忧郁期，协议期，接受期

9. 患者面对突然降临的不幸，其首要的反应是
   A. "我怎么这么倒霉！"
   B. "为什么是我！"
   C. "好吧，就是我！"
   D. "我准备好了！"
   E. "不，不会是我的！"

10. 对这位患者进行护理时，应当努力达到的护理目标是
    A. 满足患者心理需求，让患者尽快地面对现实
    B. 积极主动和患者交谈并满足其基本生理需求
    C. 采取各种措施让患者高兴起来
    D. 使患者尽可能享受最后时光，与亲人相伴，感受家庭的温暖和幸福
    E. 限制患者活动，但满足其一切需求。

（11～13题共用题干）

患者，男性，因车祸 2 h 送入医院急诊科。查体：意识丧失，各种反射迟钝，肌张力减退，呈间断呼吸，心跳微弱，血压 60/40 mmHg。

11. 该患者的生命处于
    A. 可挽救阶段
    B. 不可挽救阶段
    C. 可逆阶段
    D. 不可逆阶段
    E. 复苏期

12. 该患者处于
    A. 临床死亡期
    B. 生物学死亡期
    C. 机体死亡期
    D. 脑死亡期
    E. 濒死期

13. 该患者的病理生理改变是
    A. 中枢神经系统抑制过程已由大脑皮质扩散到皮质下部位
    B. 中枢神经系统脑干以上部位的功能处于抑制状态
    C. 主要器官功能衰竭
    D. 延髓处于深度抑制状态
    E. 中枢神经系统及各器官的新陈代谢相继停止

（14～15题共用题干）

患者男，65 岁，诊断为晚期肝癌，近日常发脾气，抱怨。

14. 该患者处于临终患者的哪个阶段
    A. 愤怒期
    B. 协议期
    C. 否认期
    D. 抑郁期
    E. 接受期

15. 需采取的护理措施
    A. 尽量满足患者的需求，给予指导和关心
    B. 坦诚、温和地回答患者对病情的咨询
    C. 认真倾听患者的感受，给予宽容，关爱和理解
    D. 给予同情照顾，精神支持
    E. 给患者一个安静、明亮、单独的环境

（16～17题共用题干）

患者女，70岁，因车祸致患者面部、胸腹部多处外伤，抢救无效死亡。

16. 护士给逝者进行尸体料理的依据是
    A. 呼吸停止
    B. 心跳停止
    C. 意识丧失
    D. 各种反射停止
    E. 医生做出死亡诊断后

17. 护士给逝者进行尸体料理时，头部垫枕头的主要目的是
    A. 保持正确姿势
    B. 保持舒适
    C. 防止面部淤血
    D. 安慰家属
    E. 易于辨认

（18～19题共用题干）

患者，女，胰腺癌症晚期，自感不久于人世，常独自一个人唉声叹气，默默流泪，十分悲哀。

18. 护士针对患者这种情况，应给予以下哪项护理措施最恰当
    A. 维持患者希望
    B. 安慰患者，并允许患者家属陪伴
    C. 指导患者更好配合治疗
    D. 尽量不让患者流露失落情绪
    E. 鼓励患者增强信心

19. 当患者感到恐惧和绝望，出现生气，愤怒，怨恨时，护士应给予以下哪项护理措施最恰当
    A. 理解、关爱、宽容、陪伴患者
    B. 说服患者理智面对病情
    C. 指导用药，减轻患者痛苦
    D. 热情鼓励，帮助树立信心
    E. 同情患者，满足其一切要求

参考答案

一、A1/A2 型题

1. E　2. B　3. E　4. D　5. B　6. D　7. E　8. D
9. D　10. B　11. D　12. C　13. C　14. B　15. D
16. A　17. B　18. B　19. C　20. E　21. B　22. E
23. C　24. C　25. E　26. E　27. E　28. A　29. A
30. B　31. A　32. B　33. A　34. E　35. C　36. E
37. A　38. C　39. D

二、A3/A4 型题

1. C　2. E　3. A　4. B　5. C　6. D　7. E　8. A
9. E　10. D　11. C　12. E　13. B　14. A　15. C
16. E　17. C　18. B　19. A

（陈英）

第十六章 医疗和护理文件的书写

知识结构图

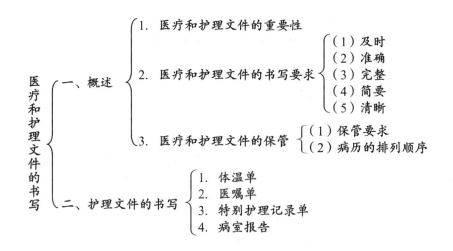

知识精编

第一节 医疗和护理文件概述

一、医疗和护理文件的重要性

1. 提供患者的信息资料。

2. 提供教学及科研的重要资料。

3. 提供评价依据。

4. 提供法律的证明文件。

二、医疗和护理文件的书写要求

1. 及时

不可拖延或提早，不能漏记、错记，记录资料需保持最新状态。抢救记录需要 6 h 内据实补记。

2. 准确、真实

（1）记录内容应准确、真实，记录描述应详细、客观。

（2）记录时间为实际治疗和护理时间。

（3）医疗护理文件不得出现两份。护理文件的内容应当与其他病历资料有机结合、相互统一，书写时应避免出现重复和矛盾之处。

3. 完整

眉栏、页码、各项记录必须逐项填写完整，记录者签全名。不得随意拆散、损坏或外借。

4. 简明扼要

语句通顺，重点突出；使用医学术语，公认的缩写。

5. 清晰

（1）书写时应使用蓝、红墨水钢笔或签字笔。字体清晰、字体端正，不出格、不跨行、不涂改、不随意剪贴和不滥用简化字。

（2）记录时若有错误之处，需在错误字迹处画上双横线，就近书写正确内容并签全名，以保持其可辨性。

三、医疗和护理文件的保管

1. 病历的保管要求

（1）记录或使用后应及时放回原处，并按规定放置。

（2）医疗机构及其医务人员应妥善保管好患者的病历资料，防止污染、破损、拆散、丢失，保持文件的清洁、整齐、完整；未经许可无关人员不得随意翻阅和外借。

（3）按规定，患者及家属（监护人）有权复印体温单、医嘱单、护理记录单等国家卫生计生委规定的部分病历资料，但需办理相关手续。

（4）住院患者病历由病房保管，出院（或死亡）患者病历由病案室保管。其中，体温单、医嘱单、特别护理记录单存入病历档案之后，交给病案室长期保存；病区交班报告等由本病区保存 1 年；医嘱本保存 2 年。

2. 病历的排列顺序

（1）住院患者病案的排列

体温单（按时间先后顺序倒排）→医嘱单（按时间先后倒排）→入院记录→病史及体格检查→病程记录（手术、分娩记录单等）→会诊记录→各种检验和检查报告→护理记录单→住院病历首页→门诊或急诊病历。

（2）出院患者的病案排列

住院病历首页→出院或死亡记录→入院记录→病史及体格检查→病程记录（手术、分娩记录单等）→会诊记录→各种检验和检查报告→护理记录单→医嘱单（按时间先后顺排）→体温单（按时间先后顺排）。

第二节　护理文件的书写

一、体温单

1. 体温单记录的内容：住院患者的生命体征，入院、手术、转科、分娩、死亡的时间，体重、出入液量、特殊治疗、药物过敏等重要信息。

2. 体温单的记录方法

（1）眉栏：用蓝墨水或碳素墨水填写，内容如下：

① 一般情况：姓名、性别、年龄、病区、床号、住院号等。

② 日期栏：每页的第一天填写"年、月、日"，其余六天只写当日的阿拉伯数字。若六天内出现更换年度或月份的情况，则应填写"年、月、日"或"月、日"。

③ 住院日数：自入院当日开始写至出院。

④ 手术（分娩）日数：用红笔填写，手术或分娩后次日记为第一天，用阿拉伯数字连续写至 14 天；若 14 天内进行了第二次手术，则把第一次手术总天数作为分母，第二次手术天数作分子进行填写。

（2）40 ~ 42 ℃横线之间：用红笔在相应时间栏内纵向填写"入院、分娩、手术、转入、转科、出院、死亡的时间，按 24 h 制用中文记录为"×时×分"。"手术"不写具体时间和名称，""转入"的时间由转入病区填写。

（3）体温曲线的绘制：用蓝笔绘制。

① 符号：口温用蓝"●"，腋温用蓝"×"，肛温用蓝"○"表示。

② 35 ~ 42 ℃之间：按实际测量的数值绘制，相邻两次体温符号之间用蓝线相连。

③ 物理或药物降温后 30 min 所测体温：以红"○"绘制在降温前体温的相应纵格内，并用红色虚线与降温前的体温相连。下一次测量的体温仍与降温前的体温以蓝线相连。

④ 体温不升：用红笔将"不升"二字纵向写在 35 ℃线以下。

⑤ 患者拒绝测量或外出：前后两次体温曲线应断开不连接，在 40 ~ 42 ℃横线之间用红笔在相应时间纵格内写"拒测"、"外出"或"请假"等。

⑥ 重测体温无误：在原来体温符号的上方画蓝"〜"，以示核实过。

（4）脉率曲线的绘制：用红笔绘制。

① 符号：用红色"●"表示，心率以红"○"表示，相邻脉率或心率以红线相连。

② 体温、脉率重叠：先绘制体温符号，再在体温符号的外面画红圈表示脉搏。

③ 脉搏短绌：需同时绘制心律和脉率，并在心率和和脉率曲线之间用红笔画直线涂满。

（5）呼吸的记录：用蓝笔填写或绘制。

① 符号：在相应栏内用阿拉伯数字记录；也可以用蓝"○"表示，相邻两次呼吸用蓝线相连。

② 若每日记录 2 次及以上呼吸时，应在相应栏目内上下交错书写，第 1 次的呼吸记录在栏目内的左上方。

③ 使用呼吸机时：以®表示，并在体温单相应时间栏内呼吸 30 次横线下顶格用黑笔画®。

（6）底栏的填写：用蓝（黑）笔以阿拉伯数字记录，免写计量单位。

① 大便次数：每 24 h 填写前一天的大便次数。未解大便记"0"，大便失禁记为※，人工肛门用"☆"。灌肠后的排便次数用"E"符号以分数表示，E 作分母、排便次数做分子。例如：灌肠后排便 2 次记为"2/E"，2 次灌肠后排便 3 次记为"3/2E"，0/E 表示灌肠后无大便，1³/E 表示自行排便 1 次，灌肠后排便 3 次。

② 出入液量：记录前一日 24 h 出入液总量，单位为"ml"。

③ 尿量：记录前一日 24 h 尿液总量，单位为"ml"。导尿用"C"表示，尿失禁用"※"表示。

④ 血压：以分数表示"收缩压/舒张压"，单位为"mmHg"。新入院患者入院时应测量血

压并记录在相应栏目内；住院期间每周至少测量并记录血压 1 次。

⑤ 体重：新入院患者入院当日测量并记录，单位为"kg"。住院期间每周应至少测量 1 次并记录；因病情不能测量时，记录为"卧床"。

⑥ 空格：作为机动栏目使用，可根据患者病情需要记录，内容包括药物过敏、特殊用药、痰液量、呕吐液量、咯血量、体液引流量、各种体腔穿刺抽出液量等。

⑦ 页码：用蓝墨水或碳素墨水笔逐页填写。

二、医嘱单

1. 医嘱的内容。

2. 医嘱的种类

（1）长期医嘱：有效时间在 24 h 以上，当医生注明停止时间后失效。

（2）临时医嘱：有效时间在 24 h 内，只执行一次，有的需立即执行，有的限定执行时间。另外，出院、转科、死亡等也列入临时医嘱。

（3）备用医嘱

① 长期备用医嘱：有效时间在 24 h 以上，须注明间隔时间，需要时使用。

② 临时备用医嘱：仅在 12 h 以内有效，必要时使用，只执行 1 次，过期尚未执行即失效。

3. 医嘱的处理原则与方法

（1）处理原则：先急后缓，先临时后长期，先执行后抄写。

（2）长期医嘱：护士按规范转抄到治疗单，核对后签全名。

（3）临时医嘱：护士先转抄后执行，需立即执行者应马上安排护士执行，并记录执行时间、签全名。

（4）长期备用医嘱：每次执行后在临时医嘱单记录并注明执行时间和签名。

（5）临时备用医嘱：12 h 内有效，过期未执行，护士在该医嘱后用红笔注明"未用"。

（6）停止医嘱：护士在治疗单上注销该医嘱，准确写明停止日期、时间并签全名。

（7）重整医嘱：转科、手术、分娩及长期医嘱调整较多时，均需要重整医嘱。

4. 注意事项

（1）护士在处理医嘱过程中应及时、准确、字迹清楚、不得涂改。

（2）医嘱必须有医生签名后才有效。

（3）一般不执行口头医嘱，在抢救时或手术过程中，医生提出口头医嘱，护士需复诵一遍，双方确认无误后方可执行，抢救结束后由医生及时补写医嘱。

（4）执行医嘱过程中，若有疑问，应核对无误后方可执行。

（5）医嘱应每班小查对、每日大查对、每周总查对；查对者双方需在登记本上注明查对时间，并签全名。

（6）对需下一班执行的临时医嘱，应进行口头及书面交班。

三、特别护理记录单

1. 适用范围：常用于危重、抢救、大手术后、特殊治疗后需严密观察病情变化的患者。

2. 记录内容

（1）生命体征、神志、瞳孔。

（2）出入液量、用药情况。

（3）病情动态变化。

（4）各种治疗和护理措施及其效果等。

3. 记录方法

（1）蓝墨水填写眉栏各项。

（2）上午 7 时至下午 7 时用蓝笔记录，下午 7 时至次晨 7 时用红笔记录。

（3）出入液量应 12 h 小结、24 h 总结，并将总结后的数据记录于体温单上。

（4）应详细记录相关内容，如书写错误，画上双横线，并签书写者全名。

四、病室报告

1. 书写内容

（1）眉栏：病室、日期、时间、患者总数及入院、出院、转出、转入、手术、分娩、病危及死亡患者人数。

（2）病情交班：需写明患者姓名、床号、医疗诊断，标明患者所属类别；病重（危）患者的交班，应突出患者病情变化、治疗（护理）措施，以及需要下一班注意的事项。

（3）需要特殊交班的内容。

2. 书写顺序：按患者的不同类别及其床号的先后顺序依次书写。

（1）首先写：离开病区的患者。包括：出院、转出和死亡患者（按床号顺序排列）。

（2）其次写：进入病区的患者。包括：新入院和转入者（按床号顺序排列）。

（3）最后写：各班需重点观察的患者。包括：手术、分娩、病危（重）及有异常病情变化者。

3. 书写要求

（1）应在巡视和全面了解患者病情的基础上书写，并于各班交班前完成。

（2）书写内容应全面、真实、重点突出、简明扼要、有连续性。特殊交班内容文字应简明扼要。

（3）眉栏各项用蓝（黑）笔书写；患者病情交班具体内容部分，日间用蓝（黑）笔书写，夜间用红笔书写。每一页写完后，需注明页数并签值班护士全名；护士长应对交班报告进行检查并签全名。

（4）对新入院、转入、手术、分娩患者，在其医疗诊断之下分别用红笔注明"新"、"转入"、"手术"、"分娩"等字样；对病重（危）患者，用红笔注明"危"或做红色标记"※"。

（5）病情动态变化的书写，各班次不同患者之间应空出一行。

临床链接

我国医疗机构推行表格式护理文书的相关规定

为切实减轻临床护士书写护理文书的负担，使护士有更多时间和精力为患者提供直接护理服务，密切护患关系、提高护理质量，根据《卫生部关于加强医院临床护理工作的通知》（卫医政发〔2010〕7 号）和《卫生部关于印发<病历书写基本规范>的通知》（卫医政发〔2010〕11 号）（以下简称两个《通知》），我国原卫生部办公厅于 2010 年 8 月颁布了《关于在医疗机构推行表格式护理文书的通知》（卫办医政发〔2010〕125 号）的文件，决定在医疗机构推行表格式护理文书。该文件的相关规定如下：

1. 护理文书均可以采用表格式。根据两个《通知》要求，护士需要填写、书写的护理文书包括：体温单、医嘱单、手术清点记录、病重（病危）患者护理记录。

2. 卫生部组织设计了表格式护理文书参考样式，提请各地医疗机构结合本地区实际情况和专科特点在工作中参考使用。这些参考样式包括：《体温单.xls》、《体温单填写说明.doc》、《长期医嘱单样式.doc》、《临时医嘱单样式.doc》、《手术清点记录样式.doc》、《护理记录单样式及填写说明.doc》，其书写内容及具体要求详见该文件。

3. 省级卫生行政部门应当规范和指导辖区内医疗机构护理文书书写的管理工作，深入临床一线调查研究，组织制定护理文书样式，稳步推进表格式护理文书的实施，切实减轻临床护士的书写负担，保证临床护理质量。

4. 省级卫生行政部门和医疗机构可以结合临床路径的开展和电子病历的推进，探索护理记录的路径化和电子化，不断提高工作效率，为患者提供全面、高效、优质的护理服务。

模拟练习题

一、以下每一道考题下面有 A、B、C、D、E 五个备选答案。请选择一个最佳答案，并在答题卡上将相应题号的相应字母所属方框涂黑。

A1/A2 型题

1. 医疗文件记录的意义不包括
   A. 提供患者的信息资料
   B. 提供法律依据
   C. 提供患者流动情况的依据
   D. 提供教学与科研资料
   E. 提供评价依据

2. 医疗文件的书写要求不包括
   A. 记录及时、准确
   B. 医学术语确切
   C. 内容简明扼要
   D. 文字生动、形象
   E. 记录者签全名

3. 住院期间的病历排在最前面的是
   A. 长期医嘱单
   B. 临时医嘱单
   C. 体温单
   D. 病案首页
   E. 入院记录

4. 下列有关医嘱种类，描述错误的是
   A. 临时医嘱一般只执行一次
   B. 长期医嘱有效时间在 24 h 以上
   C. 长期医嘱在医生注明停止时间后失效
   D. 临时备用医嘱有效时间在 24 h 以内
   E. 长期备用医嘱须由医生注明停止时间后方失效

5. 在处理医嘱时，应最先执行的是
   A. prn
   B. sos
   C. qd
   D. st
   E. q2h

6. 临时备用医嘱的有效时间为
   A. 12 h
   B. 16 h
   C. 20 h
   D. 24 h
   E. 48 h

7. 长期备用医嘱的有效时间为
   A. 6 h 以上
   B. 12 h 以上
   C. 16 h 以上
   D. 18 h 以上
   E. 24 h 以上

8. 出院后医疗文件应保管于
   A. 护理部
   B. 病案室
   C. 医务处
   D. 病区
   E. 住院处

9. 医嘱的内容不包括
   A. 护理级别
   B. 药物批号
   C. 饮食类型

D. 给药途径

E. 隔离种类

10. 处理重整医嘱时，以下不正确的是

　　A. 医嘱时间要改为整理当日日期

　　B. 手术或转科后要重整医嘱

　　C. 将有效的长期医嘱按时间先后顺序抄录在红线下医嘱栏内

　　D. 抄录后需两人核对

　　E. 填写抄录者、核对者的全名

11. 特别护理记录单一般不用于

　　A. 需要严密观察病情的患者

　　B. 瘫痪患者

　　C. 大手术后的患者

　　D. 特殊治疗的患者

　　E. 抢救的患者

12. 病案的保管，下列哪项不妥

　　A. 要求整洁

　　B. 不能撕毁

　　C. 不能擅自带出病区

　　D. 不能随意拆散

　　E. 患者希望查看，护士应满足其要求

13. 属于临时医嘱的是

　　A. 半坐卧位

　　B. 病危

　　C. 氧气吸入 prn

　　D. 心电图检查

　　E. 半流质

14. 下列哪项不是长期医嘱

　　A. 止咳糖浆 10 ml po qid

　　B. 庆大霉素 8 万 U im bid

　　C. 安定 10 mg po qn

　　D. 测血压 q6 h

　　E. 哌替啶 50 mg im sos

15. 日间用蓝钢笔、夜间用红钢笔书写的表格是

　　A. 体温单

　　B. 医嘱单

　　C. 临床护理记录单

　　D. 病程记录

　　E. 入院记录

16. 属于临时备用医嘱的是

　　A. 半流质饮食

　　B. 止咳糖浆 10 ml po tid

　　C. 肝脏 B 超

D. 地西泮（安定）5mg iv 推注 st

E. 阿司匹林 50mg po sos

17. 医嘱处理原则中，应首先执行

　　A. 停止医嘱

　　B. 临时备用医嘱

　　C. 临时即刻医嘱

　　D. 定时执行医嘱

　　E. 新开出的长期医嘱

18. 病区报告书写的顺序是

　　A. 离开病区患者→新入院患者→重危患者→一般患者

　　B. 新入院患者→重危患者→离开病区患者→一般患者

　　C. 一般患者→重危患者→新入院患者→离开病区患者

　　D. 重危患者→新入院患者→离开病区患者→一般患者

　　E. 重危患者→新入院患者→一般患者→离开病区患者

19. 体温单 40 ~ 42 ℃ 栏内填写的内容不包括

　　A. 转入时间

　　B. 手术时间

　　C. 分娩时间

　　D. 首次治疗时间

　　E. 死亡时间

20. 护士执行医嘱时，下列不正确的是

　　A. 根据需要自行调整医嘱

　　B. 凡需下一班执行的临时医嘱要交班

　　C. 对医嘱有疑问时，应重新核对医嘱

　　D. 医嘱执行者须在医嘱单上签全名

　　E. 抢救时可执行医生的口头医嘱

21. 患者住院期间的医疗护理文件应保管于

　　A. 病房

　　B. 住院处

　　C. 护理部

　　D. 医务处

　　E. 病案室

22. 某患者，因骨折住院接受治疗，手术第一天有 q4h prn 给予止痛剂的医嘱，下列哪项描述是正确的

　　A. prn 的医嘱属于临时医嘱

　　B. 每隔 4 h 就应规律给予止痛剂

　　C. 每当王先生主诉疼痛时，立即给予止痛剂

D. 王先生主诉疼痛时，每隔 4 h 可给止痛剂

E. 当患者要求时，立即给予止痛剂

23. 张女士，阑尾炎术后，将于次日出院。此项内容属于

　　A. 重整医嘱

　　B. 长期医嘱

　　C. 临时医嘱

　　D. 长期备用医嘱

　　E. 临时备用医嘱

24. 章先生，因急性乙型肝炎入院，需行消化道隔离，此项内容属于

　　A. 不列入医嘱

　　B. 长期医嘱

　　C. 临时医嘱

　　D. 长期备用医嘱

　　E. 临时备用医嘱

25. 吴先生，即将行胃大部切除术，术前医嘱：阿托品 0.5 mg st，此项医嘱属于

　　A. 口头医嘱

　　B. 长期医嘱

　　C. 长期备用医嘱

　　D. 临时备用医嘱

　　E. 临时即刻医嘱

26. 护士小李，于下午 4 时巡视病室后书写交班报告，首先应写的是

　　A. 4 床，张三，于上午 11 时转科

　　B. 6 床，王午，于上午 11 时入院

　　C. 15 床，白天，于上午 8 时手术

　　D. 33 床，严格，病情危重

　　E. 38 床，邹意，下午行腹腔穿刺术

27. 患者住院治疗已 1 周，一直未能下床活动，护士可以在患者的病历中体温单的

　　A. 眉栏用红笔填写

　　B. 底栏填写手术后日期

　　C. 底栏的"体重"栏目中记录为"卧床"

　　D. 40～42 ℃ 栏目内用蓝（黑）笔纵行填写手术时间

　　E. 底栏用铅笔填写并注明计量单位

28. 患者，男性，50 岁。入院第 2 天清晨主诉昨夜难入睡，易惊醒。下午医生为其加开医嘱：地西泮，5 mg，po，sos。但当晚患者睡眠良好，该医嘱未执行。次日上午，护士应在医嘱栏内

　　A. 用红笔写上"失效"

B. 用蓝笔写上"未用"

C. 用红笔写上"未用"

D. 用蓝笔写上"作废"

E. 用蓝笔写上"失效"

29. 术后患者需药物止痛，护士对医嘱"哌替啶 5 mg im st"有疑问，护士应

　　A. 凭经验执行

　　B. 与另一护士核对执行

　　C. 与同组护士商量后执行

　　D. 询问医生，核对医嘱内容

　　E. 自行执行，及时询问患者药效

30. 某急性胰腺炎伴意识模糊患者入住 ICU，其特别护理记录单需记录的内容不应包括

　　A. 护理措施

　　B. 生命体征

　　C. 出入液量

　　D. 神志瞳孔

　　E. 患者社会关系

31. 患者女性，35 岁，患"胃炎"多年，现胃痛难忍，10:00 医生开医嘱"克洛曲"，1 # sos，此项医嘱的失效时间

　　A. 当日 18:00

　　B. 当日 20:00

　　C. 当日 22:00

　　D. 次日 10:00

　　E. 以医生注明时间为准

32. 某产妇，下午 3 点自然生产下一男婴，护士书写交班报告时不用报告的内容是

　　A. 产式，胎次

　　B. 产程

　　C. 分娩时间

　　D. 家属的心情

　　E. 会阴切口及恶露情况

33. 王女士，30 岁，因晚上难于入睡，医嘱给予安定 2.5 mg po st，属于

　　A. 长期医嘱

　　B. 长期备用医嘱

　　C. 临时医嘱

　　D. 临时备用医嘱

　　E. 指定时间的医嘱

34. 李先生，因"阑尾切除术"后，医生为其开写"术后医嘱"，以下哪项不妥

　　A. 在最后一项医嘱下划一红线

B. 用红笔写"术后医嘱"

C. 红线以上长期医嘱仍有效

D. 开写术后医嘱者签全名

E. 认真核对后执行

35. 患者男性，36 岁，肾绞痛进入急诊室，首诊医生下了如下医嘱："阿托品 1 mg im st"、"青霉素 80 万 U im Bid"、"杜冷丁 100 mg im q6h prn"，需首先执行的医嘱是

A. 青霉素

B. 阿托品

C. 杜冷丁

D. 阿托品和杜冷丁

E. 阿托品和青霉素

二、以下提供若干个案例，每个案例下设若干个考题。请根据各考题题干所提供的信息，在每题下面 A、B、C、D、E 五个备选答案中选择一个最佳答案，并在答题卡上将相应题号的相应字母所属方框涂黑。

A3/A4 型题

（1～5 题共用题干）

患者李某，男，54 岁，今日行胃大部切除术。手术后，医师下达术后医嘱。

1. 术后医嘱的内容不包括

A. 护理级别

B. 护理计划

C. 饮食类型

D. 给药途径

E. 导管护理常规

2. 护士对该患者手术后医嘱处理错误的是

A. 在术后进行重整医嘱

B. 在最后一行医嘱下面用红笔画一横线

C. 在红线下方用蓝笔写上"重整医嘱"

D. 按医嘱日期先后排列

E. 抄录完毕需两人核对无误后，签全名

3. 关于处理医嘱时的注意事项，以下哪项不正确

A. 医嘱必须经医生签名后方有效

B. 需交班的医嘱要写在病室交班报告上

C. 护士在抢救或手术中可执行口头医嘱，无须复诵

D. 医嘱须每班小查对，每日查对，每周大查对

E. 饮食单、透视单、会诊单要及时送有关科室

4. 为减轻患者伤口疼痛，下达医嘱：哌替啶 50 mg，im，q6h，prn。此医嘱属于

A. 长期医嘱

B. 临时医嘱

C. 长期备用医嘱

D. 临时备用医嘱

E. 即刻执行的医嘱

5. 在执行哌替啶 50 mg、im、q6h、prn 医嘱时，护士做法不正确的是

A. 将医嘱转抄在长期医嘱栏内

B. 执行前须了解上次的执行时间

C. 在临时医嘱栏内记录执行时间

D. 两次执行的间隔时间在 6 h 以上

E. 过时未执行则用红笔写"未用"

（6～7 题共用题干）

患者，男性，75 岁，近日因天气变化，急性哮喘发作急诊入院治疗。

6. 当医生检查患者后下达的医嘱"吸氧 st"属于

A. 长期医嘱

B. 立即执行的医嘱

C. 长期备用医嘱

D. 临时备用医嘱

E. 定期执行医嘱

7. 根据患者的情况，护士下班时最需要交班的内容是

A. 患者食欲下降

B. 患者尿量增多

C. 患者烦躁不安

D. 患者睡眠不佳

E. 患者呼气时有哮鸣音

（8～10 题共用题干）

患者，男性，32 岁，急性阑尾炎穿孔上午入院，立即进行手术，下午 2 点回到病室。

8. 张先生回病室后，护士处理医嘱时，应先执行以下哪项

A. 输血 300 ml，st

B. 庆大霉素 8 万 U，im，bid

C. 尿常规检查

D. 一级护理

E. 外科护理常规

9. 当天护士书写交班报告时，应将张先生作为下述哪类患者进行交班

A. 危重患者

B. 转入患者

C. 新入院患者

D. 转出患者

E. 预手术患者

10. 对该手术患者的交班内容一般不包括

　　A. 术前检查

　　B. 麻醉方式

　　C. 手术经过

　　D. 清醒时间

　　E. 伤口情况

（11～14 题共用题干）

　　患者，女性，28 岁，因宫外孕大出血进行急救。

11. 因抢救危急患者，未能及时书写护理记录，应在抢救结束后什么时间内据实补记

　　A. 2 h

　　B. 3 h

　　C. 4 h

　　D. 6 h

　　E. 8 h

12. 护士在执行口头医嘱时做法不妥的是

　　A. 一般情况下不执行

　　B. 抢救、手术时可执行

　　C. 执行时，护士应向医生复诵一遍

　　D. 双方确认无误后执行

　　E. 执行后无异常，无须补写医嘱

13. 对于该患者的抢救过程，护士在书写特别护理记录单时，不正确的做法是

　　A. 眉栏各项用红钢笔填写

　　B. 交班前将患者情况进行小结

　　D. 日间用蓝钢笔书写

　　C. 夜间用红钢笔书写

　　E. 24 h 出入液量应于次晨总结，记录于体温单上

14. 当书写医疗护理文件时，如出现错误应在相应文字上

　　A. 画双横线，并就近签名

　　B. 画一横线，并就近签名

　　C. 打叉，并就近签名

　　D. 用修正液涂掉，并就近签名

　　E. 换不同色笔画一横线，并就近签名

（15～19 题共用题干）

　　患者，男性，24 岁，近日因扁桃体化脓急诊入院治疗，T 39.6 ℃。

15. 当医生检查患者后下达医嘱：复方氨基比林

2 ml im sos。该医嘱属于

　　A. 长期医嘱

　　B. 立即执行的医嘱

　　C. 长期备用医嘱

　　D. 临时备用医嘱

　　E. 定期执行医嘱

16. 关于复方氨基比林 2 ml、im、sos 医嘱的特点，以下不正确的是

　　A. 有效时间在 12 h 以内

　　B. 医生注明停止时间后方为失效

　　C. 必要时使用

　　D. 过时尚未执行则失效

　　E. 只执行 1 次

17. 护士执行医嘱时，应遵循执行医嘱的原则，下列描述错误的是

　　A. 执行时必须认真核对

　　B. 医嘱必须有医生签名

　　C. 医嘱均需立刻执行

　　D. 如有疑问的医嘱必须查清后再执行

　　E. 护士执行医嘱后需签全名

18. 该患者的体温单上不应记录

　　A. 体温

　　B. 脉搏

　　C. 呼吸

　　D. 血压

　　E. 神志

19. 当护士给予患者药物降温后 30 min 测得的体温，绘制符号及连线是

　　A. 红点红虚线

　　B. 蓝点蓝虚线

　　C. 红圈红虚线

　　D. 蓝圈蓝虚线

　　E. 红圈蓝虚线

（20～23 题共用题干）

　　王女士，80 岁，因心肌梗死入急诊室抢救。

20. 急诊护士在抢救过程中，执行口头医嘱时应注意

　　A. 根据要求立即执行

　　B. 向医生复述后立即执行

　　C. 向医生复述一遍，确认无误后再执行

　　D. 不执行口头医嘱

　　E. 告知护士长后再执行

21. 护士在抢救结束后，其做法错误的是

A. 请医生及时补写医嘱

B. 对急救药品安瓿两人核对后再弃去

C. 要与医嘱核对是否相符

D. 将输液、输血瓶集中放置

E. 立即弃去各种用物

三、以下提供若干组考题，每组考题共同使用在考题前列出的 A、B、C、D、E 五个备选答案。请从中选择一个与考题关系密切的答案，并在答题卡上将相应题号的相应字母所属方框涂黑。每个备选答案可能被选择一次、多次或不被选择。

B 型题

（1~3 题共用备选答案）

A. "E"

B. "※"

C. "H"

D. "×"

E. "1/E"

1. 排便失禁的符号是

2. 灌肠后排便一次的符号是

3. 起搏心率的符号是

参考答案

一、A1/A2 型题

1. C　2. D　3. C　4. D　5. D　6. A　7. E　8. B

9. B　10. A　11. B　12. E　13. D　14. E　15. C

16. E　17. C　18. A　19. D　20. A　21. A　22. D

23. C　24. B　25. E　26. A　27. C　28. C　29. D

30. E　31. C　32. D　33. D　34. C　35. B

二、A3/A4 型题

1. B　2. C　3. C　4. C　5. E　6. B　7. C　8. A

9. C　10. A　11. D　12. E　13. A　14. A　15. D

16. B　17. C　18. E　19. C　20. C　21. E

三、B 型题

1. B　2. E　3. C

（孙晓燕）

下篇　护理相关社会人文知识

第十七章　法规与护理管理

知识结构图

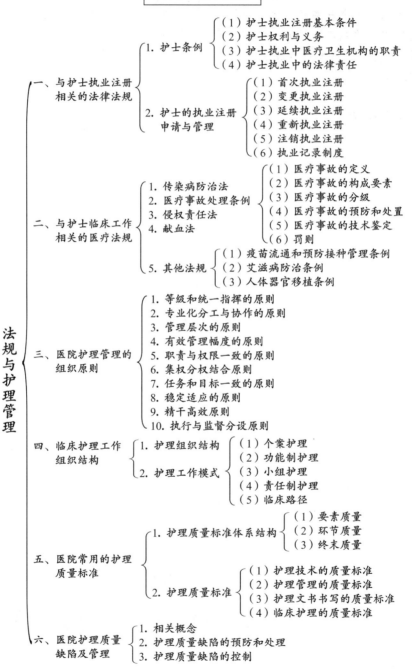

$$\boxed{知识精编}$$

第一节　与护士执业注册相关的法律法规

一、护士条例

本条例自 2008 年 5 月 12 日正式施行。

1. 护士执业注册基本条件

（1）具有完全民事行为能力：18 周岁以上的公民，16～18 周岁以自己的劳动收入为主要生活来源的公民。

（2）专业及学历要求：

① 专业要求：在中等职业学校、高等学校完成国家规定的普通全日制 3 年以上护理、助产专业课程学习，在教学医院或综合医院完成 8 个月以上护理临床实习，并取得相应学历证书。

② 学历要求：取得普通中等卫（护）校的毕业文凭或高等医学院校大专或以上毕业文凭。

（3）通过国务院卫生主管部门组织的护士执业资格考试。

（4）符合护士执业注册管理办法规定的健康标准。

2. 护士权利与义务：详见第十八章《护理伦理》相关内容。

3. 护士执业中的医疗卫生机构的职责

（1）护理人员配备要求：

① 医疗机构配备护士的数量，不应低于国务院卫生主管部门规定的配备标准。尚未达到护士配备标准的医疗机构，应当按照规定的实施步骤，逐步达到护士配备标准。

② 只有取得护士执业证书的人员或依照本条例规定办理执业地点变更手续、延续执业注册在有效期内的护士，才能在本机构从事诊疗活动。否则，医疗机构将会受到核减其诊疗科目，或暂停其 6 个月以上、1 年以下执业活动的处理。

（2）保障护士合法权益：

① 应当为护士提供卫生防护用品、有效的卫生防护措施与医疗保健措施。

② 应当为在本机构从事护理工作的护士执行国家规定的工资、福利待遇、足额缴纳社会保险费用。

③ 对在边远地区工作或从事直接接触有毒有害物质、有感染传染病危险工作的护士，医疗机构应当按规定给予津贴。

④ 应当保证护士能够接受在职培训。

（3）加强护士管理。

4. 护士执业中的法律责任

（1）护士执业活动中有下列情形之一者，由县级以上地方人民政府卫生主管部门依据职责分工责令其改正，并给予相应处理。

① 发现患者病情危急未立即通知医师。

② 发现医嘱违反法律、法规、规章或者诊疗技术规范的规定，未依照本条例第十七条的规定提出或报告。

③ 泄露患者隐私。

④ 发生突发自然灾害、公共卫生事件等严重威胁公众生命健康的突发事件时，不服从安排参加医疗救护；在执业活动中造成医疗事故。

（2）护士承担法律责任的形式：

① 警告。

② 情节严重者，暂停其 6 个月以上 1 年以下的执业活动，直至由原发证部门吊销其执业证书。

③ 吊销执业证书：被吊销执业证书者，自被吊销之日起 2 年内不得申请执业注册，同时所受其行政处罚、处分的情况将被记入护士执业不良记录。

二、护士执业注册的申请与管理

各级卫生行政部门是护士执业注册的主管部门及发证机关，负责行政区域内护士执业注册管理及各级医疗卫生单位护士执业注册的具体工作。护士执业注册的工作程序如下：

1. 首次执业注册：

（1）自通过护士执业资格考试之日起，3 年内提出执业注册申请。

（2）提交资料：护士执业注册申请审核表、护理专业学历证书及临床实习证明、护士执业资格考试成绩合格证明、健康体检证明、医疗卫生机构拟聘用的相关材料。

（3）执业注册有效期：5 年。

2. 变更执业注册：

（1）适用对象：执业地点发生变化者。

（2）提交资料：护士变更注册申请审核表、申请人的《护士执业证书》。受理及注册机关在 7 个工作日内进行审查。

（3）执业注册有效期：5 年。

3. 延续执业注册：

（1）适用对象：护士执业注册证书有效期满若需继续从事护理工作。

（2）申请时机：应在有效期届满前 30 日内提出申请。

（3）提交材料：护士延续注册申请审核表，申请人的《护士执业证书》、健康体检证明。

（4）执业注册有效期：5 年。

4. 重新执业注册：

（1）适用对象：注册有效期届满未延续注册者；受吊销《护士执业证书》处罚后自吊销之日起满 2 年的护理人员。

（2）提交材料：除规定材料外，中断执业超过 3 年者还需提交在省、自治区、直辖市人民政府卫生行政部门规定的教学或综合医院接受 3 个月临床护理培训及考核合格证明。

（3）执业注册有效期：5 年。

5. 注销执业注册：

（1）适用时机：基于特定事实出现，由卫生行政部门依法收回护士执业证书。

（2）适用对象：

① 未申请延续注册、延续执业注册申请未被批准而造成护士执业注册有效期届满未能延续者。

② 护士死亡或者丧失行为能力者。

③ 护士执业注册被依法撤回、撤销或者被吊销者。

6. 护士执业记录制度：

（1）意义：建立护士执业记录是进行护士执业注册变更、延续的依据，是卫生行政部门进行监督管理的反映，是医疗卫生机构评价护士成绩、晋升职称、进行奖惩的基础材料。

（2）分类：分护士执业良好记录和护士执业不良记录。

第二节 与护士临床工作相关的医疗法规

一、传染病防治法

该法于 2004 年 8 月修订通过、自 12 月 1 日起正式施行。

1. 立法目的与方针

（1）目的：预防、控制和消除传染病的发生与流行，保障人民健康及维护公共卫生安全。

（2）方针：预防为主，防治结合，分类管理、依靠科学、依靠群众。

2. 我国法定的传染病分类：

2004 年修订后的《传染病防治法》列入的法定传染病共分 3 类 37 种，其中：甲类 2 种、乙类 25 种、丙类 10 种。2008 年将手足口病纳入丙类传染病，2009 年将甲型 H1N1 流感纳入乙类传染病。至此，我国法定的传染病共计 3 类 39 种（包括：甲类 2 种，乙类 26 种，丙类 11 种）。

3. 传染病疫情报告、通报和公布

（1）遵循属地化管理原则：按照规定的时限、内容、程序和方式报告疫情。

（2）国家各级卫生主管部门定期通报传染病疫情及监测、预警信息。

（3）传染病爆发、流行时，由国家各级卫生主管部门向社会及时、准确发布本行政区域内的传染病疫情信息。

（4）任何单位和个人发现传染病或疑似传染病患者时，应当及时向附近的疾病预防控制机构或医疗机构报告。

4. 预防、控制疫情和医疗救治

（1）甲类传染病：

① 患者、病原携带者：行隔离治疗，隔离期限根据医学检查结果确定。

② 疑似病例：确诊前需在指定场所单独隔离治疗。

③ 医疗机构内的患者、病原携带者、疑似病例的密切接触者：需在指定场所进行医学观察，并采取其他必要的预防措施。

④ 病例所涉及的场所及人员：均需实施隔离措施，必要时采取强制隔离治疗措施。

⑤ 患甲类传染病及炭疽死亡者，应将其尸体立即进行卫生处理和就近火化。

（2）乙类、丙类传染病：根据病情采取必要的治疗和控制传播的措施。医疗机构对本单位内被该类传染病病原体污染的场所、物品以及医疗废物，必须按照法律规定实施消毒和无害化处置。传染性非典型肺炎、人感染高致病性禽流感和甲型 H1N1 流感属于乙类传染病，但应按照甲类传染病管理。

二、医疗事故处理条例

该条例自 2002 年 9 月 1 日起正式施行。

1. 医疗事故的定义

是指医疗机构及其医务人员在医疗活动中，违反卫生管理法律、行政法规、部门规章和诊疗护理规范、常规，过失造成患者人身损害的事故。

2. 医疗事故的构成要素

（1）主体：医疗机构及其医务人员（包括护士）。

（2）行为：具有违法性。

（3）结果：过失造成患者人身损害。

3. 医疗事故的分级

根据医疗事故对患者造成的人身损害程度分成 4 级：

（1）一级医疗事故：造成患者死亡、重度残疾。

（2）二级医疗事故：造成患者中度残疾、器官组织损伤，导致严重功能障碍。

（3）三级医疗事故：造成患者轻度残疾、器官组织损伤，导致一般功能障碍。

（4）四级医疗事故：造成患者明显人身损害或其他后果。

4. 医疗事故的预防和处置

（1）医疗机构应当对其医务人员医疗卫生管理法律、行政法规、部门规章、诊疗护理规范及常规、医疗服务职业道德进行教育培训，使其在医疗活动中严格遵守。

（2）强调病历在诊疗中的重要性、书写的时效性、真实性和准确性。

（3）患者在医疗活动中享有知情权：医务人员应告知其病情、医疗措施、医疗风险等，患者有权复印或复制其门诊病历、住院志、体温单、医嘱单、检验报告、医学影像检查资料、特殊检查同意书、手术同意书、手术及麻醉记录单、病理资料、护理记录以及国务院卫生行政主管部门规定的其他病历资料（按照此条例规定，医生的病历讨论和会诊记录不可复印）。

（4）医务人员在医疗活动中发生或发现医疗事故、可能引起医疗事故的医疗过失行为，应当立即采取有效措施，避免或减轻对患者健康的损害，防止损害扩大。

5. 医疗事故的技术鉴定

（1）医疗事故技术鉴定的法定机构：各级医学会。

（2）委托鉴定的途径：医患双方共同委托、行政委托、司法委托。

（3）医疗过失行为责任程度分类：完全责任、主要责任、次要责任、轻微责任。

（4）不属于医疗事故的情形：

① 在紧急情况下因抢救垂危患者生命而采取紧急医学措施造成不良后果的。

② 在医疗活动中因患者体质特殊或病情异常而发生医疗意外的。

③ 在现有医学科学技术条件下，发生无法预料或不能防范的不良后果的。

④ 无过错输血感染造成不良后果的。

⑤ 因患方原因延误诊疗导致不良后果的。

⑥ 因不可抗力造成不良后果的。

6. 罚则

（1）重大医疗事故罪：医务人员由于严重不负责任，造成就诊人死亡或身体健康严重损害的情形，处 3 年以下有期徒刑或拘役。

（2）行政处罚：以下情形属于对医疗机构违反相关规定的处罚。

① 未如实告知患者病情、医疗措施和医疗风险的。

② 没有正当理由，拒绝为患者提供复印或者复制病历资料服务的。

③ 未按照国务院卫生行政部门规定的要求书写和妥善保管病历资料的。

④ 未在规定时间内补记抢救工作病历内容的。

⑤ 未按照本条例的规定封存、保管和启封病历资料和实物的。

⑥ 未设置医疗服务质量监控部门或者配备专（兼）职人员的。

⑦ 未制定有关医疗事故防范和处理预案的。

⑧ 未在规定时间内向卫生行政部门报告重大医疗过失行为的。

⑨ 未按照本条例的规定向卫生行政部门报告医疗事故的。

⑩ 未按照规定进行尸检和保存、处理尸体的。

三、侵权责任法

该法自 2010 年 7 月 1 日起正式施行，其中与护理工作相关的条目内容见表 17-2-1。

表 17-2-1　侵权责任法与护理工作相关条目

条　目	内　容
第五十四条	患者在诊疗活动中受到损害，医疗机构及医务人员有过错的，由医疗机构承担赔偿责任
第五十五条	医务人员在诊疗活动中应当向患者说明病情、医疗措施、特殊治疗及检查可能带来的医疗风险及替代医疗方案等情况，并取得其书面同意。不宜向患者说明的，应当向患者近亲属说明，并取得其书面同意
第五十六条	因抢救生命垂危患者等紧急情况下，不能取得患者或其近亲属意见的，经医疗机构负责人或授权人批准，可立即实施相应的医疗措施
第五十七条	医务人员在诊疗活动中未尽到与当时的医疗水平相应的诊疗义务，造成患者损害的，医疗机构应当承担赔偿责任
第五十八条	因下列情形之一造成患者有损害，应当推定医疗机构有过错： (1) 违反法律、行政法规、规章及其他有关诊疗规范的规定； (2) 隐匿或者拒绝提供与纠纷有关的病历资料； (3) 伪造、篡改或销毁病历资料
第五十九条	因药品、消毒药剂、医疗器械的缺陷，或输入不合格血液造成患者损害的，患者可向生产者、血液提供机构或医疗机构要求赔偿
第六十一条	(1) 医疗机构及其医务人员应按照规定填写并妥善保存患者的住院志、医嘱单、检验报告、手术及麻醉记录、病理资料、护理记录、医疗费用等病历资料； (2) 患者要求查阅、复制《医疗事故处理条例》（2002 年版）所规定的病历资料时，医疗机构应当提供。若医疗机构隐匿或拒绝提供与纠纷有关的病历资料，或伪造、篡改、销毁病历资料，可推定医疗机构有过错
第六十二条	医疗机构及医务人应当对患者的隐私保密。泄露患者隐私或未经患者同意公开病历资料，造成患者损害的，应当承担侵权责任

四、献血法

该法自 1998 年 10 月 1 日起正式施行。

1. 无偿献血制度

（1）国家实行无偿献血制度，提倡 18～55 周岁的健康公民自愿献血。

（2）血站是采集、提供临床用血的机构，是不以营利为目的的公益性组织。

（3）公民临床用血时只交付用于血液的采集、储存、分离检验等费用，无偿献血者临床用血时免交前款规定的费用。

2. 采集血液要求

（1）血站采集血液，必须由具有采血资质的医务人员进行；对献血者每次采集血液量一般为 200 ml，最多不可超过 400 ml；两次采集间隔不少于 6 个月；一次性采血器材用后必须销毁；所采集的血液必须进行检测，未经检测或检测不合格的血液，不得向医疗机构提供。

（2）为保障公民临床急救用血的需要，国家提倡并指导择期手术的患者自身储血，动员家属、亲友、所在单位及社会互助献血。

（3）为保证应急用血，医疗机构可临时采集血液，但应当按照本法规定采集，确保采血、用血安全。

3. 用血原则

医疗机构临床用血需制定用血计划，遵循合理科学的原则，积极推行成分输血，不得浪费和滥用血液。

五、其他法规

1. 疫苗流通和预防接种管理条例

该条例自 2005 年 6 月 1 日起正式施行。

（1）国家实行有计划的预防接种制度，推行扩大免疫规划。

（2）疫苗分为两类：第一类疫苗，是政府免费向公民提供的，公民应当按照国家的规定受种疫苗（包括：国家和地方政府免疫规划确定的疫苗）。第二类疫苗，是指由公民自费并自愿接种的其他疫苗。

（3）预防接种的注意事项：

① 国家对儿童实行预防接种证制度。在儿童出生后 1 个月内，其监护人应当到儿童居住地承担接种工作的接种单位为其办理预防接种证。

② 在实施接种前，医疗卫生人员应告知受种者或其监护人接种疫苗的品种、作用、禁忌、不良反应及注意事项，询问受种者的健康状况、有无接种禁忌等，并如实记录。

③ 对符合条件的受种者施行接种后，应当依照国务院卫生主管部门规定，填写并保存种记录；对于因有接种禁忌而不能接种者，需提出医学建议。

2. 艾滋病防治条例

该条例自 2006 年 3 月 1 日起施行。

（1）艾滋病防治工作需要全社会的参与。

（2）艾滋病防控的工作方针是"预防为主、宣传教育为主"。应建立政府组织领导、部门各负其责、全社会共同参与的机制，加强宣传教育、采取行为干预和关怀救助等措施，实行综合防治。

（3）严防医源性感染。医疗机构和出入境检疫机构应当遵守标准防护原则，严格执行操作规程、消毒管理制度。

（4）明确规定了艾滋病病毒感染者、艾滋病患者及其家属的权利和义务。

（5）国家财政保障艾滋病防治费用，免费提供多项医疗救助。

3. 人体器官移植条例

该条例自 2007 年 5 月 1 日起正式施行。

（1）从事人体细胞和角膜、骨髓等人体组织移植，不适用本条例。

（2）捐献人体器官要严格遵循自愿原则。捐献人体器官的公民应当具有完全民事行为能力，任何组织和个人不得摘取未满 18 周岁公民的活体器官用于移植。

（3）任何组织或个人不得以任何形式买卖器官或从事与买卖人体器官有关的活动。

（4）活体器官接受人必须与活体器官捐献人之间有特定的法律关系，或有证据证明与活体器官捐献人存在因帮扶等形成的亲情关系。

（5）规定人体器官移植医疗服务准入制度及不再具备条件的医疗机构的退出制度。

第三节　医院护理管理的组织原则

一、等级和统一指挥的原则

将组织的职权和职责根据上、下级关系加以划分而组成垂直等级结构，以实现统一指挥，避免多头指挥和无人能负责的现象。

二、专业化分工与协作的原则

组织成员围绕一个共同的目标工作，为提高管理效能，需要有分工与协作。

三、管理层次的原则

组织设计需考虑管理层次与管理幅度的关系，管理幅度与管理层次呈反比关系。要提高管理效能，组织中的层次应越少越好。近年来，医院管理出现了加宽管理幅度、减少组织层次，使组织管理趋于扁平化结构。

四、有效管理幅度的原则

管理幅度是指管理人员直接有效管理下属的数目。管理幅度应适当，过宽会导致管理者的压力过大，过窄则不能充分发挥组织内人力资源的作用。一般而言，上层管理幅度应小，以 4～8 人为宜；基层管理幅度可加大，以 8～15 人为宜。

五、职责与权限一致的原则

为提高管理效能，需要实现责、权、利三者的对等，即：职务责任明确、权利恰当、利益合理。

六、集权分权结合原则

集权是把权力相对集中在高层领导者手中，使其最大限度地发挥组织的权威；分权是把权力分配给每一个管理层级的管理者，使其能就管理权限范围内的事项做出决策。集权分权合理搭配，有利于提高组织的执行力。

七、任务和目标一致的原则

强调组织的总目标和各部门的目标应上下保持一致，整个组织要围绕总体目标来开展管理工作。

八、稳定适应原则

强调组织的稳定是相对的，组织应随着内外环境的变化租出适应性的调整。

九、精干高效原则

组织要以社会效益和经济效益作为自身生存与发展的基础，强调组织结构形式应精简高效。

十、执行与监督分设原则

强调实行机构与监督机构应分开设立，监督机构要相对独立方能发挥其作用。

第四节　临床护理工作组织结构

一、护理组织结构

我国医院护理组织结构，是根据医院的级别与规模大小，实施三级或二级护理管理。县级医院、县级以上医院、300 张床位以上医院需设置护理部，实行在分管医疗护理工作或专职护理副院长领导之下的"护理部主任-科护士长-病区护士长"三级管理负责制；县级以下的医院及 300 张床位以下医院，则实行"总护士长-护士长"二级管理负责制。

二、护理工作模式

医院常用的护理工作模式包括：个案护理、功能制护理、小组护理、责任制护理、临床路径（详见表 17-4-1）。

表 17-4-1　护理工作模式

模　　式	特点、优点、缺点
个案护理	（1）特点：每位患者的全部护理工作由专人负责实施。常用于危重症及大手术后需特殊护理的患者 （2）优点：能及时全面了解患者病情变化，提供个体化的护理服务 （3）缺点：所需护理人员数量较多、人力成本高
功能制护理	（1）特点：以护理工作为中心，按岗位将工作内容进行分工分头实施 （2）优点：分工明确、效率高，所需人力少，易于组织管理 （3）缺点：护士不能发挥主动性和创造性，对患者的护理缺乏整体性和连续性

续表 17-4-1

模　式	特点、优点、缺点
小组护理	（1）特点：以一组护理人员为单元，为一组患者提供护理，由组长制订计划措施，并指导组内成员共同完成 （2）优点：任务明确，成员间彼此协作 （3）缺点：护士的个人责任感会削弱，患者缺乏归属感
责任制护理	（1）特点：由责任护士和辅助护士对患者从入院到出院进行有计划、有步骤的整体护理。 （2）优点：以患者为中心，以护理计划为内容，为患者实施整体、连续、个体化护理；能增强护士的责任感和患者的安全感 （3）缺点：所需护理人员数量较多，人力成本较高
临床路径	（1）特点：由医疗机构的一组成员（包括：医生、护士、医技人员、辅助人员等）共同针对某一病种的诊断和手术治疗、从入院到出院制定出一套最佳的、有准确时间要求的、有严格工作顺序的整体诊疗照顾计划 （2）优点：可提高医务人员的团队协作性、主动性和创造性，促进患者尽快康复，避免医疗资源浪费 （3）缺点：医务人员工作压力大

第五节　医院常用的护理质量标准

一、护理质量标准体系结构

1. 要素质量

要素质量是提供护理工作的基础条件质量，是构成护理服务的基本要素。包括：人员配备、业务项目技术质量、仪器设备质量、药品质量、环境质量（设施、空间、环境管理）、时限质量（排班、值班传呼等）、规章制度等基础管理质量。

2. 环节质量

环节质量是护理工作活动的过程质量，是各种要素通过组织管理而形成的工作能力、服务项目、工作程序及其质量等。包括：管理工作及护理业务技术活动的全过程。例如：执行医嘱、观察病情、患者管理、护理文件书写、技术操作、心理护理、健康教育等工作的质量。

3. 终末质量

终末质量是患者最终所获得的护理效果的质量。例如：皮肤压疮发生率、差错事故发生率、一级护理合格率、住院满意度、出院满意度等。

二、护理质量标准

1. 护理技术操作的质量标准

主要包括：基础护理技术操作和专科护理技术操作标准。要求严格执行查对制度、无菌操作原则和技术操作程序，做到操作正确、及时、确保安全、节力、省时、省物、熟练。

2. 护理管理的质量标准

（1）护理部管理质量标准：

① 有健全的领导体制及会议制度、信息制度等管理制度，有达标措施，管理目标明确。

② 落实护理检查和质量控制。

③ 开展护理教学科研工作，有目标、有计划地培养培训护理人员；有各级护理人员岗位职责及考核标准，并组织考核。

④ 组织制定各科疾病护理常规并定期修订。

（2）病房护理工作质量标准：

① 病房管理：病房清洁规范、工作有序；贵重药、毒麻药有专人管理，药柜加锁、账物符合；病室陪护率符合医院标准；有预防医院感染和护理并发症的措施；有健康教育制度等。

② 基础护理与重症护理：掌握患者基本情况、护理观察及时全面；落实各项基础护理和专科护理，患者达到"六洁"（口腔、头发、皮肤、指趾甲、会阴、床单元）、"四无"（无压疮、无坠床、无烫伤、无交叉感染），有效预防并发症。

③ 无菌操作及消毒隔离：各项无菌物品保持无菌，无过期物品；各项无菌技术操作符合标准；消毒物品方法正确，消毒液量、浓度及更换时间达到要求；扫床套及患者小桌擦布应施行"一人一套"、"一人一巾"；治疗室、处置室、换药室定期消毒并作空气细菌培养；传染病患者需按病种进行隔离；医用垃圾使用黄色塑料袋集中处理。

④ 岗位责任制健全：明确各级护理人员岗位职责。

⑤ 护士素质：着装、语言、行为举止符合护士职业规范。

（3）门诊护理工作质量标准：

工作人员坚守岗位、各种制度健全并落实执行；诊室清洁整齐；做好分诊，传染病患者不漏诊；服务态度好，维持良好候诊、就诊秩序；做好健康教育。

（4）手术室质量标准：

需遵循手术室各岗位工作制度和质量标准，严格执行无菌操作原则及消毒隔离制度。要求：无菌手术感染率应小于 0.5%，三类切口感染有追踪登记制度，每月应定期进行手术室的空气、物品及医护人员手的细菌培养与监测。

（5）供应室质量标准：

包括：无菌操作和消毒隔离管理、物品供应的管理标准。

3. 护理文件书写的质量标准

（1）护理文件类别：体温单、医嘱执行单、护理记录单、手术记录单等。

（2）护理记录书写要求：护理记录内容书写应客观、真实、可靠、准确、及时、完整，运用医学术语；执行医嘱时间准确，需双人签名；病历统一归档管理。

4. 临床护理的质量标准

（1）特级护理：24 h 专人护理，备齐各种急救药品和器材；严密观察病情及生命体征变化，制定并执行护理计划；严格执行各项诊疗及护理措施，及时、准确填写特别护理记录单；做好基础护理，患者无并发症。

（2）一级护理：每 1 h 巡视一次患者，按需备急救药品；观察病情及生命体征变化；制定护理计划；严格执行各项诊疗及护理措施，及时准确填写特别护理记录单；做好基础护理，预防并发症。

（3）急救物品：急救物品管理要做到"五定"（定品种数量、定点放置、定专人保管、定期消毒灭菌和定期检查维修，急救物品完好率应达到 100%。

（4）基础护理：工作内容包括晨晚间护理、口腔护理、皮肤护理、出入院护理等，质量标准为保持患者清洁、舒适、安全、安静、无并发症。

（5）消毒灭菌：有预防院内感染的规定和措施，有监测消毒灭菌的技术手段；严格区分无菌区和有菌区，手术室、供应室、产房、婴儿室、治疗室、换药室等房间应定期做空气培养，各类无菌物品灭菌合格率应达到100%。

第六节 医院护理质量缺陷及管理

一、相关概念

1. 护理质量缺陷

护理质量缺陷是指在护理工作中因各种原因导致令人不满意的现象和结果发生，或者给患者造成危害，表现为：患者对护理的不满意、医疗事故、医疗纠纷。包括：护理事故、护理差错、护理投诉。

2. 医疗过失行为责任程度分级

我国现行的《中华人民共和国医疗事故处理条例》对医疗过失行为责任程度的判定，没有责任和技术的区分，而是按照导致患者人身损害后果的诸多因素中过失行为所占的比重来界定，依次分级为：完全责任、主要责任、同等责任、次要责任和轻微责任。

3. 护理差错

护理差错是指在护理活动中，因责任心不强、工作疏忽、不严格执行规章制度、违反医疗卫生管理法律、行政法规、部门规章和诊疗护理规范与常规，过失造成患者直接或间接的影响，但未造成严重后果和医疗事故的。

二、护理质量缺陷的预防和处理

1. 护理质量缺陷的预防

预防为主是质量管理的核心，护理质量缺陷的控制关键在于预防。

2. 护理质量缺陷的处理

护理质量缺陷管理需要认真履行护理差错事故上报制度。

（1）发生护理事故后，当事人应立即报告护士长及科室相关领导，科室护士长应立即报告护理部，护理部应随即报告医务部门或相关医院负责人。当发生严重差错或事故时，各种相关记录、病历资料、造成事故的可疑药品、器械等，应妥善保管，不可擅自涂改、销毁。

（2）发生护理差错后，当事人应立即报告护士长及科室相关领导，科室护士长应在24h内填写报表上报护理部；护理单元在一定时间内组织护理人员讨论发生差错的原因并提出改进措施；护理部应根据科室上报的材料，组织相关人员深入临床调查核实，在全院范围内进行护理质量缺陷登记与原因分析，提出改进方法和措施。

三、护理质量缺陷的控制

1. 加强各级护理人员的质量意识和安全意识教育。
2. 增强护理人员的法制观念，使其主动落实各项规章制度、防范护理缺陷发生。
3. 促进护理人员不断学习与培训，以提高其专业技能和业务水平。
4. 建立健全不同层次的护理质量控制系统，实行护理部-科护士长-护士长质量监控三级体系，尤其是要督促护士的自我监控。

5. 健全落实护理安全管理制度和突发事件应急预案。护理部、科室分层级设立成立护理安全管理与监控小组，定期组织学习、考核与落实工作。

6. 严格执行和落实差错事故上报处理制度。

7. 建立、健全护理不良事件管理、上报处理流程。鼓励主动报告，如皮肤压力伤、跌倒、管路滑脱、坠床等。开展网络直报、建立非惩罚性报告处理机制。

8. 坚持全面质量管理的思想，运用 PDCA 循环的护理管理基本方法，持续改进护理质量和护理安全。

（1）P（plan）：计划。即检查质量状况、找出主要问题、查找原因、针对原因定计划。

（2）D（do）：实施，即实施拟定的计划和措施。

（3）C（check）：检查，即检查预定目标执行情况。

（4）A（action）：处理，即总结经验教训、将存在的问题转入下一个管理循环中。

9. 强化经济杠杆的监督促进作用，加强质量控制的力度与风险防范。

临床衔接

1. 我国《患者安全目标》管理指南

近年来，随着医院管理理念的进步和患者自主维权意识的增强，患者安全问题日益引起世界卫生组织（WHO）及众多国家医务界的高度关注。世界卫生组织多次呼吁各成员国应密切关注患者的安全，提出全球医疗界需共同努力积极开展保证患者安全的行动。我国卫生计生委（前卫生部）从 2006 年起委托中国医院协会向全国公布了 2007 年度《患者安全目标》，其中对护理工作如何保证患者安全提出了明确的要求。此后，每隔一定周期中国医院协会均会拟定和出台《患者安全目标》的管理文件，作为我国各级医疗机构保障患者安全的管理指南在全国范围内执行，目前执行的指南是《2013 年患者安全十大目标》。

2. 我国医疗安全（不良）事件报告处理制度

我国 2013 年《患者安全十大目标》第九个目标是：鼓励医疗机构及其医务人员主动报告医疗安全（不良）事件。该目标的核心思想是提倡医疗机构及其医务人员应主动报告医疗安全（不良）事件，并开展卫生系统网络直报工作。该目标的主要内容包括：医院要倡导主动报告医疗安全（不良）事件，要有鼓励医务人员主动报告的机制；医院要形成良好的医疗安全文化氛围，建立非惩罚性、不针对个人的医疗安全（不良）事件报告处理机制，鼓励员工积极报告威胁患者安全的不良事件；各级医院要积极加入中国医院协会建立的自愿的、非惩罚性不良事件网络报告系统，并开展网络直报工作；医院要将安全信息与医院实际情况相结合，从医院管理体系上、从运行机制上、从规章制度上进行有针对性的持续改进，医院每年至少要有两件系统改进的案例。

模拟练习题

一、以下每一道考题下面有 A、B、C、D、E 五个备选答案。请选择一个最佳答案，并在答题卡上将相应题号的相应字母所属方框涂黑。

A1/A2 型题

1.《护士条例》的根本宗旨是

A. 维护护士合法权益

B. 促进护理事业发展，保障医疗安全和人体健康

C. 规范护理行为

D. 保持护士队伍稳定

E. 保证护理专业性

2. 《护士条例》正式施行的时间是

　　A. 1993 年 3 月 26 日

　　B. 1994 年 1 月 1 日

　　C. 2008 年 1 月 31 日

　　D. 2008 年 5 月 12 日

　　E. 2004 年 5 月 20 日

3. 护士在执业过程中，应当遵守

　　A. 法律

　　B. 法规

　　C. 规章

　　D. 诊疗技术规范

　　E. 以上都对

4. 《护士条例》规定的医疗卫生机构职责，下列描述哪项不属于

　　A. 按照卫生部的要求配备护士

　　B. 为护士办理执业注册

　　C. 保障护士合法权益

　　D. 明确护理责任

　　E. 加强护士管理

5. 护士在从事护理工作时，需首先履行的义务是

　　A. 维护患者的利益

　　B. 维护护士的利益

　　C. 维护医生的利益

　　D. 维护医院的利益

　　E. 维护医院的声誉

6. 护士从事护理活动唯一合法的法律文书是

　　A. 《护士条例》

　　B. 护士执业证书

　　C. 护理或助产专业毕业证书

　　D. 《护士管理办法》

　　E. 医疗事故处理条例

7. 关于医疗机构对护士在职培训的义务，以下叙述错误的是

　　A. 应当制定本机构护士的在职培训计划

　　B. 应当实施本机构护士的在职培训计划

　　C. 应当保证本机构所有执业护士接受培训

　　D. 医疗机构仅应针对本机构执业护士进行在职培训

　　E. 根据临床专科护理发展方向开展对护士的专科护理培训

8. 关于护士在执业活动中面临职业危害，以下不符合《护士条例》规定的是

　　A. 护士应当获得与其所从事的护理工作相适应的卫生防护、医疗保健服务

　　B. 从事有感染、传染病危险工作的护士，应当接受职业健康监护

　　C. 不得要求护士从事直接接触有毒有害物质的危险工作

　　D. 护士患职业病时，有依照有关法律、行政法规的规定获得赔偿的权利

　　E. 从事直接接触有毒有害物质的护士，应当按照国家有关规定给予津贴

9. 医疗卫生机构出现下列哪种情形且逾期未改正，可暂停其 6 个月以上、1 年以下执业活动

　　A. 未给护士提供卫生防护用品

　　B. 对从事直接接触有毒有害物质的护士，未按照国家有关规定给予津贴

　　C. 未按照国家有关规定为护士足额缴纳社会保险费用

　　D. 允许未依照条例规定办理执业变更手续的护士在本机构从事诊疗技术规范规定的护理活动

　　E. 没有专科护士培训制度

10. 护士配备是否合理，对其无直接影响的是

　　A. 医院的工作质量

　　B. 护理质量

　　C. 患者安全

　　D. 医院的经济效益

　　E. 对患者的服务水准

11. 关于医疗机构临床用血的规定,以下正确的是

　　A. 可自行采集

　　B. 可将临床多余用血出售给血液制品生产单位

　　C. 必须进行配型核查

　　D. 必须先行缴费后使用

　　E. 主要动员家庭，亲友为患者献血

12. 以下属于医疗事故的是

　　A. 在紧急情况下为抢救垂危患者生命而采取紧急医学措施造成不良后果

　　B. 无过错输血感染造成不良后果

　　C. 因患方原因延误诊疗导致不良后果

　　D. 出现药物不良反应医护人员未及时处置造成不良后果

　　E. 患者行动不慎造成不良后果

13. 以下属于护士义务的是

A. 按照国家有关规定获取工资报酬，享受福利待遇，参加社会保险

B. 参与公共卫生和疾病预防控制

C. 获得与本人业务能力和学术水平相应的专业技术职务职称

D. 对医疗卫生机构和卫生主管部门的工作提出意见和建议

E. 从事有感染传染病危险工作的护士，应当接受职业健康监护

14. 根据《传染病防治法》的规定，各级各类医疗卫生机构在"非典"期间进行传染病防治方面的职责是

A. 对传染病防治工作实行统一监督治理

B. 发生传染病疫情时，对疫点、疫区进行调查和分析

C. 确定专人承担传染病疫情报告、本单位内传染病预防和控制工作

D. 领导所管辖区域传染病防治工作

E. 负责所管辖区域内传染病预防、控制、监督工作的日常经费

15. 以下不属于护士权利的是

A. 护士执业按规定获取工资报酬

B. 保护患者隐私

C. 对医疗卫生机构和卫生主管部门的工作提出意见和建议

D. 享受专业知识能力的教育和培训

E. 在护理工作中做出杰出贡献有获得表彰、奖励的权利

16. 以下属于护士义务的是

A. 按照国家有关规定获取工资报酬、享受福利待遇、参加社会保险

B. 获得与本人业务能力和学术水平相应的专业技术职务、职称

C. 参与公共卫生和疾病预防控制

D. 对医疗卫生机构和卫生主管部门的工作提出意见和建议

E. 从事有感染传染病危险工作的护士，应当接受职业健康监护

17. 护士张某，在工作期间被患者家属殴打，进行行政处罚的机关应该是

A. 医疗卫生机构保卫部门

B. 卫生管理机构

C. 医疗卫生机构

D. 公安机关

E. 劳动保障部机构

18. 护生向某，今年从中职学校护理专业毕业，欲申请注册，应在教学或综合医院完成临床实习，其实习时间至少为

A. 3 个月

B. 6 个月

C. 8 个月

D. 10 个月

E. 12 个月

19. 具有护理专业硕士研究生学历的护生，在申请护士执业证书注册时，要求其在教学或综合医院完成临床实习的时限至少为

A. 1 个月

B. 2 个月

C. 8 个月

D. 10 个月

E. 12 个月

20. 遵照《医疗事故处理条例》规定，造成患者中度残疾、器官组织损伤而出现严重功能障碍的医疗事故，属于

A. 四级医疗事故

B. 二级医疗事故

C. 三级医疗事故

D. 一级医疗事故

E. 严重医疗事故

21. 护士在执业活动中出现下列情形，不适宜按照《护士条例》来进行处罚的是

A. 泄露患者隐私

B. 发生公共卫生事件，不服从安排参加医疗救护

C. 因工作疏忽造成医疗事故

D. 发现患者病情危急未及时通知医师

E. 违反了医院诊疗技术规范，未出现明显不良反应

22. 护士小王办理了执业注册变更后，其执业许可期限为

A. 1 年

B. 2 年

C. 5 年

D. 8 年

E. 12 年

23. 卫生行政处罚不包括

A. 警告

B. 暂扣或吊销许可证

C. 行政拘留

D. 责令停产停业

E. 降级

24. 当发生医疗事故后，承担赔偿责任的是

A. 包括护士在内的医护人员

B. 医院法人

C. 医疗机构行政人员

D. 医务人员及其家属

E. 医务人员和医疗机构

25. 关于医疗卫生法基本原则的叙述，错误的是

A. 预防为主原则

B. 保护弱者原则

C. 公平原则

D. 卫生保护原则

E. 保障社会健康原则

26. 根据我国《献血法》相关规定，为保障临床急救用血需要，对择期手术患者，提倡的用血方式是

A. 互助献血

B. 现采现输

C. 自身储血

D. 自愿献血

E. 库血为主

27. 运用 PDCA 循环的护理管理方法，对护理质量持续改进，其中"D"代表的含义是

A. 计划

B. 检查

C. 实施

D. 循环

E. 处理

28. 病房护士发生护理差错后，护士长应及时上报护理部，上报的时间不超过

A. 12 h

B. 24 h

C. 36 h

D. 48 h

E. 72 h

29. 三级医疗事故是指造成患者的不良后果

A. 造成死亡

B. 重度残疾

C. 中度残疾

D. 轻度残疾

E. 人身损害

30. 护理工作质量监控中的自我监控，最重要的层次是

A. 护理部

B. 总护士长

C. 护士长

D. 护士

E. 护理员

31. 无菌物品的灭菌合格率是

A. 100%

B. 99% 以上

C. 98% 以上

D. 95% 以上

E. 90% 以上

32. 一级护理巡视患者的周期是

A. 每半小时

B. 每 1 h

C. 每 2 h

D. 每 3 h

E. 随时

33. 手术室的无菌手术感染率要求小于

A. 0.1%

B. 0.5%

C. 1.0%

D. 1.5%

E. 2.0%

34. 对手术室医护人员的手、物品进行定期细菌培养的周期是

A. 每天

B. 每周

C. 每两周

D. 每月

E. 每季度

35. 体现护理质量标准体系结构中终末质量的条目是

A. 仪器设备质量

B. 药品质量

C. 住院满意度

D. 健康教育

E. 技术操作

36. 体现护理质量标准体系结构中要素质量的内容是

A. 护士编制

B. 患者管理

C. 出院满意度

D. 健康教育

E. 技术操作

37. 体现护理质量标准体系结构中环节质量的内容是

A. 设备质量

B. 药品质量

C. 执行医嘱

D. 差错发生率

E. 护士学历

38. 运用 PDCA 循环护理管理的基本方法,检查质量状况,找出产生质量问题的原因,定出具体实施计划,实施预定的计划和措施,检查预定目标执行情况,总结经验教训,存在问题则转入下一个管理循环中,这种方式的作用是

A. 监督指导

B. 循环管理

C. 持续改进

D. 目标管理

E. 检查落实

39. 常规作为不良事件上报护理部的是下述哪种情况

A. 患者给药错误

B. 患者治疗延误

C. 家属不满投诉

D. 护士夜班脱岗

E. 患者管路滑脱

40. 护士张某,在紧急情况下需为抢救患者生命实施必要的紧急救护,下列描述错误的是

A. 必须依照诊疗技术规范

B. 必须有医师在场指导

C. 根据患者的实际情况和自身能力水平进行力所能及的救护

D. 避免对患者造成伤害

E. 立即通知医师

41. 护士马某,在工作中做了如下的执业活动,其中哪项是错误的

A. 发现患者病情危急,立即通知医师

B. 抢救垂危患者时,等待医师到达下达医嘱,否则不实施紧急救护

C. 医师不能马上赶到时,先行实施必要的紧急救护

D. 发现医嘱违反法律、法规、规章或者诊疗技术规范规定,向开具医嘱的医师提出质疑

E. 发现医嘱违反诊疗技术规范的规定,应向该医师所在科室负责人报告

42. 患者李某,因大出血需要紧急救护,以下说法不正确的是

A. 遇有患者病情危急时,护士应立即通知医师

B. 医师不能马上赶到时,护士应当先行实施必要的紧急救护

C. 护士实施必要的抢救措施,要避免对患者造成伤害

D. 护士有权独立抢救危重患者

E. 必须依照诊疗技术规范救治患者

43. 护士李某,患职业病,应当享受的权利下列哪项除外

A. 依法享受国家规定的职业病待遇

B. 诊疗、康复费用按照国家有关工伤社会保险的规定执行

C. 被诊断患有职业病,但用人单位没有依法参加工伤社会保险的,其医疗的生活保障由用人单位承担

D. 用人单位除负责为患职业病的护士提供生活保障外,不负责其他经济损失,护士不得向用人单位提出赔偿要求

E. 明确职业病诊断,可由工伤社会保险给付

44. 护士宁某,发现医师医嘱可能存在错误,但仍然执行了该医嘱,对患者造成严重后果,该后果的法律责任承担者是

A. 开写医嘱的医师

B. 宁某本人

C. 医师和护士共同承担

D. 医师和护士无需承担责任

E. 医疗机构承担责任

45. 护生罗某,护理专业学生,她的学历证书应符合下列哪一项,方可申请护士执业注册

A. 成人高考专升本护理学专业毕业证书

B. 普通中等专业学校三年全日制护理中专毕业证书

C. 普通高等学校夜大护理学专业大专毕业证书

D. 高等教育自学考试护理学专业本科毕业证书

E. 重点高等医学教育机构网络教育毕业证书

46. 护士林某，2013 年 10 月取得护士执业注册，其有效期截止为
    A. 2014 年 10 月
    B. 2015 年 10 月
    C. 2018 年 10 月
    D. 2020 年 10 月
    E. 终生有效

47. 护士丁某，取得以下哪种法律文书时，代表其具备护士执业资格，可以从事护理专业技术活动
    A. 护士执业证书
    B. 高等医学院校护理专业毕业证书
    C. 专科护士培训合格证书
    D. 护士资格证书
    E. 护理员资格证书

48. 护士周某，其护士执业证书的注册有效期即将到期，现欲继续从事护理工作，申请延续注册的时间应为
    A. 有效期届满前半年
    B. 有效期届满前 30 天
    C. 有效期届满当日
    D. 有效期届满后 30 天
    E. 有效期届满后半年

49. 护士王某，进行护士执业注册未满五年，现因工作调动，欲往外地某医院继续从事护理工作，现在应办理的申请是
    A. 护士执业注册申请
    B. 逾期护士执业注册申请
    C. 护士延续注册申请
    D. 重新申请护士执业注册
    E. 护士变更注册申请

50. 护士孙某，因在非执业证注册地点上班出现了医疗事故被吊销执业证书，她在几年内不得申请护士执业注册
    A. 1 年
    B. 2 年
    C. 5 年
    D. 6 年
    E. 8 年

51. 护士王某，在接待一位急诊患者就诊的过程中，未询问该患者无青霉素过敏史便为其做了青霉素试验，导致患者出现休克死亡。该护士的医疗过失行为所占的比重是
    A. 完全责任
    B. 主要责任
    C. 同等责任
    D. 次要责任
    E. 轻微责任

52. 王某，无青霉素过敏史，青霉素皮试为阴性，护士随即遵照医嘱给药，几分钟后该患者突然发生休克。这种状况应判定为
    A. 护理事故
    B. 医疗事故
    C. 护理差错
    D. 意外事件
    E. 护理缺陷

53. 患者，男，58 岁，因"高血压脑出血"，急诊入院行开颅手术，术后送入神经外科病房，神志不清、脏器功能紊乱，给予监护。对这样的患者采取的最佳护理方式是
    A. 个案护理
    B. 功能制护理
    C. 责任制护理
    D. 小组护理
    E. 临床路径

54. 护士小张和小王在同一个病房工作，病房护理人员分为两组，每组 3 人，她们分别为组长，带领护士为患者提供服务，护士们互相配合完成工作。这种护理工作模式是
    A. 个案护理
    B. 功能制护理
    C. 责任制护理
    D. 小组护理
    E. 临床路径

55. 小张、小王、小刘、小李均是医院综合内科的护士，小张是处理医嘱的主班护士，小王是治疗护士，小李是药疗护士，小刘是生活护理护士。她们每隔一段时间就会由护士长安排进行调换岗位。这种工作方式被称为
    A. 个案护理
    B. 功能制护理
    C. 责任制护理
    D. 小组护理

E. 临床路径

56. 由责任护士小王和其辅助护士小李负责了10名患者从入院到出院的护理任务，制定了详细的护理计划，包括：入院教育、各种治疗、基础护理、专科护理、护理病历书写、观察病情变化、心理护理、健康教育和出院指导。这种护理方式是

　　A. 个案护理

　　B. 功能制护理

　　C. 责任制护理

　　D. 小组护理

　　E. 临床路径

57. 某妇产科护士，针对子宫肌瘤的患者，从入院到出院按照时间要求和工作顺序，与医生等合作团队，为患者提供整体照顾计划。该护理方式是

　　A. 个案护理

　　B. 功能制护理

　　C. 责任制护理

　　D. 小组护理

　　E. 临床路径

58. 某普通外科病房，每个病室均收治了3位患者，实习护生小张在进行消毒隔离工作时，其做法错误的是

　　A. 小桌擦布"一室一巾"

　　B. 扫床套"一人一套"

　　C. 氧气湿化瓶送供应室消毒

　　D. 便器用后消毒

　　E. 餐具用后消毒

59. 实习生小王，在处理医疗垃圾时做法错误的是

　　A. 换药敷料放在黄塑料袋中

　　B. 针头放在利器盒中

　　C. 医用垃圾使用红塑料袋

　　D. 医用垃圾专人回收

　　E. 垃圾处理时防止针刺伤

60. 护士小王在上夜班时，有一位患者的家属在熄灯后执意要进入病房探视，小王担心影响患者休息加以阻拦，但患者家属不听劝阻并与小王发生了争执，第二天还投诉到了护士长处，该护士长首先应做的工作是

　　A. 向家属解释

　　B. 向家属道歉

C. 训斥小王

D. 了解情况

E. 告诉医生

61. 护士小高在上夜班巡视病房时，发现一位二级护理的患者倒在床旁，此时夜班值班人员只有她一个人，针对患者发生的坠床情况，该护士首先应采取的措施是

　　A. 向患者解释和道歉

　　B. 马上通知医生到病房

　　C. 初步检查判定患者跌倒后受伤的情况

　　D. 上报该事件的发生

　　E. 通知护士长

62. 某医院护理部主任王某，把工作分配给总护士长等管理人员，对于例行业务按照常规措施和标准执行，她辅以必要的监督和指导即可，只有出现特殊情况时才由她来亲自处理。此种方式的管理可使她集中精力研究及解决全局性的管理问题，并调动了下级管理者的工作积极性。这种管理方式遵循的组织原则是

　　A. 集权与分权结合原则

　　B. 任务和目标一致的原则

　　C. 精干高效原则

　　D. 专业化分工与协作的原则

　　E. 执行与监督分设原则

63. 某重症监护病房李护士长，近期被分派参加护理学院的专科护士培训、科内质量控制、医院建设新病房的筹划工作等，她感到工作压力很大，病房接受的指导和控制也受到影响。该护士长没能有效遵循哪项管理原则

　　A. 等级和统一指挥的原则

　　B. 管理层次的原则

　　C. 有效管理幅度的原则

　　D. 职责与权限一致的原则

　　E. 专业化分工与协作的原则

64. 某医院儿科儿童组的护士小杨，工作表现突出，护士长经常指派她负责一些工作，但小杨的工作比较谨慎。护士长意识到是没有给小扬授权，造成了有责无权，遂任命她为儿童组组长，提高了小杨工作的积极性和创造性。这种作法体现的组织原则是

　　A. 职责与权限一致的原则

　　B. 集权分权结合原则

　　C. 任务和目标一致的原则

D. 稳定适应的原则

E. 精干高效原则

65. 某门诊护士长在做新年的护理管理目标，她拿出护理部的管理目标认真阅读，并根据护理部的要求制订了门诊的具体管理目标。这种做法遵循的原则是

A. 管理层次的原则

B. 有效管理幅度的原则

C. 职责与权限一致的原则

D. 精干高效的原则

E. 任务和目标一致的原则

66. 陈护士长是门诊眼科的副护士长，近期医院在开展护士长岗位竞聘时，全部取消了副护士长的职位，她需要去竞聘其他职位。这种情况反映的组织原则是

A. 等级和统一指挥的原则

B. 职责与权限一致的原则

C. 精干高效的原则

D. 执行与监督分设原则

E. 稳定适应的原则

67. 某病房近期出现护理投诉和差错，有两位科护士长介入此事帮助整改，病房护士长在整改中，对两位科护士长提出的部分不同要求感到无所适从。从护理管理的角度来看，该做法违背了下列哪一项组织原则

A. 管理层次的原则

B. 专业化分工与协作的原则

C. 有效管理幅度的原则

D. 职责与权限一致的原则

E. 等级和统一指挥的原则

68. 张女士，20岁，护理专业毕业，在申请护士执业注册时被卫生厅以学历证书不合格而拒绝，你推测她可能是以下哪种学制的毕业生

A. 5年制大学本科

B. 3年制大学专科

C. 3年制中专

D. 2年制中专

E. 2年制研究生

69. 护士舒某，在与患者家属发生争执时，家属向护士长投诉并要求撤销该护士执业注册，护士长给家属解释以下情形可以撤销护士执业注册，但不包括

A. 非卫生行政部门进行的护士执业注册

B. 以欺骗、贿赂等不正当手段取得的护士执业注册

C. 违反法定程序注册的护士执业证书

D. 护士死亡或者丧失行为能力

E. 违反护士管理办法

70. 护士小齐，在为患者输血前发现输血袋有破损、漏血现象，她立即同血库联系退换事宜。这种情况是护士的自我控制，作为控制类型来说它属于

A. 预先控制

B. 现场控制

C. 结果控制

D. 直接控制

E. 生产控制

71. 某三甲医院在招聘护士的过程中，只招收有护士执业证书并且身体健康的护士作为新员工，以预防在岗护士因无资质或疾病导致的生产力低下和不必要的损失。这种控制手段属于

A. 要素控制

B. 过程控制

C. 结果控制

D. 成本控制

E. 直接控制

72. 护士长王某，每个月都要将护理质量检查结果反馈给护士，并且针对护理差错及护理投诉进行分析和讨论，促进护士们的认识和改进。这种做法属于

A. 前馈控制

B. 过程控制

C. 反馈控制

D. 直接控制

E. 间接控制

二、以下提供若干个案例，每个案例下设若干个考题。请根据各考题题干所提供的信息，在每题下面 A、B、C、D、E 五个备选答案中选择一个最佳答案，并在答题卡上将相应题号的相应字母所属方框涂黑。

A3/A4 型题

（1~3 题共用题干）

患者，女，45岁，行阑尾切除术后，接受青霉素治疗。护士未做青霉素过敏试验，便给该患者输入了青霉素，导致该患者出现过敏性休克死亡。

1. 该事件属于
   - A. 医疗事故
   - B. 护理质量缺陷
   - C. 责任心不强
   - D. 护理差错
   - E. 医疗纠纷

2. 医疗事故是指
   - A. 虽有诊疗护理错误，但未造成患者死亡残疾、功能障碍的
   - B. 由于病情或患者体质特殊而发生难以预料的不良后果的
   - C. 在诊疗护理中，因医务人员诊疗护理过失，直接造成患者死亡、残疾、功能障碍的
   - D. 发生难以避免的并发症
   - E. 医务人员在诊疗护理中存在失误，导致患者不满意

3. 下列不属于医疗事故预防措施的是
   - A. 设立医疗质量监控部门或人员
   - B. 加强风险管理
   - C. 严格控制探视
   - D. 提高护理人员的技术水平
   - E. 持续质量改进

（4~5 题共用题干）

某护士在进行交班时发现，遗漏了上午某个患者的一份口服药，药物包括降压药、维生素 C 等。

4. 该护理质量缺陷属于
   - A. 一级护理事故
   - B. 二级护理事故
   - C. 三级护理事故
   - D. 护理投诉
   - E. 护理差错

5. 护士首先应采取的措施是
   - A. 补发药物即可
   - B. 汇报护士长
   - C. 向患者解释
   - D. 向患者道歉
   - E. 寻求医生帮助

6. 此事应上报护理部的时间不超过
   - A. 12 h 内
   - B. 24 h 内
   - C. 36 h 内
   - D. 48 h 内
   - E. 72 h 内

（7~8 题共用题干）

急诊要配备足够的急救物品及药品，并保证药品及物品的完好备用状态，做到及时检查维修和维护，以满足患者及时需求、确保患者的医疗护理安全。

7. 急救物品和药品在保管使用中错误的环节是
   - A. 定人保管
   - B. 定时检查
   - C. 定点放置
   - D. 定人使用
   - E. 定期消毒

8. 急救物品的合格率应保持在
   - A. 100%
   - B. 99% 以上
   - C. 98% 以上
   - D. 95% 以上
   - E. 90% 以上

（9~11 题共用题干）

小刘是 ICU 护士，毕业工作 3 年来，基本上是一个人护理某个患者，患者需要的全部护理由她全面负责，实施个体化护理。

9. ICU 中常运用的护理模式是
   - A. 个案护理
   - B. 功能制护理
   - C. 责任制护理
   - D. 小组护理
   - E. 临床路径

10. 对 ICU 重症患者的护理，以下错误的是
    - A. 一对一 24 h 特级护理
    - B. 备齐各种急救设施和药品
    - C. 制定并执行护理计划
    - D. 正确及时做好各项治疗
    - E. 每半小时巡视患者一次

11. 对 ICU 的重症患者进行护理记录时，不宜采取的做法是
    - A. 字迹端正清晰
    - B. 动态反映病情变化
    - C. 使用蓝、黑色水笔书写
    - D. 写错可刮涂后重写
    - E. 体现以患者为中心的护理理念

（12~16 题共用题干）

护理质量控制以预防为主。护理部质量管

理小组运用 PDCA 的管理办法，定期到临床科室查找存在的问题，在检查中密切关注要素质量、环节质量和终末质量，以便及时发现产生质量问题的原因，并针对主要原因制定出具体的实施计划，贯彻和实施预定的计划和措施，反馈预定目标执行情况，然后总结经验教训，将存在的问题转入下一个管理循环之中。

12. 护理质量控制的作用是
    A. 监督指导
    B. 循环管理
    C. 持续改进
    D. 目标管理
    E. 检查落实

13. 护理质量控制的依据是
    A. 统计数据
    B. 质量标准
    C. 个人观察
    D. 问卷调查
    E. 书面报告

14. 护理质量控制以预防为主，鼓励上报分析的是
    A. 差错事故
    B. 护理纠纷
    C. 护理事故
    D. 不良事件
    E. 护理缺陷

15. 从患者得到的护理效果评价是
    A. 环境质量
    B. 观察病情
    C. 患者管理
    D. 心理护理
    E. 出院满意度

16. 属于环节质量控制的项目是
    A. 护理文件书写
    B. 住院满意度
    C. 药品质量
    D. 规章制度
    E. 护士职称

（17～18 题为共用题干）

患者，女，35 岁。因腹泻每日 10～15 次，大便为米泔水样来院就诊，查体患者轻度脱水征。结合患者症状和医院查体结果高度怀疑为"霍乱"，需等待实验室检查结果以明确诊断。

17. 目前对该患者应采取的措施正确的是
    A. 在就诊医院指定场所单独隔离
    B. 要求患者自行转往传染病专科医院
    C. 由家属陪同在医院门诊等待结果
    D. 收住入本院消化科病房
    E. 请患者先回家，告知指定日期前来取化验结果

18. 该患者经检查确认为"霍乱"，需行隔离治疗。护士应告知其家属，该患者的隔离期限应
    A. 以临床症状消失为准
    B. 由上级卫生防疫部门确定
    C. 根据医学检查结果确定
    D. 根据医生对病情的判断来决定
    E. 由公安机关决定

参考答案

一、A1/A2 型题

1. B　2. D　3. E　4. D　5. A　6. B　7. D　8. C
9. D　10. D　11. C　12. D　13. B　14. C　15. B
16. C　17. D　18. C　19. C　20. B　21. C　22. C
23. E　24. E　25. B　26. C　27. C　28. B　29. C
30. D　31. A　32. B　33. B　34. D　35. C　36. A
37. C　38. C　39. D　40. B　41. B　42. D　43. D
44. C　45. B　46. C　47. A　48. C　49. E　50. B
51. A　52. D　53. A　54. D　55. B　56. C　57. E
58. A　59. C　60. D　61. C　62. A　63. C　64. A
65. E　66. C　67. A　68. C　69. D　70. B　71. A
72. C

二、A3/A4 型题

1. A　2. C　3. C　4. E　5. B　6. B　7. D　8. A
9. A　10. E　11. D　12. C　13. B　14. D　15. E
16. A　17. A　18. C

（温贤秀）

第十八章　护理伦理

知识结构图

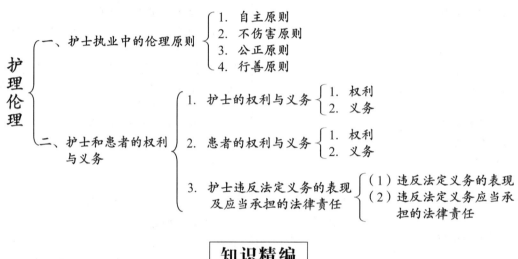

知识精编

第一节　护士执业中的伦理原则

护理伦理基本原则是在护理实践活动中，用以调整护理人员与患者、护理人员与其他医务人员、护理人员与社会相互关系的最基本的出发点与指导原则。包括：自主原则、不伤害原则、公正原则、行善原则。

一、自主原则

1. 含义

自主原则是指医护人员尊重患者自己做决定的原则。最能代表患者自主的方式是"知情同意"。适用于能够做出理性决定的患者，不适用于没有自主能力或自主能力减弱的患者，如：婴儿、严重智力障碍、昏迷者。

2. 要求

护理人员应尊重患者的自主权，协助患者行使自主权，向患者提供选择诊疗护理活动方案的信息，并帮助其选择；当患者处于生命危急时刻，护理人员可以本着护理专业知识，正确行使护理自主权。

二、不伤害原则

1. 含义

不伤害原则是指不给患者带来本可以完全避免的肉体和精神上的痛苦、损伤、疾病甚至死亡，其实质是"权衡利弊"的原则。即：医护人员对诊疗照顾措施需进行危险与利益分析、伤害与利益分析，以便为患者提供应有的最佳照顾方案。

2. 要求

护理人员应重视患者的愿望和利益，培养为患者维护健康和利益的工作动机，积极了解和评估各项护理活动可能带给患者的益处和不良影响，为患者提供应有的最佳照顾。

三、公正原则

1. 含义

公正原则是指平等对待患者的基本医疗照护权，合理、公平地分配医疗资源。

2. 要求

护理人员应尊重患者的基本医疗照护权，满足患者的正当愿望与合理要求；热情、认真、公平地对待每一个患者，合理分配医疗资源。

四、行善原则

1. 含义

行善原则是指医护人员对患者直接或间接履行仁慈、善良和有利的行为。

2. 要求

护理人员应积极做有益于患者的事情，主动预防和去除可能发生的危险与伤害，权衡利害大小，尽量减轻患者受伤害的程度。

第二节　护士和患者的权利与义务

一、护士的权利与义务

1. 权利

（1）享有获得物质报酬的权利。

（2）享有安全执业的权利。

（3）享有学习、培训的权利。

（4）享有获得履行职责相关的权利。

（5）享有获得表彰、奖励的权利。

（6）享有人格尊严和人身安全不受侵犯的权利。

2. 义务

（1）依法施行临床护理的义务。

（2）紧急救治患者的义务。

（3）正确查对、执行医嘱的义务。

（4）保护患者隐私的义务。

（5）积极参加公共卫生应急事件救护的义务。

3. 护士违反法定义务的表现及应当承担的相应法律责任

（1）护士违反法定义务的表现：

① 发现患者病情危急，未立即通知医师。

② 发现医嘱违反法律、法规、规章或诊疗技术规范的规定，未依照本条例相关规定提出质疑或者报告。

③ 泄露患者隐私。

④ 发生自然灾害、公共卫生事件等严重威胁公众生命健康的突发事件时，不服从组织安排、不参加医疗救护。

（2）护士违反上述法定义务应当承担的法律责任：

① 警告：情节较轻者。

② 暂停执业活动：情节严重者，暂停其 6 个月以上、1 年以下的执业活动。

③ 吊销护士执业证书：自吊销之日起 2 年内不得申请执业注册。

二、患者的权利与义务

1. 权利

（1）个人隐私与个人尊严被保护的权利。

（2）获得全部实情的知情权。

（3）平等享受医疗的权利。

（4）参与决定有关个人健康的权利。

（5）有权获得住院时及出院后完整的医疗。

（6）服务的选择权、监督权。

（7）免除一定社会责任和义务的权利。

（8）获得赔偿的权利。

（9）请求回避权。

2. 义务

（1）积极配合医疗护理的义务。

（2）自觉遵守医院规章制度。

（3）自觉维护医院秩序。

（4）保持和恢复健康。

临床衔接

医院伦理委员会相关介绍

医院伦理委员会是调节医学伦理冲突的组织形式。随着生命健康科学和创新生物技术的快速发展，面对医疗、科学技术、卫生政策迅速发展所带来的一系列生命伦理问题，医院伦理委员会在提升以患者为中心的服务和在涉及人体生命的道德与伦理问题的实践中发挥积极重要的作用。加强医学伦理道德建设，促进生命伦理学原则与现代生物医学实践的紧密结合，是医院现代化发展的需要。

1. 医院伦理委员会的功能：具有政策研究、教育培训、咨询服务、审查批准四大功能。

2. 医院伦理委员会的组织架构：由一定数量（7～11 人）的医、护、药、医技科技人员和医院管理工作者、法律工作者、医学心理工作者及社会工作者（必要时可聘请宗教工作者）组成，一般设正、副主任委员各 1 人，委员若干人。

3. 医院伦理委员会的工作目标：维护人的健康利益、促进医学科学进步、提高医务人员以患者为中心的服务意识，兼顾医（护）患双方的利益，积极促进医院生命伦理学的实施与发展。

4. 医院伦理委员会的工作原则：遵守《世界医学会赫尔辛基宣言》中有关涉及人类受试者的医学研究的伦理原则，包括：国际公认的不伤害、有利、公正、尊重人的原则，以及合法、独立、称职、及时和有效的工作原则。

5. 医院伦理委员会的主要任务

（1）维护患者及医务工作者的权益，论证本医院的医学伦理及生命伦理问题，开展生命伦理学普及教育活动，对涉及人体或人体标本的项目进行伦理审查和批准，提供咨询服务。

（2）评价、论证本医院开展的涉及人体试验的科学研究课题的伦理依据，贯彻知情同意原则，审查知情同意文件，对研究课题提出伦理决策的指导性建议。

（3）讨论、论证本医院临床实践中遇到的生命伦理难题，提出伦理咨询意见。

（4）对本医院已经实施或即将引进的医学创新技术、已经开展或即将开展的重大医疗技术、医务人员或患者及其亲属的咨询与请求、院长提出委托的事件，进行生命伦理的讨论与论证。

模拟练习题

一、以下每一道考题下面有 A、B、C、D、E 五个备选答案。请选择一个最佳答案，并在答题卡上将相应题号的相应字母所属方框涂黑。

A1/A2 型题

1. 护理伦理的基本原则是
   A. 公正原则、不伤害原则、尊重原则、自主原则
   B. 公正原则、平等原则、行善原则、尊重原则
   C. 维护患者利益原则、公平原则、主动原则、自主原则
   D. 公正原则、不伤害原则、行善原则、自主原则
   E. 尊重原则、平等原则、自主原则、行善原则

2. 护理伦理的基本原则不包括
   A. 不伤害原则
   B. 行善原则
   C. 自主原则
   D. 照顾原则
   E. 公正原则

3. 护理伦理基本原则中的自主原则，要求护理人员应
   A. 坚决维护患者的愿望和决定
   B. 对缺乏或丧失自主能力的患者，护理人员必须尊重其家属和监护人的权利

   C. 重视患者的愿望，不给患者带来精神上的任何伤害
   D. 尊重和满足患者的正当愿望与合理要求
   E. 建立信任，帮助患者确认健康问题，自主决定

4. 有关保密原则的要求，不包括下列哪一项
   A. 保护患者的个人隐私
   B. 保护患者的家庭隐私
   C. 告诉家属必要的信息
   D. 对患者要求保密的不良诊断不予公开
   E. 对患者要求保密的预后判断不予公开

5. 在护理实践中取得患者"知情同意"，其实质是
   A. 护患双方应平等
   B. 不可伤害患者的自尊
   C. 保护患者的隐私
   D. 尊重患者的自主权
   E. 患者的人权高于一切

6. 在医疗护理行为中，不符合行善原则的是
   A. 与解除患者的疾苦有关
   B. 可能会解除患者的疾苦
   C. 使患者受益且产生的副作用很小
   D. 使患者受益但却给别人造成了较大的伤害
   E. 在人体实验中，可能使受试者暂不能得益，但可受益于社会及后代

7. 有关患者的权利，下述说法中正确的是
   A. 每个患者都享有分配稀有卫生资源的权利
   B. 每个患者都有要求开假条休息的权利
   C. 护士在任何情况下都不能剥夺患者要求保密的权利
   D. 患者有随意免除自己社会责任的权利
   E. 知情同意是患者自主权的具体形式

8. 下列做法中并不违背护理伦理不伤害原则的是
   A. 发生故意伤害
   B. 造成本可避免的患者自杀
   C. 造成本可避免的残疾
   D. 因急于手术抢救患者，未由家属或患者签手术同意书
   E. 造成本可避免的人格伤害

9. 以下不会对患者造成伤害的一项是
   A. 医务人员的知识和技能低下
   B. 医务人员的行为疏忽和粗枝大叶
   C. 医务人员强迫患者接受检查治疗
   D. 医务人员对患者的呼叫或提问置之不理
   E. 医务人员为治疗疾病适当地限制或约束患者的自由

10. 下列哪项不是患者的义务
    A. 如实提供病情和有关信息
    B. 避免将疾病传播他人
    C. 尊重医师和他们的劳动
    D. 不能拒绝医学科研试验
    E. 在医师指导下对治疗作出负责的决定并与医师合作执行

11. 护士在执行医嘱时应承担的法律责任，下列说法正确的是
    A. 凡是因医嘱错误造成的后果，护士均不承担法律责任
    B. 当患者对医嘱提出质疑时，护士可先执行后核实
    C. 任何时候护士均不可拒绝执行医嘱
    D. 即使患者病情已发生变化，也应按时执行医嘱
    E. 随意篡改或无故不执行医嘱，属违法行为

12. 护士在执行医嘱的过程中有权提出异议，并拒绝执行医嘱的情形是
    A. 护理程序太复杂时
    B. 要付出额外的劳动时
    C. 当医嘱有错误时
    D. 抢救过程中的口头医嘱
    E. 患者不愿意配合的医嘱

13. 下列属于侵犯患者隐私权的情形是
    A. 在征得患者同意后，将其资料用于科研
    B. 对患者查体时，未经其许可让医学生进行查体
    C. 将患者患职业病的情况告诉其用人单位
    D. 对患者所告知的与本次诊疗无关的隐私不记录、不传播
    E. 对患淋病的患者，询问其性生活史

14. 护患关系有狭义和广义之分，狭义的护患关系是指
    A. 护士和患者之间的关系
    B. 护士和社会之间的关系
    C. 护士和护士之间的关系
    D. 护士和其他医务人员的关系
    E. 护士与医学科学发展之间的关系

15. 目前我国护理伦理学主要的研究方向是
    A. 公民道德问题
    B. 临床护理问题
    C. 公共道德的学说和体系
    D. 生命科学的发展
    E. 护理实践中的道德意识、规范和行为问题

16. 关于医患双方权利与义务，下述口号和做法中不可取的是
    A. 医务人员不是上帝
    B. 患者是上帝
    C. 把维护患者正当权利放在第一位
    D. 医护人员的正当权益也必须得到保证
    E. 患者的权利往往意味着医者的义务

17. 患者不能拒绝
    A. 治疗
    B. 公开病情
    C. 手术
    D. 实验
    E. 遵守医院制度

18. 患者的权利受到关注的社会背景是
    A. 人的权利意识、参与意识增强和对人的本质的进一步认识
    B. 医患间医学知识的差距逐渐缩小
    C. 对人的本质有了进一步认识
    D. 意识到医源性疾病的危害
    E. 世界性的医患关系冷漠化

19. 护理伦理学的研究对象不包括
    A. 医护之间的关系
    B. 护理人员和社会的关系
    C. 政府行政部门之间的关系
    D. 护理人员和护理专业发展之间的关系
    E. 护理人员和患者的关系

20. 公正不仅指形式上的类似，更强调公正的
    A. 本质
    B. 内容
    C. 基础
    D. 内涵
    E. 意义

21. 在卫生资源分配上，形式公正是根据每个人
    A. 都享有公平分配的权利
    B. 实际的需要
    C. 能力的大小
    D. 社会贡献的多少
    E. 在家庭中的角色地位

22. 护士在从事护理工作时，首要的义务是
    A. 维护患者的利益
    B. 维护护士的利益
    C. 维护医生的利益
    D. 维护医院的利益
    E. 维护医院的声誉

23. 护士小张在跟一位患者沟通时，患者要求为其有吸毒史这件事情保密，该护士可以告知的对象是
    A. 患者的家属
    B. 患者的亲朋好友
    C. 医务处处长
    D. 护理部主任
    E. 患者的主管医生

24. 患者，女性，37 岁，意识清楚，认知与理解能力正常，现因"肠粘连合并肠梗阻"需行手术治疗，其丈夫、父母、哥哥及 18 岁的儿子都到了医院。医务人员介绍完手术的重要性及风险后，要求签订手术协议书，签订人应首选
    A. 患者的丈夫
    B. 患者的父母
    C. 患者本人
    D. 患者的哥哥
    E. 患者的儿子

25. 患者女性，31 岁，妇科检查发现宫颈糜烂、黏膜白斑。医生建议她做阴道镜检查并取活检，下列哪项做法体现了尊重患者的自主权
    A. 想当然地向患者提供相关信息
    B. 提供信息时扬其利隐其害
    C. 提供的信息掺入虚假成分
    D. 提供信息时恐吓患者以达到强制患者接受治疗的目的
    E. 向患者提供关键、适量的信息

26. 患者女性，28 岁，因婚后 2 年未避孕未孕诊断为"不孕症"入院。医生为其行妇科检查时发现患者伴尖锐湿疣，护士将此信息告知了该患者同病房的病友。该护士的行为属于
    A. 渎职行为
    B. 侵犯患者的隐私权
    C. 侵犯患者的同意权
    D. 侵犯患者的生命健康权
    E. 侵犯患者的知情权

27. 患者高某，45 岁，因心脏病发作被送至急诊室，症状及其检查结果均明确提示有急性心肌梗死。该患者意识清醒，拒绝住院，坚持要回家。此时医务人员应该
    A. 尊重患者自主权，自己无任何责任，同意他回家
    B. 尊重患者自主权，但应尽力劝导患者住院，无效时办好相关手续
    C. 尊重患者自主权，但应尽力劝导患者住院，无效时行使干涉权
    D. 行使医护人员的自主权，为治救患者强行把患者留在医院
    E. 行使家长权，为治病救人，强行把患者留在医院

28. 患者女性，51 岁，因"发热、头疼 1 天"入院。医生拟为她做腰穿检查，患者有恐惧感。从伦理角度考虑，医生需向该患者做的首要工作是
    A. 取得患者的知情同意
    B. 告知患者做腰穿的必要性，嘱配合
    C. 告知做腰穿时的注意事项
    D. 因诊断需要，应先动员后检查
    E. 动员家属做患者的思想工作

29. 患者陈某，35 岁，因患左侧乳腺癌住院行根治术。术中手术医生同时为其右侧乳房一个不明显硬节也作了常规的冰冻病理切片，结果

提示：右侧乳房小肿块部分癌变。此时，该医生的最佳伦理选择是

 A. 依照人道原则，立即行右乳大部分切除术

 B. 依照救死扶伤原则，立即行右乳大部分切除术

 C. 依照有利原则，立即行右乳根治术

 D. 依照知情同意原则，立即行右乳根治术

 E. 依照知情同意原则，立即行右乳大部分切除术

30. 某肝癌晚期患者不知疾病的实情，自认为是肝硬化，寄希望于能够彻底治疗，多次要求医生对疾病的治疗措施和预后给予明确说法。医生最佳的伦理选择应该是

 A. 正确对待保密与讲真话的关系，经家属同意后告知实情，重点减轻病痛

 B. 守保密原则，继续隐瞒病情，直至患者病死

 C. 遵循患者自主原则，全面满足患者要求

 D. 依据知情同意原则，应该告知患者所有信息

 E. 依据有利原则，劝导患者试用一些民间土方

31. 某糖尿病患者其足部有严重的溃疡病变，有发生败血症的危险。为保障患者的生命，需要对其行截肢手术，该案例包含的伦理冲突是

 A. 行善原则与公正原则的冲突

 B. 行善原则与尊重原则的冲突

 C. 不伤害原则与行善原则的冲突

 D. 不伤害原则与公正原则的冲突

 E. 不伤害原则与尊重原则的冲突

32. 某 2 岁患儿因急性胃肠炎腹泻入院，经治疗好转即将出院时，其父母考虑患儿体弱多病要求为患儿输血。碍于情面主管医生同意为其合血输血。在输血过程中，当班护士为节约时间，给患儿行静脉推注输血。20 min 后该患儿出现烦躁不安，继发心跳骤停死亡。此案例中医护人员的伦理过错是

 A. 无知、无原则，违背了有利于患者的原则

 B. 无知、无原则，违背了人道主义原则

 C. 曲解家属自主权，违反操作规程，违背了有利于患者的原则

 D. 曲解家属的自主权，违反操作规程，违背了不伤害患者的原则

 E. 曲解家属自主权，违反操作规程，违背了人道主义原则

33. 某癌症患者在检查过程中发现患有艾滋病，下列哪项护理措施违反了护理伦理原则

 A. 像对待其他患者一样一视同仁

 B. 尊重患者，注重心理护理

 C. 认真观察患者的病情

 D. 以该患者为例，在病区的健康教育会上大力宣传艾滋病防治知识

 E. 主动接近患者，鼓励患者积极配合治疗

34. 患者朱某，未婚，因"子宫出血"入院，主诉子宫出血与月经周期有关系，过去一年内曾出现过 3 次这种情况。该患者跟实习护士张某聊天时说自己在这次子宫出血前曾服用过流产的药物，并要求为她保密。根据上述描述，该实习护士应该

 A. 遵守保密原则，不将患者的真情告诉医生

 B. 因不会威胁到患者的生命，故应该为其保密

 C. 拒绝为她保密的要求

 D. 为了患者的治疗，应说服患者将真实情况告诉医生，但一定要为患者保密

 E. 了解病因、病史是医生的事，与护士无关，所以应尊重患者的决定

35. 患者女性，48 岁，宫颈癌，医生拟行子宫全切术，手术治疗中一般患者知情权不包括

 A. 有权自主选择

 B. 有同意的合法权利

 C. 有明确决定的理解力

 D. 有家属代为决定的权利

 E. 有做出决定的认知力

36. 一因车祸受重伤的男子被送去医院急救，因没带押金，医生拒绝为患者办理住院手续，当患者家属拿来钱时，已错过了抢救最佳时机，患者死亡。本案例违背了患者的

 A. 享有自主权

 B. 享有知情同意权

 C. 享有保密和隐私权

 D. 享有基本的医疗权

 E. 享有参与治疗权

37. 一护士遵照医嘱给某患者服药，待患者服药后该护士才想起给患者服错了药，就漫不经心地站在走廊一头对另一头的护士大喊："老张

头儿吃错药了!"此话被患者听到后,急忙自己寻来肥皂水喝下打算把"错药"呕吐出来,结果引发了严重呕吐加上心力衰竭当场死亡。事后经查,吃错的药是维生素 B_6。对此案,下列说法正确的是

A. 维生素 B_6 是有益身体健康的,吃错了无妨

B. 患者喝肥皂水致死,这是他自己的责任不关医护人员的事

C. 医护人员的语言和行为都要从有利于患者和不伤害患者的角度出发

D. 患者缺乏相应的医学知识而造成了这样的恶果

E. 护士不应该把真相说出来

38. 面对以下各类患者,医务人员在医疗诊治过程中,处理保守医疗秘密与讲真话二者关系时,应该

A. 对慢性患者保密,不讲疾病实情

B. 对传染患者保密,不讲疾病实情

C. 对妇科患者保密,不讲疾病实情

D. 对晚期癌症患者保密. 不讲疾病实情

E. 对早期癌症患者保密,不讲疾病实情

二、以下提供若干个案例,每个案例下设若干个考题。请根据各考题题干所提供的信息,在每题下面 A、B、C、D、E 五个备选答案中选择一个最佳答案,并在答题卡上将相应题号的相应字母所属方框涂黑应字母所属方框涂黑。

A3/A4 型题

(1 ~ 4 题共用题干)

某孕妇,孕 38^{+5} 周,到医院产前检查时发现胎儿有宫内窒息症状,建议立即行剖宫产术,但该孕妇坚持要自然分娩。从伦理角度看应该尊重患者自主性决定。

1. 当患者要坚持己见时,可能要求医生
A. 放弃自己的责任
B. 听命于患者
C. 无需具体分析
D. 必要时限制患者自主性
E. 不伤害患者

2. 护理伦理基本原则中的自主原则要求护理人员
A. 建立信任,帮助患者确认健康问题和自主决定
B. 对于缺乏或丧失自主能力的患者,护理人

员必须尊重家属、监护人的选择权利

C. 重视患者愿望,不给患者带来精神上的任何伤害

D. 尊重和满足患者的正当愿望和合理要求

E. 坚决维护患者的愿望和决定

3. 有关患者自主权与医生做主之间的关系,最恰当的理解是
A. 患者自主与医生做主是对立的
B. 患者自主与医生做主不是对立的
C. 强调患者自主,也应充分看到医生做主存在价的值
D. 强调医生做主决定,兼顾患者自主决定
E. 强调患者自主,目的在于减轻医生的责任

4. 为了切实做到尊重患者自主性或决定,医生在向患者提供信息时,应避免
A. 理解
B. 诱导
C. 适量
D. 适度
E. 开导

(5 ~ 7 题共用题干)

赵某,男,因患直肠癌住院行根治术。在手术前,医生告知该患者及其家人手术的必要性及风险性,以获得患者的知情同意。

5. 医生获得患者的知情同意,其实质是
A. 尊重患者的自主性
B. 尊重患者的社会地位
C. 尊重患者的人格尊严
D. 患者不会作出错误决定
E. 患者提出的要求总是合理的

6. 治疗要获得患者的知情同意,其道德价值不包括
A. 维持社会公正
B. 保护患者自主权
C. 开脱医生的责任
D. 协调医患关系
E. 保证医疗质量

7. 对护士在知情同意中的职责比较全面的描述是
A. 监测者、代言人
B. 协调者、促进者
C. 监测者、协调者
D. 监测者、代言人、协调者
E. 监测者、代言人、协调者、促进者

（8～10题共用题干）

患者李某，腹部CT、癌胚抗原指标及症状、体征都支持医生做出肝癌的诊断。家属要求医生对患者保密。

8. 医生对应该患者保密，因为保密具有以下重要性，但不包括
　A. 不引起医患矛盾
　B. 不危害他人及社会
　C. 不引起患者家庭纠纷
　D. 不导致患者自残等后果
　E. 不引起对患者的歧视

9. 保密原则的具体要求在必要时，可不包括
　A. 保护患者隐私
　B. 保护家庭隐私
　C. 告知家属必要信息
　D. 不公开患者要求保密的不良诊断
　E. 不公开患者要求保密的预后判断

10. 保守患者的秘密，其实质体现了护理伦理基本原则的哪一项
　A. 尊重患者自主
　B. 不伤害患者自尊
　C. 保护患者隐私
　D. 医患双方平等
　E. 人权高于一切

参考答案

一、A1/A2型题

1. D　2. D　3. E　4. C　5. D　6. D　7. E　8. D
9. E　10. D　11. E　12. C　13. B　14. A　15. E
16. B　17. E　18. A　19. C　20. B　21. A　22. A
23. E　24. C　25. E　26. B　27. C　28. A　29. E
30. A　31. C　32. D　33. D　34. D　35. D　36. D
37. C　38. D

二、A3/A4型题

1. D　2. A　3. C　4. B　5. A　6. C　7. E　8. B
9. C　10. A

（张蒙）

第十九章　人际沟通

知识结构图

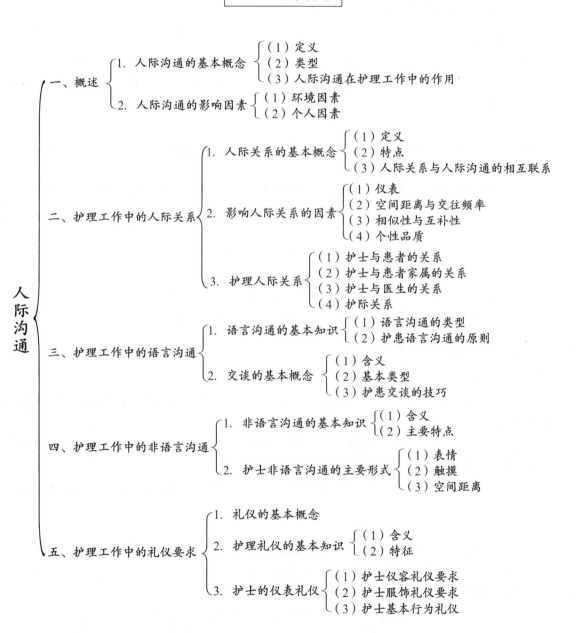

知识精编

第一节　概　述

一、人际沟通的基本概念

1. 定义

人际沟通是指人们运用语言或非语言符号系统（表情、手势、体态和社交距离等）进行信息（思想、观念、动作等）沟通交流的过程。这一过程，不仅是单纯的信息交流，也是思想和情感的渗透。

2. 类型

（1）语言沟通：以语言文字为媒介的一种准确、有效、广泛的沟通形式。在人与人的沟通中，占 35%。

（2）非语言沟通：以非语言为媒介的一种沟通形式。例如，通过表情、眼神、姿势、动作等类语言实现的沟通。在人与人的沟通中，占 65%。

3. 人际沟通在护理工作中的作用

（1）连接作用：沟通是人与人之间情感连接的主要桥梁。

（2）精神作用：沟通可以加深积极的情感体验，减弱消极的情感体验。如患者之间可以相互诉说各自的喜怒哀乐，从而增进彼此之间情感交流，增进亲密感。

（3）调节作用：通过提供信息，沟通可增加人们之间的理解，调控人们的行为。

二、人际沟通的影响因素

1. 环境因素

（1）噪声：嘈杂的环境会分散沟通者的注意力、干扰沟通信息的传递。例如：医院沟通环境中的喧哗声、电话铃声、谈笑声等。

（2）距离：沟通者之间较近的距离容易形成亲密、融洽、合作的气氛，而较远的距离则容易形成防御、敌对等气氛。

（3）隐秘性：当沟通内容涉及个人隐私时，若有其他无关人员在场，将会影响沟通的深度和效果。

2. 个人因素

（1）生理因素：包括沟通者永久性生理缺陷（听力、视力障碍，智力不健全等）和暂时性生理不适（疼痛、饥饿、疲劳等）。

（2）心理因素：包括沟通者的情绪、个性、态度等。

（3）文化因素：包括沟通者的知识、信仰、习俗和价值观等。

（4）语言因素：包括沟通者的语音、语法、语义、语构、措辞及语音表达方式等。

第二节　护理工作中的人际关系

一、人际关系的基本概念

1. 定义

人际关系是指人们在社会生活中，通过相互认知、情感互动和交往行为所形成和发展起来的人与人之间的相互关系。

2. 特点

（1）社会性：人是社会的产物，社会性是人的本质属性，是人际关系的基本特点。

（2）复杂性：一方面，人际关系由多方面因素联系起来，处于不断变化之中；另一方面，人际关系以心理活动为基础，具有高度个性化的的特点。

（3）多重性：是人际关系的主要特点，人际关系具有多因素和多角色特点。

（4）多变性：人际关系随着个体年龄、环境及条件的变化而变化。

（5）目的性：人际关系的建立和发展的过程中，均不同程度地存在目的性。

3. 人际关系与人际沟通的相互联系

（1）建立和发展人际关系，是人际沟通的目的和结果。

（2）良好的人际关系，又是人际沟通的基础和条件。

（3）人际沟通和人际关系的研究侧重点有所不同。人际沟通重点研究人与人之间联系的形式和程序，人际关系重点研究人与人在沟通基础上形成的心理关系。

二、影响人际关系的因素

1. 仪表

仪表可影响人际关系的建立和发展，但随着交往时间的增加，该作用可逐渐减小。

2. 空间距离与交往频率

人与人之间的空间距离与交往频率可影响人际关系的疏密程度。空间距离越近，人际间交往的频率越高、关系越密切。

3. 相似性与互补性

沟通双方的相似性与互补性，可从不同角度影响人际关系的建立和发展。

4. 个性品质

个性品质是影响人际关系的重要因素。优良的个性品质，具有持久的人际吸引力。

三、护理人际关系

1. 护士与患者的关系

（1）护患关系的性质与特点：

① 护患关系是一种帮助系统与被帮助系统的关系。

② 护患关系是一种专业性的互动关系。

③ 护患关系是一种治疗性的工作关系。

④ 护士是护患关系后果的主要责任者。

⑤ 护患关系的实质是满足患者的需要。

（2）护患关系的基本模式：

① 主动-被动型：即支配-服从型，其特点是"护士为患者做治疗"，模式关系原型为母亲与婴儿的关系。此模式护士处于主动和主导地位，患者处于被动与从属地位，护患双方不是双向作用，而是护士对患者单向发生作用。此模式一般不提倡使用，仅适用于不能表达主观意愿不能与护士进行正常沟通交流的患者。例如：危重患者、婴幼儿、痴呆以及某些精神疾病患者等。

② 指导-合作型：是目前护患关系的主要模式，其特点是"护士告诉患者应该做什么和怎么做"，模式关系原型为母亲与儿童的关系。此模式护患双方是微弱单向作用，护士常以"指导者"形象出现，患者处于满足护士需要的被动配合地位，适用于清醒患者。例如：急性患者和外科手术后恢复期患者等。

③ 共同参与型：其特点是"护士积极协助患者进行自我护理"，模式关系原型为成人与成人的关系。此模式以护患间平等或为基础，护士提供合理的建议与方案，患者主动配合和积极参与治疗护理活动，是一种双向、平等、新型的护患关系模式。该模式适用于具有一定知识文化水平的慢性疾病患者。

（3）护患关系的发展过程：包括初始期、工作期和结束期，三个阶段相互重叠，各有重点。

（4）影响护患关系的主要因素：

① 信任危机：护士在工作中良好的服务态度、认真负责的工作精神、扎实的专业知识和娴熟的操作技术是赢得患者信任的重要保证，而态度冷漠或出现技术上的差错与失误等，将会失去患者的信任。

② 角色模糊：护患双方任何一方对自己承担的角色功能不明确，均可能导致沟通障碍和关系紧张。

③ 责任不明：护患双方对自己应负的责任和应尽的义务若不了解，将会导致关系冲突。

④ 权益影响：当护患双方出现权益争议时，容易出现紧张性人际关系。

⑤ 理解差异：护患双方在年龄、职业、生活环境、教育程度等方面存在差异，容易因沟通不畅而出现紧张性关系。

（5）护士在促进护患关系中的作用：包括明确护士的角色功能、帮助患者认识角色特征、主动维护患者的合法权益、减轻或消除护患之间的理解分歧。

2. 护士与患者家属的关系

（1）影响护士与患者家属关系的主要因素：

① 角色期望冲突：家属对医护人员的期望值过高，然而，由于受各种条件制约，护士的工作及服务一般难以完全满足其需要。

② 角色责任模糊：护士与家属有时不能正确认识自身角色，会相互推卸责任。

③ 经济压力过重：家属花费了高额的医疗费用、却未见明显的治疗效果时，往往产生不满情绪，从而引发护士与患者家属间的冲突。

（2）护士在促进与患者家属关系中的作用：

① 尊重患者家属。

② 指导患者家属参与患者治疗、护理的过程。

③ 给予患者家属心理支持。

3. 护士与医生的关系

（1）影响医护关系的主要因素：

① 角色心理差位：部分护士对医生产生依赖、服从的心理，感到自卑、低人一等。此外，

也有部分高学历的年轻护士，高年资和经验丰富的护士可能与年轻医生不能密切配合。

② 角色压力过重：医护人员比例严重失调、岗位设置不合理、医护待遇悬殊较大等因素，导致护士心理失衡。

③ 角色理解欠缺：医护双方对彼此专业、工作模式、要求和特点缺乏了解，导致工作过程中相互埋怨、指责，从而影响医护关系。

④ 角色权利争议：在某些情况下，医生和护士常常会觉得自己的自主权收到对方侵犯，从而引发矛盾。

（2）护士在促进医护关系中的作用：主动介绍专业、相互学习理解、加强双方沟通。

4. 护际关系

护际关系是指护士之间的关系，包括新老护士之间、不同学历护士之间、护士与实习护生之间的人际关系。建立良好的护际关系，需要营造民主和谐的人际氛围、创造团结协作的工作环境。

第三节　护理工作中的语言沟通

一、语言沟通的基本知识

1. 语言沟通的类型：分为口头语言沟通和书面（文字符号）语言沟通。

2. 护患语言沟通的原则

包括：目标性、规范性、尊重性、治疗性、情感性、艺术性。

二、交谈的基本概念

1. 含义：交谈是以口头语言为载体进行的信息传递，是语言沟通的一种形式。

2. 基本类型

（1）个别交谈与小组交谈：个别交谈是两个人之间的交谈；小组交谈的参与人数宜控制在3～7人，最多不超过20人。

（2）面对面交谈与非面对面交谈：护患交谈多采用面对面交谈的形式。

（3）一般性交谈与治疗性交谈：护患之间多为治疗性交谈。

3. 护患交谈的技巧

具体内容（见表 19-3-1）。

表 19-3-1　护患交谈的技巧

技巧分类	具体内容注意事项
1. 倾听	(1) 目的明确。(2) 控制干扰。(3) 保持面带微笑和良好的目光接触和专注度（用 30%～60% 的时间注视患者面部）。(4) 保持适当的距离（1 m 左右为宜）和稍向对方倾斜的姿势。(5) 倾听中给予适时、恰当、正确的反馈。(6) 避免草率做出评判。(7) 耐心倾听，不随意打断对方的讲话。(8) 综合分析、概括患者在交谈中想要表达出来的信息和真实想法

续表 19-3-1

技巧分类	具体内容注意事项
2. 核实	是一种反馈机制，指护士在倾听过程中为了核对自己的理解是否准确而采用的技巧，包括：(1) 重述。要注意重述关键内容、不加评判；(2) 澄清。对模棱两可的陈述予以明确，注意要留给对方一定的停顿时间，以补充、修订一些问题
3. 提问	(1) 开放式提问：问题范围较广，患者应答的自由度较大，护理人员可从中了解到患者更多的想法、情感与行为。注意不能过多诱导患者回答问题 (2) 封闭式提问：将患者的应答限制在特定范围内，一般用"是"或者"不是"来回答，适用于收集患者的资料
4. 反映	在交谈中将患者所陈述的内容进行反述，使对方明确自己的真实情感
5. 阐释	多用于治疗性交谈。护理人员应针对患者的陈述提出一些新的观点与解释，以便帮助患者找到解决自己的困难的方法
6. 移情	护士从患者的角度设身处地理解患者的感受，但并非同情与怜悯
7. 沉默	是一种超越语言的沟通方式。在护患沟通中沉默可以表达护士对患者的同情和支持；给患者提供思考和回忆的时间、诉说和宣泄的机会；给自己提供思考、冷静和观察的时间；缓解患者过激的情绪和行为
8. 鼓励	护士在交谈中，要适时鼓励患者，以增强其战胜疾病的信心

第四节　护理工作中的非语言沟通

一、非语言沟通的基本知识

1. 含义：非语言沟通是借助非语词符号（仪表、服饰、动作、表情、时间、空间等），以非自然语言为载体所进行的信息传递。

2. 主要特点：真实性、广泛性、持续性、情景性。

二、护士非语言沟通的主要形式

1. 表情

（1）目光：

① 注视角度：最好是平视，患儿可采取蹲式、半蹲式或坐位。

② 注视部位：宜采用社交凝视区域（即以双眼为上线、唇心为下顶角所形成的倒三角区）。

③ 注视时间：一般不应少于全部交谈时间的 30%，也不超过全部时间的 60%（如果是异性患者，对视时间不应超过 10 s）。

（2）微笑：

护士微笑的艺术包括：真诚、自然、适度、适宜。注意微笑也不可滥用，在患者伤心时、病故时，都不可用。

2. 触摸

触摸是非语言沟通的一种特殊形式。包括：握手、抚摸、拥抱等方式。

（1）触摸的作用：有利于儿童生长发育、改善人际关系和传递各种信息。

（2）触摸的应用：用于护理工作中的健康评估、心理支持和辅助疗法（激发人体免疫系统，减轻因焦虑而加重的疼痛，有时还能缓解心动过速、心律不齐等症状）。

（3）注意事项：

① 根据情境、场合等实际情况的不同，采取相应的触摸方式。

② 根据患者的性别、年龄、病情等特点，采取易于其接受的触摸方式。

③ 根据沟通双方关系的程度，选择恰当的触摸方式。

3. 空间距离

（1）亲密距离：距离范围 0~0.46 m，通常情况下为情侣、孩子与家人的距离。当护士在进行查体、治疗、安慰时，与患者之间的距离属于亲密距离。

（2）个人距离：距离范围 0.46~1.2 m，为朋友之间的沟通距离，护士与患者进行交谈时主要使用此距离。

（3）社交距离：距离范围 1.2~3.6 m，为正式社交活动、外交会议的距离。如护士和同事一起工作时或护士通知患者吃饭等。

（4）公众距离：距离范围 3.6 m 以上，为公共场所人与人之间的距离。

第五节　护理工作中的礼仪要求

一、礼仪的基本概念

1. 概念：礼仪是人际交往过程中得到共同认可的行为规范与准则，是对礼貌、礼节、仪表、仪式等具体形式的统称。

2. 原则：包括遵守原则、自律原则、敬人原则、宽容原则、平等原则、从俗原则、真诚原则和适度原则。

二、护理礼仪的基本知识

1. 含义：护理礼仪是指护理工作者在进行医疗护理和健康服务的过程中所形成的、被大家公认和自觉遵守的行为规范和准则。

2. 特征：包括规范性、强制性、综合性、适应性、可行性。

三、护士的仪表礼仪

1. 护士仪容礼仪要求

（1）面部仪容礼仪：护士在工作期间的面部仪容需保持自然、清新、高雅、和谐，在面部清洁的基础上可以化淡妆。

（2）头饰礼仪：

护士在工作期间的发式要求为：头发前不过眉、侧不过耳、后不过领。女性护士的长发应盘起或戴网罩，短发不应超过耳下 3 cm；男性护士不应留长发，一般情况下不应剃光头。

2. 护士服饰礼仪要求

（1）护士服：样式简洁美观，穿着合体、松紧适度，与护士帽、护士鞋等协调统一。

（2）护士鞋：以软底、坡跟或平跟为宜，颜色以白色或奶浅色为宜，注意保持鞋面清洁。

（3）袜子：以肉色、白色等浅色、单色为宜。

（4）饰物：护士在工作期间不宜佩戴过多首饰（如戒指、手链、手镯以及各种耳饰等）。

3. 护士基本行为礼仪

（1）站姿：抬头、颈直、下颌微收、双唇自然闭合；双眼平视前方，面带微笑；两肩外展，双臂自然下垂；挺胸收腹；双腿直立，两膝和脚跟并拢，脚尖分开。

（2）坐姿：抬头、上身挺直、下颌微收、目视前方，面带微笑；挺胸立腰，两肩平正放松；上身与大腿、大腿与小腿均呈 90°；双膝自然并拢，双脚并拢平落于地或一前一后；坐在椅子的前部 1/2 或 1/3 处为宜；双手交叉相握于腹前。

（3）走姿：上身正直、抬头、下颌微收，双眼目视前方，面带微笑；挺胸收腹立腰；足尖向前，双臂自然摆动，摆幅不超过 30°；步态轻盈、稳健，步幅适中、匀速前进。

模拟练习题

一、以下每一道考题下面有 A、B、C、D、E 五个备选答案。请选择一个最佳答案，并在答题卡上将相应题号的相应字母所属方框涂黑。

A1/A2 型题

1. 一般情况下，护患关系发生障碍时，主要责任人是
    A. 医生
    B. 护士
    C. 患者
    D. 患者家属
    E. 护士和患者

2. 影响人际沟通效果的环境因素是
    A. 沟通者情绪烦躁
    B. 沟通者听力障碍
    C. 沟通双方距离较远
    D. 沟通双方信仰不同
    E. 沟通双方价值观不同

3. 护患关系的实质是
    A. 满足患者需求
    B. 促进患者的配合
    C. 规范患者的遵医行为
    D. 强化患者自我护理能力
    E. 帮助患者熟悉医院规章制度

4. 语言沟通的主要媒介是
    A. 表情
    B. 眼神
    C. 文字
    D. 手势
    E. 姿势

5. 影响人际沟通的隐秘性因素是指
    A. 沟通场所阴暗
    B. 沟通者双方距离较远
    C. 沟通者一方情绪悲哀
    D. 沟通者一方性格内向
    E. 沟通过程中有其他无关人员在场

6. 以下哪项是人际关系的基本特点
    A. 多重性
    B. 复杂性
    C. 多变性
    D. 社会性
    E. 目的性

7. 在护理工作中，护士与患者进行小组交谈时，患者数量最好控制在
    A. 1 ~ 2 人
    B. 3 ~ 7 人
    C. 8 ~ 10 人
    D. 10 ~ 15 人
    E. 16 ~ 20 人

8. 在护患交谈过程中，如果希望得到更多的、更真实的患者信息，护士可采用的最佳技巧为
    A. 阐释
    B. 核实
    C. 重述
    D. 提问
    E. 沉默

9. 护患在交谈过程中，为了给自己提供思考和

观察的时间，护士可采用的最佳技巧为

  A. 倾听

  B. 核实

  C. 鼓励

  D. 沉默

  E. 患者重述

10. 护患在交谈中，护士移情是指护士

  A. 同情患者

  B. 怜悯患者

  C. 鼓励患者

  D. 表达自我感情

  E. 理解患者感情

11. 下列属于护理礼仪特征的是

  A. 强制性

  B. 专业性

  C. 服从性

  D. 灵活性

  E. 操作性

12. 触摸应用于辅助疗法时作用，下列哪项描述正确

  A. 镇痛

  B. 止咳

  C. 降低体温

  D. 促进血液循环

  E. 缓解心动过速

13. 下列属于非语言沟通特点的是

  A. 持续性

  B. 局限性

  C. 专业性

  D. 生动性

  E. 多变性

14. 影响医护关系的主要因素不包括

  A. 角色心理差位

  B. 角色期望冲突

  C. 角色压力过重

  D. 角色权利争议

  E. 角色理解欠缺

15. 良好的语言能给患者带来精神上的安慰，体现了语言的

  A. 广泛性

  B. 保密性

  C. 规范性

  D. 情感性

  E. 通俗性

16. 护患沟通的首要原则是

  A. 治疗性

  B. 保密性

  C. 规范性

  D. 尊重性

  E. 艺术性

17. 患者，女，58岁。因"支气管哮喘急性发作"入院治疗。护士向患者说明服药注意事项时，应采用的沟通距离是

  A. 0～40 cm

  B. 50～120 cm

  C. 130～250 cm

  D. 300～400 cm

  E. 400 cm 以上

18. 患儿，2岁。因急性上呼吸道感染收入院，护士选择头皮静脉穿刺为患儿输液，此时护士与患儿的人际距离是

  A. 亲密距离

  B. 个人距离

  C. 社会距离

  D. 公众距离

  E. 心理距离

19. 患者女，因乳腺癌住院治疗，住院期间得知自己儿子因患急性肾炎住院需要照顾，就立即放弃自己的治疗去照顾儿子，这种情况属于

  A. 患者行为角色消退

  B. 患者角色行为冲突

  C. 患者角色行为强化

  D. 患者角色行为缺如

  E. 患者角色行为适应

20. 患儿女，8岁。患猩红热入院，现处于脱屑期，躯干呈糠皮样脱屑，手足为大片样脱皮，患儿拒绝与外界交流，原因是"现在我太难看了"。护士给予心理疏导时，不恰当的内容是

  A. 介绍疾病的预后，加强其战胜疾病的信心

  B. 关心爱护患儿，与其建立良好的护患关系

  C. 鼓励患儿与他人及社会进行交往

  D. 介绍病情观察的要点

  E. 正确对待自我形象改变

21. 孕妇李某，26岁，宫口开大4 cm后产程进展缓慢，诊断为协调性子宫收缩乏力。该产妇

因此烦躁不安，情绪不稳定，对自然分娩失去信心。针对此孕妇最主要的护理措施是

A. 提供心理措施，减轻焦虑

B. 促进子宫收缩，加快产程

C. 鼓励孕妇多进食，恢复体力

D. 做剖宫产准备

E. 开放静脉

22. 患者男，52 岁。因胃部不适来医院就诊，经检查确诊为胃癌。患者获悉病情后，神情呆滞，多次要求家人带其到其他医院检查确认病情。此时患者所处的心理反应阶段是

A. 否认期

B. 愤怒期

C. 磋商期

D. 抑郁期

E. 接受期

23. 患者女，42 岁，因"卵巢癌"住院，常常焦虑不安伴哭泣，对该患者首选的护理措施是

A. 倾听其主诉并给予安慰

B. 通知主管医生

C. 让家属探视

D. 同意家属陪伴

E. 给予镇静药

24. 护士与患者进行沟通时，面部表情应根据不同的环境和需要而不同，下列叙述不妥的是

A. 在面对患者时，表情真诚和友好

B. 面对生命垂危的患者，表情凝重

C. 面对疼痛的患者应微笑

D. 在任何情况下都不能表现出不满或气愤

E. 对疾病缠身的患者表现出关注和抚慰

25. 患者女，65 岁，因"输尿管结石行震波碎石术后"康复出院。护士叮嘱道："您回家要多休息和按时服药，注意按规定时间来复查，您慢走"这属于

A. 介绍用语

B. 解释用语

C. 迎送用语

D. 招呼用语

E. 安慰用语

26. 足月产新生儿，患吸入性肺炎入重症监护病房 1 周。患儿家属急切询问患儿情况，病房护士恰当的处理是

A. 让其问其他护士

B. 让其问值班医生

C. 告知其完全正常

D. 客观介绍患儿情况

E. 保密患儿病情

27. 患者男，70 岁。2 年前诊断为慢性胃炎，由于病情反复，病程迁延，自述常因疾病造成心情焦虑，常为小事发脾气。对此，护士不恰当的回答是

A. "您认为是胃炎引起了您的焦虑吗？"

B. "您不必为胃炎过于焦虑不安"

C. "您是因为胃炎可能癌变才觉得焦虑吗？"

D. "我们可以想办法避免那些让您生气的小事"

E. "我们可以想办法来缓解您身心的不适"

28. 患者男，54 岁。胆囊结石，明天即将做胆囊切除术，护士应首选下列哪个主题与患者交谈

A. 吸烟的危害

B. 规律饮食的重要性

C. 鼓励患者战胜疾病

D. 术前的健康指导

E. 止痛的方法

29. 患者女，30 岁。因心脏骤停正在抢救。家属在旁哭声不断，此时护士对家属最佳的指导是

A. "请您别哭，不要吵着其他人"

B. "别怕，医生可以救活她"

C. "请您先离开抢救现场"

D. "我们现在进行的心肺复苏步骤是……"

E. "我们过去抢救过这样的患者，都很成功"

30. 患者男，48 岁，被确诊患"支气管肺癌"后，表现为沉默、食欲下降、夜间入睡困难、易怒。护理工作中最应重视的问题是

A. 继续加强与患者的沟通交流

B. 鼓励患者自我表达，宣泄情绪

C. 可利用治疗效果好的患者现身说法，正面宣教

D. 防自杀、防伤人、防出走

E. 家属加强支持与安慰

31. 一癫痫青年女性患者，正在接受苯妥英钠和卡西平治疗，她询问护士有关结婚生子的问题，护士回答最恰当的是

A. 在癫痫治愈之前不要考虑要孩子的问题

B. 你的孩子不一定存在癫痫的危险

C. 如果打算要孩子，请医生为你换药

D. 癫痫妇女一般很难受孕

E. 停药后才能怀孕

32. 患者男性，67 岁，大学教授，因高血压住院治疗，适于该患者的最佳护患关系模式为

A. 指导型

B. 被动型

C. 共同参与型

D. 指导-合作型

E. 主动-被动型

33.耳鼻喉科护士在与患者交谈过程中，希望了解患者对其声带息肉疾病的真实感受和治疗的看法，最适合的交谈方式是

A. 认真倾听患者的自诉

B. 及时澄清患者所说的问题

C. 询问其家属

D. 开放式提问

E. 综合患者的资料

34. 一位住院患者，因便秘要求其主治医生给其用通便药。医生答应患者晚上给他口服药通便灵，但未开临时医嘱。第二天早晨，护士因患者晚间未服通便灵受到埋怨，护士为此对该医生产生极大不满。导致该医护关系冲突的主要原因为

A. 角色心理差位

B. 角色压力过重

C. 角色理解欠缺

D. 角色权利争议

E. 角色期望冲突

35. 一位护士在与患者的交谈中，希望了解更多患者对其疾病的真实感受和治疗的看法。最适合的交谈技巧为

A. 认真倾听

B. 仔细核实

C. 及时鼓励

D. 封闭式提问

E. 开放式提问

36. 王女士，60 岁，退休工人，在消化科住院，在护士与王女士沟通时，以下是影响人际沟通的隐秘性因素是

A. 病室光线昏暗

B. 王女士心情低落

C. 王女士文化程度低

D. 沟通时有其他无关人员在场

E. 沟通双方距离较远

37. 患者，男，58 岁，小学文化，肺癌手术第 1 天。护士在对患者进行健康教育时，患者感到伤口疼痛难忍，心情烦躁，对健康教育一点都不感兴趣，护士不得不终止健康教育，影响此次护患沟通失败的因素是

A. 有其他无关人员在场

B. 患者文化程度低

C. 患者年龄大

D. 患者伤口疼痛

E. 护士进行的健康教育内容不合适

38. 患者，男，45 岁，因"重症急性胰腺炎"住进 ICU 病房，呈昏迷状，应选择的护患关系模式是

A. 主动-被动型

B. 指导-合作型

C. 共同参与型

D. 指导型

E. 主动型

39. 患者，女，55 岁，患"高血压"5 年，此次因血压控制不好入院治疗。护士在行疾病相关知识教育时，患者认为自己是健康人，此时影响护患关系的主要因素是

A. 角色模糊

B. 责任不明

C. 信任危机

D. 权益影响

E. 理解差异

40. 患者，女性，45 岁，因对病情担忧而伤心的哭泣，此时护士可采取最适合的沟通方式为

A. 目光注视患者

B. 安慰患者，阻止其悲伤

C. 离开患者，让患者平静

D. 让患者发泄情绪

E. 陪伴患者

41. 患者："我每天喝少量酒，已经好多年了。"护士："请您告诉我您每天喝多少酒，喝了多少年？"该护士采用的护患交谈技巧是

A. 阐释

B. 重述

C. 总结

D. 澄清

E. 移情

二、以下提供若干个案例，每个案例下设若干个考题。请根据各考题题干所提供的信息，在每题下面 A、B、C、D、E 五个备选答案中选择一个最佳答案，并在答题卡上将相应题号的相应字母所属方框涂黑。

A3/A4 型题

（1～3 题共用题干）

患者男性，69 岁，农民，文化水平较低，胃癌术后。护士在探视时间与其进行交谈。交谈过程中，护士手机来电，护士立刻将手机关闭，患者感到伤口阵阵疼痛，并很烦躁，患者的女儿轻轻地安慰，最终交谈无法再进行下去，不得不终止。

1. 影响此次护患沟通的隐秘性因素是

A. 患者伤口疼痛

B. 患者为文盲

C. 护士未关闭手机

D. 患者女儿在场

E. 患者年龄较大

2. 导致此次交谈失败的个人生理因素是患者

A. 文化水平较低

B. 情绪烦躁

C. 年龄较大

D. 伤口疼痛

E. 女儿在场

3. 针对此患者的特点，最佳护患关系模式是

A. 指导型

B. 被动型

C. 共同参与型

D. 指导-合作型

E. 主动-被动型

（4～6 题共用题干）

患者女性，81 岁，退休干部。因"冠心病"住院治疗，住院前三天与护士们关系融洽，第四天年轻护士张某在为其进行静脉输液时，静脉穿刺了三次均失败，更换李护士后方成功。患者为此非常不满，其女儿向护士长抱怨。从此，患者拒绝张护士为其护理。

4. 针对此患者的特点，最佳的护理关系模式是

A. 指导型

B. 被动型

C. 共同参与型

D. 指导-合作型

E. 主动-被动型

5. 该护患关系发生冲突的主要因素是

A. 角色压力

B. 责任不明

C. 角色模糊

D. 信任危机

E. 理解差异

6. 该护患关系冲突的主要责任人是

A. 患者

B. 张护士

C. 李护士

D. 护士长

E. 患者女儿

（7～8 题共用题干）

患儿男，4 岁，因不规则发热、出血、肝脾淋巴结肿大等入院治疗。

7. 护士在护理患儿的过程中，体现护士照顾角色的行为是

A. 对患儿和其陪护的母亲进行健康教育

B. 与患儿的母亲共同制定护理计划

C. 做好病区内物品的管理

D. 帮助照顾患儿的饮食起居

E. 做好入院介绍

8. 在为该患儿治疗时，最容易让患儿接受治疗的语言技巧是

A. 问候式语言

B. 关心式语言

C. 言他式语言

D. 夸赞式语言

E. 安慰性谎言

（9～10 题共用题干）

患者，男性，25 岁。当得知自己被确诊为"甲状腺癌早期"时，情绪失控，放声痛哭。护士关心地问："有什么跟我说说好吗？我帮你开导开导。"但患者表示不愿与人交流，之后几天患者非常消沉，常独自落泪。

9. 护士看到患者伤心落泪，采取的沟通行为不

恰当的是

  A. 告诉患者因得病而伤心是正常的情绪

  B. 制止患者哭泣，告诉他这只是早期，没什么大不了的

  C. 坐在患者身边，轻轻递给他纸巾

  D. 在他停止哭泣时，鼓励他说出悲伤的原因

  E. 告诉患者积极的情绪更容易战胜疾病

10. 护士暂时不能与该患者进行深入的交流，影响目前护患沟通的核心问题是患者的

  A. 情绪

  B. 个性

  C. 社会地位

  D. 家庭关系

  E. 对护士的信任程度

参考答案

一、A1/A2 型题

1. B 2. C 3. A 4. C 5. E 6. D 7. B 8. D

9. D 10. E 11. A 12. E 13. A 14. B 15. D

16. D 17. B 18. A 19. A 20. D 21. A 22. A

23. A 24. C 25. C 26. D 27. C 28. D 29. C

30. D 31. E 32. C 33. D 34. C 35. E 36. D

37. D 38. A 39. A 40. E 41. D

二、A3/A4 型题

1. D 2. D 3. D 4. C 5. D 6. B 7. D 8. D

9. B 10. A

（黄坚）

附　　录

护士执业资格考试"专业实践能力"模拟试卷一

一、以下每一道考题下面有 A、B、C、D、E 五个备选答案。请选择一个最佳答案，并在答题卡上将相应题号的相应字母所属方框涂黑。

A1/A2 型题

1. 护士应具备的思想品德素质是
   A. 较高的慎独修养
   B. 较强的实践技能
   C. 护士应与患者的情绪保持一致
   D. 端庄稳重的举止
   E. 具有特殊的科研技能

2. 护士收集患者健康资料的目的，以下不正确的是
   A. 为制定护理计划提供依据
   B. 为了解患者的心理特征，选择护理实施方法提供依据
   C. 了解患者的隐私，为确立护理诊断提供依据
   D. 为护理科研积累资料
   E. 为评价护理效果提供依据

3. 有关护理学性质的描述，正确的是
   A. 促进人健康的职业
   B. 一门有关人的生命的基础学科
   C. 一门有关人的社会人文学科
   D. 研究范围只涉及临床实践的学科
   E. 综合了自然、社会及人文科学的应用科学

4. 下列不属于护理诊断的是
   A. 潜在并发症：出血
   B. 体温过高：与肺部感染有关
   C. 有受伤的危险：与头晕有关
   D. 便秘：与进食粗纤维食物少有关
   E. 知识缺乏：缺乏冠心病居家自我护理的知识

5. 下列有关护理诊断的描述，正确的是
   A. 一个患者只能有一个首优的护理诊断
   B. 护士可参照马斯洛的需要层次论进行排序
   C. 首优的护理诊断解决之后再解决中优问题
   D. 现存的护理诊断解决应排在"有……危险"的护理诊断之前
   E. 对于某个患者来说，护理诊断的次序常常是固定不变的

6. 护士一旦发生锐器伤，首要的处理方法是
   A. 用流动清水冲洗伤口
   B. 用肥皂水冲洗伤口
   C. 用健侧手从近心端向远心端挤压伤口，排出血液
   D. 贴创可贴
   E. 用 2% 碘酊消毒伤口，再用 75% 的乙醇脱碘

7. 急诊抢救患者，不属于护士紧急处理的措施是
   A. 氧气吸入、吸痰、止血
   B. 人工呼吸
   C. 胸外心脏按压
   D. 建立静脉通道
   E. 详细询问病史

8. 关于碘过敏试验，正确的是
   A. 口服后出现眩晕、心慌等表现即可判断为阳性
   B. 过敏试验阴性者，造影时不会发生过敏反应
   C. 静脉注射造影剂前不用做皮内试验
   D. 皮内注射试验时皮丘直径超过 2 cm 即可判断为阳性
   E. 试验方法包括口服法、眼结膜试验法

9. 在组织就诊中发现传染患者时，最重要的处理是
   A. 热情接待患者
   B. 安排优先就诊
   C. 协助化验检查并指导取药
   D. 隔离就诊

E. 传染病的防治宣传

10. 测血压时，松开气门使汞柱缓慢下降，听到第一声搏动声时，袖带内压力
    A. 大于心脏收缩压
    B. 小于心脏收缩压
    C. 小于心脏舒张压
    D. 等于心脏收缩压
    E. 大于心脏舒张压

11. 两人搬运患者正确的做法是
    A. 甲托背部，乙托臀、膝部
    B. 甲托头、肩部，乙托小腿和大腿
    C. 甲托颈、腰部，乙托小腿和大腿
    D. 甲托头、背部，乙托臀和小腿
    E. 甲托颈、肩、腰部，乙托臀、腘窝处

12. 食醋熏蒸消毒空气，经计算需要食醋100 ml，还应加水
    A. 100~200ml
    B. 200~300 ml
    C. 300~400 ml
    D. 400~500 ml
    E. 1 000 ml

13. 穿脱隔离衣时，下列哪项是错误的
    A. 隔离衣里面及领部应避免污染
    B. 隔离衣潮湿时，应立即更换
    C. 隔离衣被患者呕吐物污染时,应立即更换
    D. 病房所用隔离衣,应每两天更换一次
    E. 穿好隔离衣后，只能在规定的范围内活动

14. 病室湿度过高时，患者会
    A. 肌肉紧张
    B. 神经系统受到抑制
    C. 尿液排出量增加
    D. 口干舌燥、咽痛
    E. 出汗增多

15. 下列有关脉搏测量的描述错误的选项是
    A. 护士用食指、中指和无名指的指端按在动脉上，计数 1 min 脉率
    B. 诊脉时，如有异常，再重复测1~2次，以求准确
    C. 当脉搏细弱数不清时，可用听诊器听心尖搏动，数 1 min 心率代替诊脉
    D. 如患者心率和脉率不一致时，护士应先测心率，再测脉率，各测 1 min
    E. 诊脉时，不可用拇指，因拇指小动脉搏动易与患者脉搏相混淆

16. 急诊护士在抢救过程中，正确的是
    A. 任何情况下，护士不执行口头遗嘱
    B. 输液瓶、输血袋用后及时按医用垃圾处理
    C. 急救药品的空安瓿经患者检查后方可丢弃
    D. 抢救完毕，请医生第 2 天补写医嘱和处方
    E. 口头医嘱向医生复述一遍，经双方确定无误后方可执行

17. 关于煮沸消毒法，正确的是
    A. 煮沸 10 min 可杀灭多数细菌芽孢
    B. 物品需全部浸入水中，相同的容器应重叠在一起
    C. 中途加入其他物品，需等再次水沸后再开始计时
    D. 橡胶类物品在冷水中或温水中放入
    E. 水中加入亚硝酸钠可提高杀菌效果

18. 在为患者行导尿术时，发现手套破裂应
    A. 用无菌纱布将破裂处包裹好
    B. 用无菌治疗巾包裹手指操作
    C. 立即更换无菌手套
    D. 再套上一双新的无菌手套
    E. 用酒精棉球擦拭破裂处

19. 炎症早期用热的主要目的是
    A. 使血管扩张充血
    B. 降低神经兴奋性
    C. 解除肌肉痉挛
    D. 溶解坏死组织
    E. 促进炎性渗出物吸收和消散

20. 用无菌棉签取粪便培养标本正确的方法是
    A. 棉签插入肛门约 2~3 cm
    B. 棉签插入肛门约 3~4 cm
    C. 棉签插入肛门约 4~5 cm
    D. 棉签插入肛门约 5~6 cm
    E. 棉签插入肛门约 6~7 cm

21. 吸痰时，如痰液黏稠不易吸出，下列哪项处理措施不正确
    A. 叩拍胸背
    B. 超声波雾化吸入稀释痰液
    C. 雾化吸入 α 糜蛋白酶
    D. 固定导管位置，增大吸引负压
    E. 变换导管位置，左右旋转抽吸

22. 对严重烧伤、大出血、休克患者采用静脉输液治疗的目的是

A. 输入药物，治疗疾病

B. 补充水分及电解质

C. 补充营养，供给热量

D. 增加循环血量，改善微循环

E. 改善心脏功能

23. 护理处于愤怒期的临终患者，下列哪项不妥

　　A. 可适当回避患者

　　B. 尽量让患者表达愤怒

　　C. 理解患者的痛苦

　　D. 给予安抚和疏导

　　E. 允许患者发泄内心的不快

24. 采集下列血标本时，哪种做法不正确

　　A. 亚急性细菌性心内膜炎患者宜在发热时及抗生素使用前取血

　　B. 严禁在输液、输血针头处采集血标本

　　C. 血气分析：采血后立即将针头斜面刺入无菌软木塞或橡胶塞中

　　D. 肌酐、肌酸：备抗凝瓶

　　E. 血糖：备清洁试管

25. 进行静脉注射操作时，下列操作方法哪项不正确

　　A. 右手持注射器，针头斜面向上

　　B. 在穿刺点上方约 6 cm 处扎紧止血带

　　C. 注射毕，用力按压刺点，同时拔针

　　D. 针头与皮肤呈 20° 角，由静脉侧方刺入

　　E. 见回血后，松开止血带，嘱患者松拳，注射

26. 关于排便性状异常的描述，错误的一项是

　　A. 上消化道出血为柏油样便

　　B. 胆道完全阻塞时粪便呈淡酱色

　　C. 消化不良大便呈酸败味

　　D. 痔疮出血在排便后有鲜血滴出

　　E. 痢疾患者粪便中伴有脓血

27. 李先生，25 岁，因患肺炎，需要静脉输液，下列哪项不属于操作前解释的内容

　　A. 本次操作的目的

　　B. 患者的准备工作

　　C. 讲解简要方法

　　D. 适当的承诺

　　E. 具体交代患者配合的方法

28. 患者南某，因服毒昏迷不醒，被送入急诊室抢救。了解到患者服用大量安眠药，此时护士应选用哪种洗胃液

A. 生理盐水

B. 2% ~ 4% 碳酸氢钠溶液

C. 牛奶

D. 1:15 000 ~ 1:20 000 高锰酸钾溶液

E. 蛋清水

29. 孙某，慢性胆囊炎，在门诊预约进行胆囊造影检查，护士为其讲解检查的方法，下列哪项不正确

　　A. 检查前一日中午进高脂肪饮食

　　B. 检查前一日晚餐进无脂肪、低蛋白、高碳水化合物饮食

　　C. 晚餐后口服造影剂，禁食、禁饮、禁烟

　　D. 检查当日早餐进清淡饮食

　　E. 第一次摄片如胆囊显影良好则进高脂肪餐，30 min 后第二次摄片观察

30. 患者吴某，56 岁，患肺心病伴呼吸衰竭。临床表现为呼吸困难，并伴有精神、神经症状，给氧方式为

　　A. 低流量、低浓度持续给氧

　　B. 低流量间段给氧

　　C. 乙醇湿化给氧

　　D. 加压给氧

　　E. 高浓度、高流量持续给氧

31. 患者，女性，65 岁，下楼时不慎扭伤踝关节，1 h 后来院就诊，护士应如何处理

　　A. 热敷

　　B. 冷敷

　　C. 冷、热敷交替

　　D. 热水足浴

　　E. 按摩推拿

32. 王某，一周前行胃大部切除术，术后持续高烧不退，痰多，黄色黏稠，不易咳出，双肺底满布湿啰音，疑肺炎，需作痰培养。以下叙述不正确的是

　　A. 应用多贝尔液及清水漱口后留取

　　B. 嘱患者作深呼吸后用力咳出气管深处的痰液

　　C. 应准备广口的无菌培养瓶

　　D. 应即刻留取痰标本

　　E. 应立即送检

33. 患者，女性，55 岁，肝硬化。自述乏力、食欲差。体检：神志清楚，消瘦，轻度黄疸，腹部移动性浊音（＋）。X 线钡剂检查提示胃底-

食管静脉曲张。护士为患者制定的饮食计划不应包括

- A. 高蛋白饮食
- B. 低盐饮食，适当限水
- C. 高纤维素、粗粮饮食，以保持大便通畅
- D. 高热量饮食
- E. 适量脂肪饮食

34. 李小如，女，19岁，因考试，学习压力大，睡眠不好，上课时出现面色苍白，出冷汗、虚脱而来院就诊。医嘱：50% 葡萄糖 100 ml iv st。选择的最佳注射部位是

- A. 手背静脉
- B. 头静脉
- C. 股静脉
- D. 大隐静脉
- E. 颈外静脉

35. 刘某，男性，30岁，诊断为肺炎，需用青霉素治疗，在做皮试时突然发生青霉素过敏性休克，其原因可能是

- A. 从未使用过青霉素
- B. 体内已有特异性抗体
- C. 青霉素剂量过大
- D. 患者抵抗力差
- E. 致病菌对青霉素敏感

36. 患者程某，男性，58岁，诊断尿毒症，其表现神志不清，肌张力消失，心跳减弱，脉搏细弱，血压 80/40 mmHg，呈间断呼吸，判断患者此时处于

- A. 濒死期
- B. 临床死亡期
- C. 生物学死亡期
- D. 生理学死亡期
- E. 脑死亡期

37. 患者男性，58岁，因心脏病发作被送到急诊室，症状及其检查结果均明确提示心肌梗死。患者很清醒，但拒绝住院，坚持要回家，此时医生应该

- A. 尊重患者自主权，但应尽力劝导患者住院，无效时行使干涉权
- B. 尊重患者自主权，但应尽力劝导患者住院，无效时办好相关手续
- C. 尊重患者自主权，自己无任何责任，同意他回家

- D. 行使医生自主权，为治救患者，强行把患者留在医院
- E. 行使家长权，为治病救人，强行把患者留在医院

38. 患者王某，女性，14岁，因急性心肌炎入院，护士进行评估收集资料，其中属于主观资料的是

- A. 心动过快，发热
- B. 感觉心慌、发热、疲乏
- C. 心悸、疲乏、周身不适
- D. 气促、心动过速、发热
- E. 气促、感觉心慌、心率快

39. 患者张某在候诊时，突然感到腹痛难忍，出冷汗，四肢冰冷，呼吸急促，护士的处理措施正确的是

- A. 让患者平卧候诊
- B. 态度和蔼，劝其耐心等候
- C. 安排提前就诊
- D. 立即给予镇痛治疗
- E. 请医生加速其他患者就诊时间

40. 患者男性，60岁，足部患有严重溃疡的糖尿病，经治疗病情未减轻，有发生败血症的危险，此时为保证患者的生命而需要对患者截肢，这里包含的冲突是

- A. 行善原则与公正原则的冲突
- B. 不伤害原则与行善原则的冲突
- C. 行善原则与尊重原则的冲突
- D. 不伤害原则与公正原则的冲突
- E. 不伤害原则与尊重原则的冲突

41. 患者李某，在出差途中，因感染急性甲型肝炎在外地住院，他需将自己生病的情况告知家人，于是给家里写信，他的信件应该用何种方法处理后再寄出

- A. 高压蒸汽灭菌
- B. 甲醛熏蒸柜熏蒸
- C. 用氯胺溶液喷雾
- D. 用紫外线照射
- E. 过氧乙酸擦拭

42. 连女士，62岁，糖尿病入院，因高热卧床多日，为其进行护理活动时错误的是

- A. 鼓励经常翻身
- B. 受压发红处不可按摩
- C. 骨隆突处可垫橡胶圈

D. 护理操作轻柔，避免损伤皮肤

E. 保持皮肤、床褥清洁干燥

43. 患者男性，60 岁，风湿性关节炎，每日红外线照射 20min，现照射中患者局部皮肤出现桃红色均匀红斑，说明

A. 照射剂量过大

B. 照射剂量过小

C. 照射剂量合适

D. 应延长照射时间

E. 应立即停止照射

44. 患者女性，64 岁，浅昏迷 2 日，为患者行留置导尿最主要的目的是

A. 测量尿量及尿比重

B. 保持床单元清洁干燥

C. 防止尿潴留

D. 收集尿标本，作细菌培养

E. 持续引流尿液，促进有毒物质排出

45. 患者男性，56 岁，因结肠癌入院，遵医嘱做术前肠道准备，灌肠过程中患者出现速脉、面色苍白，出冷汗，心慌气促，护士的正确处理措施是

A. 停止灌肠

B. 嘱患者张口呼吸

C. 提高灌肠筒高度

D. 移动肛管

E. 挤捏肛管

46. 患者女性，40 岁，护士为其静脉注射 25% 葡萄糖溶液时，患者自述疼痛，推注时稍有阻力，推注部位局部隆起，抽无回血，此情况应考虑是

A. 针头斜面部分穿透血管壁

B. 针头斜面紧贴血管壁

C. 针头滑出血管外

D. 针头部分阻塞

E. 静脉痉挛

47. 患者男性，45 岁。因急性淋巴细胞白血病行静脉输血治疗，输血约 15 ml 后，主诉头部胀痛、四肢麻木、腰背部剧烈疼痛及胸闷，继而出现酱油色尿及黄疸，此时患者可能发生

A. 空气栓塞

B. 急性肺水肿

C. 过敏反应

D. 枸橼酸钠中毒反应

E. 溶血反应

48. 患者男性，27 岁，血吸虫感染，现需留取粪便标本做血吸虫孵化检查，护士告知患者标本留取的正确方法是

A. 留取全部粪便并及时送检

B. 进试验饮食后第 3 日留便送检

C. 用检便匙取脓血处粪便

D. 将便盆加温再留取少许粪便

E. 取少量异常粪便置蜡纸盒送检

49. 患者男性，60 岁，呼吸突然停止，应用呼吸机辅助呼吸，呼吸频率和每分通气量设为

A. 8 ~ 12 次/min，4 ~ 6 L

B. 8 ~ 12 次/min，6 ~ 8 L

C. 10 ~ 16 次/min，6 ~ 8 L

D. 12 ~ 16 次/min，10 ~ 15 L

E. 10 ~ 16 次/min，8 ~ 10 L

50. 患者男性，70 岁，使用呼吸机以增加机体通气量。对患者进行病情监测的内容不包括

A. 两侧胸廓运动对称情况

B. 呼吸机管路连接有无漏气

C. 缺氧症状有无改善

D. 血气分析结果

E. 患者生命体征平稳与否

51. 患者女性，69 岁，因脑血管意外左侧偏瘫，其配偶询问患者痊愈情况时，护士恰当的回答是

A. 不要急，患者很快就会恢复正常的

B. 康复需要时间，进程会稍慢些

C. 理解焦虑，但很难估计预后

D. 很难说，个体差异太大

E. 你对能够恢复似乎很焦虑

52. 患者男性，63 岁，因急性胰腺炎伴意识模糊入住 ICU，其特别护理记录单记录的内容不包括

A. 护理措施

B. 患者社会关系

C. 神志、瞳孔

D. 出入液量

E. 生命体征

53. 护士在书写日间病室交班报告时，首先应写的内容是

A. 13 床，某某，于上午 10 时入院

B. 15 床，某某，于下午 3 时转科

C. 9 床，某某，病危，治疗护理过程

D. 2 床，某某，于下午手术

E. 18 床，某某，于上午 9 时手术

54. 患者女性，65 岁，肝癌中晚期。患者极度消瘦，不思饮食，护士为其插胃管补充营养。判断胃管是否在胃内的最好方法是

    A. 用注射器向胃内注入 10 ml 生理盐水，听气过水声

    B. 用注射器向胃内注入 10 ml 空气，听气过水声

    C. 用注射器抽取胃内容物

    D. 让患者晃动身体，感觉胃内是否有异物存在

    E. 将胃管末端放入盛水碗中，观察有无气泡溢出

55. 患者男性，75 岁，心肌梗死 10 年，慢性心力衰竭。入院 3 天未排便，患者腹胀难受。护士给予润肠剂协助患者顺利排便，对便秘原因的解释，不正确的是

    A. 长时间卧床，缺少活动，使肠蠕动减慢

    B. 患者担心病情恶化，精神抑郁，使排便习惯发生改变

    C. 大肠排便反射障碍

    D. 心力衰竭使患者规律排便受抑制

    E. 胃肠道淤血，食欲减退，进食少

56. 患者男性，40 岁，胃溃疡出血入院，经治疗病情缓解，现需做潜血试验，适宜的食谱是

    A. 红烧肉、西红柿鸡蛋、蛋汤

    B. 豆腐汤、鱼、菠菜汤

    C. 洋葱炒猪肝、榨菜肉丝汤、青菜

    D. 芹菜炒肉丝、青椒豆腐干、蛋汤

    E. 鲶鱼烧豆腐、土豆丝、豆腐汤

57. 患者男性，5 岁，因误服安眠药中毒，意识模糊不清，呼吸微弱，浅而慢，不易观察，护士应采取的测量方法是

    A. 用手放在患者鼻孔前感觉呼吸气流计数

    B. 先测脉率，将数值除以 1/4 得出呼吸次数

    C. 测脉率后保持诊脉姿势，观察胸部起伏次数

    D. 观察腹部起伏，一起一伏为一次

    E. 用少许棉花置患者鼻孔前观察棉花飘动次数计数

58. 患者男性，70 岁，现胃大部切除术后第 3 天，体温 39.2 ℃。在护理患者的过程中，属于

独立性护理措施是

    A. 遵医嘱发退热药

    B. 通知营养科调整患者饮食

    C. 用温水帮患者擦浴

    D. 检查血常规，看白细胞数量

    E. 开放静脉通道，点滴抗生素

59. 患者女性，44 岁，肺炎球菌肺炎。上午 8:30 给予青霉素 160 万 U+0.9% 氯化钠 100 ml，vd。若滴速为 45 滴/min，则完成治疗的时间是

    A. 上午 10:00

    B. 上午 10:03

    C. 上午 9:03

    D. 上午 8:55

    E. 上午 9:00

60. 患者女性，47 岁，出租车司机。因肺炎球菌性肺炎入院，患者咳嗽，呼吸困难，自觉头胀痛，恶心，不思饮食，全身无力。体温 39.4 ℃，脉搏 120 次/min，呼吸浅快，皮肤口唇发绀，要求医生尽快治好疾病回去工作。排列在首位的护理诊断应该是

    A. 焦虑

    B. 体温过高

    C. 活动无耐力

    D. 气体交换受损

    E. 舒适的改变：疼痛

61. 某护士在传染病区工作，其中违反了隔离原则的做法是

    A. 脚垫要用消毒液浸湿

    B. 患者用过的物品不放于清洁区

    C. 穿隔离衣后不进入治疗室

    D. 隔离单位的标记要醒目

    E. 使用过的物品冲洗后立即消毒

62. 患者女性，65 岁，因慢性支气管炎合并铜绿假单胞菌感染入院，患者高热，精神差，疲乏无力，护士为患者做特殊口腔护理时应选用的漱口液是

    A. 0.1% 醋酸溶液

    B. 0.2% 呋喃西林

    C. 0.9% 氯化钠

    D. 1% ~ 4% 碳酸氢钠

    E. 1% ~ 3% 过氧化氢

63. 患者女性，55 岁，因外伤致截瘫，护士告

知家属应注意预防压疮，尤其是骶尾部，家属在进行局部皮肤按摩的时候，有一些不正确的做法，请指出

    A. 用手鱼际部分按摩

    B. 鱼际部分需紧贴皮肤

    C. 压力均匀，以皮肤紫红为度

    D. 用手蘸 50% 乙醇少许

    E. 由轻至重、由重至轻按摩

64. 患者女性，42 岁。数天前饮酒后 1 h 出现上腹部刀割样疼痛，向腰背部放射，疼痛难以忍受，伴呕吐，呕吐物中混有胆汁，急诊入院。在患者病情稳定后向其做出院指导时最重要的是

    A. 定期复诊和随诊

    B. 治疗胆道疾病

    C. 保持乐观的心情

    D. 避免暴饮暴食和酗酒

    E. 注意卧床休息

65. 患者女性，39 岁，持续高热 2 周，体温 40 ℃左右，日差超过 1 ℃。脉搏 108 次/min，呼吸 26 次/min，患者神志不清，精神萎靡，食欲差。此患者体温热型为

    A. 波浪热

    B. 间歇热

    C. 弛张热

    D. 稽留热

    E. 不规则热

66. 患者男性，17 岁，自发性气胸就医，置胸腔闭式引流，下地活动时不慎将引流管脱出，护士首要的处理是

    A. 嘱患者缓慢呼吸

    B. 通知医师紧急处理

    C. 用手指捏闭引流口周围皮肤

    D. 给患者吸氧

    E. 将脱出的引流管重新置入

67. 患者女性，58 岁，因直肠癌将于次日手术，手术前做肠道清洁准备，护士正确的做法是

    A. 行保留灌肠一次，刺激肠蠕动，促进肠蠕动，促进排便

    B. 行小量不保留灌肠一次，排出粪便

    C. 行大量不保留灌肠一次，排出粪便

    D. 采用开塞露通便法，排出粪便及气体

    E. 反复多次行大量不保留灌肠，至排出澄清液

68. 患者女性，34 岁，口腔溃疡一周，采集标本做真菌培养，正确的采集方法是

    A. 采集患者 24 h 痰液

    B. 用无菌长棉签在口腔溃疡面上取分泌物

    C. 用无菌长棉签擦拭咽部分泌物

    D. 用无菌长棉签擦拭腭弓分泌物

    E. 用无菌长棉签快速擦拭扁桃体分泌物

69. 患者男性，70 岁，昏迷 4 天，眼睑不能闭合，护理眼部首选的措施是

    A. 滴眼药水

    B. 热敷眼部

    C. 干纱布遮盖

    D. 凡士林纱布遮盖

    E. 按摩双眼睑

70. 患者女性，56 岁，乳腺癌晚期，自感不久于人世，常常一人呆坐，泪流满面，十分悲哀。相应的护理措施是

    A. 安慰患者并允许家属陪伴

    B. 指导患者更好配合治疗

    C. 维持患者的希望

    D. 增强患者的信心

    E. 尽量不让患者流露失落情绪

71. 患者女性，34 岁，住院治疗已一周，卧床未下地活动，护士可以在患者病历首页的体温单上见到

    A. 底栏"体重"一栏中记录为"卧床"

    B. 40～42℃栏内蓝色笔纵行填写手术时间

    C. 眉栏各项用红笔填写的内容

    D. 底栏用铅笔填写并注明计量单位的内容

    E. 底栏填写手术后日数

72. 患者男性，56 岁，患肝硬化 5 年，近年来胸闷加重，气促，呼吸困难。心脏彩超提示：大量心包积液，立即入院治疗，为缓解呼吸困难，护士应安置患者于

    A. 头低足高位

    B. 端坐位

    C. 中凹卧位

    D. 头高足低位

    E. 平卧位

73. 患者男性，66 岁，长期慢性支气管炎、肺心病、呼吸衰竭并发肺性脑病，查体见患者呼

吸由浅慢逐渐加快，达高潮后又逐渐变浅变慢，然后暂停 8 s 钟后，重复上述过程，有明显周期性。判断该患者的呼吸是

A. 深大呼吸

B. 鼾声呼吸

C. 潮式呼吸

D. 毕奥呼吸

E. 蝉鸣样呼吸

74. 患者男性，40 岁，甲型肝炎痊愈出院，护士应对其所用的票证和钱币进行消毒，合适的方法是

A. 过氧乙酸擦拭

B. 液氯喷洒

C. 微波消毒

D. 压力蒸汽灭菌

E. 过滤除菌

75. 患者女性，43 岁，全身微循环障碍，临床上禁忌使用冷疗的理由是

A. 可引起过敏

B. 可发生冻伤

C. 可导致组织缺血缺氧而变性坏死

D. 可引起腹泻

E. 可降低血液循环，会影响创面愈合

76. 患者女性，60 岁，高血压、冠心病史 5 年，入院血压 195/135mmHg，经治疗后稍有下降，但时有波动，患者精神紧张焦虑，护理中不妥的操作是

A. 测后与原基础血压对照后作好解释

B. 向患者介绍高血压的保健知识

C. 将血压计刻度面向患者以便患者观察

D. 安慰患者，保持稳定乐观的情绪

E. 测得血压值偏高应保持镇静

二、以下提供若干个案例，每个案例下设若干个考题。请根据各考题题干所提供的信息，在每题下面 A、B、C、D、E 五个备选答案中选择一个最佳答案，并在答题卡上将相应题号的相应字母所属方框涂黑。

A3/A4 型题

（1~3 题共用题干）

患者王某，身高 180 cm，体重 80 kg，因急性阑尾炎合并穿孔，急诊在硬膜外麻醉下行阑尾切除术，手术顺利，术后血压稳定，病情平稳。

1. 患者回病室后，护士应为患者安置的体位是

A. 屈膝仰卧位 4 h

B. 去枕仰卧位 6 h

C. 中凹位 6 h

D. 去枕平卧位，头偏向一侧 4 h

E. 去枕卧位 2 h

2. 术后第二天患者体温 38.3 ℃，并诉伤口疼痛难忍，护士应为患者安置的体位是

A. 仰卧屈膝位

B. 右侧卧位

C. 头高脚低位

D. 端坐卧位

E. 半坐卧位

3. 所置体位患者难以接受，护士应如何向患者解释

A. 此体位可减少局部出血，有利愈合

B. 此体位可减少炎症扩散和毒素吸收，并缓解疼痛

C. 此体位有利于减少回心血量，促进血液循环

D. 此体位有利于减轻肺部淤血，减少并发症

E. 此体位有利于扩大腹腔容量，防止炎症扩散

（4~6 题共用题干）

患者丁某，因腿部烧伤，急诊入院，医嘱破伤风抗毒素注射，注射前询问患者一周前曾用过破伤风抗毒素。

4. 曾用过破伤风抗毒素超过多少天，再次使用时须重做过敏试验

A. 3 天

B. 5 天

C. 7 天

D. 10 天

E. 12 天

5. 破伤风抗毒素皮试液浓度为

A. 15 IU/ml

B. 50 IU/ml

C. 100 IU/ml

D. 150 IU/ml

E. 500 IU/ml

6. 皮试后 20 min 患者局部皮丘红肿，硬结直径大于 1.5 cm，红晕直径大于 4 cm，患者自述有痒感，处理方法正确的是

A. 将抗毒素分四等份，分次注射

B. 在对侧前臂作对照试验后再注

C. 将抗毒素稀释，分两次注射

D. 待患者痒感消失后再全量注射

E. 将抗毒素分四次逐渐增加剂量注射

（7～9 题共用题干）

患者吴某，男，54 岁，今日行胃大部切除术。为减轻患者伤口疼痛，医嘱：哌替啶 50 mg im q6h prn。

7. 此医嘱属于

A. 长期医嘱

B. 临时医嘱

C. 长期备用医嘱

D. 临时备用医嘱

E. 即刻执行的医嘱

8. 在执行这项医嘱时，护士做法不正确的是

A. 将医嘱转抄在长期医嘱栏内

B. 执行前须了解上次的执行时间

C. 在临时医嘱栏内记录执行时间

D. 两次执行的间隔时间在 6 h 以上

E. 过时未执行则用红笔写"未用"

9. 护士对患者术后医嘱正确的处理是

A. 必要时可以在术后进行重整医嘱

B. 在最后一行医嘱下面用红笔划一横线

C. 在红线下方用红笔写上"重整医嘱"

D. 将原来医嘱按日期先后排列

E. 按排列顺序抄录在新的医嘱单上

（10～12 题共用题干）

患者女性，81 岁，退休干部。冠心病住院治疗，住院前 3 天与护士们关系融洽。第 4 天，年轻护士张某在为其进行静脉输液时，静脉穿刺 3 次均失败，更换李护士后方成功。患者非常不满，其女儿向护士长抱怨，从此患者拒绝张护士为其护理。

10. 针对此患者的特点，最佳的护患关系模式为

A. 指导型

B. 指导—合作型

C. 被动型

D. 共同参与型

E. 主动—被动型

11. 护患关系发生冲突的主要因素是

A. 角色压力

B. 责任不明

C. 信任危机

D. 理解差异

E. 角色模糊

12. 护患关系冲突的主要责任人是

A. 患者

B. 患者女儿

C. 李护士

D. 护士长

E. 张护士

（13～15 题共用题干）

患者，女性，60 岁，半年前诊断为心绞痛，今日午后无明显诱因出现心前区疼痛，服硝酸甘油不能缓解，急诊入院，医嘱要求检查 CPK。

13. 适宜的采血时间为

A. 即刻

B. 次日晨起空腹

C. 服药后 2 h

D. 晚饭前

E. 睡前

14. 采集血标本时，正确的措施是

A. 取血 1 ml

B. 快速将血液注入试管内

C. 可在静脉留置针处采血

D. 采血后更换针头再注入试管内

E. 采血后避免震荡，防止溶血

15. 试管外标签注明的内容不包括

A. 床号

B. 姓名

C. 送检目的

D. 取血量

E. 科室

（16～18 题共用题干）

患者男性，32 岁，上呼吸道感染 3 天，患者咳嗽、咳黏痰。医生医嘱：超声雾化吸入，tid。

16. 超声雾化吸入治疗的目的不包括

A. 减轻咳嗽

B. 促进食欲

C. 治疗呼吸道感染

D. 解除支气管痉挛

E. 湿化呼吸道

17. 为患者祛痰首选的药物是

　　A. α-糜蛋白酶

　　B. 色氨酸钠

　　C. 沙丁胺醇

　　D. 氨茶碱

　　E. 拟肾上腺素类药

18. 护士指导患者做超声雾化吸入时,操作不正确的是

　　A. 治疗毕,先关雾化开关,再关电源开关

　　B. 吸入罐内放药液稀释至 30~50 ml

　　C. 水槽内加冷蒸馏水 250 ml

　　D. 吸入时间不超过 20 min

　　E. 嘱患者张嘴深吸气

(19~20 题共用题干)

　　患者女性,65 岁,肝性脑病前期,患者精神错乱、睡眠障碍、行为失常,3 天未排便。

19. 为其解除便秘,给予灌肠时禁用的灌肠液是

　　A. 1、2、3 溶液

　　B. 润肠药物

　　C. 生理盐水

　　D. 甘油+水

　　E. 肥皂水

20. 若患者肠胀气,护士可采取的措施是

　　A. 口服硫酸镁

　　B. 10% 水合氯醛灌肠

　　C. 肛门周围涂抹凡士林

　　D. 肛管排气

　　E. 硫酸镁溶液灌肠

(21~24 题共用题干)

　　患者,女性,67 岁,因慢性阻塞性肺气肿住院治疗,今晨 9 时开始静脉输入 5% 葡萄糖溶液 500 ml 及 0.9% 氯化钠溶液 500 ml,滴速 70滴/min,10 时护士巡视病房,发现患者咳嗽、呼吸急促、大汗淋漓、咳粉红色泡沫痰。

21. 根据患者症状表现,可能发生了

　　A. 发热反应

　　B. 空气栓塞

　　C. 细菌污染反应

D. 过敏反应

E. 心脏负荷过重反应

22. 护士首先应做的事情是

　　A. 给患者吸氧

　　B. 立即通知医生

　　C. 协助患者坐起两腿下垂

　　D. 立即停止输液

　　E. 安慰患者

23. 为减轻患者呼吸困难的症状,护士可采用乙醇湿化加压给氧,乙醇浓度为

　　A. 50%~70%

　　B. 40%~50%

　　C. 30%~40%

　　D. 20%~30%

　　E. 10%~20%

24. 为缓解症状,可协助患者采取的体位是

　　A. 左侧卧位,头高足低

　　B. 抬高床头 15~30 cm

　　C. 抬高床头 20°~30°

　　D. 仰卧,头偏向一侧

　　E. 端坐位,两腿下垂

参考答案

一、A1/A2 型题

1. A 2. C 3. E 4. A 5. B 6. C 7. E 8. A 9. D
10. D 11. E 12. A 13. D 14. C 15. D 16. E
17. C 18. C 19. E 20. E 21. D 22. D 23. A
24. E 25. C 26. B 27. D 28. D 29. D 30. A
31. B 32. D 33. C 34. B 35. B 36. A 37. A
38. C 39. C 40. B 41. C 42. C 43. C 44. B
45. A 46. C 47. E 48. A 49. E 50. B 51. B
52. C 53. B 54. C 55. C 56. B 57. E 58. C
59. C 60. D 61. B 62. A 63. C 64. C 65. C
66. C 67. E 68. B 69. D 70. A 71. A 72. B
73. C 74. C 75. C 76. C

二、A3/A4 型题

1. B 2. E 3. B 4. C 5. D 6. E 6. C 8. E
9. B 10. D 11. C 12. E 13. A 14. E 15. D
16. B 17. A 18. E 19. E 20. D 21. E 22. D
23. D 24. E

护士执业资格考试"专业实践能力"模拟试卷二

一、以下每一道考题下面有 A、B、C、D、E 五个备选答案。请选择一个最佳答案，并在答题卡上将相应题号的相应字母所属方框涂黑。

A1/A2 型题

1. 应用触觉观察法收集的患者资料是
   A. 舌苔厚腻
   B. 脾脏肋下 2 cm
   C. 叹气样呼吸
   D. 咖啡色胃液
   E. 剪刀步态

2. 赋予护士与患者交流的能力和技巧，并且确保护理程序最佳运行的理论是
   A. 系统论
   B. 方法论
   C. 信息论
   D. 解决问题论
   E. 人的基本需要层次论

3. 对急诊抢救病员，不属于护士紧急处理的措施是
   A. 氧气吸入、吸痰、止血
   B. 人工呼吸
   C. 胸外心脏按压
   D. 建立静脉通道
   E. 详细询问病史

4. 患者出院时，护士送患者不能说
   A. 欢迎再来
   B. 注意饮食
   C. 适当休息
   D. 按时复查
   E. 按时服药

5. 在马斯洛的需要层次论中，最高层次的需要
   A. 生理需要
   B. 安全需要
   C. 尊重的需要
   D. 归属与爱
   E. 自我实现

6. 使用约束用具时，患者肢体应保持
   A. 患者喜欢的体位

   B. 常易变换的体位
   C. 治疗的强迫体位
   D. 功能位置
   E. 生理运动位置

7. 饭前的外文缩写是
   A. ac
   B. po
   C. am
   D. pm
   E. hs

8. 下列哪项不符合节力原则
   A. 身体靠近床边
   B. 两腿间距与肩同宽
   C. 使用肘部力量
   D. 两膝稍屈并分开
   E. 上身保持一定弯度

9. 单人搬运患者哪项叙述的不妥
   A. 适用于儿科患者
   B. 平车头端与床平行
   C. 托起患者轻放于车上
   D. 用于体重较轻者
   E. 患者双臂交叉放于搬运者颈后

10. 收集资料的目的不包括
    A. 提供信息
    B. 培养护士的判断能力
    C. 可供护理科研参考
    D. 制定护理计划
    E. 患者家属的婚姻史

11. 留观室的护理工作不包括
    A. 书写留观病情报告
    B. 加强观察
    C. 做好晨晚间护理
    D. 适当地让家属做生活护理
    E. 主动巡视

12. 有伤口的部位做湿热敷，最应该注意的是
    A. 严格执行无菌操作
    B. 拧干敷布，以不滴水为宜
    C. 局部徐凡士林
    D. 保持适宜的温度

E. 每 3 ~ 5 min 更换一次

13. 护士办公室属于
    A. 清洁区
    B. 半污染区
    C. 污染区。
    D. 干净区
    E. 半干净区

14. 为肢体外伤的患者穿脱衣服的顺序是
    A. 先脱健肢，先穿患肢
    B. 先脱健肢，先穿健肢
    C. 先脱患肢，先穿患肢
    D. 先脱患肢，先穿健肢
    E. 后脱患肢，后穿患肢

15. 平车上下坡时，患者头在高处一端的目的是
    A. 安全
    B. 利于观察病情变化
    C. 防止低血压
    D. 使患者感到舒适
    E. 防止头部充血引起不适

16. 肺脓肿患者的分泌物引流所采取的位
    A. 头高足低位
    B. 头低足高位
    C. 侧卧位
    D. 俯卧位
    E. 膝胸卧位

17. 高压蒸汽灭菌时温度需达到
    A. 121 ~ 126 °C
    B. 110 ~ 120 °C
    C. 100 ~ 130 °C
    D. 105 ~ 126 °C
    E. 105 °C

18. 协助患者由平车向病床挪动的顺序是
    A. 下肢、上肢、臀部
    B. 上身、臀部、下肢
    C. 臀部、下肢。上身
    D. 下肢、臀部、上身
    E. 上身、下肢、臀部

19. 服磺胺药后多饮水的目的是
    A. 增强药物疗效
    B. 减轻患者的消化道反应
    C. 促进药物吸收
    D. 促进胃液分泌
    E. 避免肾小管堵塞

20. 配制百部配溶液时所需乙醇的浓度为
    A. 30%
    B. 50%
    C. 60%
    D. 70%
    E. 90%

21. 溃疡期局部处理原则不包括
    A. 解除压迫
    B. 清洁创面
    C. 去腐生新
    D. 促进愈合
    E. 手术治疗

22. 晚间护理的内容不包括
    A. 协助患者生活护理
    B. 经常巡视病房
    C. 了解睡眠情况
    D. 增进护患交流
    E. 创造良好的环境帮助患者入睡

23. 小儿头皮静脉的特点，下列哪项是错误的
    A. 外观微蓝色
    B. 无搏动
    C. 管壁薄，易被压瘪
    D. 不易滑动，便于固定
    E. 血流方向是离心运动

24. 发药时，若患者提出疑问应采取的措施
    A. 报告医生
    B. 报告护士长
    C. 考虑不用
    D. 先发给患者再说
    E. 重新核对，确认无误后再解释并给药

25. 一氧化碳中毒患者最适应输注什么
    A. 新鲜血
    B. 库血
    C. 新鲜血浆
    D. 红细胞
    E. 血小板

26. 肝硬化出血的患者观察大便最应该注意什么
    A. 形状
    B. 颜色
    C. 量
    D. 软硬度
    E. 气味

27. 在使用人工呼吸机时，若通气过度可出现

A. 皮肤潮红、出汗

B. 表浅静脉充盈消失

C. 呼吸浅快

D. 呼吸性酸中毒

E. 呼吸性碱中毒

28. 最适宜婴幼儿给氧的方法

　　A. 面罩式

　　B. 头罩式

　　C. 鼻塞法

　　D. 单侧鼻导管法

　　E. 双侧鼻导管法

29. 不符合一级护理的要点是

　　A. 严格执行各项诊疗及护理措施

　　B. 每3 h巡视患者一次

　　C. 观察病情及生命体征

　　D. 认真做好各项基础护理

　　E. 满足患者身心两方面的需要

30. 肝昏迷患者禁用何种溶液灌肠

　　A. 生理盐水

　　B. 肥皂水

　　C. 温开水

　　D. 50% 硫酸镁

　　E. 甘露醇

31. 肛管排气时，保留时间一般不超过多少

　　A. 15 min

　　B. 20 min

　　C. 25 min

　　D. 30 min

　　E. 40 min

32. 为截瘫患者留置导尿管的目的是

　　A. 测定残余尿

　　B. 收集尿液作培养

　　C. 保持会阴部清洁干燥

　　D. 放出尿液，减轻痛苦

　　E. 排空膀胱，避免术中误伤

33. 留置导尿管的护理措施中，下列哪项是错的

　　A. 每日更换集尿袋

　　B. 鼓励患者多饮水

　　C. 每月更换导尿管

　　D. 保持引流通畅

　　E. 拔管前采用间歇引流夹管方式

34. 以下高（中）等医学院校不同学制毕业生，不能申请护士执业注册的是

A. 5 年制大学本科

B. 3 年制大学专科

C. 3 年制中专

D. 2 年制中专

E. 2 年制研究生

35. 消化吸收不良的患者应给予什么饮食

　　A. 低脂肪饮食

　　B. 少渣饮食

　　C. 要素饮食

　　D. 低盐饮食

　　E. 低蛋白饮食

36. 影响热效的因素有哪些

　　A. 用热方式

　　B. 用热时间

　　C. 用热温度

　　D. 用热面积

　　E. 以上都是

37. 禁忌冷疗的部位不包括

　　A. 心前区

　　B. 枕后、耳廓

　　C. 腹部

　　D. 胸窝

　　E. 足底

38. 保存库血适宜的温度和时间是

　　A. 0 ℃，2~3 周

　　B. 2 ℃，2 周

　　C. 4 ℃，2~3 周

　　D. 6 ℃，2 周

　　E. 6 ℃，3 周

39. 三级医疗事故是指造成患者的不良后果

　　A. 造成死亡

　　B. 重度残疾

　　C. 中度残疾

　　D. 轻度残疾

　　E. 人身损害

40. 护理伦理基本原则中的自主原则，要求护理人员应

　　A. 坚决维护患者的愿望和决定

　　B. 对缺乏或丧失自主能力的患者，护理人员必须尊重其家属和监护人的权利

　　C. 重视患者的愿望，不给患者带来精神上的任何伤害

　　D. 尊重和满足患者的正当愿望与合理要求

E. 建立信任，帮助患者确认健康问题，自
主决定

41. 患者，女性，37 岁，胆囊结石，择期手术
住院。护士为其提供整体护理，该护理模式
    A. 以疾病为中心
    B. 以治疗为中心
    C. 以患者为中心
    D. 以家庭为中心
    E. 以人的健康为中心

42. 患者，男性，68 岁，持续低热 1 周，以发
热待查收入院。护士为其测量生命体征每天 4
次，此措施属于
    A. 基础护理
    B. 专科护理
    C. 身体评估
    D. 健康教育
    E. 护理管理

43. 急诊一患者在就诊过程中，护士没有询问患
者有无青霉素过敏史，即为患者做青霉素皮试，
造成患者休克死亡。护士的医疗过失行为所占
的比重是
    A. 完全责任
    B. 主要责任
    C. 同等责任
    D. 次要责任
    E. 轻微责任

44. 患者，王某，肾移植术后，此患者应采取
    A. 严密隔离
    B. 保护性隔离
    C. 一般隔离
    D. 呼吸道隔离
    E. 消化道隔离

45. 郑女士，27 岁，妊娠 10 个月急诊入院，经产
科医生检查宫口已开 4 cm，住院处护士应首先
    A. 办理入院手续
    B. 沐浴更衣
    C. 会阴清洗
    D. 让产妇步行入病区
    E. 送产房待产

46. 患者于某，男，50 岁。因在全麻下做剖腹
探查术，在未回病房前，护士铺麻醉床时操作
错误的是
    A. 床旁桌放置麻醉盘

B. 盖被扇形折叠于床尾
C. 枕立于床头
D. 根据需要将橡胶单及中单铺于床头
E. 手术部位铺中单及橡胶单

47. 李先生，45 岁，因违反工作程序被电击伤，
判断为心脏骤停，进行现场抢救时，首先应
    A. 触摸大动脉搏动
    B. 呼叫患者
    C. 找医生来抢救
    D. 听心脏有无搏动
    E. 开放气道

48. 患儿，男，5 岁。发热入院 2 天，体温 24 h 波
动在 39 ~ 41 ℃ 之间，可能出现此热型的疾病是
    A. 伤寒
    B. 流脑
    C. 水痘
    D. 败血症
    E. 斑疹伤寒

49. 患者，男性，48 岁。手术后第二天，护士
通过评估认为目前存在以下问题，属于首优问
题的是
    A. 体温 39 ℃
    B. 尿潴留
    C. 气体交换受损
    D. 营养失调：低于机体需要量
    E. 生活自理能力缺乏

50. 李护士于 1998 年 7 月从护校中专毕业并参
加工作，第二年获得了《护士执业证书》，在护
士注册时，须向注册机关缴验
    A. 身份证
    B. 健康检查证明
    C. 护士执业证书
    D. 省级卫生行政部门规定提交的其他证明
    E. 以上均是

51. 患者杨某，突感腹痛难忍、大汗淋漓，在医
生来临之前，值班护士的处理措施哪项不对
    A. 了解询问病史
    B. 尽快通知医生
    C. 观察腹痛特点
    D. 热水袋局部热敷
    E. 安定患者情绪

52. 患者王某，患伤寒，需做大量不保留灌肠，
为此患者灌肠的液量及液面与肛门的距离是

A. 1 000 ml，不超过 50 cm

B. 1 000 ml，不超过 30 cm

C. 500 ml，不超过 20 cm

D. 500 ml 以内，不超过 30 cm

E. 500 ml 以内，不超过 4 cm

53. 患者李某，大叶性肺炎，做青霉素皮试时呈阳性，值班护士的处理措施哪项不对

A. 通知医生，选用其他药物

B. 在体温单、床头卡上注明青霉素阳性标记

C. 告知患者及家属

D. 严格交班

E. 以后用青霉素之前一定要做皮试

54. 患者魏某，在输血 50 ml 后出现畏寒、寒战、恶心、呕吐，体温 39 ℃，对此患者护士采取的下列措施哪项不对

A. 暂停输血

B. 用生理盐水维持静脉通路

C. 保暖，加盖被

D. 给抗过敏药后继续输血

E. 严密观察生命体征

55. 王先生自感心慌，头晕就医，门诊医生听诊心脏时记录心率为 84 次/min，脉搏为 52 次/min，而且心率不规则，心率快慢不一，心音强弱不等，你认为该患者出现了

A. 二联律

B. 三联律

C. 脉搏短绌

D. 心动过缓

E. 脉搏异常

56. 周女士，24 岁，长期口角糜烂，最可能发生的是哪种营养素的缺乏

A. 维生素 B_1

B. 维生素 B_2

C. 维生素 B_6

D. 维生素 B_{12}

E. 维生素 B_9

57. 患者，男性，78 岁。处于头高脚低位，此时导致压疮发生的力学因素主要是

A. 水平压力

B. 垂直压力

C. 摩擦力

D. 剪切力

E. 阻力

58. 患者，男性，40 岁。诊断为"肺结核"，消毒其床头柜应用

A. 日光暴晒 5 h

B. 臭氧灭菌灯照射 20 min

C. 含有效氯 0.2%的消毒液喷洒 60 min

D. 含有效氯 0.2%的消毒液擦拭 20 min

E. 84 消毒液擦拭 5 min

59. 李先生，20 岁，踝关节扭伤，为防止皮下出血和组织肿胀，在早期应选用

A. 局部按摩

B. 红外线照射

C. 湿冷敷

D. 湿热敷

E. 放置热水袋

60. 吴女士，30 岁，于 23:00 顺利分娩一女婴，至次晨 7:00 未排尿，主诉下腹痛难忍，查体发现膀胱高度膨胀。对该产妇的护理下列哪项不妥

A. 立即施行导尿术

B. 协助其坐起排尿

C. 用温水冲会阴

D. 用手轻轻按摩下腹部

E. 让其听流水声

61. 孙某，苯丙酸诺龙 25 mg im biw，biw 的中文译意是

A. 一天三次

B. 一天两次

C. 每周一次

D. 每周两次

E. 四小时一次

62. 护生小张练习戴无菌手套的操作，下列程序中哪项是错误的

A. 戴手套前先洗手、戴口罩和工作帽

B. 核对手套包标签上的手套号码及灭菌日期

C. 戴上手套的右手持另一手套的内面戴上左手

D. 戴好手套的双手置腰部水平以上空间

E. 脱手套时，手套外面勿触及手

63. 张某，14 岁。中毒性肺炎,休克，经抢救病情稳定，为维持血压，医嘱 10% 葡萄糖 400 ml 加多巴胺 20 mg，20 滴/min，请计算液体可维持多长时间（每 ml 按 115 滴计算）

A. 2 h
B. 3 h
C. 4 h
D. 5 h
E. 6 h

64. 王某，近日感觉疲乏无力，纳差，有时恶心。前来就诊，医嘱查谷丙转氨酶，你应何时采集血标本
    A. 晨空腹时
    B. 饭前
    C. 饭后
    D. 即刻
    E. 睡前

65. 患者，男性，45岁。诊断为"乙型肝炎"，住感染病区。护士应告诉患者属于清洁区的是
    A. 病房
    B. 值班室
    C. 医护办公室
    D. 化验室
    E. 浴室

66. 患者，女性，21岁。腹泻、呕吐半天，诊断为急性胃肠炎。正确的护理措施是
    A. 给予冷牛奶口服，保护胃黏膜
    B. 鼓励患者进行适当的活动，以增加食欲
    C. 嘱患者不要服用抗生素
    D. 腹泻3天以上还未停止，方可使用止泻剂
    E. 遵医嘱静脉输液，防止水、电解质紊乱

67. 患者，男性，20岁。因腹痛难忍来院就诊，面色苍白，出冷汗。此时不宜采取的措施是
    A. 给予热水袋止痛
    B. 询问病史
    C. 测量生命体征
    D. 联系医生
    E. 备好急救用品

68. 赵先生患慢性胆囊炎，其向护士复述胆囊造影检查前饮食方法，其中应予以纠正的是
    A. 检查前一日中午进高脂肪餐
    B. 检查前一日晚餐进无脂肪、低蛋白的清淡饮食
    C. 检查前一日晚餐后口服造影剂并禁食
    D. 检查当日早晨应进清淡饮食
    E. 首次摄片胆囊显影后进高脂肪餐

69. 患儿，5岁。扁桃体发炎，医嘱要求采集咽拭子标本，正确的做法是
    A. 先用清水漱口
    B. 用力擦拭，取足量分泌物
    C. 用无菌干燥棉签蘸取
    D. 将棉签前端剪下置入试管中
    E. 送检试管应密封

70. 患者，女性，55岁。拟于次日行"胃大部切除手术"，术前晚患者睡眠不佳，医嘱地西泮5 mg肌内注射 sos，此医嘱属于
    A. 长期医嘱
    B. 临时备用医嘱
    C. 长期备用医嘱
    D. 指定时间的医嘱
    E. 临时医嘱

71. 某患者，女性，肺癌晚期，近来病情恶化，观察发现患者情绪低落，悲伤，常哭泣，护士判断患者的心理反应属于临终前的
    A. 愤怒期
    B. 接受期
    C. 协议期
    D. 忧郁期
    E. 否认期

72. 某患者，因骨折住院接受治疗，手术第一天有 q 4 h prn 给予止痛剂的医嘱，下列哪项描述是正确的
    A. prn 的医嘱属于临时医嘱
    B. 每隔 4 h 就应规律给予止痛剂
    C. 每当王先生主诉疼痛时，立即给予止痛剂
    D. 王先生主诉疼痛时，每隔 4 h 可给止痛剂
    E. 当患者要求时，立即给予止痛剂

73. 患者，男性，50岁。入院第2天清晨主诉昨夜难入睡，易惊醒。下午医生为其加开医嘱：地西泮，5 mg，po，sos。但当晚患者睡眠良好，该医嘱未执行。次日上午，护士应在医嘱栏内
    A. 用红笔写上"失效"
    B. 用蓝笔写上"未用"
    C. 用红笔写上"未用"
    D. 用蓝笔写上"作废"
    E. 用蓝笔写上"失效"

74. 某三甲医院在招聘护士的过程中，只招收有护士执业证书并且身体健康的护士作为新员工，以预防在岗护士因无资质或疾病导致的生产力低下和不必要的损失。这种控制手段属于

A. 要素控制

B. 过程控制

C. 结果控制

D. 成本控制

E. 直接控制

75. 患者，女性，45 岁，因对病情担忧而伤心的哭泣，此时护士可采取最适合的沟通方式为：

    A. 目光注视患者

    B. 安慰患者，阻止其悲伤

    C. 离开患者，让患者平静

    D. 让患者发泄情绪

    E. 陪伴患者

二、以下提供若干个案例，每个案例下设若干个考题。请根据各考题题干所提供的信息，在每题下面 A、B、C、D、E 五个备选答案中选择一个最佳答案，并在答题卡上将相应题号的相应字母所属方框涂黑。

A3/A4 型题

（1～5 题共用题干）

毛某，女，30 岁。因家庭纠纷，服农药乐果，急送医院。

1. 该患者禁用的洗胃液是

    A. 等渗盐水

    B. 温开水

    C. 2%～4% 碳酸氢钠

    D. 1∶15 000～1∶20 000 高锰酸钾

    E. 1% 盐水

2. 洗胃液的适宜温度是

    A. 20～25 ℃

    B. 25～30 ℃

    C. 25～38 ℃

    D. 38～41 ℃

    E. 41～43 ℃

3. 电动洗胃机洗胃时，负压调节至

    A. 7.6 kPa 左右

    B. 9.3 kPa 左右

    C. 12.3 kPa 左右

    D. 13.3 kPa 左右

    E. 15.3 kPa 左右

4. 洗胃时，先吸尽胃内容物，其主要目的是

    A. 确定胃管已插入胃中

    B. 防止胃管阻塞

    C. 防止胃扩张

    D. 做毒物鉴定

    E. 减少毒物吸收

5. 洗胃过程中，患者主诉腹痛，吸出血性灌洗液，此时护士应立即采取下列哪种措施

    A. 立即停止洗胃

    B. 减慢洗胃速度

    C. 减少每次灌入量

    D. 尽快将液体吸出

    E. 加快洗胃速度

（6～7 题共用题干）

患者吴某，肝硬化合并上消化道出血，经对症治疗后出血停止，病情好转。

6. 出血期间，患者大便呈

    A. 黄褐色

    B. 果酱色

    C. 柏油色

    D. 暗红色

    E. 鲜红色

7. 此患者需做大便隐血试验，前三天应禁食

    A. 白菜

    B. 牛奶

    C. 土豆

    D. 冬瓜

    E. 羊血

（8～9 题共用题干）

患者男，45 岁，因在工地干活时，被生铁钉刺入足跟而致破伤风，收住入院。

8. 对此患者应实施何种隔离措施

    A. 接触性隔离

    B. 消化性隔离

    C. 昆虫隔离

    D. 保护性隔离

    E. 严密隔离

9. 对此患者实施操作时哪项不妥

    A. 接触患者戴口罩、帽子

    B. 穿隔离衣、戴手套

    C. 污染敷料应焚烧

    D. 布类及器械应清洁后消毒

    E. 患者勿相互交换物品

（10～12 题共用题干）

患者余某，患支气管肺炎，近几日咳嗽加重，痰液形稠。

10. 护士为此患者作超声波雾化吸入首选药物是

A. 庆大霉素

B. 卡那霉素

C. a-糜蛋白酶

D. 氨茶碱

E. 地塞米松

11. 在使用超声波雾化器过程中,水槽内蒸馏水的温度不超过

A. 70 ℃

B. 60 ℃

C. 50 ℃

D. 40 ℃

E. 30 ℃

12. 护士为其治疗完毕,先关雾化开关,再关电源开关,是防止损坏

A. 雾化罐

B. 螺纹管

C. 晶体换能器

D. 电子管

E. 口含嘴

（13～16 题共用题干）

患者男性,76 岁。慢性支气管炎 24 年,主诉发热、咳嗽,咳黄色黏痰 5 天,自觉咳嗽无力,痰液黏稠不易咳出。吸烟 40 年,20 支/d,难以戒除。体检:精神萎靡,皮肤干燥,体温 38.7 ℃,肺部听诊可闻及干、湿性啰音。

13. 属于主观资料的是

A. 皮肤干燥

B. 痰液黏稠

C. 体温 38.7 ℃

D. 无力咳嗽

E. 肺部干、湿性啰音

14. 根据患者的状况,陈述正确的护理诊断是

A. 清理呼吸道无效:与呼吸道炎症、痰液黏稠、咳嗽无力有关

B. 体温过高:38.7 ℃,呼吸道炎症导致

C. 活动无耐力,因呼吸道炎症、氧供应减少引起

D. 知识缺乏

E. 组织灌注量不足,与发热、皮肤干燥有关

15. 针对你确定的护理诊断,预期目标是

A. 患者 3 天内体温下降

B. 患者 3 天内炎症控制,自行咳出痰液

C. 指导患者叙述有关呼吸道疾病的预防保

健知识

D. 患病期间得到良好休息,体力得以恢复

E. 遵医嘱静脉输液,增加患者组织灌注

16. 针对你确定的护理诊断,预期目标是

A. 患者 3 天内体温下降

B. 患者 3 天内炎症控制,自行咳出痰液

C. 指导患者叙述有关呼吸道疾病的预防保健知识

D. 患病期间得到良好休息,体力得以恢复

E. 遵医嘱静脉输液,增加患者组织灌注

（17～18 题共用题干）

患者,女性,10 岁。持续发热 2 天,体温 40.0 ℃,伴胸痛,咳嗽咳痰,右下肺布满湿啰音,皮肤干燥,24 h 饮水量少于 500 ml。

17. 患者住院后,哭闹着要回家,护士发现其头发有头虱,以下不能列为该患者的护理诊断是

A. 体温过高

B. 呼吸道清理无效

C. 体液不足

D. 焦虑

E. 卫生自理缺陷

18. 护士在指定计划中,列出"3 天内消除头虱"是

A. 护理诊断

B. 护理措施

C. 护理目标

D. 护理实施

E. 护理诊断

（19～21 题共用题干）

患者男性,69 岁,农民,无文化,胃癌术后。护士在探索时间与其进行交谈。交谈过程中,护士手机来电,护士立刻将手机关闭。患者感到伤口阵阵疼痛,十分烦躁,探视患者的女儿轻轻地安慰。最终交谈无法再进行下去,不得不终止。

19. 影响此次护患沟通的隐秘性因素是

A. 患者伤口疼痛

B. 患者无文化

C. 护士未关闭手机

D. 患者女儿在场

E. 患者年龄较大

20. 导致此次交谈失败的个人生理原因是患者

A. 无文化

B. 情绪烦躁

C. 年龄较大

D. 伤口疼痛

E. 女儿在场

21. 针对此患者的特点，最佳的护患关系为

    A. 指导型

    B. 被动型

    C. 共同参与型

    D. 指导-合作型

    E. 主动-被动型

（22～25 题共用题干）

护理质量控制以预防为主。护理部质控组运用 PDCA 的管理方法，定期到临床进行查找存在问题，在检查中注重要素质量、环节质量和终末质量，发现产生质量问题的原因，针对主要原因定出具体实施计划，贯彻和实施预定的计划和措施，并总结经验教训，将存在问题转入下一个管理循环中。

22. 护理质量控制的作用是

    A. 监督指导

    B. 循环管理

    C. 持续改进

    D. 目标管理

    E. 检查落实

23. 护理质量控制的依据是

    A. 统计数据

    B. 质量标准

    C. 个人观察

    D. 问卷调查

    E. 书面报告

24. 护理质量控制以预防为主，鼓励上报分析的是

A. 差错事故

B. 护理纠纷

C. 护理事故

D. 不良事件

E. 护理缺陷

25. 从患者得到的护理效果评价是

    A. 环境质量

    B. 观察病情

    C. 患者管理

    D. 心理护理

    E. 出院满意度

参考答案

一、A1/A2 型题

1. B　2. C　3. E　4. A　5. E　6. D　7. A　8. E　9. B
10. E　11. D　12. A　13. B　14. A　15. E　16. B
17. A　18. D　19. E　20. B　21. E　22. D　23. E
24. E　25. D　26. B　27. E　28. B　29. B　30. E
31. B　32. C　33. C　34. D　35. C　36. E　37. D
38. C　39.　40. E　41. E　42. A　43. A　44. B
45. E　46. B　47. E　48. D　49. C　50. E　51. D
52. D　53. E　54. D　55. C　56. B　57. D　58. C
59. C　60. A　61. D　62. C　63. D　64. A　65. B
66. E　67. A　68. D　69. E　70. B　71. D　72. D
73. C　74. A　75. E

二、A3/A4 型题

1. D　2. C　3. D　4. E　5. A　6. C　7. E　8. A
9. D　10. C　11. B　12. D　13. D　14. A　15. B
16. B　17. D　18. D　19. D　20. D　21. D　22. C
23. B　24. D　25. E

护士执业资格考试"专业实践能力"模拟试卷三

一、以下每一道考题下面有 A、B、C、D、E 五个备选答案。请选择一个最佳答案，并在答题卡上将相应题号的相应字母所属方框涂黑。

A1/A2 型题

1. 组成护理程序的理论框架是
 A. 分析论
 B. 方法论
 C. 系统论
 D. 解决问题论
 E. 需要论

2. 在护患交谈过程中，为了给自己提供思考和观察的时间，护士可采用的最佳技巧为
 A. 倾听
 B. 核实
 C. 鼓励
 D. 沉默
 E. 患者重述

3. 以下属于患者的首优问题是
 A. 体温过高：体温 39.5 ℃
 B. 舒适的改变：呃逆
 C. 营养失调：高于机体需要量
 D. 家庭应对无效
 E. 组织灌注量不足

4. 有……危险"的护理诊断的陈述方式是
 A. PES 公式
 B. PE 公式
 C. ES 公式
 D. PS 公式
 E. P 公式

5. 保持病室安静的措施不包括
 A. 建立健全有关安静制度
 B. 医护人员进行各种操作时做到"四轻"
 C. 病室桌.椅脚安装橡胶垫
 D. 治疗车轴、门轴应经常润滑
 E. 关闭门窗，避免噪音干扰

6. 抢救链霉素过敏反应时，为了减轻链霉素的毒性可以静脉注射
 A. 氯丙嗪
 B. 扑尔敏
 C. 乳酸钙
 D. 氯化钙
 E. 异丙肾上腺素

7. 生化检验的血标本应在什么时候采集
 A. 清晨空腹
 B. 饭前半小时
 C. 饭后半小时
 D. 临睡前
 E. 没有时间限制

8. 输入异型血多少 ml 即可发生溶血反应
 A. 2～5 ml
 B. 5～10 ml
 C. 10～15 ml
 D. 15～20 ml
 E. 20～30 ml

9. 需要密切观察血压的病情是
 A. 急性感染
 B. 哮喘
 C. 腹泻
 D. 休克
 E. 恶心.呕吐

10. 一般洗胃溶液的温度是
 A. 4 ℃
 B. 18～22 ℃
 C. 25～38 ℃
 D. 39～41 ℃
 E. 45 ℃

11. 为中毒严重者洗胃时，最适宜患者的体位是
 A. 右侧卧位
 B. 左侧卧位
 C. 屈膝仰卧位
 D. 头高足低位
 E. 坐卧位

12. 目前医学界主张的死亡诊断标准是
 A. 心跳停止
 B. 呼吸停止
 C. 脑死亡
 D. 反射消失

E. 瞳孔散大

13. 书写病区交班报告，首先应写
    A. 危重患者
    B. 转科患者
    C. 手术患者
    D. 出院患者
    E. 新入院患者

14. 处理医嘱时不妥的一项是
    A. 护士执行医嘱后签全名
    B. 临时医嘱应在短时间内执行，一般仅执行一次
    C. 医嘱必须有医生签名
    D. 临时备用医嘱过时未执行，则由医生注明"取消"
    E. 执行过程中必须认真核对

15. 属于长期备用医嘱的是
    A. 一级护理
    B. X 线摄片
    C. 眼科会诊
    D. 吸氧 prn
    E. 餐后血糖

16. 用挪动法搬动病员下列哪项是错误的
    A. 移开床旁桌.椅
    B. 松开盖被,请病员合作
    C. 推平车至床边并紧靠床边
    D. 护士站在床头助病员将上身.臀部.下肢按序向平车挪动
    E. 用大单及盖被包裹好病员

17. 二人搬运患者上下平车法适用于
    A. 病情较轻者
    B. 体重较重者
    C. 儿科患者
    D. 病情危重者
    E. 腰椎骨折者

18. 不符合特别护理要点的是
    A. 24 h 专人护理
    B. 密切观察病情.生命体征
    C. 制定护理计划
    D. 加强基础护理，防止并发症
    E. 给予卫生保健指导

19. 医院的分级护理是根据患者的
    A. 病种
    B. 性格
    C. 地位
    D. 活动情况
    E. 病情

20. 协助患者更换卧位的间隔时间应根据
    A. 患者的要求
    B. 病情和受压情况
    C. 医嘱
    D. 家属的提议
    E. 工作的闲忙

21. 昏迷患者宜采取
    A. 俯卧位
    B. 侧卧位
    C. 中凹卧位
    D. 去枕仰卧位
    E. 屈膝仰卧位

22. 一般患者入院进行卫生处置的主要目的是：
    A. 皮肤清洁
    B. 换上患者服装
    C. 隔离处理
    D. 讲究卫生
    E. 防止医院内交叉感染

23. 关于出院患者的床单元处理，错误的一项是：
    A. 撤下污被服送洗
    B. 病床、床旁桌椅用消毒液擦拭
    C. 痰杯用消毒液浸泡
    D. 枕芯放在日光下暴晒 6 h
    E. 铺暂空床，准备迎接新患者

24. 脊髓腔穿刺后，患者采取去枕仰卧位的主要目的是
    A. 有利于脑血液循环
    B. 防止脑缺血
    C. 预防颅内压减低
    D. 防止昏迷
    E. 减轻脑膜刺激症状

25. 某护生练习铺备用床操作，带教老师指出其操作错误的步骤
    A. 移开床旁桌距离床 20 cm
    B. 椅放床尾，按顺序置用物
    C. 铺大单顺序先床头，后床尾
    D. 枕套开口向门放置
    E. 盖被被筒两边与床沿平齐

26. 需备麻醉床的患者是
    A. 外科新入院患者

B. 行口服法胆囊造影的患者

C. 腰椎穿刺术后的患者

D. 肠梗阻待手术的患者

E. 腹腔镜术后患者

27. 需执行严密隔离的疾病是

A. 流行性乙型脑炎

B. 咽部白喉

C. 传染性肝炎

D. 霍乱

E. 肺结核

28. 使用燃烧灭菌法，不正确的一项是

A. 多用于已带致病菌又无保留价值的物品

B. 热源为 95% 乙醇

C. 远离易燃易爆物品

D. 燃烧火焰将要熄灭时及时添加乙醇

E. 可用于搪瓷类物品灭菌

29. 不需要去枕仰卧位的患者有

A. 昏迷者

B. 全身麻醉未清醒者

C. 椎管内麻醉

D. 脊髓腔内穿刺者

E. 背腰.臀部有伤口者

30. 护理传染患者后，双手的刷洗方法是

A. 由前臂至指尖刷洗 2 遍共 2 min

B. 由指尖至前臂刷洗 2 遍共 2 min

C. 由指尖至前臂刷洗 3 遍共 7 min

D. 由指尖至肘上 3 厘米刷洗 3 遍共 7 min

E. 由指尖至前臂刷洗一遍共 2 min

31. 压力蒸汽灭菌法是应用最广、效果最可靠的首选灭菌方法，某护士采用高压蒸汽灭菌进行灭菌，8:45 am 锅内压力达到 120 kPa，此后压力一直维持在 103 ~ 137 kPa，达到灭菌效果的正确时间是

A. 8:55 am

B. 9:15 am

C. 9:35 am

D. 9:55 am

E. 10:15 am

32. 无盐低钠饮食须每日控制摄入食物中自然存在的含钠量为

A. 0.5 g

B. 1 g

C. 1.5 g

D. 2 g

E. 2.5 g

33. 胆囊造影检查前日中午患者进高脂肪饮食的目的是

A. 刺激胆囊产生胆囊收缩素

B. 刺激肝细胞多分泌胆汁

C. 有助于胆汁进入胆囊

D. 刺激胆囊收缩和排空

E. 有助于造影剂进入肝细胞

34. 禁忌使用鼻饲法的患者是

A. 昏迷患者

B. 口腔手术患者

C. 食管狭窄患者

D. 拒绝进食患者

E. 食管下段静脉曲张患者

35. 插胃管时患者出现呛咳、发绀，则应

A. 嘱患者深呼吸

B. 嘱患者做吞咽动作

C. 稍停片刻再插管

D. 托起头部继续插管

E. 立即拔出胃管重插

36. 留 24 h 尿标本作 17-酮类固醇检查时，应在标本中加入

A. 甲醛

B. 稀盐酸

C. 浓盐酸

D. 乙酚

E. 乙醛

37. 鼻饲患者的护理措施，不妥的是

A. 每日进行口腔护理

B. 注入流质前后注入少量温开水

C. 每次鼻饲间隔时间不少于 2 h

D. 所有灌注用物应每日消毒 1 次

E. 胃管应每日更换，晚上拔出，次晨再由另一鼻孔插入

38. 接种流感疫苗的部位是

A. 前臂内侧下段

B. 上臂三角肌

C. 前臂外侧

D. 三角肌下缘

E. 股外侧肌

39. 进行药物过敏实验的患者，护士在注射前要特别注意

A. 环境要清洁.宽阔

B. 备好 70% 酒精及无菌棉签

C. 抽药剂量要准确

D. 询问患者有无过敏史

E. 选择合适的注射部位

40. 同时抽取不同种类的血标本,注入试管内的顺序正确的是

    A. 干燥管→抗凝管→血培养瓶

    B. 干燥管→血培养瓶→抗凝管

    C. 抗凝管→血培养瓶→干燥管

    D. 血培养瓶→干燥管→抗凝管

    E. 血培养瓶→抗凝管→干燥管

41. 青霉素过敏性休克在抢救时首先采取的措施是

    A. 立即通知医生

    B. 静脉注射 0.1% 盐酸肾上腺素

    C. 立即停药,平卧,皮下注射 0.1% 盐酸肾上腺素

    D. 立即吸氧,行胸外心脏按压

    E. 静脉输液,给氢化可的松

42. 进行破伤风抗毒素脱敏注射时的正确方法是

    A. 分 2 次,剂量一样,平均每隔 20 min 一次

    B. 分 3 次,剂量一样,平均每隔 20 min 一次

    C. 分 4 次,剂量一样,平均每隔 20 min 一次

    D. 分 4 次,剂量由小到大,平均每隔 20 min 一次

    E. 分 4 次,剂量由大到小,平均每隔 20 min 一次

43. 患儿男,4 岁,因不规则发热,出血,肝,脾,淋巴结肿大等入院治疗。护士在护理患儿的过程中,体现护士照顾角色的行为是

    A. 对患儿及其陪护进行健康教育

    B. 与患儿的母亲共同制定护理计划

    C. 做好病区内物品的管理

    D. 帮助照顾患儿的饮食起居

    E. 做好入院介绍

44. 何女士,20 岁,护理专业毕业,在申请申请护士执业注册时,卫生厅给予拒绝,你推测她可能是以下哪种学制的毕业生

    A. 5 年制大学本科

    B. 3 年制大学专科

    C. 3 年制中专

    D. 2 年制中专

    E. 2 年制研究生

45. 使用无菌容器的操作,不正确的是

    A. 手持无菌容器时应托住底部,手只能触及容器边缘

    B. 取出物品时容器盖勿全开,保持半开即可

    C. 疑有污染或已被污染时,应更换或重新灭菌

    D. 取出的物品未使用,应立即放回

    E. 打开容器盖,内面朝上稳妥放好

46. 张女士,42 岁,因头晕头痛待查入院,医嘱测血压每日 4 次。为其测血压时,应该

    A. 定部位、定体位、定护士、定血压计

    B. 定部位、定体位、定时间、定血压计

    C. 定部位、定时间、定护士、定听诊器

    D. 定体位、定时间、定部位、定听诊器

    E. 定体位、定护士、定时间、定血压计

47. 某破伤风患者,神志清楚,全身肌肉阵发性痉挛、抽搐,所住病室环境,下列哪项不符合病情要求

    A. 室温 18 ~ 22 ℃

    B. 相对湿度 50% ~ 60%

    C. 门、椅脚钉橡胶垫

    D. 保持病室光线充足

    E. 护士要做到"四轻"

48. 李某,35 岁,行剖宫产术,术前准备作留置导尿,护士在操作时应该为患者安置的体位是

    A. 右侧卧位

    B. 头低脚高位

    C. 去枕仰卧

    D. 膝胸位

    E. 屈膝仰卧位

49. 患者李某,甲状腺功能亢进,手术治疗后,采取半坐卧位的主要目的是

    A. 减轻局部出血

    B. 预防感染

    C. 避免疼痛

    D. 有利伤口愈合

    E. 改善呼吸困难

50. 张先生,男,32 岁,因患急性黄疸性肝炎住院,此时进行的护理措施不妥当的是

    A. 接触患者应穿隔离衣

    B. 患者的排泄物直接倒入马桶中冲洗

C. 护理患者前后均应洗手

D. 给予低脂肪食物

E. 患者剩余的饭菜可用漂白粉混合搅拌后倒掉

51. 患者李某，在出差途中，不幸感染急性甲型肝炎在外地住院，他需要将自己生病的情况告知家人，于是给家里写信，他的信件应该用何种方法处理后再寄出

A. 高压蒸汽灭菌

B. 甲醛熏蒸柜熏蒸

C. 用氯胺溶液喷雾

D. 用紫外线照射

E. 过氧乙酸擦拭

52. 患者李某，男性，35 岁。高热待查，体温 39.5 ℃，遵医嘱予以乙醇擦浴降温。为观察降温效果，复测体温应在擦浴后

A. 10 min

B. 20 min

C. 30 min

D. 40 min

E. 60 min

53. 李先生，70 岁，因呼吸功能减退，行气管切开术，进行人工呼吸，患者的病室环境应特别注意

A. 保持安静

B. 调节适宜的温.湿度

C. 加强通风

D. 合理采光

E. 适当绿化

54. 护士小张为患者李某插胃管，插管过程中，患者表示感觉恶心难以忍受，小张应该

A. 立即拔出胃管，待患者恢复后重插

B. 暂停片刻，嘱患者做深呼吸，恢复后继续插

C. 让患者忍耐一下，继续插

D. 拔管从另一侧鼻孔插入

E. 托起患者头部继续缓慢插入

55. 患者男性，78 岁。因上呼吸道感染诱发慢性阻塞性肺病急性发作，入院后给予抗感染、平喘、祛痰治疗，输液总量为 800 ml，计划 5 h 输完，输液器滴系数为 15，每分钟滴数为

A. 30 滴

B. 35 滴

C. 40 滴

D. 45 滴

E. 50 滴

56. 患者李某，高烧 5 天，可疑败血症，按医嘱做血培养，其检验目的是

A. 测定血糖

B. 测定电解质

C. 查找血液中致病菌

D. 测定血氨

E. 测定二氧化碳结合力

57. 输液中患者突然感到胸部异常不适，呼吸困难，严重发绀，有濒死感。听诊心前区可闻响亮的.持续的"水泡声"，应考虑并发

A. 过敏性休克

B. 心力衰竭

C. 急性肺水肿

D. 空气栓塞

E. 枸橼酸钠毒性反应

58. 患者程某，男，58 岁，诊断尿毒症，其表现神志不清，肌张力消失，心音低钝，脉搏细弱，血压 80/40 mmHg，呈间歇呼吸，判断患者此时处于

A. 濒死期

B. 临床死亡期

C. 生物学死亡期

D. 生理学死亡期

E. 脑死亡期

59. 章先生，因急性乙型肝炎入院，需行消化道隔离。此项内容属于

A. 不列入医嘱

B. 长期医嘱

C. 临时医嘱

D. 长期备用医嘱

E. 临时备用医嘱

60. 胡女士行背部小手术后感到疼痛，为减轻患者疼痛，2 pm 医生开出医嘱：安那度 10 mg im sos，此项医嘱失效的时间至

A. 8 pm

B. 12 pm

C. 第二日 2 am

D. 第二日 2 pm

E. 医生注明的停止时间

61. 护理人员在临床工作中感染血源性传染病，最常见的原因是

A. 给传染病患者擦浴

B. 侵袭性操作

C. 针刺伤

D. 为传染病患者的污染伤口换药

E. 接触传染病患者的体液

62. 患者，女性，68 岁，因病情危重入住 ICU。第 2 天病情平稳后，对护士说"我想见孩子和老伴，心里憋得慌。"该患者存在

A. 生理需要

B. 安全需要

C. 爱与归属的需要

D. 自尊的需要

E. 自我实现的需要

63. 王某，外伤，右下肢骨折，大量出血，急诊入院，急诊科护士在医生未到时应立即

A. 询问事故的原因

B. 向保卫部门报告

C. 为患者注射止痛剂

D. 劝慰患者耐心等待医生

E. 给患者止血、测 BP，建立静脉输液通道

64. 患者男性，72 岁。血小板减少性紫癜入院，护士为其检查口腔时发现口腔黏膜有散在瘀点，右侧下牙龈有瘀斑，在为患者进行口腔护理时，应特别注意

A. 动作轻柔，勿损伤黏膜

B. 所有物品均无菌

C. 棉球不可过湿以防发生呛咳

D. 擦拭时勿触及咽部以免发生恶心

E. 先擦拭瘀斑处

65. 患者男性，40 岁，颅内手术后，护士嘱患者头部翻转不可过剧，目的是防止可能引起的并发症为

A. 脑干损伤

B. 脑栓塞

C. 休克

D. 脑疝

E. 脑出血

66. 患者男性，45 岁。因关节疼痛，需每日红外线照射一次，在照射过程中，应随时观察局部皮肤反应，出现紫红色

A. 为适宜剂量，继续照射

B. 应立即停止照射，涂凡士林保护皮肤

C. 应停止照射，改用热敷

D. 应改用小功率灯头

E. 应改用大功率灯头

67. 患者女性，35 岁。膀胱高度膨胀且又极度虚弱，一次放尿量过多导致血尿产生的原因是

A. 腹压急剧下降，大量血液滞留于腹腔血管内

B. 膀胱内压突然降低，导致膀胱黏膜急剧充血

C. 血压下降，虚脱

D. 尿道黏膜损伤

E. 放尿时操作不当，损伤尿道内口

68. 方先生，63 岁，晨起取牛奶的路上突然摔倒，意识丧失，大动脉搏动消失。此时恰巧被张护士遇到，请问张护士对该患者应立即采取的措施是

A. 呼叫医生迅速来抢救

B. 呼叫 120 来抢救

C. 立即送回医院实施抢救

D. 先畅通气道，再行人工呼吸、人工循环

E. 先人工呼吸、人工循环，再畅通气道

69. 一因车祸受重伤的男子被送去医院急救，因没带押金，医生拒绝为患者办理住院手续，当患者家属拿来钱时，已错过了抢救最佳时机，患者死亡。本案例违背了患者的

A. 享有自主权

B. 享有知情同意权

C. 享有保密和隐私权

D. 享有基本的医疗权

E. 享有参与治疗权

70. 李某，女，65 岁。慢性肺源性心脏病，缺氧和二氧化碳潴留并存，应给予

A. 高浓度、高流量、持续给氧

B. 高浓度、高流量、间断给氧

C. 低浓度、低流量、持续给氧

D. 低浓度、低流量、间断给氧

E. 先高浓度，后低浓度给氧

71. 陆先生，男，70 岁。脑出血入院，深昏迷，呼吸深大伴明显痰鸣音。须使用电动吸引器为患者吸痰，下列操作错误的是

A. 先检查吸引器性能

B. 调节负压 40.0~53.3 kPa

C. 痰液黏稠可叩拍胸背部

D. 可连续抽吸 15 min

E. 吸痰管每次更换

72. 洗胃过程中，患者主述腹痛，吸出血性灌洗液，此时护士应立即采取下列哪种措施

A. 立即停止洗胃

B. 减慢洗胃速度

C. 减少每次灌入量

D. 尽快将液体吸出

E. 加快洗胃速度

73. 患儿，2 岁。因急性上呼吸道感染收入院，护士选择头皮静脉穿刺为患儿输液，此时护士与患儿的人际距离是

　　A. 亲密距离

　　B. 个人距离

　　C. 社会距离

　　D. 公众距离

　　E. 心理距离

74. 患儿女，8 岁。患猩红热入院，现处于脱屑期，躯干呈糠皮样脱屑，手足为大片样脱皮，患儿拒绝与外界交流，原因是"现在我太难看了"。护士给予心理疏导时，不恰当的内容是

　　A. 介绍疾病的预后，加强其战胜疾病的信心

　　B. 关心爱护患儿，与其建立良好的护患关系

　　C. 鼓励患儿与他人及社会进行交往

　　D. 介绍病情观察的要点

　　E. 正确对待自我形象改变

75. 以下不属于护士权利的是

　　A. 护士执业，按规定获取工资报酬

　　B. 保护患者隐私

　　C. 对医疗卫生机构和卫生主管部门的工作提出意见和建议

　　D. 享受专业知识能力的教育和培训

　　E. 在护理工作中做出杰出贡献有获得表彰、奖励的权利

76. 护士在巡视病房中，发现 4 床王先生液体滴速很慢，注射局部无肿胀，检查有回血，你认为此时应采取何种措施

　　A. 局部热敷

　　B. 调整针头位置

　　C. 用力挤压输液管，直至点滴良好

　　D. 更换针头，另选血管重新穿刺

　　E. 接注射器抽液推注，直至输液通畅

二、以下提供若干个案例，每个案例下设若干个考题。请根据各考题题干所提供的信息，在每题下面 A、B、C、D、E 五个备选答案中选择一个最佳答案，并在答题卡上将相应题号的相应字母所属方框涂黑。

A3/A4 型题

（1～2 共用题干）

患者，女性，35 岁。自述在机关工作，因经常加班、出差和应酬，家人对其不能理解。

1. 该患者的资料内容属于

　　A. 患者的一般情况

　　B. 患者的生活状况

　　C. 患者的心理状况

　　D. 患者的社会情况

　　E. 患者的自理状况

2. 该患者的资料类型属于

　　A. 检查资料

　　B. 一般情况资料

　　C. 主观资料

　　D. 客观资料

　　E. 直接资料

（3～5 题共用题干）

患者，女性，35 岁。因腹泻每日 10～15 次，粪便为米泔水样来院就诊，患者轻度脱水，结合患者症状和医生查体结果，高度怀疑为霍乱。正在等待实验室检查结果以明确诊断。

3. 目前对该患者应采取的正确措施是

　　A. 由家属陪同在医院门诊等待结果

　　B. 在就诊医院指定场所单独隔离

　　C. 要求患者自行转往传染病专科医院

　　D. 请患者先回家，告知指定日期前来取化验结果

　　E. 收住入本院消化科病房

4. 该患者经检查确认为霍乱需隔离治疗。护士应告知其家属，隔离期限是

　　A. 以临床症状消失为准

　　B. 根据科主任对病情的判断来决定

　　C. 根据医学检查结果确定

　　D. 以上级卫生防疫部门确定

　　E. 由公安机关决定

5. 该患者经全力抢救未见好转不幸死亡，护士应对尸体立即进行卫生处理并

　　A. 由家属带回老家土葬

　　B. 征得家属同意后尸检

　　C. 移入太平间

　　D. 石灰池掩埋

　　E. 就近火化

（6～8 题共用题干）

患者男性，肝性脑病。患者烦躁，神志不清，经静脉给药

6. 为确保输液顺利，可选择的保护方法

　　A. 局部用纱布覆盖

　　B. 使用床挡

　　C. 肢体约束带

　　D. 支被架保护

　　E. 家属 24 h 陪伴

7. 使用上述工具，患者肢体的最好位置
   A. 生理运动位置
   B. 功能位置
   C. 舒适的位置
   D. 容易变换的位置
   E. 便于治疗的位置

8. 使用上述工具应特别注意的问题是
   A. 每 2 h 松开 15 min
   B. 密切观察皮肤颜色
   C. 保护患者自尊
   D. 约束带要垫衬垫
   E. 约束带应系紧，防止脱落

（9～12 题共用题干）

患者女性，70 岁。因脑血管意外右侧下肢瘫痪卧床，护士指导其家人进行预防压疮护理，护士向患者家属讲解发生压疮常见的原因，并要求家属复述其掌握的内容。

9. 家属复述发生压疮的常见原因不正确的是
   A. 保持床单、被褥干净，平整、干燥
   B. 定时翻身，避免局部组织长时间受压
   C. 搬动患者不拖、不拉，并抬起来
   D. 控制体重，防止难于搬动
   E. 嘱患者进食时，防止碎屑掉在床上

10. 压疮最常发生的部位是
   A. 足跟部
   B. 肘部
   C. 肩峰部
   D. 坐骨结节
   E. 骶尾部

11. 2 周后该患者家属反映其骶尾部皮肤发红、疼痛。护士检查其卧床受压部位后，出现紫红色、肿胀，皮下硬结，表皮有小水泡。该患者发生的压疮分期属于
   A. 淤血红润期
   B. 炎性浸润期
   C. 溃疡期
   D. 逆转期
   E. 坏死期

12. 若该患者骶尾部表皮继续出现大水疱，护士正确的护理措施是
   A. 用无菌注射器抽出疱内液体，不可剪去表皮
   B. 剪破水疱表皮，引流
   C. 用乙醇局部按摩，促进血液循环和水疱吸收

D. 用无菌纱布包扎水疱，减少摩擦，等其自行吸收
   E. 外涂抗生素，防止感染

（13～14 题共用题干）

患者男性，45 岁。因脑外伤入院，神志不清，意识昏迷。查体：体温 39 ℃，脉搏 108 次/min，呼吸 24 次/min，血压 195/120 mmHg，现需通过鼻饲维持营养。

13. 当胃管插至会厌部时，护士应
   A. 使患者头后仰
   B. 嘱患者做吞咽动作
   C. 将患者的头侧向一边
   D. 将患者的头靠近胸骨
   E. 减慢插管动作

14. 胃管插入后，应验证其在胃内，正确的方法是
   A. 注入少量温开水，于胃部听气过水声
   B. 注入少量温开水，听肠鸣音
   C. 注入少量气体，听肠鸣音
   D. 注入少量气体，于胃部听气过水声
   E. 将胃管末端放入水中，见有气泡溢出

（15～17 题共用题干）

患者男，70 岁，肝昏迷前期，表现为意识错乱、睡眠障碍、行为失常，三天未排便。

15. 因严重便秘，需行大量不保留灌肠，应禁用的灌肠液是
   A. 生理盐水
   B. 1、2、3 溶液
   C. 肥皂水
   D. 0.9% 氯化钠
   E. 油剂

16. 禁用该溶液的原因是
   A. 引起电解质平衡失调
   B. 发生腹胀
   C. 对肠黏膜刺激性大
   D. 导致腹泻
   E. 减少氨的产生和吸收

17. 若出现肠胀气，应采取的措施是
   A. 肛管排气
   B. 生理盐水灌肠
   C. 10% 水合氯醛灌肠
   D. 开塞露肛门注入
   E. 口服硫酸镁

（18～21 题共用题干）

患者女性，56 岁。2 h 前因上腹部剧烈疼痛

伴恶心、呕吐一次，30 min 后突然晕厥、出冷汗伴濒死感而急诊入院。入院时间为 14:30。体格检查：腋温 38.5 ℃，脉搏 102 次/min，呼吸 22 次/min，血压 70/50 mmHg。

18. 关于入院时间的记录方法，表述正确的是
 A. 在体温单 40～42 ℃ 栏内蓝笔纵行书写
 B. 在体温单<35 ℃ 栏内红笔纵行书写
 C. 在体温单 40～42 ℃ 栏内红笔纵行书写
 D. 在体温单<35 ℃ 栏内蓝笔纵行书写
 E. 在体温单底栏书写

19. 关于生命体征的绘制方法，正确的是
 A. 呼吸的记录符号为红"O"
 B. 体温的记录符号为蓝"×"
 C. 脉搏的记录符号为红"O"
 D. 心率以红"●"表示
 E. 物理降温后的体温以蓝"×"表示

20. 给予物理降温后，复测体温为 38.7 ℃，护理人员应
 A. 在降温前体温的相应纵栏内以红"O"表示
 B. 在降温前体温的相应纵栏内以蓝"×"表示
 C. 重新测量，核实后记录
 D. 机相应时间栏内以红"O"表示
 E. 在相应时间栏内以蓝"×"表示

21. 结合实验室检查：白细胞 11.9×10^9/L，血沉 26 mol/h。心电图 V1～V5 导联 ST 段抬高。诊断为急性广泛性前壁心肌梗死。需立即执行的医嘱是
 A. 禁食
 B. 记录 24 h 出入液量
 C. 哌替啶 50 mg 肌内注射，st
 D. 10% 葡萄糖 500 ml+10% 氯化钾 15 ml+胰岛素 8 u 静脉滴注，qd
 E. 一级护理

（22～24 题共用题干）

患者男性，因患直肠癌住院行根治术。在手术前，医生告知患者及家人手术的必要性及风险性以获得患者的知情同意。

22. 医生获得患者的知情同意，其实质是
 A. 尊重患者自主性
 B. 尊重患者社会地位
 C. 尊重患者人格尊严
 D. 患者不会作出错误决定
 E. 患者提出的要求总是合理的

23. 治疗要获得患者的知情同意，其道德价值不包括
 A. 维持社会公正
 B. 保护患者自主权
 C. 解脱医生责任
 D. 协调医患关系
 E. 保证医疗质量

24. 对护士在知情同意中的职责比较全面的描述是
 A. 监测者、代言人
 B. 协调者、促进者
 C. 监测者、协调者
 D. 监测者、代言人、协调者
 E. 监测者、代言人、协调者、促进者

参考答案

一、A1/A2 型题

1. C　2. D　3. E　4. B　5. E　6. D　7. A　8. C
9. D　10. C　11. B　12. C　13. D　14. D　15. D
16. D　17. B　18. E　19. E　20. B　21. D　22. E
23. E　24. C　25. E　26. E　27.D　28. E　29. E
30. A　31. B　32. A　33. D　34. E　35. E　36. C
37. E　38. D　39. D　40. E　41. C　42. D　43. D
44. D　45. D　46. B　47. B　48. E　49. A　50. B
51. C　52. C　53. C　54. B　55. C　56. C　57. D
58. C　59. D　60. C　61. C　62. C　63. E　64. A
65. D　66. B　67. B　68. D　69. D　70. C　71. D
72. A　73. A　74. D　75. B　76. B

二、A3/A4 型题

1. D　2. C　3. B　4. C　5. E　6. C　7. B　8. B
9. D　10. E　11. B　12. A　13. D　14. D　15. C
16. E　17. A　18. C　19. B　20. C　21. C　22. A
23. C　24. E

参考文献

[1]　李小寒，尚少梅. 基础护理学. 5 版（本科护理学类专业用）. 北京：人民卫生出版社，2013.

[2]　全国护士执业资格考试用书编写专家委员会. 2014 全国护士执业资格考试指导. 北京：人民卫生出版社，2013.

[3]　全国护士执业资格考试用书编写专家委员会. 2014 全国护士执业资格考试指导同步练习题集. 北京：人民卫生出版社，2013.

[4]　人民军医出版社. 护考急救包. 2 版. 北京：人民军医出版社，2013.

[5]　徐小兰. 护理学基础. 2 版. 北京：高等教育出版社，2010.

[6]　徐小兰. 护理学基础（学习指导丛书）. 2 版. 北京：高等教育出版社，2010.

[7]　李晓松. 基础护理技术（全国高等职业技术教育五年一贯制护理学专业教材）. 2 版. 北京：人民卫生出版社，2006.

[8]　翟丽玲. 基础护理学笔记. 北京：科学出版社，2010.

[9]　钱晓路. 临床护理教程. 2 版. 上海：复旦大学出版社，2009.